国家执业药师资格考试辅导用书

药事管理与法规

YAOSHI GUANLI YU FAGUI

费小凡　主编

中国科学技术出版社
·北京·

图书在版编目(CIP)数据

药事管理与法规 / 费小凡主编. —北京：中国科学技术出版社，2020.11
ISBN 978 – 7 – 5046 – 8645 – 9

Ⅰ. ①药… Ⅱ. ①费… Ⅲ. ①药事管理—资格考试—自学参考资料 ②药事法规—资格考试—自学参考资料 Ⅳ. ①R95

中国版本图书馆 CIP 数据核字(2020)第 069366 号

策划编辑	孟凡祎　崔晓荣
责任编辑	张晶晶
装帧设计	创意弘图
责任校对	张晓莉
责任印制	马宇晨

出　　版	中国科学技术出版社
发　　行	中国科学技术出版社有限公司发行部
地　　址	北京市海淀区中关村南大街 16 号
邮　　编	100081
发行电话	010 – 62173865
传　　真	010 – 62173081
网　　址	http://www.cspbooks.com.cn

开　　本	787mm×1092mm　1/16
字　　数	531 千字
印　　张	19.75
版　　次	2020 年 11 月第 1 版
印　　次	2020 年 11 月第 1 次印刷
印　　刷	天津翔远印刷有限公司印刷
书　　号	ISBN 978 – 7 – 5046 – 8645 – 9/R · 2532
定　　价	148.00 元

(凡购买本社图书,如有缺页、倒页、脱页者,本社发行部负责调换)

编者名单

主　　编　　费小凡

副主编　　宋　毅　　金朝辉

编　　者　　（以姓氏笔画为序）

王　晨　卢　静　刘　华　刘　静

苏　兰　李　静　李耘天　宋　毅

张　剑　金朝辉　胡巧织　费小凡

顾秀竹　曹　玥

内容提要

　　本书是国家执业药师资格考试药事管理与法规的复习参考用书，由具有丰富考试辅导经验的专家按照最新考试大纲的要求，在认真总结历年考试命题规律后精心编写而成。本书分为 11 章，涵盖了大纲的全部内容。正文内容包括复习指导与同步练习两个板块，复习指导部分既考虑到知识点的全面性，又重点突出，对常考或可能考的知识点详细叙述，对需要重点掌握的知识点用波浪线标注，重要的关键词用黑体字的形式加以强调，语言简练，言简意赅。同步练习是精选的经典试题，供考生学习完复习指导后，自测学习效果，熟悉考试题型。本书知识点讲解透彻，通俗易懂，是复习应考的必备参考书。

前　言

　　本套考试辅导丛书包括了国家执业药师资格考试的所有科目，分为药学和中药学两类，除了"药事管理与法规"是药学和中药学类的共同考试科目外，药学类还包括"药学专业知识（一）""药学专业知识（二）""药学综合知识与技能"3 个科目，中药学类还包括"中药学专业知识（一）""中药学专业知识（二）""中药学综合知识与技能"3 个科目；因此共 7 个分册。

　　为了帮助广大参加执业药师资格考试的人员准确、全面地理解和掌握应试内容，顺利通过考试，本套丛书的内容紧扣考试大纲，对教材内容进行了高度概括、浓缩，重点突出考试内容，帮助考生减少复习的盲目性。在复习章节内容的基础上，辅以针对性的同步练习，可以帮助考生掌握考点，加深记忆。每个科目另有相应的模拟试卷作为实战训练，使考生能熟悉考试题型、明确要点和考点，适用于临考前的实战训练。

　　本年度除共同考试科目"药事管理与法规"外，其他科目考试仍然继续使用 2015 年国家食品药品监督管理总局制定的《国家执业药师资格考试大纲》。2019 年，"药事管理与法规"科目由国家药品监督管理局执业药师资格认证中心根据《国家执业药师资格考试大纲（第七版）》（以下简称《大纲》）相关规定及国家新印发或修订的药事管理法律法规进行相应的调整。其中在第一章第一小单元中增加第五细目"执业药师执业活动的监督管理"及要点"监督检查的内容""违法违规参加资格考试，不按规定配备、注册及'挂证'行为的处理"。在第二章第一小单元中增加第五细目"改革完善仿制药的供应保障及使用政策"及要点"《改革完善仿制药供应保障及使用政策的意见》的主要内容"。在第三章第一小单元第二细目对应要点中，将"卫生计生部门职责"变更为"卫生健康部门职责"，"工商行政管理部门职责"变更为"市场监管部门职责"，增加"医疗保障部门的职责"。在第五章第二小单元中增加要点"药物临床应用管理"。在第六章第四小单元中增加细目"古代经典名方中药复方制剂的管理"和要点"古代经典名方目录""古代经典名方的中药复方制剂的管理要求"。

　　希望本套辅导丛书能帮助参加执业药师考试的应试者节省复习时间，提高考试通过率。若有疏漏或不当之处，敬请广大读者予以斧正。

四川大学华西医院　费小凡

出版说明

  我国执业药师资格考试工作实行全国统一大纲、统一考试、统一注册、统一管理、分类执业。为帮助广大考生在繁忙的工作之余做好考前复习，我们组织了四川大学华西医院的药学专家对近年考试的命题规律及考试特点进行了精心分析及研究，并按照最新的考试大纲及科学、严谨的命题要求编写了这套《国家执业药师资格考试辅导用书》。本辅导丛书包括两个系列：应试指导系列和模拟试卷系列。

  应试指导系列共 7 个分册，即：《药事管理与法规》《药学专业知识（一）》《药学专业知识（二）》《药学综合知识与技能》《中药学专业知识（一）》《中药学专业知识（二）》《中药学综合知识与技能》。均根据应试需求，由权威药学专家倾力打造，紧扣新大纲和考点，内容精练，重点突出，对重要的知识点及考点予以提示并加以强调，是一套契合大纲、真题的考试辅导用书，便于考生在有限的时间内进行有针对性的复习。

  模拟试卷系列共 7 个分册，每个分册共包含 5 套试卷，即：《药事管理与法规模拟试卷》《药学专业知识（一）模拟试卷》《药学专业知识（二）模拟试卷》《药学综合知识与技能模拟试卷》《中药学专业知识（一）模拟试卷》《中药学专业知识（二）模拟试卷》《中药学综合知识与技能模拟试卷》。这个系列的突出特点是贴近真实考试的出题思路及出题方向，试题质量高，题型全面，题量丰富。题后附有答案及解析，可使考生通过做题强化对重要知识点的理解及记忆。

  本套考试辅导用书对考点的把握准确，试题的仿真度非常高。在编写过程中，编者进行了大量的研究和总结工作，并广泛查阅文献资料，付出了大量心血和努力，感谢专家们的辛勤工作！由于编写及出版的时间紧、任务重，书中的不足之处，请读者批评指正。

中国科学技术出版社

目 录

第一章　执业药师与药品安全

一、执业药师管理

【复习指导】本部分的内容较简单，历年偶考，需掌握执业药师的定义、注册条件及职责。了解执业药师的管理部门、继续教育内容及学分管理。

（一）执业药师资格制度

1. 执业药师制度的内涵　自1994年，我国便实施了执业药师制度。执业药师管理工作的基本制度为1999年由原人事部和原国家药品监督管理局共同颁布的《执业药师资格制度暂行规定》和《执业药师资格考试实施办法》（人发〔1999〕34号，以下简称"34号文"）。该文明确规定了："执业药师实行全国统一大纲、统一考试、统一注册和统一管理"。多年来，执业药师队伍在指导公众安全合理用药及保障药品质量安全方面发挥着积极作用。截至2018年底，全国通过执业药师资格考试的人员已经达到103万。随着新的法律法规实施和药品安全监管工作的发展，为提升执业药师队伍素质，加强队伍专业性，突出岗位实践要求，2019年3月5日，国家药品监督管理局联合人力资源和社会保障部在原执业药师资格制度基础上制定了《执业药师职业资格制度规定》和《执业药师职业资格考试实施办法》（国药监人〔2019〕12号，以下简称《制度规定》《考试办法》）。《制度规定》明确了执业药师是指经全国统一考试合格，取得《执业药师资格证书》并经注册，在药品生产、经营、使用和其他需要药学服务的单位中执业的药学技术人员。

随着我国药学高等教育的发展及公众用药安全需求日益提升，34号文规定的执业药师准入条件已无法适应当前形势要求。针对执业药师管理工作中出现的突出问题，如"证书挂靠"、企业未按要求配备执业药师等行为，34号文缺少相应惩处条款，基层监管无法可依。现行制度的实施行政主体已发生数次变更。为适应改革发展需要，加强对药学技术人员的职业准入管理，进一步规范执业药师的管理权责，促进执业药师队伍建设和发展，进一步保障公众用药安全有效，制定了《制度规定》《考试办法》。

2. 执业药师管理部门　《制度规定》明确了执业药师的管理部门，国家药品监督管理局与人力资源社会保障部共同负责全国执业药师资格制度的政策制定，并按照职责分工对该制度的实施进行指导、监督和检查。各省、自治区、直辖市负责药品监督管理的部门和人力资源社会保障行政主管部门，按照职责分工负责本行政区域内执业药师职业资格制度的实施与监督管理。其中，国家药品监督管理局主要负责组织拟定考试科目和考试大纲、建立试题库、组织命题工作，提出考试合格标准；并负责执业药师注册的政策制定和组织实施，指导全国执业药师注册管理工作。各省、自治区、直辖市药品监督管理部门负责本行政区域内的执业药师注册管理工作。人力资源社会保障部负责组织审定考试科目、考试大纲，会同国家药品监督管理局对考试工作进行监督、指导并确定合格标准。

（二）执业药师资格考试与注册

1. 执业药师资格考试

（1）执业药师资格考试政策：《考试办法》中明确规定中华人民共和国人力资源与社会保障部和国家药品监督管理局共同负责执业药师资格考试工作，国家药品监督管理局负责日常管理工作，具体考务工作委托人事部人事考试中心组织实施。执业药师资格考试属于职业资格准入考试，实行全国统一大纲、统一命题、统一组织的考试制度，一般每年举行一次。执业药师职业资格考试日期原则上为每年10月份，考试以4年为1个周期，参加全部科目考试的人员须在连续4个考试年度内通过全部科目的考试。参加免试部分科目的人员须在连续2个考试年度内通过应试科目。

（2）执业药师考试条件：《制度规定》明确了执业药师职业资格考试的条件：凡中华人民共和国公民和获准在我国境内就业的外籍人员，具备以下条件之一者，均可申请参加执业药师资格考试。①取得药学类、中药学类专业大专学历，在药学或中药学岗位工作满5年；②取得药学类、中药学类专业大学本科学历或学士学位，在药学或中药学岗位工作满3年；③取得药学类、中药学类专业第二学士学位、研究生班毕业或硕士学位，在药学或中药学岗位工作满1年；④取得药学类、中药学类专业博士学位；⑤取得药学类、中药学类相关专业相应学历或学位的人员，在药学或中药学岗位工作的年限相应增加1年。

《考试办法》明确了参加免试考试的条件：凡其中符合考试条件的，按照国家有关规定取得药学或医学专业高级职称并在药学岗位工作的，可免试药学（中药学）专业知识（一）、药学（中药学）专业知识（二），仅参加必考科目的考试。并规定了凡报名参加考试的人员应当由本人提出，所在单位审核同意，携带相关证明材料到当地考试管理机构办理报名手续。考试管理机构按规定程序和报名条件审查合格后，发给准考证，应考人员凭准考证在指定的时间、地点参加考试。党中央、国务院各部门、部队及其直属单位的人员，按属地原则报名参加考试。执业药师资格考试合格者，由各省、自治区、直辖市人事（职改）部门颁发人力资源与社会保障部统一印制的、人力资源与社会保障部和国家药品监督管理局用印的中华人民共和国《执业药师职业资格证书》。该证书在全国范围内有效。

（3）执业药师资格考试科目：《考试办法》明确了执业药师职业资格考试分为药学、中药学两个专业类别，药学类考试科目为：药学专业知识（一）、药学专业知识（二）、药事管理与法规、药学综合知识与技能；中药学类考试科目为：中药学专业知识（一）、中药学专业知识（二）、药事管理与法规、中药学综合知识与技能。其中参加免试部分科目的人员只参加药事管理与法规、综合知识与技能两个科目的考试。

2. 执业药师注册管理

（1）执业药师注册条件：《制度规定》提出：执业药师实行注册制度，取得《执业药师职业资格证书》者，应当通过全国执业药师注册管理信息系统向所在地注册管理机构申请注册。经注册后，方可从事相应的执业活动。未经注册者，不得以执业药师身份执业。

《制度规定》中规定：执业药师只能在一个执业药师注册机构注册，在一个执业单位按照执业类别、执业范围执业。执业类别为药学类、中药学类；执业范围为药品生产、药品经营、药品使用；执业地区为省、自治区、直辖市。执业药师经批准注册后，由执业药师注册管理机构核发国家药品监督管理局统一样式的《执业药师注册证》。执业药师变更执业单位、执业范围等应当及时办理变更注册手续。执业药师注册有效期为5年。需要延续的，应当在有效期届满30日前，向所在地注册管理机构提出延续注册申请。

《制度规定》中规定执业药师申请注册，**必须具备**以下条件：①取得《执业药师资格证书》；②遵纪守法，遵守药师职业道德；③身体健康，能坚持在执业药师岗位工作；④经所在单位考核同意。《执业药师注册管理暂行办法》（国药管人发〔2000〕156号）中规定有下列情形之一的**不予注册**：①不具有完全民事行为的；②因受刑事处罚，自刑罚执行完毕之日到申请注册之日不满2年的；③受过取消执业药师执业资格处分不满2年的；④国家规定不宜从事执业药师业务的其他情形的。注册后的执业药师有下列情形之一的，予以**注销注册**：①死亡或被宣告失踪的；②受刑事处罚的；③被吊销《执业药师职业资格证书》的；④受开除行政处分的；⑤因健康或其他原因不能从事执业药师业务的。

（2）执业药师注册程序：《制度规定》中明确了取得《执业药师职业资格证书》者，应当通过全国执业药师注册管理信息系统向所在地注册管理机构申请注册。国家药品监督管理局为执业药师资格注册管理机构，各省、自治区、直辖市药品监督管理局为注册机构。执业药师注册首先需填写《执业药师首次（或再次）注册申请表》，并按要求向执业药师注册机构提交材料。执业药师变更执业地区、执业单位、执业范围时，需办理变更注册手续。需填写《执业药师变更注册申请表》，并按要求向执业药师注册机构提交材料。注册机构在受理申请人注册申请材料之日起，于**30个工作日**做出是否注册的决定，对于不能注册的，需注明原因并出具书面通知。准予注册的，颁发《执业药师注册证》。注册机构受理变更注册申请资料之日起，**7个工作日**内做出准予变更注册的决定，并收回原《执业药师注册证》，颁发新证。执业药师注册有效期为5年。需要延续的，应当在有效期届满30日前，向所在地注册管理机构提出延续注册申请。再次注册者，除须符合注册条件外，还须有参加继续教育的证明。

为了提高行政效能和政府公信力的要求，我国《行政许可法》提出了转变政策管理模式，要建设公开透明、廉政勤政、高效便民的政府，实行政务公开、阳光审批。于2008年1月国家药品监督管理部门开始使用执业药师注册管理网络信息系统，执业药师注册实行网上申报、网上审批、网上公告、网上监督。2016年3月，执业药师注册管理网络信息系统增加了网上全程办理模式。执业药师注册网上申报办理程序是：执业药师登录国家药品监督管理局执业药师资格认证中心→执业药师注册平台→网上登录→网上填写个人基本信息→网上修改登录密码→网上填写申报表→网上提交申报→网上打印申报表→携带审核材料到执业单位所在地注册机构进行审核→网上查询审核状态→网上注册许可公告→到注册机构领取证书。

（三）执业药师职责

《制度规定》中明确了执业药师的职责：遵守职业道德，忠于职守，以对药品质量负责、保证公众用药安全有效为基本准则。**具体职责**包括：①执业药师必须严格遵守《中华人民共和国药品管理法》及国家有关药品研制、生产、经营、使用的各项法规及政策。②执业药师对违反《中华人民共和国药品管理法》及有关法规、规章的行为或决定，有责任提出劝告、制止、拒绝执行，并向当地负责药品监督管理的部门报告。③执业药师在执业范围内负责对药品质量的监督和管理，参与制定和实施药品全面质量管理制度，参与单位对内部违反规定行为的处理工作。④执业药师负责处方的审核及调配，提供用药咨询与信息，指导合理用药，开展治疗药物监测及药品疗效评价等临床药学工作。⑤药品零售企业应当在醒目位置公示《执业药师注册证》，并对在岗执业的执业药师挂牌明示。执业药师不在岗时，应当以醒目方式公示，并停止销售处方药和甲类非处方药。执业药师执业时应当按照有关规定佩戴工作牌。⑥执业药师应当按照国家专业技术人员继续教育的有关规定接受继续教育，更新专业知识，提高业务水平。国家鼓励执业药师参加实训培养。

《制度规定》中明确指出从事药品生产、经营、使用和其他需要提供药学服务的单位，应当按规定配备相应的执业药师。执业药师是保障药品质量和安全、合理用药的重要技术力量。为保障药品质量，《国家"十二五"规划》（国发〔2012〕5号）和《"十三五"国家药品安全规划》（国发〔2017〕12 号）便提出了扩大执业药师的配备范围，明确规定新开办的零售药店必须配备执业药师，到"十二五"末期，所有零售药店法人或主管必须具备执业药师资格。到 2020 年，所有零售药店主要管理者具备执业药师资格，营业时需有执业药师指导合理用药。

（四）执业药师继续教育

《制度规定》中指出执业药师应当按照国家专业技术人员继续教育的有关规定接受继续教育，更新专业知识，提高业务水平。国家鼓励执业药师参加实训培养。根据国家食品药品监督管理总局"三定"规定的要求，中国药师协会承担执业药师继续教育管理职责。为加强执业药师管理，规范执业药师继续教育工作，中国药师协会制订了《执业药师继续教育管理试行办法》（国药协发〔2015〕8 号），自 2016 年 1 月起施行。

1. 继续教育的内容和形式要求 《执业药师继续教育管理试行办法》（国药协发〔2015〕8 号）规定：执业药师继续教育内容必须适应执业药师岗位职责的需求，注重科学性、针对性、实用性和先进性；继续教育形式体现有效、方便、经济的原则。执业药师继续教育内容应以药学服务为核心，以提升执业能力为目标。具体包括以下内容：①药事管理相关法律法规、部门规章和规范性文件；②职业道德准则、职业素养和执业规范；③药物合理使用的技术规范；④常见病症的诊疗指南；⑤药物治疗管理与公众健康管理；⑥与执业相关的多学科知识与进展；⑦国内外药学领域的新理论、新知识、新技术和新方法；⑧药学服务信息技术应用知识等。执业药师继续教育形式应采取面授、网授、函授等多种方式进行，积极探索网络化培训方式，有效运用现代科学技术拓展培训空间，提升培训效率。并鼓励执业药师参加各种在职学历教育学习。攻读药学专业的大专、本科、研究生、双学位课程者，在读期间可视同参加执业药师继续教育培训。

2. 继续教育学分管理 《执业药师继续教育管理试行办法》（国药协发〔2015〕8 号）规定：执业药师继续教育实行学分管理制。执业药师每年应当参加中国药师协会或省级（执业）药师协会组织的不少于 15 学分的继续教育学习。执业药师参加继续教育学习，经考核合格，按每 3 学时授予 1 学分。由中国药师协会备案的施教机构负责学分授予，该学分在全国范围内有效。

《执业药师继续教育管理试行办法》（国药协发〔2015〕8 号）规定：执业药师继续教育采取学分登记制，实行电子化管理。登记内容主要包括继续教育内容、形式、考核结果、学分数、施教机构等信息。其中省级（执业）药师协会负责确认参加本辖区执业药师继续教育的学分信息，中国药师协会负责汇总参加全国示范性网络培训的学分信息，并分别与国家食品药品监督管理总局执业药师注册管理信息系统相衔接。

（五）执业药师执业活动的监督管理

1. 监督检查的内容 《制度规定》明确负责药品监督管理的部门按照有关法律、法规和规章的规定，对执业药师配备情况及其执业活动实施监督检查。监督检查时应当查验《执业药师注册证》、处方审核记录、执业药师挂牌明示、执业药师在岗服务等事项。执业单位和执业药师应当对负责药品监督管理的部门的监督检查予以协助、配合，不得拒绝、阻挠。执业药师有下列情形之一的，县级以上人力资源社会保障部门与负责药品监督管理的部门按规定对其给予表彰和奖励：①在执业活动中，职业道德高尚，事迹突出的；②对药学工作做出显著贡献的；③向患者提供药学服务表现突出的；④长期在边远贫困地区基层单位工作且表现突出的。

《制度规定》规定：建立执业药师个人诚信记录，对其执业活动实行信用管理。执业药师的违法违规行为、接受表彰奖励及处分等，作为个人诚信信息由负责药品监督管理的部门及时记入全国执业药师注册管理信息系统；执业药师的继续教育学分，由继续教育管理机构及时记入全国执业药师注册管理信息系统。对未按规定配备执业药师的单位，由所在地县级以上负责药品监督管理的部门责令限期配备，并按照相关法律法规给予处罚。对以不正当手段取得《执业药师职业资格证书》的，按照国家专业技术人员资格考试违纪违规行为处理规定处理；构成犯罪的，依法追究刑事责任。以欺骗、贿赂等不正当手段取得《执业药师注册证》的，由发证部门撤销《执业药师注册证》，3 年内不予执业药师注册；构成犯罪的，依法追究刑事责任。

严禁《执业药师注册证》挂靠，持证人注册单位与实际工作单位不符的，由发证部门撤销《执业药师注册证》，并作为个人不良信息由负责药品监督管理的部门记入全国执业药师注册管理信息系统。买卖、租借《执业药师注册证》的单位，按照相关法律法规给予处罚。执业药师违反本规定有关条款的，所在单位应当如实上报，由负责药品监督管理的部门根据情况予以处理。执业药师在执业期间违反《中华人民共和国药品管理法》及其他法律法规构成犯罪的，由司法机关依法追究责任。

2. 违法违规参加资格考试，不按规定配备、注册及"挂证"行为的处理　按照《国家药监局关于加强 2019 年药品上市后监管工作的通知》（国药监药管〔2019〕7 号）的要求，结合《药品流通监督管理办法》《药品经营质量管理规范》要求，对药品零售企业及所有注册在药品零售企业的执业药师要求展开监督检查。①凡检查发现药品零售企业存在"挂证"执业药师的，按严重违反《药品经营质量管理规范》情形，撤销其《药品经营质量管理规范认证证书》。②凡检查发现药品零售企业未按规定配备执业药师的，按照《中华人民共和国药品管理法》第七十八条规定依法查处；同时，将该企业列入年度重点检查对象，进行跟踪检查或飞行检查。③凡检查发现药品零售企业未按规定销售处方药的，依据《药品流通监督管理办法》第三十八条规定予以处罚。④凡检查发现存在"挂证"行为的执业药师，撤销其《执业药师注册证》，在全国执业药师注册管理信息系统进行记录，并予以公示；在上述不良信息记录撤销前，不能再次注册执业。

【同步练习】

一、A 型题（最佳选择题）

1. 执业药师是指

A. 经全国统一考试合格，取得《执业药师注册证书》，在药品生产、经营、使用单位中执业的药学技术人员

B. 经全国统一考试合格，取得《执业药师资格证书》，在药品生产、经营、使用单位中执业的药学技术人员

C. 经全国统一考试合格，取得《执业药师注册证书》并经注册登记，在药品生产、经营、使用单位中执业的药学技术人员

D. 经全国统一考试合格，取得《执业药师资格证书》并经注册，在药品生产、经营、

使用和其他需要药学服务的单位中执业的药学技术人员

本题考点：执业药师的定义。执业药师是指经全国统一考试合格，取得《执业药师资格证书》并经注册，在药品生产、经营、使用和其他需要药学服务的单位中执业的药学技术人员。

2. 执业药师资格制度属于

A. 专业资格制度

B. 专业技术资格制度

C. 专业任职资格制度

D. 职业资格准入制度

本题考点：执业药师资格制度的内涵。执业药师资格制度纳入全国专业技术人员执业资格制度统一规划的范围，实行执业药师制度是为了加强对药学技术人员的职业准入控制。

3. 执业药师欲变更执业地区，应当

A. 直接到新地区执业，不需办理注册手续

B. 办理变更注册手续

C. 办理再注册手续

D. 办理注销注册手续

本题考点：执业药师注册管理。执业药师变更执业地区、执业单位、执业范围时，需办理变更注册手续。

4. 执业药师注册有效期及期满前再次注册的时限分别为

A. 3年，6年

B. 5年，30日

C. 5年，6个月

D. 5年，3个月

本题考点：执业药师注册管理。执业药师注册有效期为5年，需要延续的，应当在有效期届满30日前，向所在地注册管理机构提出延续注册申请。

5. 下列药学技术人员，符合国家药师资格考试报名条件中的专业、学历和工作年限要求的是

A. 甲某，中药学中专毕业，连续从事中药学工作20年，报考执业药师资格考试可免考药事管理与法规和中药学专业知识（一）

B. 乙某，药学专业大专学历，从事药学工作10年，可报考药学类执业药师资格考试，可免2科专业考试

C. 丙某，香港居民，药学专业大学本科学历，从事药学专业工作2年，报考药学类执业药师资格考试

D. 丁某，取得药学专业中专学历，从事药学专业工作满7年，报考药学类执业药师资格考试

本题考点：执业药师资格考试的条件。

6. 在执业药师管理职责分工中，由省级食品药品监督管理部门组织实施的是

A. 执业药师考前的培训

B. 执业药师资格考试考务工作

C. 执业药师继续教育

D. 执业药师执业注册许可

本题考点：执业药师职责。取得《执业药师资格证书》者，须按规定向所在省（区、市）药品监督管理局执业药师注册机构申请注册。

7. 关于执业药师资格考试和注册管理的说法，正确的是
A. 香港、澳门、台湾地区居民，按照规定的程序和报名条件，可以报名参加国家执业药师资格考试
B. 不在中国就业的外国人，符合规定的学历条件，可以报名参加国家执业药师资格考试
C. 执业药师执业单位包括医药院校、科研单位、药品检验机构
D. 在香港、澳门地区注册的药剂师可以直接递交注册申请资料办理执业药师注册
本题考点：港、澳、台地区居民参加执业药师资格考试的条件。

8. 根据《执业药师资格制度暂行规定》，执业药师继续教育实行
A. 考核制度　　　　　　　　　B. 考试制度
C. 标准制度　　　　　　　　　D. 登记制度
本题考点：执业药师继续教育内容。执业药师继续教育采取学分登记制。

9. 根据《医疗机构药事管理规定》，医疗机构药师的主要工作职责不包括
A. 向公众宣传合理用药知识
B. 从事儿科新药的研究和开发
C. 进行肿瘤化疗药物静脉用药的配制
D. 开展药学查房，讨论对危重患者的医疗救治
本题考点：执业药师职责。执业药师的具体职责包括：①执业药师必须严格执行《药品管理法》及国家有关药品的研究、生产、经营、使用的各项法规及政策；②执业药师对违反《药品管理法》及有关法规的行为或决定，有责任提出劝告、制止、拒绝执行并向上级报告；③执业药师在执业范围内负责对药品质量的监督和管理，参与制定、实施药品全面质量管理及对本单位违反规定的处理；④执业药师负责处方的审核及监督调配，提供用药咨询与信息，指导合理用药，开展治疗药物的监测及药品疗效的评价等临床药学工作。

二、X 型题（多项选择题）
10. 根据《执业药师资格制度暂行规定》，执业药师注册必须具备的条件包括
A. 取得《执业药师资格证书》
B. 遵纪守法，遵守药师职业道德
C. 身体健康，能坚持在执业药师岗位工作
D. 有2年以上的药学实践经验
本题考点：执业药师的注册条件。执业药师申请注册，必须具备以下条件：①取得《执业药师资格证书》；②遵纪守法，遵守药师职业道德；③身体健康，能坚持在执业药师岗位工作；④经所在单位考核同意。

参考答案：1. D　2. D　3. B　4. B　5. D　6. D　7. A　8. D　9. B　10. ABC

二、执业药师职业道德与服务规范

【复习指导】本部分内容简单，历年偶考，主要掌握我国执业药师的职业道德准则的具体内容，熟悉我国执业药师药学服务规范的主要内容。

（一）执业药师职业道德准则的具体内容

中国执业药师协会在 2006 年发布了《中国执业药师职业道德准则》，并于 2009 年对其进行了修订，规定了执业药师职业道德准则的具体内容，包括 5 个方面，内容如下。

1. 救死扶伤，不辱使命　执业药师应当将患者及公众的身体健康和生命安全放在首位，以我们的专业知识、技能和良知，尽心、尽职、尽责为患者及公众提供药品和药学服务。

2. 尊重患者，平等相待　执业药师应当尊重患者或消费者的价值观、知情权、自主权、隐私权，对待患者或消费者应不分年龄、性别、民族、信仰、职业、地位、贫富，一视同仁。

3. 依法执业，质量第一　执业药师应当遵守药品管理法律、法规，恪守职业道德，依法独立执业，确保药品质量和药学服务质量，科学指导用药，保证公众用药安全、有效、经济、适当。

4. 进德修业，珍视声誉　执业药师应当不断学习新知识、新技术，加强道德修养，提高专业水平和执业能力；知荣明耻，正直清廉，自觉抵制不道德行为和违法行为，努力维护职业声誉。

5. 尊重同仁，密切协作　执业药师应当与同仁和医护人员相互理解，相互信任，以诚相待，密切配合，建立和谐的工作关系，共同为药学事业的发展和人类的健康奉献力量。

（二）执业药师药学服务规范的主要内容

为规范执业药师的业务行为，践行优良药学服务，保障公众合理用药，倡导行业自律，国家药品监督管理局执业药师资格认证中心、中国药学会、中国医药物资协会、中国非处方药物协会和中国医药商业协会共同参与制定了《执业药师业务规范》。执业药师业务规范是指执业药师在运用药学等相关专业知识和技能从事业务活动时，应当遵守的行为准则。执业药师的业务活动包括处方调剂、用药指导、药物治疗管理、药品不良反应监测、健康宣教等。执业药师应当佩戴执业药师徽章上岗，以示身份，并遵纪守法、爱岗敬业、遵从伦理、服务健康、自觉学习、提升能力，树立良好的专业形象，以诚信的职业素养服务公众。并且通过各种方式和工具收集、整理、归纳分析新的医药卫生信息资源，树立终身学习观念，完善专业知识与技能，提高执业药师的执业能力。

【同步练习】

一、A 型题（单项选择题）

1. 根据《中国执业药师职业道德准则》，执业药师应当告知患者使用药品可能出现的不良反应属于

A. 救死扶伤，不辱使命　　　　　　　　B. 尊重患者，平等相待

C. 依法执业，质量第一　　　　　　　　D. 进德修业，珍视声誉

本题考点：执业药师职业道德准则的具体内容。①救死扶伤，不辱使命；②尊重患者，

平等相待；③依法执业，质量第一；④进德修业，珍视声誉；⑤尊重同仁，密切协作。其中依法执业，质量第一是指执业药师应当遵守药品管理法律、法规，恪守职业道德，依法独立执业，确保药品质量和药学服务质量，科学指导用药，保证公众用药安全、有效、经济、适当。

2. 执业药师职业道德准则中要求执业药师在执业过程中不得拒绝为患者调配处方、提供药品或药学服务的是

A. 救死扶伤，不辱使命　　　　　　　　B. 尊重患者，平等相待

C. 依法执业，质量第一　　　　　　　　D. 进德修业，珍视声誉

本题考点：执业药师职业道德准则的具体内容。尊重患者，平等相待：执业药师应当尊重患者或消费者的价值观、知情权、自主权、隐私权，对待患者或消费者应不分年龄、性别、民族、信仰、职业、地位、贫富，一视同仁。

3. 我国执业药师在接受患者的咨询中，最应当遵循的职业道德是

A. 进德修业　　　　　　　　　　　　　B. 团结协作

C. 谦虚谨慎　　　　　　　　　　　　　D. 仁爱救人

本题考点：执业药师的职业道德。

4. 药学职业道德不具有

A. 强制作用　　　　　　　　　　　　　B. 促进作用

C. 督促作用　　　　　　　　　　　　　D. 约束作用

本题考点：执业药师的职业道德内容。只有法律才具有强制作用。

5. 根据《中国执业药师职业道德准则》，执业药师应当自觉抵制不道德和违法行为属于

A. 救死扶伤，不辱使命　　　　　　　　B. 尊重患者，平等相待

C. 依法执业，质量第一　　　　　　　　D. 进德修业，珍视声誉

本题考点：执业药师职业道德准则的具体内容。

6. 根据《中国执业药师职业道德准则》，执业药师应当紧密配合医师对患者进行药物治疗属于

A. 救死扶伤，不辱使命　　　　　　　　B. 尊重同仁，密切协作

C. 依法执业，质量第一　　　　　　　　D. 进德修业，珍视声誉

本题考点：执业药师职业道德准则的具体内容。尊重同仁，密切协作：执业药师应当与同仁和医护人员相互理解，相互信任，以诚相待，密切配合，建立和谐的工作关系，共同为药学事业的发展和人类的健康奉献力量。

7. 根据《中国执业药师职业道德准则》，执业药师在患者生命安全存在危险时，应当提供必要的救助措施属于

A. 救死扶伤，不辱使命　　　　　　　　B. 尊重患者，平等相待

C. 依法执业，质量第一　　　　　　　　D. 进德修业，珍视声誉

本题考点：执业药师职业道德准则的具体内容。救死扶伤，不辱使命：执业药师应当将患者及公众的身体健康和生命安全放在首位，以我们的专业知识、技能和良知，尽心、尽职、尽责为患者及公众提供药品和药学服务。

二、X 型题（多项选择题）

8. 关于执业药师职业道德的基本准则说法正确的是

A. 人道主义作为伦理道德原则，在医药道德领域内，具有十分重要的意义

B. 药学工作人员应当时刻以职业良心来约束自己，形成强烈的道德责任感和义务

C. 提高药品质量、保证药品安全有效是维护人民身体健康的重要前提

D. 药学工作人员在具体的药学实践过程中要真正做到全心全意为人民的健康服务

本题考点：执业药师职业道德准则的具体内容。

参考答案：1. C　2. B　3. D　4. A　5. D　6. B　7. A　8. ACD

三、药品与药品安全管理

【复习指导】本部分内容属于高频考点，历年必考。需主要掌握药品的质量特性，药品安全风险的特点及我国药品安全管理的目标任务，熟悉药品安全风险管理的措施及《关于进一步改革完善药品生产流通使用政策的若干意见》的主要内容。

（一）药品和药品安全

1. 药品的界定、质量特性

（1）药品的界定：《药品管理法》2019 年版规定的药品特指人用药品和诊断药品，不包括兽药和农药。而美国、英国、日本等许多国家的药品包括人用药和兽用药。《药品管理法》规定药品是指用于预防、治疗、诊断人的疾病，有目的地调节人的生理功能并规定有适应证或者功能主治、用法和用量的物质，包括中药材、中药饮片、中成药、化学原料药及其制剂、抗生素、生化药品、放射性药品、血清、疫苗、血液制品和诊断药品等。诊断药品是指体内使用的诊断药品和按药品管理用于血源筛查的体外诊断试剂和采用放射性核素标记的体外诊断试剂。

我国法定药品包括传统药（中药材、中药饮片、中成药）和现代药（化学药、生物药），可分为三类：①中药，包括中药材、中药饮片、中成药；②化学药，包括化学原料药及其制剂、抗生素；③生物药，包括血清、疫苗、血液制品。我国药品注册分类包括中药、化学药品、生物制品，其中生化药品的审批类别更多依赖于生物技术或化学技术来决定。"药品"是药物、原料药、制剂、药材、成药、中药、西药、医药品等用语的总称，与美国的"drugs"、英国的"medicines"、日本的"医药品"含义相同。在《药品管理法》英译本中，药品的对应英文是"drugs"。

（2）药品的质量特性：质量在 ISO9000：2005 中定义为："一组固有特性满足要求的程度"。药品质量是药品的固有特性，是满足预防、诊断和防治疾病等要求的能力和程度，即指药品的物理学、化学、生物学指标符合规定标准的程度。药品质量特性是指药品满足预防、治疗、诊断人的疾病，有目的地调节人的生理功能等相关的固有特性。药品的质量特性

主要表现在**有效性**、**安全性**、**稳定性**、**均一性**4个方面。

①**有效性**：是指在药品说明书规定的适应证、用法用量的条件下，能满足预防、治疗、诊断人的疾病，有目的地调节人的生理功能。一般采用"痊愈""显效""有效"等来表示药品的有效性。在国外一般采用"全部缓解""部分缓解""稳定"等表示方法。有效性是药品的固有特性。

②**安全性**：是指按照药品说明书规定的适应证、用法用量使用后或使用过程中，引起的不良反应或严重不良反应的程度。因此在使用某种药品时，要权衡药品的有效性和安全性，只有当药品有效性大于药品的不良反应，或可缓解、消除药品的不良反应的情况下方可选择该药品。假如某种物质对防治、诊断疾病有效，但是对人体有致癌、致畸等严重损害，甚至致死，则该物质便不能作为药品使用。

③**稳定性**：是指在适宜的条件下保持药品有效性和安全性的能力。所有的药品均有有效期，以及对药品的生产、存储、运输和使用均有规范要求。假如某物质具有防治、诊断疾病的有效性和安全性，但是很难在适宜的条件下保持有效性和安全性，极易变质、不稳定，那么该物质也不能作为药品使用。

④**均一性**：是指药物制剂的每一单位产品都符合有效性、安全性的规定要求。药物制剂的单位多种多样，例如：一片药、一支注射剂、一瓶糖浆、一袋冲剂；原料药的单位有：一箱药、一桶药等。药品的均一性是制药过程中的固有特性，因为患者的用药剂量与药品的单位产品息息相关，尤其是有效成分含量很少的药品，若含量不均一，易造成患者用量不足或用量过大而中毒或致死，抑或是无效。所以药品在生产过程中，均一性是药品质量考查的重要指标。

（3）**药品的特殊性**：药品是一种商品但又区别于其他商品，人们需使用药品时，将由自己或有关单位付钱去购买。所以药品也叫特殊商品。药品的特殊性表现在以下5个方面。

①**专属性**：药品与其他商品不同之处首先要强调的是，药品是与人生命相关联的物质。药品的专属性表现在对症治疗，不能相互替代，不同的药品有不同的适应证和使用方法，若没有对症下药或用法用量不当，均会影响健康，甚至危及生命。而其他商品没有这种与人生命直接相关的特征。

②**高质量性**：药品具有防病治病的作用，与人的生命直接相关，若使用不合格药品，可能出现异常生理现象、药品不良反应，甚至中毒。所以药品的质量尤为重要。药品具有法定的国家标准，是判定药品是否合格的法定依据。同时国家对药品的研制、生产、流通、使用等质量管理推行了 GLP、GCP、GMP、GSP、GDP、GPP 等质量规范，实行严格的监督管理，来确保药品质量。

③**社会公共福利特性**：为了确保人们买到质量合格、价格适宜的药品，对大部分药品实行政府定价，对药品广告进行相应的审查管理。这些具体行为体现了药品具有防病治病、维护大众健康的商品价值，具有社会公共福利特性。

④**高度的专业性**：药品的使用必须在合格的医师、药师的指导下方可发挥预防、治疗、诊断疾病的作用。药品的研发更需要多学科、多领域的高级专家相互合作才能进行。因此制药工业是高科技产业，药品实质上是指导性商品，均体现了高度专业性。

⑤**时限性**：多品种、用量少是药品与其他商品的不同之处，人们只有防病治病才需要药品，而药品均有有效期，一旦有效期到达即自行报废销毁。然而疾病类型繁多，并且人类疾病易受不同因素影响而有所变动，没有特定的规律。因此客观需要多种药品进行治疗，并且

所需的药品是由发病率来决定的。故尽管药品有效期短，且用量少、无利可图，也要保证生产、供应、适当储备以防急用。

2. **药品安全的重要性**　药品安全是重大的民生和公共安全问题，直接影响着大众的身体健康及社会的和谐稳定。狭义的药品安全问题主要表现在按规定的适应证和用法、用量使用药品后，人体产生的不良反应。广义的安全问题表现在药品质量问题、不合理使用及药品不良反应等。从管理宏观的角度看，药品安全问题不仅包括使用药品可能发生的不良反应，还包括了各种因素造成的药害事故引发的一系列社会问题。

中国共产党第十八届三中全会通过的《中共中央关于全面深化改革若干重大问题的决定》明确将食品药品安全监管纳入国家公共安全体系。药品安全是重大的基本民生问题。药品安全问题，是群众最关心、最直接、最现实的问题，是政府保障和改善民生的重要任务。药品安全是重大的经济问题。药品质量安全不出问题，有利于扩大内需促进经济发展，否则消费者丧失消费信心，相关产业发展受阻。药品安全是重大的政治问题。当今传媒发达，公众对健康安全的高度关心，一旦出现事件，即便事件不大也会在国内外迅速传播，成为媒体曝光及公众关注的热点问题。所以如果应对不力，将直接影响政府的公信力，带来严重的政治后果。

（二）药品安全管理

药品从研发、生产、流通到使用需经过多个环节，每个环节都可能存在影响药品质量安全的风险。药品安全管理也是药品安全风险管理，最重要的是将前预防、中控制、后处置结合起来，将各环节所负责任落到实处，形成全链条管理。

1. **药品安全风险的特点、分类**　药品具有两重性，药品在防病治病、调节人体生理功能的同时，也产生了众多的药品不良反应。所以药品的安全风险客观存在，主要是人们在使用药品后，可能引起人体生理或生化功能紊乱等有害反应。药品剂型、种类繁多，对应的适应证和用法用量也千差万别，若使用不当均可影响人体健康，甚至危及生命。故药品的安全性都是相对的，药品本身便有不可避免的安全风险。药品安全风险的特点主要表现在以下几个方面。

（1）**复杂性**：药品从研发、生产、流通到使用等各个环节均存在药品安全风险，并受多方面因素的影响，某个环节一旦出问题，整个药品的安全链都会受到影响。同时药品安全风险的承担主体包括患者、药品生产企业、经营者、医师等多样化的复杂群体。这均体现了药品安全风险的复杂性。

（2）**不可预见性**：由于人体本身的免疫系统、生理功能等存在个体差异，以及当今人们的知识水平及理解能力不尽相同，加上药品本身存在不良反应或本身存在蓄积毒性等特点，所以不同个体使用药品的安全风险是难以预计的。

（3）**不可避免性**：药品的不良反应会随着治疗作用不可避免地发生，所以患者不得不承担药物的负面作用。

药品的安全风险分为自然风险和人为风险。**自然风险**：又称必然风险或固有风险，是药品的内在属性并客观存在的，属于药品设计风险，是由药品本身来决定的。主要表现在药品使用过程中已知或未知出现的药品不良反应。**人为风险**：又称偶然风险，是指药品在研制、生产、应用、使用等环节，人为主观违反法律法规造成的药品安全风险。属于药品制造风险和使用风险。主要表现在药品质量问题、不合理用药、用药差错、政策制度设计不合理及管理导致的风险。偶然风险是我国药品安全风险管理的关键点，也是我国药品安全风险的关键因素。

2. **药品安全风险管理的主要措施**　**药品安全风险管理**是一个研究药品整个生命周期过程

中的以静态风险和动态风险为主要对象的一系列药物警戒和干预行为，旨在识别、评价和控制药品风险，实现低成本、最佳效益的方法。药品安全风险管理主要通过多学科方法来记载、监控、评价和干预，是一个相当复杂的技术并重行政的系统过程，同时需要药品监管部门、药品生产、经营和使用单位及社会大众的共同参与、相互监督，反复对被监管的药品进行评估以达到风险效益比最佳的管理过程。这一风险管控过程是确保公众用药安全、降低药品风险的管控目标，也是循环往复的风险管理过程。我国药品安全风险管理的主要措施包括以下几个方面。

（1）**健全药品安全监管的各项法律法规**。主要对药品上市前的注册审评、上市后的不良反应监测、已上市药品的再评价及出现安全隐患需要召回等相关的法律法规，是我国药品风险管理的法律基础。所以，将药品风险管理的理念融入立法中，完善相关的法律法规及规范性文件等，确保对药品整个生命周期的安全风险管理进行全程监控。

（2）**完善药品安全监管的相关组织体系建设**。目前，我国药品安全监管行政和技术支撑体系主要由药品注册管理司（中药民族药监督管理司）、药品监督管理司、医疗器械注册管理司、医疗器械监督管理司、化妆品监督管理司、药品化妆品注册管理司、药品评价中心、药品不良反应监测中心等机构组成。这些机构均直属于国家药品监督管理局。

（3）**加强药品研制、生产、经营、使用环节的管理**。**药品研究质量管理**包括：药品研发机构、药品注册管理部门严格做好药品研发及注册相关工作，避免研发缺陷，管理药品上市前的药品风险。**药品生产管理**包括：药品生产企业要对药品整个生命周期进行安全性监测和风险管理，并根据临床应用安全信息完善和修订药品的质量标准。根据《药品生产质量管理规范》（GMP），相关监管部门应进行严格的质量把关，避免出现"只审批、不监管；重审批、轻监管"的现象。**药品经营管理**包括：药品经营企业要负责药品流通环节的风险管理工作，根据《药品经营质量管理规范》（GSP）的要求，对药品流通环节进行药品安全风险控制，制订风险管理计划，配合相关部门进行药品安全风险干预措施。监管部门根据相关的法律法规及规范性文件加强药品的流通监管工作。**药品使用环节管理**包括：药品使用风险是药品安全风险管理中最关键的部分，直接关系到患者的身体健康。因此，使用单位要承担起药品使用过程的安全风险管理责任，在临床用药过程中必须做好药品安全性事件信息的识别、报告、分析及评价工作，配合相关部门对药品安全风险进行必要的干预措施，比如药品不良反应、药品召回等，以保障用药的安全性。

（三）我国药品安全管理的目标任务

2017 年 2 月 14 日，国务院发布了《"十三五"国家药品安全规划》（国发〔2017〕2 号）文件，规定了保障药品安全的总体目标、规划指标、主要任务和保障措施。

1. 总体目标　坚持以人民健康为中心的基本原则，加快建成药品安全现代化治理体系，提高科学监管水平，鼓励研制创新，全面提升质量，增加有效供给，保障人民群众用药安全，推动我国由制药大国向制药强国迈进，推进健康中国的建设。到 2020 年，我国的药品质量安全水平、药品安全治理能力、医药产业发展水平和人民群众满意度将明显提升。

2. 规划指标　《"十三五"国家药品安全规划》（国发〔2017〕2 号）明确规定了我国药品安全规划的发展目标，即规划指标包括以下几个方面。

（1）进一步提高药品的质量。批准上市的新药以解决临床问题为导向，具有明显的疗效；批准上市的仿制药与原研药质量和疗效一致。分期分批对上市药品进行质量和疗效一致性评价。2018 年底，完成国家基本药物目录（2012 年版）中 2007 年 10 月 1 日前批准上市的 289 个化学药品仿制药口服固体制剂的一致性评价；鼓励企业对其他已上市品种开展一致性评价。

（2）进一步提升药品和医疗器械的标准。修订完成 3050 个国家药品标准和 500 项医疗器械标准。

（3）提升检查能力。依托现有资源，使职业化检查员的数量、素质满足检查需要，加大检查频次。

（4）完善审评审批体系。使药品及医疗器械审评审批制度更加健全，权责更加明晰，流程更加顺畅，能力明显增强，实现按规定时限审评审批。

（5）提高监测评价水平。使药品不良反应和医疗器械不良事件报告体系及企业为主体的评价制度不断完善，监测评价能力达到国际先进水平，使得药品定期安全性更新报告评价率达到 100%。

（6）增强检验检测和监管执法能力。使药品及医疗器械检验检测机构达到国家相应建设标准。实现各级监管队伍装备配备标准化。

（7）提高执业药师服务水平。达到每万人口匹配执业药师数超过 4 人，所有零售药店主要管理者具备执业药师资格、营业时有执业药师指导合理用药。

3. 主要任务 《"十三五"国家药品安全规划》（国发〔2017〕2 号）提出了 5 项主要任务分别是：①加快推进仿制药质量和疗效一致性评价。进一步完善一致性评价工作机制，充实专业技术力量，严格标准、规范程序。②深化药品及医疗器械审评审批制度改革。鼓励研发创新，完善审评审批机制，严格审评审批要求，全面推进医疗器械分类管理改革。③健全法规标准体系。完善法规制度、技术标准和技术指导原则。④加强全过程监管。严格规范研制、生产、经营、使用行为，全面强化现场检查和监督抽验，加大执法办案和信息公开力度，加强应急处置和科普宣传。⑤全面加强能力建设。主要包括强化技术审评能力建设、检查体系建设、检验检测体系建设、监测评价体系建设，形成智慧监管能力，提升基层监管保障能力，加强科技支撑，加快建立职业化检查员队伍。

4. 保障措施 《"十三五"国家药品安全规划》（国发〔2017〕2 号）主要提出了 4 项保障措施。

（1）加强政策保障。坚持部门协同，全链条发动，将保障药品安全与进一步改革完善药品生产流通使用政策更好地统筹起来，通过深化改革，破除影响药品质量安全的体制机制问题。结合深入推进药品及医疗器械审评审批制度改革，制定细化药品价格、招标采购、医保支付、科技支撑等方面的配套政策，建立健全激励机制，督促企业主动提高产品质量。完善短缺药品供应保障和预警机制，保证临床必需、用量不确定的低价药、抢救用药和罕见病用药的市场供应。建立药品价格信息可追溯机制，建立统一的跨部门价格信息平台，做好与药品集中采购平台（公共资源交易平台）、医保支付审核平台的互联互通。鼓励药品生产流通企业兼并重组、做大做强。将企业和从业人员信用记录纳入全国信用信息共享平台，对失信行为开展联合惩戒。探索建立药品及医疗器械产品责任保险及损害赔偿补偿机制。

（2）合理经费保障。按照《国务院关于推进中央与地方财政事权和支出责任划分改革的指导意见》（国发〔2016〕49 号）要求，合理确定中央和地方各级政府在药品监管经费上的保障责任。继续安排中央基建投资对药品安全监管基础设施和装备给予积极支持，资金投入向基层、集中连片特困地区、国家扶贫开发工作重点县及对口支援地区等适当倾斜。推进药品及医疗器械注册审评项目政府购买服务改革试点。有关计划（项目、工作）中涉及技术研发相关内容，确需中央财政支持的，通过国家科技计划（专项、基金等）统筹考虑予以支持。

（3）深化国际合作。推进政府间监管交流，加强多边合作，积极加入相关国际组织。开展国际项目合作，搭建民间国际交流平台。加大培训和国外智力引进力度。积极参与国际标准和规则制定，推动我国监管理念、方法、标准与国际先进水平相协调。

（4）加强组织领导。地方各级政府要根据本规划确定的发展目标和主要任务，将药品安全工作纳入重要议事日程和本地区经济社会发展规划。实行综合执法的地方要充实基层监管力量，将食品药品安全监管作为首要职责。各有关部门要按照职责分工，细化目标，分解任务，制订具体实施方案。国家食品药品监督管理总局牵头对本规划执行情况进行中期评估和终期考核，确保各项任务落实到位。

（四）国家改革完善药品生产流通使用政策

为深化医药卫生体制改革，推进健康中国的建设，提高药品质量及疗效，规范药品流通和使用行为，更好地满足人民群众看病就医需求。国务院办公厅于2017年2月发布了《关于进一步改革完善药品生产流通使用政策的若干意见》（国办发〔2017〕13号）。其主要内容包括如下。

1. 提高药品质量及疗效，促进医药产业结构调整

（1）严格药品上市审评审批。新药审评突出临床价值。仿制药审评严格按照与原研药质量和疗效一致的原则进行。充实审评力量，加强对企业研发的指导，建立有效的与申请者事前沟通交流机制，加快解决药品注册申请积压问题。优化药品审评审批程序，对临床急需的新药和短缺药品加快审评审批。借鉴国际先进经验，探索按罕见病、儿童、老年人、急（抢）救用药及中医药（经典方）等分类审评审批，保障儿童、老年人等人群和重大疾病防治用药需求。对防治重大疾病所需专利药品，必要时可依法实施强制许可。加强临床试验数据核查，严惩数据造假行为。全面公开药品审评审批信息，强化社会监督。

（2）加快推进已上市仿制药质量和疗效一致性评价。鼓励药品生产企业按相关指导原则主动选购参比制剂，合理选用评价方法，开展研究和评价。对需进口的参比制剂，加快进口审批，提高通关效率。对生物等效性试验实行备案制管理，允许具备条件的医疗机构、高等院校、科研机构和其他社会办检验检测机构等依法开展一致性评价生物等效性试验，实施办法另行制定。食品药品监管等部门要加强对企业的指导，推动一致性评价工作任务按期完成。对通过一致性评价的药品，及时向社会公布相关信息，并将其纳入与原研药可相互替代药品目录。同品种药品通过一致性评价的生产企业达到3家以上的，在药品集中采购等方面不再选用未通过一致性评价的品种；未超过3家的，优先采购和使用已通过一致性评价的品种。加快按通用名制定医保药品支付标准，尽快形成有利于通过一致性评价仿制药使用的激励机制。

（3）有序推进药品上市许可持有人制度试点。优先对批准上市的新药和通过一致性评价的药品试行上市许可持有人制度，鼓励新药研发，促进新产品、新技术和已有产能对接。及时总结试点经验，完善相关政策措施，力争早日在全国推开。

（4）加强药品生产质量安全监管。督促企业严格执行药品生产质量管理规范（GMP），如实记录生产过程各项信息，确保数据真实、完整、准确、可追溯。加强对企业药品生产质量管理规范执行情况的监督检查，检查结果向社会公布，并及时采取措施控制风险。企业对药品原辅料变更、生产工艺调整等，应进行充分验证。严厉打击制售假劣药品的违法犯罪行为。

（5）加大医药产业结构调整力度。加强技术创新，实施重大新药创制科技重大专项等国家科技计划（专项、基金等），支持符合条件的企业和科研院所研发新药及关键技术，提升药物创新能力和质量及疗效。推动落后企业退出，着力化解药品生产企业数量多、规模小、水平低等问题。支持药品生产企业兼并重组，简化集团内跨地区转移产品上市许可的审批手续，培育一批具有国际竞争力的大型企业集团，提高医药产业集中度。引导具有品牌、技术、特色资源和管理优势的中小型企业以产业联盟等多种方式做优做强。提高集约化生产水平，促进形成一批临床价值和质量水平高的品牌药。

（6）保障药品有效供应。卫生计生、工业和信息化、商务、食品药品监管等部门要密切协作，健全短缺药品、低价药品监测预警和分级应对机制，建立完善短缺药品信息采集、报送、分析、会商制度，动态掌握重点企业生产情况，统筹采取定点生产、药品储备、应急生产、协商调剂等措施确保药品市场供应。采取注册承诺、药价谈判、集中采购、医保支付等综合措施，推动实现专利药品和已过专利期药品在我国上市销售价格不高于原产国或我国周边可比价格，并实施动态管理。加强对麻醉药品和精神药品的管理。支持质量可靠、疗效确切的医疗机构中药制剂规范使用。

2. 整顿药品流通秩序，推进药品流通体制改革

（1）推动药品流通企业转型升级。打破医药产品市场分割、地方保护，推动药品流通企业跨地区、跨所有制兼并重组，培育大型现代药品流通骨干企业。整合药品仓储和运输资源，实现多仓协同，支持药品流通企业跨区域配送，加快形成以大型骨干企业为主体、中小型企业为补充的城乡药品流通网络。鼓励中小型药品流通企业专业化经营，推动部分企业向分销配送模式转型。鼓励药品流通企业批发零售一体化经营。推进零售药店分级分类管理，提高零售连锁率。鼓励药品流通企业参与国际药品采购和营销网络建设。

（2）推行药品购销"两票制"。综合医改试点省（区、市）和公立医院改革试点城市要率先推行"两票制"，鼓励其他地区实行"两票制"，争取到 2018 年在全国推开。药品流通企业、医疗机构购销药品要建立信息完备的购销记录，做到票据、账目、货物、货款相一致，随货同行单与药品同行。企业销售药品应按规定开具发票和销售凭证。积极推行药品购销票据管理规范化、电子化。

（3）完善药品采购机制。落实药品分类采购政策，按照公开透明、公平竞争的原则，科学设置评审因素，进一步提高医疗机构在药品集中采购中的参与度。鼓励跨区域和专科医院联合采购。在全面推行医保支付方式改革或已制定医保药品支付标准的地区，允许公立医院在省级药品集中采购平台（省级公共资源交易平台）上联合带量、带预算采购。完善国家药品价格谈判机制，逐步扩大谈判品种范围，做好与医保等政策衔接。加强国家药品供应保障综合管理信息平台和省级药品集中采购平台规范化建设，完善药品采购数据共享机制。

（4）加强药品购销合同管理。卫生计生、商务等部门要制定购销合同范本，督促购销双方依法签订合同并严格履行。药品生产、流通企业要履行社会责任，保证药品及时生产、配送，医疗机构等采购方要及时结算货款。对违反合同约定，配送不及时影响临床用药或拒绝提供偏远地区配送服务的企业，省级药品采购机构应督促其限期整改；逾期不改正的，取消中标资格，记入药品采购不良记录并向社会公布，公立医院 2 年内不得采购其药品。对违反合同约定，无正当理由不按期回款或变相延长货款支付周期的医疗机构，卫生计生部门要及时纠正并予以通报批评，记入企事业单位信用记录。将药品按期回款情况作为公立医院年度考核和院长年终考评的重要内容。

（5）整治药品流通领域突出问题。食品药品监管、卫生计生、人力资源社会保障、价格、税务、工商管理、公安等部门要定期联合开展专项检查，严厉打击租借证照、虚假交易、伪造记录、非法渠道购销药品、商业贿赂、价格欺诈、价格垄断及伪造、虚开发票等违法违规行为，依法严肃惩处违法违规企业和医疗机构，严肃追究相关负责人的责任；涉嫌犯罪的，及时移送司法机关处理。健全有关法律法规，对查实的违法违规行为，记入药品采购不良记录、企事业单位信用记录和个人信用记录并按规定公开，公立医院2年内不得购入相关企业药品；对累犯或情节较重的，依法进一步加大处罚力度，提高违法违规成本。实施办法另行制定。食品药品监管部门要加强对医药代表的管理，建立医药代表登记备案制度，备案信息及时公开。医药代表只能从事学术推广、技术咨询等活动，不得承担药品销售任务，其失信行为记入个人信用记录。

（6）强化价格信息监测。健全药品价格监测体系，促进药品市场价格信息透明。食品药品监管部门牵头启动建立药品出厂价格信息可追溯机制，建立统一的跨部门价格信息平台，做好与药品集中采购平台（公共资源交易平台）、医保支付审核平台的互联互通，加强与有关税务数据的共享。对虚报原材料价格和药品出厂价格的药品生产企业，价格、食品药品监管、税务等部门要依法严肃查处，清缴应收税款，追究相关责任人的责任。强化竞争不充分药品的出厂（口岸）价格、实际购销价格监测，对价格变动异常或与同品种价格差异过大的药品，要及时研究分析，必要时开展成本价格专项调查。

（7）推进"互联网＋药品流通"。以满足群众安全便捷用药需求为中心，积极发挥"互联网＋药品流通"在减少交易成本、提高流通效率、促进信息公开、打破垄断等方面的优势和作用。引导"互联网＋药品流通"规范发展，支持药品流通企业与互联网企业加强合作，推进线上线下融合发展，培育新兴业态。规范零售药店互联网零售服务，推广"网订店取""网订店送"等新型配送方式。鼓励有条件的地区依托现有信息系统，开展药师网上处方审核、合理用药指导等药事服务。食品药品监管、商务等部门要建立完善互联网药品交易管理制度，加强日常监管。

3. 规范医疗和用药行为，改革调整利益驱动机制

（1）促进合理用药。优化调整基本药物目录。公立医院要全面配备、优先使用基本药物。国家卫生健康委员会要组织开展临床用药综合评价工作，探索将评价结果作为药品集中采购、制定临床用药指南的重要参考。扩大临床路径覆盖面，2020年底前实现二级以上医院全面开展临床路径管理。医疗机构要将药品采购使用情况作为院务公开的重要内容，每季度公开药品价格、用量、药占比等信息；落实处方点评、中医药辨证施治等规定，重点监控抗生素、辅助性药品、营养性药品的使用，对不合理用药的处方医师进行公示，并建立约谈制度。严格对临时采购药品行为的管理。卫生计生部门要对医疗机构药物合理使用情况进行考核排名，考核结果与院长评聘、绩效工资核定等挂钩，具体细则另行制定。

（2）进一步破除以药补医机制。坚持医疗、医保、医药联动，统筹推进取消药品加成、调整医疗服务价格、鼓励到零售药店购药等改革，落实政府投入责任，加快建立公立医院补偿新机制。推进医药分开。医疗机构应按药品通用名开具处方，并主动向患者提供处方。门诊患者可以自主选择在医疗机构或零售药店购药，医疗机构不得限制门诊患者凭处方到零售药店购药。具备条件的可探索将门诊药房从医疗机构剥离。探索医疗机构处方信息、医保结算信息与药品零售消费信息互联互通、实时共享。各级卫生计生等部门要结合实际，合理确定和量化区域医药费用增长幅度，并落实到医疗机构，严格控制医药费用不合理增长。定期对各地医药费用控制情况进行排名，并向社会公布，主动接受监督。将医药费用控制情况与公立医院财政补助、评先评优、绩效工资核定、院长评聘等挂钩，对达不到控费目标的医院，暂停其等级评审准入、新增床位审批和大型设备配备等资格，视情况核减或取消资金补助、项目安排，并追究医院院长相应的管理责任。

（3）强化医保规范行为和控制费用的作用。充分发挥各类医疗保险对医疗服务行为、医药费用的控制和监督制约作用，逐步将医保对医疗机构的监管延伸到对医务人员医疗服务行为的监管。探索建立医保定点医疗机构信用等级管理和黑名单管理制度。及时修订医保药品目录。加强医保基金预算管理，大力推进医保支付方式改革，全面推行以按病种付费为主，按人头付费、按床日付费等多种付费方式相结合的复合型付费方式，合理确定医保支付标准，将药品耗材、检查化验等由医疗机构收入变为成本，促使医疗机构主动规范医疗行为、降低运行成本。

（4）积极发挥药师作用。落实药师权利和责任，充分发挥药师在合理用药方面的作用。各地在推进医疗服务价格改革时，对药师开展的处方审核与调剂、临床用药指导、规范用药等工作，要结合实际统筹考虑，探索合理补偿途径，并做好与医保等政策的衔接。加强零售药店药师培训，提升药事服务能力和水平。加快药师法立法进程。探索药师多点执业。合理规划配置药学人才资源，强化数字身份管理，加强药师队伍建设。

药品生产流通使用改革涉及利益主体多，事关人民群众用药安全，事关医药产业健康发展，事关社会和谐稳定。各地、各部门要充分认识改革的重要性、紧迫性和艰巨性，投入更多精力抓好改革落实。要加强组织领导，结合实际细化工作方案和配套细则，完善抓落实的机制和办法，把责任压实、要求提实、考核抓实，增强改革定力，积极稳妥推进，确保改革措施落地生效。要及时评估总结工作进展，研究解决新情况、新问题，不断健全药品供应保障制度体系。要加强政策解读和舆论引导，及时回应社会关切，积极营造良好的舆论氛围。

【同步练习】

一、A 型题（最佳选择题）

1. 下列不属于《中华人民共和国药品管理法》所规定的药品是

A. 中药材
B. 化学原料药
C. 血清、疫苗
D. 医疗器械

本题考点：药品的界定。药品是指用于预防、治疗、诊断人的疾病，有目的地调节人的生理功能并规定有适应证或者功能主治、用法和用量的物质，包括中药材、中药饮片、中成药、化学原料药及其制剂、抗生素、生化药品、放射性药品、血清、疫苗、血液制品和诊断药品等。

2. 下列不属于药品的质量特性的是

A. 有效性　　　　B. 安全性　　　　C. 特殊性　　　　D. 均一性

本题考点：药品的质量特性包括有效性、安全性、稳定性、均一性等方面。

3. 关于药品安全风险和药品安全风险管理措施的说法，错误的是

A. 药品内在属性决定药品具有不可避免的药品安全风险

B. 不合理用药、用药差错是导致药品安全风险的关键因素

C. 药品生产企业应承担起药品整个生命周期的安全监测和风险管理工作

D. 实施药品安全风险管理的有效措施是要从药品注册环节消除各种药品风险因素

本题考点：药品安全风险和药品安全风险管理措施。我国药品安全风险管理的主要措施包括：①健全药品安全监管的各项法律法规；②完善药品安全监管的相关组织体系建设；③加强药品研制、生产、经营、使用环节的管理。

4. 根据《关于进一步改革完善药品生产流通使用政策的若干意见》，国家将实行药品领域全链条、全流程的重大改革。下列关于推动药品流通体制改革措施的说法，错误的是

A. 鼓励药品流通企业批发零售一体化经营

B. 力争到 2018 年底，实现零售药店分级分类管理，全面实现零售连锁化

C. 整治药品流通领域的突出问题，严厉打击租借证照等违法违规行为

D. 规范零售药店互联网零售服务，推广"网订店取""网订店送"等新型配送方式

本题考点：《关于进一步改革完善药品生产流通使用政策的若干意见》的内容。

二、B 型题（配伍选择题）

（5—7 题为共用备选答案）

A. 深化医药卫生体制改革，推进健康中国建设

B. 整顿流通秩序，推进药品流通体制改革

C. 提高药品质量及疗效，促进药品流通体制改革

D. 调整利益驱动机制，规范医疗和用药行为

5. 根据《关于进一步改革完善药品生产流通使用政策的若干意见》，药品使用环节重大改革强调的是

6. 根据《关于进一步改革完善药品生产流通使用政策的若干意见》，药品流通环节重大改革的重点是

7. 根据《关于进一步改革完善药品生产流通使用政策的若干意见》，药品生产环节重大改革的关键是

本题考点：《关于进一步改革完善药品生产流通使用政策的若干意见》的内容。

三、X 型题（多项选择题）

8. 下列属于药品的是

A. 天麻饮片

B. 青霉素原料

C. 化学试剂

D. 含强化维生素 C 的食品

本题考点：药品的界定。

9. 《"十三五"国家药品安全规划》的总体目标和规划指标包括

A. 药品质量进一步提高

B. 药品及医疗器械标准不断提升

C. 审评审批体系逐渐完善

D. 监测评价水平进一步提高

本题考点：我国药品安全管理的总体目标和规划指标内容。

10. 《"十三五"国家药品安全规划》对执业药师的要求包括

A. 所有零售药店主要管理者具备执业药师资格

B. 健全执业药师制度体系，强化继续教育与实训培养

C. 所有零售药店营业时，有执业药师指导合理用药

D. 到2020年，每万人口执业药师数超过4人

本题考点：我国药品安全管理的规划指标。

11. 药品质量特性包括

A. 安全性　　　　　　B. 有效性　　　　　　C. 实用性　　　　　　D. 稳定性

本题考点：药品的质量特性。

参考答案： 1. D　2. C　3. D　4. B　5. D　6. B　7. C　8. ABD　9. ABCD　10. ABCD
　　　　　11. ABD

第二章 医药卫生体制改革与国家基本药物制度

一、深化医药卫生体制改革

【复习指导】本部分内容较简单，历年偶考，需熟练掌握医药卫生体制改革的基本原则、总体目标及医药卫生制度的四大体系。了解完善体制机制的基本内容，建立健全药品供应保障体系的主要要求和内容。

2009 年 3 月，中共中央启动了具有重大意义的医药卫生体制改革。为建立中国特色医药卫生体制，逐步实现人人享有基本医疗卫生服务的目标，提高人民大众的健康水平，发布了《关于深化医药卫生体制改革的意见》，标志着我国医药卫生改革进入了新阶段。2016 年 10 月，中共中央、国务院发布了《"健康中国 2030"规划纲要》，进一步将健康摆在优先发展的战略地位，将"共建共享、全民健康"作为建设健康中国的战略主题，确立了"大健康观""大卫生观"的新理念，全方位、全生命周期维护人民群众健康。

（一）基本原则和总体目标

《关于深化医药卫生体制改革的意见》中提出了深化医药卫生体制改革的指导思想、基本原则和总体目标。

1. 基本原则　深化医药卫生体制改革必须立足国情，一切从实际出发，坚持正确的改革原则。该原则必须做到以下几点。

（1）**坚持以人为本**，把维护人民健康权益放在第一位。坚持医药卫生事业为人民健康服务的宗旨，以保障人民健康为中心，以人人享有基本医疗卫生服务为根本出发点和落脚点，从改革方案设计、卫生制度建立到服务体系建设都要遵循公益性的原则，把基本医疗卫生制度作为公共产品向全民提供，着力解决群众反映强烈的突出问题，努力实现全体人民病有所医。

（2）**坚持立足国情**，建立具有中国特色的医药卫生体制。坚持从基本国情出发，实事求是地总结医药卫生事业改革发展的实践经验，准确把握医药卫生发展规律和主要矛盾；坚持基本医疗卫生服务水平与经济社会发展相协调、与人民群众的承受能力相适应；充分发挥中医药（民族医药）作用；坚持因地制宜、分类指导，发挥地方积极性，探索建立符合国情的基本医疗卫生制度。

（3）**坚持公平与效率统一**，政府主导与发挥市场机制作用相结合。强化政府在基本医疗卫生制度中的责任，加强政府在制度、规划、筹资、服务、监管等方面的职责，维护公共医疗卫生的公益性，促进公平公正。同时，注重发挥市场机制作用，动员社会力量参与，促进有序竞争机制的形成，提高医疗卫生运行效率、服务水平和质量，满足人民群众多层次、多样化的医疗卫生需求。

（4）**坚持统筹兼顾**，把解决当前突出问题与完善制度体系结合起来。从全局出发，统筹城乡、区域发展，兼顾供给方和需求方等各方利益，注重预防、治疗、康复三者的结合，正确处理政府、卫生机构、医药企业、医务人员和人民群众之间的关系。既着眼长远，创新体制机制，又立足当前，着力解决医药卫生事业中存在的突出问题。既注重整体设计，明确总体改革方向目标和基本框架，又突出重点，分步实施，积极稳妥地推进改革。

2. 总体目标　深化医药卫生体制改革必须建立健全覆盖城乡居民的基本医疗卫生制度，

为群众提供安全、有效、方便、价廉的医疗卫生服务。

（1）到2011年，**基本医疗保障制度**全面覆盖城乡居民，基本药物制度初步建立，城乡基层医疗卫生服务体系进一步健全，**基本公共卫生服务**得到普及，**公立医院改革试点**取得突破，明显提高基本医疗卫生服务可及性，有效减轻居民就医费用负担，切实缓解"看病难、看病贵"的问题。

（2）到2020年，覆盖城乡居民的基本医疗卫生制度基本建立。普遍建立比较完善的公共卫生服务体系和医疗服务体系，比较健全的医疗保障体系，比较规范的药品供应保障体系，比较科学的医疗卫生机构管理体制和运行机制，形成多元办医格局，人人享有基本医疗卫生服务，基本适应人民群众多层次的医疗卫生需求，人民群众健康水平进一步提高。

（3）2016年10月，中共中央、国务院发布的《"健康中国2030"规划纲要》关于医疗卫生再次提出了"三步走"战略目标。

到2020年，建立覆盖城乡居民的中国特色基本医疗卫生制度，健康素养水平持续提高，健康服务体系完善高效，人人享有基本医疗卫生服务和基本体育健身服务，基本形成内涵丰富、结构合理的健康产业体系，主要健康指标居于中高收入国家前列。

到2030年，促进全民健康的制度体系更加完善，健康领域发展更加协调，健康生活方式得到普及，健康服务质量和健康保障水平不断提高，健康产业繁荣发展，基本实现健康公平，主要健康指标进入高收入国家行列。

到2050年，建成与社会主义现代化国家相适应的健康国家。

（二）建立国家基本医疗卫生制度

《关于深化医药卫生体制改革的意见》中明确提出建立覆盖城乡居民的基本医疗卫生制度，主要是建设覆盖城乡居民的**公共卫生服务体系、医疗服务体系、医疗保障体系、药品供应保障体系**。这四大体系相辅相成，配套发展形成四位一体的基本医疗卫生制度。

1. 公共卫生服务体系的基本内容　建立健全疾病预防控制、健康教育、妇幼保健、精神卫生、应急救治、采供血、卫生监督和计划生育等专业公共卫生服务网络，完善以基层医疗卫生服务网络为基础的医疗服务体系的公共卫生服务功能，建立分工明确、信息互通、资源共享、协调互动的公共卫生服务体系，提高公共卫生服务和突发公共卫生事件应急处置能力，促进城乡居民逐步享有均等化的基本公共卫生服务。确定公共卫生服务范围；完善公共卫生服务体系；同时加强健康促进与教育；深入开展爱国卫生运动；加强卫生监督服务。大力促进环境卫生、食品卫生、职业卫生、学校卫生，以及农民工等流动人口卫生工作。

2. 医疗服务体系的基本内容　坚持非营利性医疗机构为主体、营利性医疗机构为补充，公立医疗机构为主导、非公立医疗机构共同发展的办医原则，建设结构合理、覆盖城乡的医疗服务体系。大力发展农村医疗卫生服务体系。完善以社区卫生服务为基础的新型城市医疗卫生服务体系；健全各类医院的功能和职责；建立城市医院与社区卫生服务机构的分工协作机制；充分发挥中医药（民族医药）在疾病预防控制、应对突发公共卫生事件、医疗服务中的作用；建立城市医院对口支援农村医疗卫生工作的制度。

3. 医疗保障体系的基本内容　加快建立和完善以基本医疗保障为主体，其他多种形式补充医疗保险和商业健康保险为补充，覆盖城乡居民的多层次医疗保障体系。探索建立城乡一体化的基本医疗保障管理制度，做好城镇职工基本医疗保险制度、城镇居民基本医疗保险制度、新型农村合作医疗制度和城乡医疗救助制度之间的衔接。鼓励工会等社会团体开展多种形式的医疗互助活动，鼓励和引导各类组织和个人发展社会慈善医疗救助。积极发展商业健康保险。鼓励商业保险机构开发适应不同需要的健康保险产品,简化理赔手续,方便群众,满足多样化的健康需求。鼓励企业和个人通过参加商业保险及多种形式的补充保险解决基本医疗保障之外的需求。在确保基金安全和有效监管的前提下,积极提倡以政府购买医疗保障服务的方式,探索委托具有资质的商业保险机构经办各类医疗保障管理服务。

4. **药品供应保障体系的基本内容** 建立以**国家基本药物制度为基础**的药品供应保障体系,保障人民群众安全用药。首先建立国家基本药物制度,中央政府统一制定和发布国家基本药物目录。**建立基本药物的生产供应保障体系**,在政府宏观调控下充分发挥市场机制的作用,基本药物实行公开招标采购,统一配送,减少中间环节,保障群众基本用药。**规范基本药物使用**,制定基本药物临床应用指南和基本药物处方集。城乡基层医疗卫生机构应全部配备、使用基本药物,其他各类医疗机构也要将基本药物作为首选药物并确定使用比例。基本药物全部纳入基本医疗保障药物报销目录,报销比例明显高于非基本药物。**规范药品生产流通。完善药品储备制度。**支持用量小的特殊用药、急救用药生产。规范药品采购,坚决治理医药购销中的商业贿赂。加强药品不良反应监测,建立药品安全预警和应急处置机制。

（三）完善保障医药卫生体系有效规范运转的体制机制

《关于深化医药卫生体制改革的意见》中明确提出完善保障医药卫生体系有效规范运转的体制机制主要是完善医药卫生的管理、运行、投入、价格、监管体制机制,加强科技与人才、信息、法制建设,保障医药卫生体系有效规范运转。其基本内容包括:①建立协调统一的医药卫生管理体制;②建立高效规范的医药卫生机构运行机制;③建立政府主导的多元卫生投入机制;④建立科学合理的医药价格形成机制;⑤建立严格有效的医药卫生监管体制;⑥建立可持续发展的医药卫生科技创新机制和人才保障机制;⑦建立实用共享的医药卫生信息系统;⑧建立健全医药卫生法律制度。

（四）药品供应保障体系的主要要求和内容

建立健全药品供应保障体系**总体要求**是加快建立以国家基本药物制度为基础的药品供应保障体系,保障人民群众安全用药。**主要内容如下。**

1. 建立国家基本药物制度。中央政府统一制定和发布国家基本药物目录,按照防治必需、安全有效、价格合理、使用方便、中西药并重的原则,结合我国用药特点,参照国际经验,合理确定品种和数量。建立基本药物的生产供应保障体系,在政府宏观调控下充分发挥市场机制的作用,基本药物实行公开招标采购,统一配送,减少中间环节,保障群众基本用药。国家制定基本药物零售指导价格,在指导价格内,由省级人民政府根据招标情况确定本地区的统一采购价格。规范基本药物使用,制定基本药物临床应用指南和基本药物处方集。城乡基层医疗卫生机构应全部配备、使用基本药物,其他各类医疗机构也要将基本药物作为首选药物并确定使用比例。基本药物全部纳入基本医疗保障药物报销目录,报销比例明显高于非基本药物。

2. 规范药品生产流通。完善医药产业发展政策和行业发展规划,严格市场准入和药品注册审批,大力规范和整顿生产流通秩序,推动医药企业提高自主创新能力和医药产业结构优化升级,发展药品现代物流和连锁经营,促进药品生产、流通企业的整合。

3. 完善药品储备制度。支持用量小的特殊用药、急救用药生产。

4. 规范药品采购,坚决治理医药购销中的商业贿赂。加强药品不良反应监测,建立药品安全预警和应急处置机制。

（五）改革完善仿制药的供应保障及使用政策

为贯彻落实党的十九大精神和党中央、国务院关于推进健康中国建设、深化医改的工作部署，促进仿制药研发，提升仿制药质量疗效，提高药品供应保障能力，更好地满足临床用药及公共卫生安全需求，加快我国由制药大国向制药强国跨越，国务院办公厅于2018年4月3日发布了《改革完善仿制药供应保障及使用政策的意见》（国办发〔2018〕20号）。

《改革完善仿制药供应保障及使用政策的意见》的主要内容包括：促进仿制药研发；提升仿制药质量疗效和完善相关支持政策。具体措施如下。

1. 制定鼓励仿制的药品目录。建立跨部门的药品生产和使用信息共享机制，强化药品供应保障及使用信息监测，及时掌握和发布药品供求情况，引导企业研发、注册和生产。以需求为导向，鼓励仿制临床必需、疗效确切、供应短缺的药品，鼓励仿制重大传染病防治和罕见病治疗所需药品、处置突发公共卫生事件所需药品、儿童使用药品及专利到期前1年尚没有提出注册申请的药品。鼓励仿制的药品目录由国家卫生健康委员会、国家药品监督管理局会同相关部门制定，定期在国家药品供应保障综合管理信息平台等相关平台发布，并实行动态调整。新批准上市或通过仿制药质量和疗效一致性评价的药品，载入中国上市药品目录集，上市药品目录集内容动态更新并实时公开。

2. 加强仿制药技术攻关。将鼓励仿制的药品目录内的重点化学药品、生物药品关键共性技术研究列入国家相关科技计划。健全产、学、研、医用协同创新机制，建立仿制药技术攻关联盟，发挥企业的主导作用和医院、科研机构、高等院校的基础支撑作用，加强药用原辅料、包装材料和制剂研发联动，促进药品研发链和产业链有机衔接。积极引进国际先进技术，进行消化吸收再提高。

3. 完善药品知识产权保护。按照鼓励新药创制和鼓励仿制药研发并重的原则，研究完善与我国经济社会发展水平和产业发展阶段相适应的药品知识产权保护制度，充分平衡药品专利权人与社会公众的利益。实施专利质量提升工程，培育更多的药品核心知识产权、原始知识产权、高价值知识产权。加强知识产权领域反垄断执法，在充分保护药品创新的同时，防止知识产权滥用，促进仿制药上市。建立完善药品领域专利预警机制，降低仿制药企业专利侵权风险。

4. 加快推进仿制药质量和疗效一致性评价工作。国家药品监督管理局、国家卫生健康委员会、科学技术部、工业和信息化部、国家医疗保障局等部门要细化落实鼓励企业开展仿制药质量和疗效一致性评价的政策措施，加快推进一致性评价工作。进一步释放仿制药一致性评价资源，支持具备条件的医疗机构、高等院校、科研机构和社会办检验检测机构参与一致性评价工作。采取有效措施，提高医疗机构和医务人员开展临床试验的积极性。对临床使用量大、金额占比高的品种，有关部门要加快工作进度；对临床必需、价格低廉的品种，有关部门要采取针对性措施，通过完善采购使用政策等方式给予支持。

5. 提高药用原辅料和包装材料质量。组织开展药用原辅料和包装材料质量标准制修订工作。推动企业等加强药用原辅料和包装材料研发，运用新材料、新工艺、新技术，提高质量水平。通过提高自我创新能力、积极引进国外先进技术等措施，推动技术升级，突破提纯、质量控制等关键技术，淘汰落后技术和产能，改变部分药用原辅料和包装材料依赖进口的局面，满足制剂质量需求。加强对药用原辅料和包装材料的质量监管，定期公布对生产厂家的检查和抽验信息。

6. 提高工艺制造水平。大力提升制药装备和智能制造水平，提高关键设备的研究制造能力和设备性能，推广应用新技术，优化和改进工艺生产管理，强化全面质量控制，提升关键工艺过程控制水平，推动解决制约产品质量的瓶颈问题。推进药品生产质量控制信息化建设，实现生产过程实时在线监控。完善企业生产工艺变更管理制度。

7. 严格药品审评审批。深化药品审评审批制度改革，严格审评审批标准，仿制药按与原研药质量和疗效一致的原则受理和审评审批，提高药品质量安全水平。优化审评审批流程，提高仿制药上市审评审批效率。对国家实施专利强制许可的仿制药、列入鼓励仿制药品目录的药品、国家科技重大专项支持的仿制药等注册申请优先审评审批。国家药品监督管理局要完善仿制药注册申请的技术标准和指南体系。

8. 加强药品质量监管。加快建立覆盖仿制药全生命周期的质量管理和质量追溯制度。加强对药物研发、生产、流通及使用过程的监督检查，加强不良反应监测和质量抽查，严肃查处数据造假、偷工减料、掺杂造假等违法违规行为，强化责任追究，检查和处罚结果向社会公开。

9. 及时纳入采购目录。药品集中采购机构要按药品通用名编制采购目录，促进与原研药质量和疗效一致的仿制药和原研药平等竞争。对于新批准上市的仿制药，相关部门应及时编制公立医疗卫生机构药品采购编码，对应的通用名药品已在药品采购目录中的，药品集中采购机构应及时启动采购程序；对应的通用名药品未在药品采购目录中的，自批准上市之日起，药品集中采购机构要及时论证，积极将其纳入药品采购目录。国家实施专利强制许可的药品，无条件纳入各地药品采购目录。

10. 促进仿制药替代使用。将与原研药质量和疗效一致的仿制药纳入与原研药可相互替代药品目录，在说明书、标签中予以标注，并及时向社会公布相关信息，便于医务人员和患者选择使用。卫生健康等部门要加强药事管理，制定鼓励使用仿制药的政策和激励措施，加大对临床用药的监管力度。严格落实按药品通用名开具处方的要求，除特殊情形外，处方上不得出现商品名，具体由卫生健康部门规定。落实处方点评制度，加强医疗机构药品合理使用情况考核，对不合理用药的处方医生进行公示，并建立约谈制度。强化药师在处方审核和药品调配中的作用。在按规定向艾滋病、结核病患者提供药物时，优先采购使用仿制药。

11. 发挥基本医疗保险的激励作用。加快制定医保药品支付标准，与原研药质量和疗效一致的仿制药、原研药按相同标准支付。建立完善基本医疗保险药品目录动态调整机制，及时将符合条件的药品纳入目录。对基本医疗保险药品目录中的药品，不得按商品名或生产厂家进行限定，要及时更新医保信息系统，确保批准上市的仿制药同等纳入医保支付范围。通过医保支付激励约束机制，鼓励医疗机构使用仿制药。

12. 明确药品专利实施强制许可路径。依法分类实施药品专利强制许可，提高药品可及性。鼓励专利权人实施自愿许可。具备实施强制许可条件的单位或者个人可以依法向国家知识产权局提出强制许可请求。在国家出现重特大传染病疫情及其他突发公共卫生事件或防治重特大疾病药品出现短缺，对公共卫生安全或公共健康造成严重威胁等非常情况时，为了维护公共健康，由国家卫生健康委员会会同工业和信息化部、国家药品监督管理局等部门进行评估论证，向国家知识产权局提出实施强制许可的建议，国家知识产权局依法做出给予实施强制许可或驳回的决定。

13. 落实税收优惠政策和价格政策。落实现行税收优惠政策，仿制药企业为开发新技术、新产品、新工艺产生的研发费用，符合条件的按照有关规定在企业所得税税前加计扣除。仿制药企业经认定为高新技术企业的，减按15%的税率征收企业所得税。国家发展和改革委员会、工业和信息化部等部门要加大扶持力度，支持仿制药企业工艺改造。鼓励地方结合实际出台支持仿制药产业转型升级的政策，进一步加大支持力度。持续推进药品价格改革，完善主要由市场形成药品价格的机制，做好与药品采购、医保支付等改革政策的衔接。坚持药品分类采购，突出药品临床价值，充分考虑药品成本，形成有升有降、科学合理的采购价格，调动企业提高药品质量的积极性。加强药品价格监测预警，依法严厉打击原料药价格垄断等违法违规行为。

14. 推动仿制药产业国际化。结合推进"一带一路"建设重大倡议，加强与相关国际组织和国家的交流，加快药品研发、注册、上市销售的国际化步伐。支持企业开展国际产能合作，建立跨境研发合作平台。积极引进先进管理经验和关键工艺技术，鼓励境外企业在我国建立研发中心和生产基地。

15. 做好宣传引导。卫生健康、药品监管、医疗保障等部门要做好政策宣传解读，普及药品知识和相关信息，提升人民群众对国产仿制药的信心。加强对医务人员的宣传教育，改变不合理用药习惯，提高合理用药水平，推动仿制药替代使用。及时回应社会关切，合理引导社会舆论和群众预期，形成良好改革氛围。

【同步练习】

一、A 型题（最佳选择题）

1. 关于建立健全覆盖城乡居民基本医疗卫生制度的基本内容的说法错误的是

A. 大力发展农村医疗卫生服务体系
B. 加快建设覆盖城乡居民的多层次医疗保障体系
C. 完善以公立医院和非公立医院并重的医疗服务体系
D. 建立健全以国家基本药物制度为基础的药品供应保障体系

本题考点： 基本医疗卫生制度的基本内容包括建立健全公共卫生服务体系；进一步完善医疗服务体系；加快建设医疗保障体系；建立健全药品供应保障体系。

2. 根据中共中央、国务院《关于深化医药卫生体制改革的意见》，基本医疗卫生制度的主要内容不包括

A. 公共卫生保障体系　　　　　　　B. 医疗服务体系
C. 医疗保障体系　　　　　　　　　D. 医疗卫生人才体系

本题考点： 基本医疗卫生制度的主要内容。

二、X 型题（多项选择题）

3. 中共中央、国务院《关于深化医药卫生体制改革的意见》条例中的基本原则有

A. 坚持以人为本　　　　　　　　　B. 立足国情
C. 坚持公平与效率统一　　　　　　D. 政企分开

本题考点： 医药卫生体制改革的基本原则是坚持以人为本；坚持立足国情；坚持公平与效率统一；坚持统筹兼顾。

4. 根据中共中央、国务院《关于深化医药卫生体制改革的意见》，到 2020 年的总体目标包括

A. 普遍建立比较完善的公共卫生服务体系

B. 普遍建立比较完善的医疗服务体系

C. 普遍建立比较完善的药品供应保障体系

D. 普遍建立比较健全的医疗保障体系

本题考点：医药卫生体制的总体目标。

参考答案：1. A 2. D 3. ABC 4. ABCD

二、国家基本药物制度

【复习指导】本部分内容属于高频考点，历年必考。需要重点掌握国家基本药物的遴选原则、不纳入和应当调出国家基本药物目录的药品，国家基本药物分类依据及目录调整依据和周期、基本药物报销和补偿规定。熟悉国家基本药物的质量监督机构和职能，国家基本药物的配备和使用规定。

国家基本药物制度是 2006 年十六届三中全会后通过《中共中央关于构建社会主义和谐社会若干重大问题的决定》首次提出。2009 年 3 月中共中央发布的《关于深化医药卫生体制改革的意见》再次提出建立国家基本药物制度，并在同年的 8 月我国卫生部、发改委、工信部、中医药局等九部委局联合发布了《关于建立国家基本药物制度的实施意见》，简称《实施意见》和《国家基本药物目录管理办法（暂行）》（卫药政发〔2009〕79 号），标志着我国初步建立了基本药物制度。2015 年 2 月，为完善基本药物制度，健全基本药物目录遴选管理机制，国家卫计委、发改委等九部委对《国家基本药物目录管理办法（暂行）》进行了修订，形成了《国家基本药物目录管理办法》（国卫药政发〔2015〕52 号），简称《基药办法》。2018 年 9 月，为贯彻落实全国卫生与健康大会《"健康中国 2030"规划纲要》和深化医药卫生体制改革的部署要求，进一步完善国家基本药物制度，国务院办公厅发布了《关于完善国家基本药物制度的意见》（国办发〔2018〕88 号），强调了基本药物"突出基本、防治必需、保障供应、优先使用、保证质量、降低负担"的功能定位。

（一）国家基本药物制度的内涵

1. 基本药物和国家药品基本药物制度的界定和主要内容 1975 年，世界卫生组织（World Health Organization，WHO）首次提出了基本药物的概念，最重要的、基本的、不可缺少的、满足人民所必需的药品被称为基本药物。《实施意见》对基本药物的含义做了进一步界定，并明确了国家基本药物制度的内涵。**基本药物**是指适应基本医疗卫生需求、剂型适宜、价格合理、能够保障供应、公众可公平获得的药品。**国家基本药物制度**是对基本药物的遴选、生产、流通、使用、定价、报销、监测评价等环节实施有效管理的制度，与公共卫生、医疗服务、医疗保障体系相衔接。

国家基本药物制度是药品供应保障体系的基础，也是医疗卫生领域基本公共服务的重要内容。基本药物制度的主要内容包括：基本药物目录的遴选调整、生产供应保障、集中招标采购和统一配送、零差错销售、全部配备使用、医保报销、财政补偿、质量安全监管及绩效评估等相关政策办法。其中 2018 年国务院办公厅发布的《关于完善国家基本药物制度的意见》（国办发〔2018〕88 号）从基本药物的目录遴选、保障供应、配备使用、保证质量、降低患者负担等 5 个方面进行了调整和完善，在保证优先使用基本药物的前提下，逐步提高了基本药物的保障水平，增加了患者对基本药物的满意度。

2. 实施基本药物制度的目标　《实施意见》是我国政府制定的第一部有关国家药物政策的重大医药卫生政策，该政策的实施将有力促进我国基本药物政策的重大医药卫生政策改革，促进我国基本药物的生产、供应与合理使用，确保民众基本用药的可及性、安全性和有效性，减轻医药负担。实施基本药物制度的**目标**包括：①提高群众获得基本药物的可及性，保证群众基本用药需求；②维护群众的基本医疗卫生权益，促进社会公平正义；③改变医疗机构"以药补医"的运行机制，体现基本医疗卫生的公益性；④规范药品生产流通使用行为，促进合理用药，减轻群众负担。

3. 基本药物管理部门及职能　《关于建立国家基本药物制度的实施意见》中明确规定国家基本药物工作委员会负责协调解决制定和实施国家基本药物制度过程中各个环节的相关政策问题，确定国家基本药物制度框架，确定国家基本药物目录遴选和调整的原则、范围、程序和工作方案，审核国家基本药物目录。委员会由卫生部、国家发展和改革委员会、工业和信息化部、监察部、财政部、人力资源和社会保障部、商务部、国家食品药品监督管理总局、国家中医药管理局等部门组成。办公室设在卫生部，承担国家基本药物工作委员会的日常工作。

（二）国家基本药物目录管理

《国家基本药物目录管理办法》（国卫药政发〔2015〕52号），简称《基药办法》，规定了我国国家基本药物目录的遴选和目录调整等管理要求，为巩固和完善基本药物制度奠定了良好的基础。

1. 基本药物遴选原则和范围

（1）基本药物遴选原则：防治必需、安全有效、价格合理、使用方便、中西药并重、基本保障、临床首选、基层能够配备。基本药物的遴选应结合我国用药特点，参照国际经验，制定合理的国家基本药物品种（剂型）和数量。

（2）基本药物的范围：国家基本药物目录中药品包含化学药品、生物制品、中成药、中药饮片。其药品均应是《中华人民共和国药典》收载，国家卫生计生部门、国家食品药品监督管理部门公布药品标准的品种，除急救、抢救用药外，独家生产品种纳入国家基本药物目录应当经过单独论证。

《基药办法》规定下列药品**不纳入**国家基本药物目录遴选范围：①含有国家濒临野生动植物药材的；②主要用于滋补保健作用，易滥用的；③非临床治疗首选的；④因严重不良反应，国家食品药品监督管理部门明确规定暂停生产、销售或使用的；⑤违背国家法律、法规或不符合伦理要求的；⑥国家基本药物工作委员会规定的其他情况。

《基药办法》规定应从国家基本药物目录中**调出**的情形包括：①药品标准被取消的；②国家药品监督管理部门撤销其药品批准证明文件的；③发生严重不良反应，经评估不宜再作为国家基本药物使用的；④根据药物经济学评价，可被风险效益比或成本效益比更优的品种所替代的；⑤国家基本药物工作委员会认为应当调出的。

2. 国家基本药物目录调整依据和周期

（1）国家基本药物目录调整的依据：①我国基本医疗卫生需求和基本医疗保障水平变化；②我国疾病谱变化；③药品不良反应监测评价；④国家基本药物应用情况监测和评估；⑤已上市药品循证医学、药物经济评价；⑥国家基本药物工作委员会规定的其他情况。

（2）国家基本药物目录调整的周期：在保持数量相对稳定的基础上，实行动态管理，原则上**每3年调整一次**。必要时，国家基本药物工作委员会适时组织调整。

3. 国家基本药物目录构成　国家基本药物目录中的药品包括化学药品和生物制品、中成药、中药饮片三个部分。迄今为止，我国先后公布了三版《国家基本药物目录》，分别是2009年版、2012年版和**2018年版**。现行版为2018年版。目录中的药品包括417个化学药品和生物制品、268个中成药品种和中药饮片。其化学药品和生物制品主要依据临床药理学分类，中成药主要依据功能分类。

第一部分化学药品和生物制品，主要依据临床药理学分类，名称采用中文通用名称和英文国际非专利药名称中表达的化学成分的部分，剂型单列。具体治疗类别包括：抗微生物药，抗寄生虫病药，麻醉药，镇痛、解热、抗炎、抗风湿、抗痛风药，神经系统用药，治疗精神障碍药，心血管系统用药，呼吸系统用药，消化系统用药，泌尿系统用药，血液系统用药，激素及影响内分泌药，抗变态反应药，免疫系统用药，抗肿瘤药，维生素、矿物质类药，调节水、电解质及酸碱平衡药，解毒药，生物制品，诊断用药，皮肤科用药，眼科用药，耳鼻喉科用药，妇产科用药，计划生育用药，儿科用药，共26个大的治疗类别用药，417种通用名药品。

第二部分是中成药，主要依据功能分类，中成药采用药品通用名称。主要包括：内科用药（解表剂，泻下剂，清热剂，温里剂，化痰、止咳、平喘剂，开窍剂，扶正剂，安神剂，止血剂，祛瘀剂，理气剂，消导剂，治风剂，祛湿剂，调脂剂，固涩剂），外科用药（清热剂，温经理气活血剂，活血化瘀剂），妇科用药（理气剂，清热剂，扶正剂，散结剂），眼科用药（清热剂，扶正剂），耳鼻喉科用药（耳病，鼻病，咽喉、口腔病），骨伤科用药，儿科用药（解表剂，清热剂，止咳剂，扶正剂，安神剂，消导剂），共计268种中成药。

第三部分是中药饮片，目录中的中药饮片国家标准是指2015年版《中华人民共和国药典》收载的饮片标准，中药饮片的基本药物管理暂按国务院有关部门关于中药饮片定价、采购、配送、使用和基本医疗保险支付等政策规定执行。

（三）基本药物质量监督管理

2009年9月22日，为加强基本药物质量监管，保证基本药物质量，国家食品药品监督管理局发布了《关于加强基本药物质量监督管理的规定》（国食药监法〔2009〕632号），简称《规定》，明确了基本药物的具体监管办法。

1. 基本药物质量监管机构及职能　国家食品药品监督管理总局负责组织协调、监督指导全国基本药物质量监督管理工作；组织对基本药物的标准逐一进行评估；组织基本药物的评价抽验，在年度药品抽验计划中加大对基本药物的抽验比例；组织开展基本药物品种的再评价工作并将再评价结果及时通报卫生部。

省级食品药品监督管理部门负责组织实施和指导协调本辖区内基本药物质量监督管理工作；省级以下食品药品监督管理部门负责具体实施基本药物生产、配送和使用环节的质量监督管理工作。负责辖区内基本药物的监督抽验，每年至少对辖区内基本药物生产企业生产的基本药物进行一次抽验；组织对基本药物生产企业进行处方和工艺核查，建立基本药物生产核查品种档案。

县级以上食品药品监督管理部门应当结合本辖区实际，加强对辖区内基本药物经营企业和使用单位的监督抽验。

地方各级食品药品监督管理部门应当进一步加强对城市社区和农村基本药物质量监管，

充分发挥农村药品监督网在保证基本药物质量监督管理的作用，应当进一步加强药品不良反应报告与监测工作，及时分析评价基本药物不良反应病例报告，完善药品安全预警和应急处置机制。

2. 基本药物质量监管要求　《规定》中要求**基本药物生产企业**：①应当根据基层医疗卫生机构和其他不同层级医疗机构的用药特点，在确保基本药物质量的前提下，采用适宜包装，方便使用；②改变基本药物剂型和规格必须严格按照《药品注册管理办法》的规定办理；③应当对处方和工艺进行自查，针对基本药物生产规模大、批次多的特点，严格按照《药品生产质量管理规范》组织生产，建立和实施质量授权人制度，完善质量管理、强化风险控制体系建设，对原辅料采购、投料、工艺控制及验证、产品检验、放行等环节加强管理，确保药品质量；④省级食品药品监督管理部门应当组织对基本药物生产企业进行处方和工艺核查，建立基本药物生产核查品种档案，核查结果不符合要求的，企业不得组织生产；⑤应当建立健全药品不良反应报告、调查、分析、评价和处理制度，主动监测、及时分析、处理和上报药品不良反应信息，对存在安全隐患的，应当按规定及时召回。

《规定》中要求**基本药物配送企业**：①兼并重组、整合配送资源，发展现代物流，提高药品配送能力。②应当严格按照《药品经营质量管理规范》的要求，加强对基本药物进货、验收、储存、出库、运输等环节的管理。对农村、偏远地区的药品配送，必须根据药品包装及道路、天气状况等采取相应措施，防止运输过程中不良因素对药品质量造成影响。③省级食品药品监督管理部门应当加强对基本药物配送企业的监督管理，对在监督检查中发现的违法行为，依法予以查处，并将查处结果通报本省基本药物招标采购机构。④应当建立健全药品不良反应报告、调查、分析、评价和处理制度，主动监测、及时分析、处理和上报药品不良反应信息，对存在安全隐患的，应当按规定及时召回。

《规定》中要求**医疗机构和零售药店**：①必须按照规定加强对基本药物进货、验收、储存、调配等环节的管理，保证基本药物质量；②零售药店应当充分发挥执业药师等药学技术人员的作用，指导患者合理用药；③食品药品监督管理部门应当加强对医疗机构和零售药店基本药物质量的日常监督检查，对违法行为要依法予以查处，对医疗机构的查处结果应当及时通报同级卫生行政部门；④应当建立健全药品不良反应报告、调查、分析、评价和处理制度，主动监测、及时分析、处理和上报药品不良反应信息，对存在安全隐患的，应当按规定及时召回。

3. 药品追溯体系的规定　为加强基本药物质量监管，国家食品药品监督管理局于2010年发布了《关于基本药物进行全品种电子监管工作的通知》（国食药监办〔2010〕194号），明确要求对基本药物进行全品种电子监督。2015年12月，国务院办公厅发布了《关于加快推进重要产品追溯体系建设的意见》（国办发〔2015〕95号）。但与药品经营企业执行药品电子监管规定与落实企业追溯主要责任的有关要求不符。为此，2016年2月国家食品药品监督管理总局暂停执行《关于药品生产经营企业全面实施药品电子监管有关事宜公告》（2015年第1号）中药品电子监管的相关规定，并修订了《药品经营质量管理规范》，正式将药品电子监管系统调整为药品追溯体系。2018年8月，为进一步推进药品追溯体系建设，建立来源可查、去向可追的药品信息化追溯体系，国家药品监督管理局发布了《关于药品信息化追溯体系建设的指导意见》，提出药品生产、流通和使用等环节共同建成覆盖全过程的药品追溯系统，实现药品信息化追溯信息可自主查验。麻醉药品、精神药品生产经营企业按照《麻醉药品和精神药品管理条例》的有关监控网络要求来建立追溯体系。

（四）基本药物采购管理

《国务院关于深化医药卫生体制改革的意见》中提出基本药物实行公开招标采购，统一配送，减少中间环节，保障群众基本用药。为深化医药卫生体制改革，加快公立医院改革，规范药品流通秩序，建立健全统一基本药物为基础的药品供应保障体系，国务院在 2010 年和 2015 年分别发布了《建立和规范政府办基层医疗卫生机构基本药物采购机制的指导意见》（国办发〔2010〕56 号）和《国务院办公厅关于完善公立医院药品集中采购工作的指导意见》（国办发〔2015〕7 号）。同年，为贯彻落实《国务院办公厅关于完善公立医院药品集中采购工作的指导意见》，国家卫计委发布了《国家卫生计生委关于落实完善公立医院药品集中采购工作指导意见的通知》（国卫药政发〔2015〕70 号），进一步证实了我国药品采购进入了新阶段。为贯彻落实医药卫生体制改革，2016 年 12 月，国务院医改办、国家卫生计生委等八部门联合印发了《关于在公立医疗机构药品采购中推行"两票制"的实施意见（试行）》（国医改办发〔2016〕4 号），规定公立医疗机构药品采购中逐步推行"两票制"，鼓励其他医疗机构药品采购中推行"两票制"。

2018 年国务院办公厅发布的《关于完善国家基本药物制度的意见》（国办发〔2018〕88 号）在基本药物供应保障方面，充分借鉴吸收其他相关文件要求和做法，完善了采购机制，增强生产供应动力。落实药品分类采购，采取集中招标、带量采购，通过竞争减少中标的供货企业数量，提高行业集中度，引导企业合理降价。强化信息联通，通过全国短缺药品监测预警系统，从药品研发、生产、流通、使用等多个环节采集信息，实现各级医疗机构短缺药品网络直报。同时强化政府主导，增强供应保障能力，针对生产动力不足而影响供应的基本药物，由政府搭建平台，在保障合理利润的情况下，生产通过市场撮合确定合理采购价格、定点生产、统一配送、纳入储备等措施保证供应。

1. 基本药物集中采购总体思路　《国务院办公厅关于完善公立医院药品集中采购工作的指导意见》中规定基本药物集中采购的总体思路为：坚持以省（区、市）为单位的网上药品集中采购，招采合一、量价挂钩、双信封制、集中支付、全程监控等制度，实行一个平台、上下联动、公开透明、分类采购，采取招生产企业、全程监控等措施，加强药品采购全过程综合监管，切实保障药品质量和供应。基本药物采购遵循质量优先、价格合理的原则。对经多次采购价格基本稳定的基本药物试行国家统一定价；对独家品种试行国家统一定价。也可探索以省（区、市）为单位，根据采购数量、区域配送条件等，直接与生产企业议价采购数量和采购价格；对少数基层必需但用量小、市场供应短缺的基本药物，采取招标定点生产等方式确保供应。

2. 基本药物集中采购主要措施　国家基本药物集中采购主要实行分类采购和采购全过程综合监管的管理措施。在采购过程中，通过改进药款结算方式、完善药品配送管理、规范采购平台建设、强化综合监督管理等措施来完善公立医院药品集中采购工作的专业性和政策性。

（1）基本药物区别情况分类采购：医院使用的所有药品（不含中药饮片）均应在采购平台采购，以省（区、市）为单位，结合确定的药品采购范围，进一步将采购药品分为招标采购药品、谈判采购药品、医院直接采购药品、定点生产药品等。

招标采购药品：对临床用量大、采购金额高、多家企业生产的基本药物和非专利药品，发挥省级集中批量采购优势，由省级药品采购机构采取双信封制公开招标采购。根据上一年度药品采购总金额中各类药品的品规采购金额百分比排序，将占比排序累计不低于 80% 且有

3 家及以上企业生产的基本药物和非专利药品纳入招标采购范围。

谈判采购药品：对部分专利药品、独家生产药品，建立公开透明、多方参与的价格谈判机制。谈判结果在国家药品供应保障综合管理信息平台上公布，医院按谈判结果采购药品。

直接挂网采购药品：对妇儿专科非专利药品、急（抢）救药品、基础输液、临床用量小的药品〔上述药品的具体范围由各省（区、市）确定〕和常用低价药品，实行集中挂网，由医院直接采购。

国家定点生产药品：对临床必需、用量小、市场供应短缺的药品，由国家招标定点生产、议价采购。

麻醉药品和第一类精神药品等：对麻醉药品、精神药品、防治传染病和寄生虫病的免费用药、国家免疫规划疫苗、计划生育药品及中药饮片仍暂时实行最高出厂价格和最高零售价格管理，确保公开透明。

药品采购周期原则上一年一次。实现"两票制"采购的药品，药品生产企业到流通企业开一次发票，流通企业到医疗机构开一次发票。对采购周期内新批准上市的药品，各地可根据疾病防治需要，经过药物经济学和循证医学评价，另行组织以省（区、市）为单位的集中采购。

（2）坚持质量优先、价格合理：基本药物采购坚持"双信封"的招标制度，即投标的药品生产企业同时编制经济技术标书和商务标书。经济技术标书主要对企业的药品生产质量管理规范（GMP）资质认证、药品质量抽验抽查情况、生产规模、配送能力、销售额、市场信誉、电子监管能力等指标进行评审，并将通过《药品生产质量管理规范（2010 年修订）》认证情况，在欧盟、美国、日本等发达国家（地区）上市销售情况，标准化的剂型、规格、包装等作为重要指标。通过经济技术标书评审的企业方可进入商务标书评审。为强化药品质量安全、风险评估意识，合理控制通过经济技术标书评审的企业数量。对于通过经济技术标书评审的企业不再排序，按照商务标书报价由低到高选择中标企业和候选中标企业。要落实招采合一、带量采购、量价挂钩。从有利竞争、满足需求、确保供应出发，区别药品不同情况，结合公立医院用药特点和质量要求，根据仿制药质量一致性评价技术要求，科学设定竞价分组，每组中标企业数量不超过 2 家。要通过剂型、规格标准化，将适应证和功能疗效类似药品优化组合和归并，减少议价品规数量，促进公平竞争。对中标价格明显偏低的，要加强综合评估，全程监测药品质量和实际供应保障情况。对于只有 1 家或 2 家企业投标的品规，可组织专门议价。要公开议价规则，同品种议价品规的价格要参照竞价品规中标价格，尽量避免和减少人为因素影响，做到公开透明、公平公正。

（3）规范药品配送管理，明确供货主体责任：<u>药品生产企业是保障药品质量和供应的第一责任人</u>。药品可由中标生产企业直接配送或委托有配送能力的药品经营企业配送到指定医院。药品生产企业委托的药品经营企业应在省级药品集中采购平台上备案，备案情况向社会公开。省级药品采购机构应及时公布每家医院的配送企业名单，接受社会监督。对偏远、交通不便地区的药品配送，各级卫生部门要加强组织协调，按照远近结合、城乡联动的原则，提高采购、配送集中度，统筹做好医院与基层医疗卫生机构的药品供应配送管理工作。鼓励各地结合实际探索县、乡、村一体化配送。发挥邮政等物流行业服务网络优势，支持其在符合规定的条件下参与药品配送。对因配送不及时影响临床用药或拒绝提供偏远地区配送服务的企业，省级药品采购机构应及时纠正，并督促其限期整改。对逾期不改的企业取消其中标资格，医院因此被迫使用其他企业药品替代的，超支费用由原中标企业承担，具体办法由各省（区、市）制定。

（4）严格基本药物采购付款方式：加强药品购销合同管理。医院签订药品采购合同时应当明确采购品种、剂型、规格、价格、数量、配送批量和时限、结算方式和结算时间等内容。合同约定的采购数量应是采购计划申报的一个采购周期的全部采购量。规范药品货款支付。医院应将药品收支纳入预算管理，严格按照合同约定的时间支付货款，从交货验收合格到付款不得超过 30 天。依托和发挥省级药品集中采购平台集中支付结算的优势，鼓励医院与药品生产企业直接结算药品货款、药品生产企业与配送企业结算配送费用。

（5）明确采购相关责任主体：省级药品采购机构负责省级药品集中采购平台的使用、管理和维护，省（区、市）人民政府要给予必要的人力、财力、物力支持，保证其工作正常运行。建立药品采购数据共享机制，统一省级药品集中采购平台规范化建设标准，推动药品采购编码标准化，实现国家药品供应保障综合管理信息平台、省级药品集中采购平台、医院、医保经办机构、价格主管部门等信息数据互联互通、资源共享。省级药品集中采购平台要面向各级医院和药品生产经营企业提供服务，提高药品招标采购、配送管理、评价、统计分析、动态监管等能力，及时收集分析医院药品采购价格、数量、回款时间及药品生产经营企业配送到位率、不良记录等情况，定期向社会公布。鼓励有条件的地方开展电子交易，采取通过药品集中采购平台签订电子合同、在线支付等多种方式，节约交易成本，提高交易透明度。

（6）强化基本药物采购过程的综合监管管理：以省（区、市）为单位，选择若干医院和基层医疗卫生机构作为短缺药品监测点，及时收集分析药品供求信息，强化短缺药品监测和预警。加强对药品价格执行情况的监督检查，强化药品成本调查和市场购销价格监测，规范价格行为，保护患者合法权益。依法严肃查处价格违法和垄断行为，以及伪造或虚开发票、挂靠经营、"走票"等违法行为。强化重点药品质量追踪和全程质量监管，严厉打击制售假冒伪劣药品行为。严格执行诚信记录和市场清退制度。各省（区、市）要建立健全检查督导制度，建立药品生产经营企业诚信记录并及时向社会公布。对列入不良记录名单的企业，医院 2 年内不得购入其药品。加强对医院、药品生产经营企业履行《医疗卫生机构医药产品廉洁购销合同》情况的监督。全面推进信息公开，确保药品采购各环节在阳光下运行。建立有奖举报制度，自觉接受人大、政协和社会各界监督。坚持全国统一市场，维护公平竞争环境，反对各种形式的地方保护。

（五）基本药物的报销与补偿

1. 基本药物报销规定　2009 年发布了《中共中央、国务院关于深化医药卫生体制改革的意见》，提出了："**基本药物全部纳入基本医疗保障药物报销目录，报销比例明显高于非基本药物**"。卫生部要求基本药物全部纳入新农合药品报销目录，并且报销比例要明显高于非基本药物。目前，基本药物报销主要通过各类型国家基本医疗保险进行，并且城镇职工医疗保险、城镇居民医疗保险及新型农村合作医疗保险的药品报销目录均包括了基本药物的全部目录品种。但是新农合是各地市统筹，各地因为经济发展水平差异较大，筹资水平存在明显不均衡，也因此各地的新农合对基本药物的报销比例不尽相同。不过目前也存在没有医疗保险覆盖的人口，也没有明确的基本药物报销政策出台。

2. 基本药物补偿规定　为确保国家基本药物制度顺利实施，保证基层医疗卫生机构平稳运行和发展，调动基层医疗卫生机构和医务人员积极性，2010 年 12 月，国务院发布了《关于建立健全基层医疗卫生机构补偿机制的意见》（国办发〔2010〕62 号），明确提出要建立多渠道补偿机制，落实政府对基层医疗卫生机构的专项补助经费，具备条件的可以实行收支两条线；中央财政通过"以奖代补"等方式进行补助，支持各地实施基本药物制度。

根据各地相关出台政策，国家基本药物的补偿方式归纳为四类，分别为：①**多渠道、多头补偿模式**，系指以财政和医保基金为主，调整医疗服务费、药事补偿及风险基金和社会捐赠等为辅的补偿机制。②**收支两条线模式**，系指基层医疗卫生机构的全部收入上缴财政专户，财政支出纳入预算管理，工作人员的待遇，药品"零差率"销售的补偿均由财政专户支出。③**以奖代补**，主要是调动群众积极性，遵循"突出改革、转变机制、注重实效、鼓励先进"的原则进行资金分配，分配因素主要根据各地基层医疗卫生机构实施基本药物制度和推进综合改革的工作进度、实施成效、人员情况及区域间财力差异来确定。④**财政全额补贴**，主要是政府对基层医疗机构因"零差率"销售减少的收入的全额补贴。按照 15% 的药品差价或者上年度药品销售的利润为基数进行补偿。

（六）基本药物使用管理要求

《关于建立国家基本药物制度的实施意见》（卫药政发〔2009〕78 号）中规定建立基本药物优先和合理使用制度。政府举办的基层医疗卫生机构全部配备和使用国家基本药物。其他各类医疗机构也要将基本药物作为首选药物并达到一定使用比例。医疗机构要按照国家基本药物临床应用指南和基本药物处方集，加强合理用药管理，确保规范使用基本药物。

2018 年国务院办公厅发布的《关于完善国家基本药物制度的意见》中提出"全面配备优先使用"的措施。主要内容包括以下几点。

1. 加强配备使用管理。坚持基本药物主导地位，强化医疗机构基本药物使用管理，以省为单位明确公立医疗机构基本药物使用比例，不断提高医疗机构基本药物使用量。公立医疗机构根据功能定位和诊疗范围，合理配备基本药物，保障临床基本用药需求。药品集中采购平台和医疗机构信息系统应对基本药物进行标注，提示医疗机构优先采购、医师优先使用。将基本药物使用情况作为处方点评的重点内容，对无正当理由不首选基本药物的予以通报。对医师、药师和管理人员加大基本药物制度和基本药物临床应用指南、处方集培训力度，提高基本药物合理使用和管理水平。鼓励其他医疗机构配备使用基本药物。

2. 建立优先使用激励机制。医疗机构科学设置临床科室基本药物使用指标，并纳入考核。将基本药物使用情况与基层实施基本药物制度补助资金的拨付挂钩。深化医保支付方式改革，建立健全医保经办机构与医疗机构间"结余留用、合理超支分担"的激励和风险分担机制。通过制定药品医保支付标准等方式，引导医疗机构和医务人员合理诊疗、合理用药。

3. 实施临床使用监测。依托现有资源建立健全国家、省两级药品使用监测平台及国家、省、地市、县四级监测网络体系，重点监测医疗机构基本药物的配备品种、使用数量、采购价格、供应配送等信息，以及处方用药是否符合诊疗规范。开展以基本药物为重点的药品临床综合评价，指导临床安全合理用药。加强部门间信息互联互通，对基本药物从原料供应到生产、流通、使用、价格、报销等实行全过程动态监测。

【同步练习】

一、A 型题（最佳选择题）

1. 国家基本药物遴选原则是

A. 安全、有效、经济

B. 临床必需、安全有效、价格合理、使用方便、市场能够保证供应

C. 保证品种和质量、引入竞争机制、合理控制成本、方便购药和便于管理

D. 防治必需、安全有效、价格合理、使用方便、中西药并重、基本保障、临床首选和基层能够配备

本题考点：国家基本药物遴选原则是防治必需、安全有效、价格合理、使用方便、中西药并重、基本保障、临床首选和基层能够配备。

2. 国家基本药物使用管理中提出的基本药物优先选择和合理使用制度是指

A. 公立医院对基本药物实行"零差率"销售

B. 政府举办的医疗卫生机构全部配备和优先使用基本药物

C. 政府举办的基层医疗卫生机构全部配备和使用基本药物，其他医疗机构按照规定使用基本药物

D. 所有零售药店均配备基本药物，并对基本药物实行"零差率"销售

本题考点：基本药物的使用管理。政府举办的基层医疗卫生机构全部配备使用基本药物并实现"零差率"销售。其他医疗机构按照规定使用基本药物。

3. 根据《国家基本药物目录管理办法》，不纳入国家基本药物目录遴选范围的药品是

A. 中成药　　　　　　　　　　B. 生物制品

C. 疫苗　　　　　　　　　　　D. 非临床治疗首选的药品

本题考点：不能纳入国家基本药物目录的药品。《基药办法》规定下列药品不纳入国家基本药物目录遴选范围：①含有国家濒临野生动植物药材的；②主要用于滋补保健作用，易滥用的；③非临床治疗首选的；④因严重不良反应，国家食品药品监督管理部门明确规定暂停生产、销售或使用的；⑤违背国家法律、法规或不符合伦理要求的；⑥国家基本药物工作委员会规定的其他情况。

4. 根据《国家基本药物目录管理办法》，不纳入国家基本药物目录遴选范围的药品是

A. 中药保护品种　　　　　　　B. 含有国家濒危野生动植物药材的

C. 发生严重不良反应的　　　　D. 血液制品

本题考点：不纳入国家基本药物目录遴选范围的药品。

5. 根据《国家基本药物目录管理办法》，基本药物中化学药品分类依据是

A. 安全性评估结果　　　　　　B. 药物经济学

C. 临床药理学　　　　　　　　E. 药物通用名称

本题考点：基本药物的分类依据。化学药品和生物制品主要依据临床药理学分类；中成药主要依据功能分类。

6. 根据《关于加强基本药物质量监督管理的规定》，负责基本药物评价性抽验工作的是

A. 国家药品监督管理部门　　　B. 中国药品生物检定所

C. 省级药品监督管理部门　　　D. 省级药品检验机构

本题考点：基本药物质量监督机构及职能。

7. 根据《关于加强基本药物质量监督管理的规定》，负责基本药物监督检验工作的是

A. 国家药品监督管理部门
B. 中国药品生物检定所
C. 省级药品监督管理部门
D. 省级药品检验机构

本题考点：基本药物质量监督机构及职能。省级食品药品监督管理部门负责组织实施和指导协调本辖区内基本药物质量监督管理工作；省以下食品药品监督管理部门负责具体实施基本药物生产、配送和使用环节的质量监督管理工作。

8. 根据《关于建立国家基本药物制度的实施意见》，基本药物的报销比例是

A. 100%　　　　　B. 60%　　　　　C. 80%　　　　　D. 90%

本题考点：基本药物的报销规定。

9. 根据《关于建立国家基本药物制度的实施意见》，政府举办的基层医疗卫生机构应当

A. 按30%选择配备和使用国家基本药物
B. 按50%选择配备和使用国家基本药物
C. 按100%选择配备和使用国家基本药物
D. 首选基本药物并达到一定使用比例

本题考点：基本药物的配备和使用规定。

10. 根据《关于建立国家基本药物制度的实施意见》，政府举办的基层医疗卫生机构配备使用的基本药物实行

A. 全国零售指导价销售
B. 零差率销售
C. 在进价的基础上加价5%销售
D. 在进价的基础上加价10%销售

本题考点：基本药物的配备和使用规定。

二、X型题（多项选择题）

11. 根据《关于建立国家基本药物制度的实施意见》规定，基本药物应满足的条件包括

A. 适应基本医疗卫生需求
B. 公众可公平获得
C. 能够保障供应
D. 剂型适宜

本题考点：基本药物的定义。基本药物是指适应基本医疗卫生需求、剂型适宜、价格合理、能够保障供应、公众可公平获得的药品。

12. 根据《国家基本药物目录管理办法》，应当从国家基本药物目录中调出的品种有

A. 发生药品不良反应的
B. 根据药物经济学评价，可被风险效益比或成本效益比更优的品种所替代的
C. 国家食品药品监督管理部门撤销其药品批准证明文件的
D. 相应的国家药品标准被修订的

本题考点：应当调出国家基本药物目录的药品。

13. 国家基本药物采购管理的主要措施包括

A. 实行药品分类采购

B. 开展用量小、临床必需的基本药物品种定点生产

C. 坚持质量优先，价格合理

D. 加强对药品价格执行情况的监督检查

本题考点：基本药物的采购措施。

参考答案：1. D 2. C 3. D 4. B 5. C 6. A 7. C 8. A 9. C 10. B 11. ABCD
12. BC 13. ABCD

第三章　药品监督管理体制与法律体系

一、药品监督管理机构

【复习指导】本部分内容属于高频考点，历年必考，需要熟悉掌握卫生健康部门、中医药管理局、工业和信息化管理部门、商务管理部门、海关、公安部门等与药品管理相关的职责。了解国家和地方药品监督管理部门的主要职责。

（一）药品监督管理部门

药品监督管理部门主要是按照法律法规的授权和相关规定，承担药品研制、生产、流通和使用环节监督管理职责的组织机构。

1. 国家药品监督管理部门与药品管理相关的职责　2018 年 9 月 10 日，中央机构编制委员会根据党的十九届三中全会审议通过的《中共中央关于深化党和国家机构改革的决定》《深化党和国家机构改革方案》和第十三届全国人民代表大会第一次会议批准的《国务院机构改革方案》制定了《国家药品监督管理局职能配置、内设机构和人员编制规定》。为贯彻落实党中央关于药品监督管理工作的方针政策和决策部署，国家药品监督管理局是国家市场监督管理总局管理的国家局，为副部级，在履行职责过程中坚持和加强党对药品监督管理工作的集中统一领导。

（1）主要职责包括以下几方面。

①负责药品（含中药、民族药，下同）、医疗器械和化妆品安全监督管理。拟订监督管理政策规划，组织起草法律法规草案，拟订部门规章，并监督实施。研究拟订鼓励药品、医疗器械和化妆品新技术新产品的管理与服务政策。

②负责药品、医疗器械和化妆品标准管理。组织制定、公布国家药典等药品、医疗器械标准，组织拟订化妆品标准，组织制定分类管理制度，并监督实施。参与制定国家基本药物目录，配合实施国家基本药物制度。

③负责药品、医疗器械和化妆品注册管理。制定注册管理制度，严格上市审评审批，完善审评审批服务便利化措施，并组织实施。

④负责药品、医疗器械和化妆品质量管理。制定研制质量管理规范并监督实施。制定生产质量管理规范并依职责监督实施。制定经营、使用质量管理规范并指导实施。

⑤负责药品、医疗器械和化妆品上市后风险管理。组织开展药品不良反应、医疗器械不良事件和化妆品不良反应的监测、评价和处置工作。依法承担药品、医疗器械和化妆品安全应急管理工作。

⑥负责执业药师资格准入管理。制定执业药师资格准入制度，指导监督执业药师注册工作。

⑦负责组织指导药品、医疗器械和化妆品监督检查。制定检查制度，依法查处药品、医疗器械和化妆品注册环节的违法行为，依职责组织指导查处生产环节的违法行为。

⑧负责药品、医疗器械和化妆品监督管理领域对外交流与合作，参与相关国际监管规则和标准的制定。

⑨负责指导省、自治区、直辖市药品监督管理部门工作。

⑩完成党中央、国务院交办的其他任务。

（2）**职能转变**

①深入推进简政放权。减少具体行政审批事项，逐步将药品和医疗器械广告、药物临床试验机构、进口非特殊用途化妆品等审批事项取消或者改为备案。对化妆品新原料实行分类管理，高风险的实行许可管理，低风险的实行备案管理。

②强化事中事后监管。完善药品、医疗器械全生命周期管理制度，强化全过程质量安全风险管理，创新监管方式，加强信用监管，全面落实"双随机、一公开"和"互联网＋监管"，提高监管效能，满足新时代公众用药用械需求。

③有效提升服务水平。加快创新药品、医疗器械审评审批，建立上市许可持有人制度，推进电子化审评审批，优化流程、提高效率，营造激励创新、保护合法权益环境。及时发布药品注册申请信息，引导申请人有序研发和申报。

④全面落实监管责任。按照"最严谨的标准、最严格的监管、最严厉的处罚、最严肃的问责"要求，完善药品、医疗器械和化妆品审评、检查、检验、监测等体系，提升监管队伍职业化水平。加快仿制药质量和疗效一致性评价，推进追溯体系建设，落实企业主体责任，防范系统性、区域性风险，保障药品、医疗器械安全有效。

（3）**有关职责分工**

①与国家市场监督管理总局的有关职责分工。国家药品监督管理局负责制定药品、医疗器械和化妆品监管制度，并负责药品、医疗器械和化妆品研制环节的许可、检查和处罚。省级药品监督管理部门负责药品、医疗器械和化妆品生产环节的许可、检查和处罚，以及药品批发许可、零售连锁总部许可、互联网销售第三方平台备案及检查和处罚。市、县两级市场监管部门负责药品零售、医疗器械经营的许可、检查和处罚，以及化妆品经营和药品、医疗器械使用环节质量的检查和处罚。

②与国家卫生健康委员会的有关职责分工。国家药品监督管理局会同国家卫生健康委员会组织国家药典委员会并制定国家药典，建立重大药品不良反应和医疗器械不良事件相互通报机制和联合处置机制。

③与商务部的有关职责分工。商务部负责拟订药品流通发展规划和政策，国家药品监督管理局在药品监督管理工作中，配合执行药品流通发展规划和政策。商务部发放药品类易制毒化学品进口许可前，应当征得国家药品监督管理局同意。

④与公安部的有关职责分工。公安部负责组织指导药品、医疗器械和化妆品犯罪案件侦查工作。国家药品监督管理局与公安部建立行政执法和刑事司法工作衔接机制。药品监督管理部门发现违法行为涉嫌犯罪的，按照有关规定及时移送公安机关，公安机关应当迅速进行审查，并依法做出立案或者不予立案的决定。公安机关依法提请药品监督管理部门做出检验、鉴定、认定等协助的，药品监督管理部门应当予以协助。

（4）**内设机构**：国家药品监督管理局设有11个内设机构（副司局级）：综合和规划财务司、政策法规司、药品注册管理司（中药民族药监督管理司）、药品监督管理司、医疗器械注册管理司、医疗器械监督管理司、化妆品监督管理司、科技和国际合作司（港澳台办公室）、人事司、机关党委、离退休干部局。同时，国家药品监督管理局设有机关行政编制216名（含两委人员编制2名、援派机动编制2名、离退休干部工作人员编制20名）。设局长1名，副局长4名，药品安全总监1名，药品稽查专员6名，正副司长职数32名（含机关党委专职副书记1名），离退休干部局领导职数2名。

2. **地方药品监督管理部门与药品管理相关的职责**　为贯彻落实党中央关于药品监督管理工作的方针政策和决策部署，党的十九大对深化机构和行政体制改革作出重要部署，要求统筹考虑各类机构设置，科学配置党政部门及内设机构权力、明确职责。党的十九届三中全会通过了《中共中央关于深化党和国家机构改革的决定》和《深化党和国家机构改革方案》。这次深化党和国家机构改革的总体要求是，全面贯彻党的十九大精神，坚持以马克思列宁主义、毛泽东思想、邓小平理论、"三个代表"重要思想、科学发展观、习近平新时代中国特色社会主义思想为指导，适应新时代中国特色社会主义发展要求，坚持稳中求进工作总基调，坚持正确改革方向，坚持以人民为中心，坚持全面依法治国，以加强党的全面领导为统领，以国家治理体系和治理能力现代化为导向，以推进党和国家机构职能优化协同高效为着力点，改革机构设置，优化职能配置，深化转职能、转方式、转作风，提高效率效能，为决胜全面建成小康社会、开启全面建设社会主义现代化国家新征程、实现中华民族伟大复兴的中国梦提供有力制度保障。考虑到药品监管的特殊性，单独组建国家药品监督管理局，由国家市场监督管理总局管理。市场监管实行分级管理，药品监管机构只设到省一级，药品经营销售等行为的监管，由市县市场监管部门统一承担。2013 年 4 月，国务院发布了《关于地方改革完善食品药品监管体制改革的指导意见》（国发〔2013〕18 号），强调了要加快推进地方食品药品监管体制改革，确立了地方药品监督管理部门的职责包括以下几个方面。

（1）**首先要整合监管职能和机构**。省、市、县级政府原则上参照国务院整合食品药品监督管理职能和机构的模式，结合本地实际，将原食品安全办、原食品药品监管部门、工商行政管理部门、质量技术监督部门的食品安全监管和药品管理职能进行整合，组建食品药品监督管理机构，对食品药品实行集中统一监管，同时承担本级政府食品安全委员会的具体工作。地方各级食品药品监督管理机构领导班子由同级地方党委管理，主要负责人的任免须事先征求上级业务主管部门的意见，业务上接受上级主管部门的指导。

（2）**要整合监管队伍和技术资源**。省、市、县各级工商部门及其基层派出机构要划转相应的监管执法人员、编制和相关经费，省、市、县各级质监部门要划转相应的监管执法人员、编制和涉及食品安全的检验检测机构、人员、装备及相关经费，具体数量由地方政府确定，确保新机构有足够力量和资源有效履行职责。同时，整合县级食品安全检验检测资源，建立区域性的检验检测中心。在整合原食品药品监管、工商、质监部门现有食品药品监管力量基础上，建立食品药品监管执法机构，**加强监管能力建设**。吸纳更多的专业技术人员从事食品药品安全监管工作，根据食品药品监管执法工作需要，加强监管执法人员培训，提高执法人员素质，规范执法行为，提高监管水平。地方各级政府要增加食品药品监管投入，改善监管执法条件，健全风险监测、检验检测和产品追溯等技术支撑体系，提升科学监管水平。食品药品监管所需经费纳入各级财政预算。

（3）**要健全基层管理体系**。县级食品药品监督管理机构可在乡镇或区域设立食品药品监管派出机构。要充实基层监管力量，配备必要的技术装备，填补基层监管执法空白，确保食品和药品监管能力在监管资源整合中都得到加强。在农村行政村和城镇社区要设立食品药品监管协管员，承担协助执法、隐患排查、信息报告、宣传引导等职责。要进一步加强基层农产品质量安全监管机构和队伍建设。推进食品药品监管工作关口前移、重心下移，加快形成食品药品监管横向到边、纵向到底的工作体系。

认真落实食品药品监督管理责任，地方政府要负总责，监管部门要履职尽责，各级与药品安全工作有关的部门要各司其职，各负其责，积极做好相关工作。地方各级政府要以此次体制改革和机构调整为契机，在明确监管部门职责、加强监管能力建设、充实基层监管力量、落实好属地管理责任的同时，推动制定地方性法规，强化食品药品生产经营者的法律责任，夯实食品药品安全基础，确保本地区食品药品安全。要深刻认识食品药品安全监管工作的艰巨性和长期性，多措并举、标本兼治、统筹推进，着力提高食品药品产业整体素质，创造公平法治诚信市场环境，加快构建符合国情、科学合理的食品药品安全体系，全面提升食品药品安全水平。

（二）药品管理工作相关部门

卫生健康部门、中医药管理部门、发展改革宏观调控部门、人力资源和社会保障部门、市场监督管理部门、工业和信息化管理部门、商务管理部门、海关、公安部门等与药品管理相关的职责如下。

1. 卫生健康部门　为推动实施健康中国战略，树立大卫生、大健康理念，把以治病为中心转变到以人民健康为中心，预防控制重大疾病，积极应对人口老龄化，加快老龄事业和产业发展，为人民群众提供全方位全周期健康服务，2018 年 3 月，第十三届全国人民代表大会第一次会议批准的国务院机构改革方案中将国家卫生和计划生育委员会的职责整合，组建中华人民共和国国家卫生健康委员会；将国家卫生和计划生育委员会的新型农村合作医疗职责整合，组建中华人民共和国国家医疗保障局；不再保留国家卫生和计划生育委员会。并于 2018 年 3 月 27 日，新组建了**国家卫生健康委员会**。为贯彻落实党中央关于卫生健康工作的方针政策和决策部署，规定国家卫生健康委员会是国务院组成部门，为正部级。在履行职责过程中坚持和加强党对卫生健康工作的集中统一领导。主要职责如下。

（1）组织拟订国民健康政策，拟订卫生健康事业发展法律法规草案、政策、规划，制定部门规章和标准并组织实施。统筹规划卫生健康资源配置，指导区域卫生健康规划的编制和实施。制定并组织实施推进卫生健康基本公共服务均等化、普惠化、便捷化和公共资源向基层延伸等政策措施。

（2）协调推进深化医药卫生体制改革，研究提出深化医药卫生体制改革重大方针、政策、措施的建议。组织深化公立医院综合改革，推进管办分离，健全现代医院管理制度，制定并组织实施推动卫生健康公共服务提供主体多元化、方式多样化的政策措施，提出医疗服务和药品价格政策的建议。

（3）制定并组织落实疾病预防控制规划、国家免疫规划及严重危害人民健康公共卫生问题的干预措施，制定检疫传染病和监测传染病目录。负责卫生应急工作，组织指导突发公共卫生事件的预防控制和各类突发公共事件的医疗卫生救援。

（4）组织拟订并协调落实应对人口老龄化政策措施，负责推进老年健康服务体系建设和医养结合工作。

（5）组织制定国家药物政策和国家基本药物制度，开展药品使用监测、临床综合评价和短缺药品预警，提出国家基本药物价格政策的建议，参与制定国家药典。组织开展食品安全风险监测评估，依法制定并公布食品安全标准。

（6）负责职责范围内的职业卫生、放射卫生、环境卫生、学校卫生、公共场所卫生、饮用水卫生等公共卫生的监督管理，负责传染病防治监督，健全卫生健康综合监督体系。牵头《烟草控制框架公约》履约工作。

（7）制定医疗机构、医疗服务行业管理办法并监督实施，建立医疗服务评价和监督管理体系。会同有关部门制定并实施卫生健康专业技术人员资格标准。制定并组织实施医疗服务规范、标准和卫生健康专业技术人员执业规则、服务规范。

（8）负责计划生育管理和服务工作，开展人口监测预警，研究提出人口与家庭发展相关政策建议，完善计划生育政策。

（9）指导地方卫生健康工作，指导基层医疗卫生、妇幼健康服务体系和全科医师队伍建设。推进卫生健康科技创新发展。

（10）负责中央保健对象的医疗保健工作，负责党和国家重要会议与重大活动的医疗卫生保障工作。

（11）管理国家中医药管理局，代管中国老龄协会，指导中国计划生育协会的业务工作。

（12）完成党中央、国务院交办的其他任务。

（13）职能转变。国家卫生健康委员会应当牢固树立大卫生、大健康理念，推动实施健康中国战略，以改革创新为动力，以促健康、转模式、强基层、重保障为着力点，把以治病为中心转变到以人民健康为中心，为人民群众提供全方位全周期健康服务。一是更加注重预防为主和健康促进，加强预防控制重大疾病工作，积极应对人口老龄化，健全健康服务体系。二是更加注重工作重心下移和资源下沉，推进卫生健康公共资源向基层延伸、向农村覆盖、向边远地区和生活困难群众倾斜。三是更加注重提高服务质量和水平，推进卫生健康基本公共服务均等化、普惠化、便捷化。四是协调推进深化医药卫生体制改革，加大公立医院改革力度，推进管办分离，推动卫生健康公共服务提供主体多元化、方式多样化。

（14）有关职责分工。与国家药品监督管理局的有关职责分工。国家药品监督管理局会同国家卫生健康委员会组织国家药典委员会并制定国家药典，建立重大药品不良反应和医疗器械不良事件相互通报机制和联合处置机制。

2．中医药管理部门　根据《国家中医药管理局的主要职责》，国家中医药管理局的职责范围如下：

（1）负责拟订中医药和民族医药事业发展的战略、规划、政策和相关标准，起草有关法律法规和部门规章草案，参与国家重大中医药项目的规划和组织实施。

（2）承担中医医疗、预防、保健、康复及临床用药等的监督管理责任。规划、指导和协调中医医疗、科研机构的结构布局及其运行机制的改革。拟订各类中医医疗、保健等机构管理规范和技术标准并监督执行。

（3）负责监督和协调医疗、研究机构的中西医结合工作，拟订有关管理规范和技术标准。

（4）负责指导民族医药的理论、医术、药物的发掘、整理、总结和提高工作，拟订民族医疗机构管理规范和技术标准并监督执行。

（5）组织开展中药资源普查，促进中药资源的保护、开发和合理利用，参与制定中药产业发展规划、产业政策和中医药的扶持政策，参与国家基本药物制度建设。

（6）组织拟订中医药人才发展规划，会同有关部门拟订中医药专业技术人员资格标准并组织实施。会同有关部门组织开展中医药师承教育、毕业后教育、继续教育和相关人才培训工作，参与指导中医药教育教学改革，参与拟订各级各类中医药教育发展规划。

（7）拟订和组织实施中医药科学研究、技术开发规划，指导中医药科研条件和能力建设，管理国家重点中医药科研项目，促进中医药科技成果的转化、应用和推广。

（8）承担保护濒临消亡的中医诊疗技术和中药生产加工技术的责任，组织开展对中医古籍的整理研究和中医药文化的继承发展，提出保护中医非物质文化遗产的建议，推动中医药防病治病知识普及。

（9）组织开展中医药国际推广、应用和传播工作，开展中医药国际交流合作和与港澳台的中医药合作。

3. 发展改革宏观调控部门　国家和发展改革委员会与药品相关的职责：①负责监测药品的宏观经济形势和国际药品经济发展变化；②负责监测药品经济运行态势并提出相关政策建议；③监测预测药品价格总水平变动，提出总水平调控目标、政策和价格改革的建议，组织起草药品价格、收费方面的政策和法规草案；④组织拟订药品的价格、收费政策和调整中央政策管理的药品价格及收费标准。依法查处价格违法行为和价格垄断行为等。对药品价格行为有监督管理的权利。

4. 人力资源和社会保障部门　国家人力资源和社会保障部门与药品管理相关的职责：①负责统筹拟订医疗保险、生育保险政策、规划和标准；②拟订医疗保险、生育保险基金管理办法；③组织拟订定点医疗机构、药店的医疗保险服务和生育保险服务管理、结算办法及支付范围；④拟订疾病、生育停工期间的津贴标准；⑤拟订机关企事业单位补充医疗保险政策和管理办法。

5. 市场监督管理部门　根据《国务院关于机构设置的通知》（国发〔2018〕6号），设立市场监管总局，将国家工商行政管理总局的商标管理职责整合，重新组建中华人民共和国国家知识产权局，不再保留国家工商行政管理总局。国家市场监督管理总局为国务院直属机构。与药品相关的职责包括：①对生产、流通、消费环节的药品的安全性、有效性实施统一监督管理。②负责药品相关的生产、经营等企业的登记注册并监督管理，承担依法查处取缔无照经营的责任。

6. 工业和信息化管理部门　工业和信息化管理部门与药品管理相关的职责：①负责拟订和实施生物制药产业的规划政策和标准；②承担医药行业的管理工作；③承担中药材生产扶持项目管理和国家药品储备管理工作，并配合药品监督管理部门加强对互联网药品广告的整治。

7. 商务管理部门　商务部与药品管理相关的职责：①负责制定药品流通行业发展规划、行业标准和有关政策，提高行业组织化程度和现代化水平，加强国际合作和交流；②建立药品流通行业统计制度，推进行业信用体系建设，指导行业协会实行行业自律，开展行业培训。

8. 医疗保障部门　医疗保障部门主要职责是：①组织制定城乡统一的药品医保目录和支付标准，建立动态调整机制，制定医保目录准入谈判规则并组织实施。②组织制定药品、医用耗材价格和医疗服务项目、医疗服务设施收费等政策，建立医保支付医药服务价格合理确定和动态调整机制，推动建立市场主导的社会医药服务价格形成机制，建立价格信息监测和信息发布制度。③制定药品、医用耗材的招标采购政策并监督实施，指导药品、医用耗材招标采购平台建设。

9. 海关　海关负责药品进出口口岸的设置，药品进口与出口的监管、统计与分析。

10. 公安部　公安部负责指导药品相关犯罪案件的侦查工作。协同国家药品监督管理局建立行政执法和刑事司法工作的链接机制，打击违法制假药、劣药及有关麻醉药品和精神药品的违法犯罪行为。

【同步练习】

一、A型题（最佳选择题）

1. 承担中药材生产扶持项目管理和国家药品储备管理的职能部门是

A. 国家卫生部门　　　　　　　　　　B. 国家药品监督管理部门

C. 国家中医药管理局　　　　　　　　　　D. 工业和信息化管理部门

本题考点：工业和信息化管理部门的职责。

2. 下列属于国家药品监督管理部门职责的是

A. 负责中药资源普查工作

B. 组织指导食品药品犯罪案件侦查工作

C. 规范公立医院和基层医疗机构药品采购，合理规定药品采购价格

D. 拟定并完善执业药师准入制度，指导监督执业药师注册工作

本题考点：药品监督管理机构的职责。中医药管理局负责中药资源普查工作；公安部负责组织指导食品药品犯罪案件侦查工作；国家卫生部门负责规范公立医院和基层医疗机构药品采购，合理规定药品采购价格；国家药品监督管理局执业药师认证中心拟定并完善执业药师准入制度，指导监督执业药师注册工作；工业和信息化管理部门负责拟订和实施生物制药产业的规划政策和标准。

二、B 型题（配伍选择题）
(3—5 题共用备选答案)

A. 国家卫生行政部门　　　　　　　　　　B. 发展改革宏观调控部门

C. 工业和信息化管理部门　　　　　　　　D. 商务主管部门

3. 负责拟订和实施生物医药产业规划的部门是

4. 负责研究制定药品流通行业发展规划、行业标准和有关政策的部门是

5. 负责组织制定国家药物政策和国家基本药物制度的部门是

本题考点：药品监督管理机构的相关职责。

参考答案： 1. D　2. D　3. C　4. D　5. A

二、药品监督管理技术支撑机构

【复习指导】本部分内容简单，但属于高频考点，历年必考。需要熟悉中国食品药品检定研究院、国家药典委员会、药品审评中心、食品药品审核查验中心、药品评价中心、国家中药品种保护审评委员会、行政事项受理服务和投诉举报中心、执业药师资格认证中心的主要职责。

药品监督管理技术支撑机构主要是为药品行政监督提供技术支持和保障，是药品监督管理的重要组成部分。

中国食品药品检定研究院、国家药典委员会、药品审评中心、食品药品审核查验中心、药品评价中心、国家中药品种保护审评委员会、行政事项受理服务和投诉举报中心、执业药师资格认证中心与执业药师执业相关的职责如下。

1. 中国食品药品检定研究院（国家食品药品监督管理总局医疗器械标准管理中心）
中国食品药品检定研究院（简称中检院）是国家检验药品及生物制品质量的法定机构和最高技术仲裁机构，其前身是 1950 年成立的中央人民政府卫生部药物食品检验所和生物制品检

定所。1961 年，两所合并为卫生部药品生物制品检定所。1998 年，由卫生部成建制划转为国家药品监督管理局直属事业单位。2010 年，经中央编办批准更名为中国食品药品检定研究院，加挂国家食品药品监督管理局医疗器械标准管理中心的牌子，对外使用"中国药品检验总所"的名称。2018 年，根据中央编办关于国家药品监督管理局所属事业单位机构编制的批复，中国食品药品检定研究院（国家药品监督管理局医疗器械标准管理中心，中国药品检验总所）为国家药品监督管理局所属公益二类事业单位（保留正局级）。其主要职责如下。

（1）承担药品、医疗器械的注册审批检验及其技术复核工作，承担保健食品、化妆品审批所需的检验检测工作，负责进口药品注册检验及其质量标准复核工作。

（2）承担药品、医疗器械、保健食品、化妆品和餐饮服务食品安全相关的监督检验、委托检验、抽查检验及安全性评价检验检测工作，负责药品进口口岸检验工作。

（3）承担或组织药品、医疗器械检验检测的复验及技术检定工作。承担生物制品批签发相关工作。

（4）承担药品、医疗器械和餐饮服务食品安全相关标准、技术规范及要求、检测方法制修订的技术复核与验证工作，承担保健食品、化妆品技术规范、技术要求及检测方法的制修订工作。

（5）承担药用辅料、直接接触药品的包装材料及容器的注册检验、监督检验、委托检验、复验及技术检定工作，以及承担相关国家标准制修订的技术复核与验证工作。

（6）负责药品、医疗器械国家标准物质的研究、制备、标定、分发和管理工作。负责生产用菌毒种、细胞株的检定工作，承担医用标准菌毒种、细胞株的收集、鉴定、保存、分发和管理工作。

（7）承担实验动物质量检测和实验动物保种、育种和供种工作。承担有关药品、医疗器械和保健食品广告及互联网药品信息服务的技术监督工作。

（8）承担全国食品药品监管系统检验检测机构的业务指导、规划和统计等相关工作，组织开展药品研究、生产、经营相关单位及医疗机构中的药品检验检测机构及人员的业务指导工作。承担国家食品药品监督管理局科技管理日常工作，承担保健食品、化妆品和餐饮服务食品安全相关专家委员会的日常工作。

（9）组织开展药品、医疗器械、保健食品、化妆品和餐饮服务食品安全相关标准研究及安全监测和质量控制新方法、新技术研究。组织开展药品、医疗器械、保健食品、化妆品和餐饮服务食品安全相关检验检测工作的国际交流与合作。

（10）承担严重药品不良反应或事件及医疗器械不良事件原因的实验研究。并且承办国家食品药品监督管理总局交办的其他事项。

2. 国家药典委员会　1950 年，我国成立了药典委员会，是最早成立的国家法定的标准化机构。1998 年卫生部药典委员会更名为国家药典委员会。国家药典委员会为国家药品监督管理局直属单位，其主要职责如下。

（1）组织编制、修订和编译《中华人民共和国药典》（以下简称《中国药典》）及配套标准。

（2）组织制定修订国家药品标准。参与拟订有关药品标准管理制度和工作机制。

（3）组织《中国药典》收载品种的医学和药学遴选工作。负责药品通用名称命名。

（4）组织评估《中国药典》和国家药品标准执行情况。

（5）开展药品标准发展战略、管理政策和技术法规研究。承担药品标准信息化建设工作。

（6）开展药品标准国际（地区）协调和技术交流，参与国际（地区）间药品标准适用性认证合作工作。

（7）组织开展《中国药典》和国家药品标准宣传培训与技术咨询，负责《中国药品标准》等刊物编辑出版工作。

（8）负责药典委员会各专业委员会的组织协调及服务保障工作。

（9）承办国家局交办的其他事项。

3. 药品审评中心 1985年，《药品管理法》实施后成立了卫生部药品审评委员会，下设药品审评办公室，主要对新药进行技术审评。审评模式为依靠外部专家进行外部审评。1993年，药品审评办公室更名为卫生部药品审评中心。1998年，药品审评中心被划归国家药品监督管理局，更名为国家药品监督管理局药品审评中心，其间，经过职能调整，机构改革，于2013年药品审评中心疫苗技术审评质量管理体系通过ISO9000认证，并在2014年更名为国家食品药品监督管理总局药品审评中心。后期设立了首席科学家岗位。全力推进解决药品审评积压，深化药品审评体制改革，启动三年审评质量管理体系建设工作。2016年，启动大规模人才招聘工作，基本消除药品审评积压。2017年，国家食品药品监督管理总局药品审评中心对内设机构及职责任务进行了调整，增设合规处、临床试验管理处、数据管理处、党委办公室（纪检监察室）。2018年，再次更名为国家药品监督管理局药品审评中心，主要职责如下。

（1）负责药物临床试验、药品上市许可申请的受理和技术审评。

（2）负责仿制药质量和疗效一致性评价的技术审评。

（3）承担再生医学与组织工程等新兴医疗产品涉及药品的技术审评。

（4）参与拟订药品注册管理相关法律法规和规范性文件，组织拟订药品审评规范和技术指导原则并组织实施。

（5）协调药品审评相关检查、检验等工作。

（6）开展药品审评相关理论、技术、发展趋势及法律问题研究。

（7）组织开展相关业务咨询服务及学术交流，开展药品审评相关的国际（地区）交流与合作。

（8）承担国家局国际人用药品注册技术协调会议（ICH）相关技术工作。并承办国家局交办的其他事项。

4. 食品药品审核查验中心 2018年，根据《中央编办关于国家药品监督管理局所属事业单位机构编制的批复》（中央编办复字〔2018〕115号），国家药品监督管理局食品药品审核查验中心为国家药品监督管理局所属公益二类事业单位（保留正局级），其主要职责如下。

（1）组织制定修订药品、医疗器械、化妆品检查制度规范和技术文件。

（2）承担药物临床试验、非临床研究机构资格认定（认证）和研制现场检查。承担药品注册现场检查。承担药品生产环节的有因检查。承担药品境外检查。

（3）承担医疗器械临床试验监督抽查和生产环节的有因检查。承担医疗器械境外检查。

（4）承担化妆品研制、生产环节的有因检查。承担化妆品境外检查。

（5）承担国家级检查员考核、使用等管理工作。

（6）开展检查理论、技术和发展趋势研究、学术交流及技术咨询。

（7）承担药品、医疗器械、化妆品检查的国际（地区）交流与合作。

（8）承担市场监管总局委托的食品检查工作。

（9）承办国家局交办的其他事项。

5. 药品评价中心　根据《中央编办关于国家药品监督管理局所属事业单位机构编制的批复》（中央编办复字〔2018〕115号），国家药品监督管理局药品评价中心（国家药品不良反应监测中心）为国家药品监督管理局所属公益一类事业单位（保留正局级）。其**主要职责**如下。

（1）组织制定修订药品不良反应、医疗器械不良事件、化妆品不良反应监测与上市后安全性评价及药物滥用监测的技术标准和规范。

（2）组织开展药品不良反应、医疗器械不良事件、化妆品不良反应、药物滥用监测工作。

（3）开展药品、医疗器械、化妆品的上市后安全性评价工作。

（4）指导地方相关监测与上市后安全性评价工作。组织开展相关监测与上市后安全性评价的方法研究、技术咨询和国际（地区）交流合作。

（5）参与拟订、调整国家基本药物目录。

（6）参与拟订、调整非处方药目录。

（7）承办国家局交办的其他事项。

6. 国家中药品种保护审评委员会　国家中药品种保护审评委员会（国家食品药品监督管理总局保健食品审评中心）是国家食品药品监督管理总局直属事业单位，承担国家中药品种保护、保健食品、化妆品的技术审评和食品许可指导工作。国家中药品种保护审评委员会和国家食品药品监督管理总局保健食品审评中心实行一套机构、两块牌子管理。国家中药品种保护审评委员会是国家中药品种保护审评委员会常设办事机构，国家食品药品监督管理总局保健食品审评中心负责保健食品技术审评事项。国家中药品种保护审评委员会主要职责如下。

（1）负责国家中药品种保护审评委员会的日常工作，负责组织国家中药保护品种的技术审查和审评工作。

（2）配合国家食品药品监督管理总局制定或修订中药品种保护的技术审评标准、要求、工作程序及监督管理局中药保护品种。

（3）负责组织保健食品的技术审查和审评工作。

（4）配合国家食品药品监督管理总局制定或修订保健食品技术审评标准、要求及工作程序。

（5）协助国家食品药品监督管理总局制定保健食品检验机构工作规范并进行检查。

（6）负责化妆品的技术审查和审评工作。

（7）配合国家食品药品监督管理总局制定或修订化妆品审评标准、要求及工作程序。

（8）受委托指导地方食品生产经营许可业务工作。并承办国家食品药品监督管理总局交办的其他事项。

7. 行政事项受理服务和投诉举报中心　2018 年 12 月，经中编办批准，国家药品监督管理局行政事项受理服务和投诉举报中心为国家药品监督管理局所属公益一类事业单位（正局级）。12 月 29 日，国家药监局印发《国家药监局关于印发国家药品监督管理局所属直属事业单位主要职责内设机构和人员编制规定的通知》。其主要职责如下。

（1）负责药品、医疗器械、化妆品行政事项的受理服务和审批结果相关文书的制作、送达工作。

（2）受理和转办药品、医疗器械、化妆品涉嫌违法违规行为的投诉举报。

（3）负责药品、医疗器械、化妆品行政事项受理和投诉举报相关信息的汇总、分析、报送工作。

（4）负责药品、医疗器械、化妆品重大投诉举报办理工作的组织协调、跟踪督办，监督办理结果反馈。

（5）参与拟订药品、医疗器械、化妆品行政事项和投诉举报相关法规、规范性文件和规章制度。

（6）负责投诉举报新型、共性问题的筛查和分析，提出相关安全监管建议。承担国家局执法办案、整治行动的投诉举报案源信息报送工作。

（7）承担国家局行政事项受理服务大厅的运行管理工作。参与国家局行政事项受理、审批网络系统的运行管理。承担国家局行政事项收费工作。

（8）参与药品、医疗器械审评审批制度改革以及国家局"互联网＋政务服务"平台建设、受理服务工作。

（9）指导协调省级药品监管行政事项受理服务及投诉举报工作。

（10）开展与药品、医疗器械、化妆品行政事项受理及投诉举报工作有关的国际（地区）交流与合作。并承办国家局交办的其他事项。

8. 执业药师资格认证中心　根据《中央编办关于国家药品监督管理局所属事业单位机构编制的批复》（中央编办复字〔2018〕115 号），国家药品监督管理局执业药师资格认证中心为国家药品监督管理局所属公益二类事业单位（保留正局级）。主要职责如下。

（1）开展执业药师资格准入制度及执业药师队伍发展战略研究，参与拟订完善执业药师资格准入标准并组织实施。

（2）承担执业药师资格考试相关工作。组织开展执业药师资格考试命审题工作，编写考试大纲和考试指南。负责执业药师资格考试命审题专家库、考试题库的建设和管理。

（3）组织制订执业药师认证注册工作标准和规范并监督实施。承担执业药师认证注册管理工作。

（4）组织制订执业药师认证注册与继续教育衔接标准。拟订执业药师执业标准和业务规范，协助开展执业药师配备使用政策研究和相关执业监督工作。

（5）承担全国执业药师管理信息系统的建设、管理和维护工作，收集报告相关信息。

（6）指导地方执业药师资格认证相关工作。

（7）开展执业药师资格认证国际（地区）交流与合作。

（8）协助实施执业药师能力与学历提升工程。

（9）承办国家局交办的其他事项。

【同步练习】

一、A 型题（单项选择题）

1. 国家食品药品监督管理总局行政事项受理服务和投诉举报中心设置的食品药品投诉举报电话是

A. 120   B. 12315   C. 12320   D. 12331

本题考点：考查食品药品投诉举报电话。

2. 组织开展药品质量相关的评价技术与方法研究，承担仿制药药品质量与疗效一致性评价工作的药品监督管理技术机构是

A. 国家食品药品监督管理总局药品评价中心

B. 国家食品药品监督管理总局药品审评中心

C. 国家药典委员会

D. 中国食品药品检定研究院

本题考点：中国食品药品检定研究院的主要职责。

二、B 型题（配伍选择题）

（3—6 题共用备选答案）

A. 中国食品药品检定研究院   B. 药品审评中心

C. 药品评价中心   D. 食品药品查验中心

3. 负责组织对药品注册申请进行技术审评的机构是

4. 负责标定和管理国家药品标准品、对照品的机构是

5. 受国家药品监督管理部门委托，对取得认证证书的企业实施跟踪检查和监督抽查的机构是

6. 加挂"国家食品药品不良反应监测中心"牌子的机构是

本题考点：药品监督管理技术支撑机构的主要职责。

参考答案：1. D 2. D 3. B 4. A 5. D 6. C

三、药品管理立法

【复习指导】本部分内容主要围绕药品管理立法的含义、特征及《药品管理法》的体系和法律关系展开叙述。复习时应重点掌握法的特征、法律渊源、法律效力、法律责任及我国药品管理法律体系及关系。

药品管理立法是指由特定的国家机关，依据法定的权限和程序，制定、认可、修订、补充和废除药品管理法律规范的活动。通过立法所产生的药事法规，是国家关于药品管理工作的法律、法规文件的总称。

（一）法的基本知识

1. 法的概念 法是由国家制定或认可，以权利义务为主要内容，由国家强制力保证实施的社会行为规范及其相应的规范性文件的总称。

2. 法的特征

（1）**法是调整人们行为的社会规范，法具有规范性**。法与道德、社会舆论等社会调整手段不同，它以人的外在行为为调整对象，法调整人的行为，同时也就调整了社会关系。法的规范性表现在：①法对人们的行为提供了一定指导作用；②法规定的内容具有概括性，即指某一类人和事，而不是具体或特定的个别人和事；③法反复适用。

（2）法是由国家制定或认可的行为规范，**法具有国家意志性**。**法具有国家意志性指法是由国家制定或认可，以国家强制力保证实施的行为规范**。

法是由国家制定或认可的社会规范，这体现了法的国家意志性，法普遍适用于一切社会成员，因此具有高度统一性、权威性和普遍性。

（3）法以国家强制力保护实施，具有**国家强制性**。任何一种社会规范，都有保证其实施的社会力量，即都有某种强制性。法作为由国家强制力保证实施的行为规范，不同于其他社会规范，法律以外的社会规范，是以法定的强制措施和制裁措施为依据，由专门的机关依照法定程序执行的。

（4）法在国家权力管辖范围内普遍有效，**具有普遍性**。法作为一个整体，在本国任何国家机关、团体和个人都不得超越法律或者凌驾于法律之上。在国家权力管辖范围内，法对全体社会成员具有普遍约束力。一国公民甚至外国人在该国主权领域内，都必须受该国法律的约束，也受该国法律的保护。

（5）法律的实施具有**程序性**。法律的程序性，即法律的强制实施是通过法定空间与时间而得以进行的，是具有最严格程序规定的规范。

3. 法律渊源　通过立法所产生的法律文件，是构成国家主要法律渊源或法的表现形式，在中国，正式的法律渊源或法律形式有：**宪法性法律、法律、行政法规、地方性法规、民族自治法规、特别行政区的法律、中国政府承认或加入的国际条约**。法律规范的具体表现形式主要有以下几种。

（1）宪法：**宪法是我国的根本法，具有最高效力**，由全国人民代表大会正式通过并颁布执行，宪法以法律形式确认了我国各族人民奋斗的成果，规定了国家的根本制度和根本任务，是国家的根本法，具有最高的法律效力。全国各族人民、一切国家机关和武装力量、各政党和各社会团体、各企业事业组织，都必须以宪法为根本的活动准则，并且负有维护宪法尊严、保证宪法实施的职责。

（2）法律：法律是由全国人民代表大会和全国人民代表大会常务委员会依照法定程序制定、修改、颁布，由国家强制力保证实施的基本法律和普通法律的总称；由国家主席签署主席令颁布（基本法律如刑法、刑事诉讼法、民法通则、民事诉讼法、行政诉讼法、行政法、商法、国际法等，普通法律如商标法、文物保护法等）。法律是从属于宪法的强制性规范，宪法是国家法的基础与核心。

（3）行政法规：行政法规是指**国务院**依照宪法规定的权限和法定程序制定修改的各类规范性法律文件的总称；行政法规由总理签署国务院令公布。其法律地位仅次于宪法和法律，它调整范围广，数量多，在国家生活中起着重要作用。与此同时，国务院常务会议通过的决议、决定和它发布的行政命令亦属于行政法规的范畴，具有同等法律效力（例如：国务院发布《药品管理法实施条例》，即是遵循《药品管理法》的立法宗旨和原则，依据法的相关规定进一步细化，增加了操作性规定的条例）。

（4）地方性法规：地方性法规由省、自治区、直辖市和设区的市人民代表大会及其常务委员会，根据本行政区域具体情况和实际需要制定的具有法律效力的规范性文件。**地方性法规在本行政区域内有效，其效力低于宪法、法律和行政法规。**

（5）民族自治条例和单行条例：民族自治地方的人民代表大会有权依照当地民族的政治、经济和文化的特点，制定自治条例和单行条例。自治区的自治条例和单行条例，报全国人民代表大会常务委员会批准后生效。自治州、自治县的自治条例和单行条例报省、自治区、直辖市的人民代表大会常务委员会批准后生效，并报全国人民代表大会常务委员会和国务院备案。

（6）部门规章制度：国务院各部、委员会、中国人民银行、审计署和具有行政管理职能的直属机构，根据法律和国务院的行政法规、决定、命令，在本部门的权限范围内，制定规章。部门规章规定的事项应当属于执行法律或者国务院的行政法规、决定、命令的事项。没有法律或者国务院的行政法规、决定、命令的依据，部门规章不得设定减损公民、法人和其他组织权利或者增加其义务的规范，不得增加本部门的权力或者减少本部门的法定职责。涉及两个以上国务院部门职权范围的事项，应当提请国务院制定行政法规或者由国务院有关部门联合制定规章。部门规章应当经部务会议或者委员会会议决定，由部门首长签署命令予以公布，部门规章签署公布后，及时在国务院公报或者部门公报和中国政府法制信息网及在全国范围内发行的报纸上刊载。

（7）地方政府规章：省、直辖市和设区的市、自治州的人民政府，根据宪法、法律、行政法规制定的地方性法规。由省长、自治区主席、市长或者自治州州长签署命令予以公布。地方政府规章签署公布后，及时在本级人民政府公报和中国政府法制信息网及在本行政区域范围内发行的报纸上刊载。

（8）国际条约、国际惯例：国际条约一般属于国际法范畴，但经中国政府缔结的双边、多边协议，条约和公约等，在我国也具有约束力，也构成当代中国法源之一。国际惯例指在国际实践中反复使用形成，具有固定的内容但未经立法程序制定的一种习惯做法或常例。

4. 法律效力

（1）法律效力的概念：法律效力指法律所赋予的约束力，要求人们的行为活动按照法律文件规定执行。法律效力有时还指某一种行为或事实在法律上的效果。

（2）法律生效的范围包括：①**时间效力**，指法律开始生效和终止生效的时间。②**空间效力**，指法律生效的地域，通常全国性法律适用于全国，地方性法规仅适用于本地区有效。③**对人的效力**，指法律对什么人生效。

（3）法律效力的层次：在一国的法律体系中由于制定或认可法律的国家机关地位高低不同而形成在效力范围上的等级差别。一般来讲，制定或认可法律的国家机关的地位高，其创制的法律文件的等级就高；另有，如制定的程序严格，其法律的效力等级在多数情况下就高。**法律效力层次原则，主要包括：①宪法至上原则；②上位法法律效力优于下位法原则；③特别法优先原则；④实体法优先原则；⑤国际法优先原则；⑥后法优先或新法优先原则。**

5. 法律责任　广义的法律责任指任何组织和个人均负有遵守法律、自觉维护法律尊严的义务。狭义的法律责任指**违法者对违法行为所应承担的具有强制性的法律责任。**只有实施某种违法行为的人（包括法人），才承担相应的法律责任。其特点是：由国家强制力保证其执行，由国家授权的机关依法追究法律责任，实施法律制裁。**法律责任分为：刑事法律责任、民事法律责任、行政法律责任、经济法律责任、违宪法律责任。**

（二）我国药品管理法律体系和法律关系

1. 我国药品管理法律体系　法律体系是一个有机联系的整体。即国家法律体系的各个组成部分之间既相对独立又协调统一。**药品管理法律体系按照法律效力等级依次包括：法律、行政法规、部门规章、规范性文件。**

（1）法律：与药品监督、管理有关的法律包括《中华人民共和国药品管理法》及《中华人民共和国刑法》《中华人民共和国专利法》等。

《中华人民共和国药品管理法》是我国第一部全面的、综合性药品法律。《中华人民共和国药品管理法》的制定、颁布具有划时代的意义，标志着我国药品监督管理工作进入法制化新阶段，使药品监督管理工作有法可依、依法办事。它的颁布实施有利于发挥人民群众对药品质量监督的作用；使药品经济活动在法律的保护和制约下，健康高速地发展。《中华人民共和国药品管理法》于 1984 年 9 月 20 日第六届全国人民代表大会常务委员会第七次会议通过，2001 年 2 月 28 日第九届全国人民代表大会常务委员会第二十次会议第一次修订，根据 2013 年 12 月 28 日第十二届全国人民代表大会常务委员会第六次会议《关于修改〈中华人民共和国海洋环境保护法〉等七部法律的决定》第一次修正，根据 2015 年 4 月 24 日第十二届全国人民代表大会常务委员会第十四次会议《关于修改〈中华人民共和国药品管理法〉的决定》第二次修正，第十三届全国人民代表大会常务委员会第六次会议对《中华人民共和国药品管理法（修正草案）》进行了审议，并于 2018 年 11 月 1 日至 2018 年 12 月 1 日发布药品管理法（修正草案）征求意见的通知，2019 年 8 月 26 日，新修订的《中华人民共和国药品管理法》经十三届全国人大常委会第十二次会议审议通过，自 2019 年 12 月 1 日起施行。2019 版《中华人民共和国药品管理法》的主要内容包括：第一章总则、第二章药品研制和注册、第三章药品上市许可持有人、第四章药品生产、第五章药品经营、第六章医疗机构药事管理、第七章药品上市后管理、第八章药品价格和广告、第九章药品储备和供应、第十章监督管理、第十一章法律责任、第十二章附则。

（2）行政法规：国务院制定发布的药品管理行政法规主要包括：《野生药材资源保护管理条例》《中华人民共和国中医药条例》《疫苗流通与预防接种管理条例》《药品行政保护条例》《药品管理法实施条例》《麻醉药品和精神药品管理条例》《血液制品管理条例》《中药品种保护条例》等。

（3）地方性法规：各省、市出台的药品管理地方性法规有《吉林省药品监督管理条例》《江苏省药品监督管理条例》《云南省药品管理条例》等。

（4）部门规章：药品管理现行有效的主要规章包括《药品进口管理办法》《药品不良反应报告和监测管理办法》《生物制品批签发管理办法》《药品注册管理办法》《药品非临床研究质量管理规范》《药品临床研究质量管理规范》《药品注册管理办法》《药品生产质量管理规范》《药品经营质量管理规范》《药品生产监督管理办法》《药品经营许可证管理办法》《药品流通监督管理办法》《处方药与非处方药分类管理办法》《蛋白同化制剂、肽类激素进出口管理办法》等。有关医院配制制剂的《医疗机构制剂配制监督管理办法》等。《互联网药品信息服务管理办法》《药品说明书和标签管理规定》《药品广告审查办法》《药品广告审查发布标准》《中药材生产质量管理规范》《药品召回管理办法》等。

（5）地方政府规章：各省、市出台的药品管理地方政府规章有《浙江省医疗机构药品和医疗器械使用监督管理办法》《四川省中医药管理办法》《福建省药品和医疗器械流通监督管理办法》《湖北省药品使用质量管理规定》等。

（6）中国政府承认或加入的相关国际条约：例如《1971 年精神药物公约》等。

2. 我国药品管理的法律关系　**药品管理法律关系**指国家机关、企事业单位、社会团体、公民个人在药事活动、药学服务和药品监督管理过程中，依据药品管理法律规范形成的权利与义务关系。

（1）药品管理法律关系主体：法律关系主体是法律关系的参加者，在法律关系中是一定权利的享有者和一定义务的承担者。药品管理法律关系主体包括有以下几类。

①国家机关：作为法律关系主体的国家机关主要分为两种情况，一是政府的药品监督管理主管部门和有关部门，依法与其管辖范围内的相对方，结成药事行政法律关系。二是政府的药品监督管理主管部门内部的，领导与被领导、管理与被管理的关系。

②机构和组织：包括法人和非法人的药品生产、经营企业医疗机构，药房等企业、事业单位。大致分为 3 种情况：一是以药品监督管理相对人的身份，同药品监督管理机构结成药事行政法律关系。二是以提供药品和药学服务的身份，同需求药品和药学服务的机关机构和组织、公民个人结成医药卫生服务关系。三是与内部职工结成管理关系。

③公民个人（自然人）：可分为特定主体和一般主体，特定主体主要指药学技术人员，他们因申请执业注册认可，与药品监督管理部门结成药事行政法律关系；因承担药学服务，同所在单位结成内部的药事管理关系，并同患者结成医患关系。一般主体指所有的公民，他们因需求药品和药学服务而与提供药品和服务的企事业单位结成医药卫生服务关系。

（2）药品管理法律关系客体：法律关系客体是指法律关系主体之间的权利和义务所指向的对象。客体包括以下几类。

①药品：这是药品管理法律关系主体之间权利义务所指向的主要客观实体。

②人身：人身是人的物质形态，也是人的精神利益的体现。在一定范围内成为法律关系的客体。目的是保障人体用药安全，维护人民身体健康。因用药造成伤害人体健康的结果，提供药品的主体，将受到药品监督管理主体依法实施的处罚。

③精神产品：例如新药新产品的技术资料，药物利用评价，药品标准等都属于这一范畴。

④行为结果：分为物化结果和非物化结果。例如已生产上市的药品为药品生产的物化结果。因药品、药事引起的法律诉讼，其判案结果，便是非物化结果。

（3）药品管理法律关系的内容：内容是主体之间的法律权利和义务，是法律规范的行为模式在实际社会生活中的具体落实，是法律规范在社会关系中实现的一种状态。例如《药品管理法》规定生产、经营药品，必须经省级药品监督管理局批准，发给许可证。并规定了申请、审批程序，以及违反者应承担的法律责任。

（4）药品管理法的法律事实：法律事实是指法律规范所规定的、能够引起法律关系产生、变更和消灭的客观情况或现象，大致分为法律事件和法律行为两类。例如，制售假药行为所产生的行政法律关系，也可能产生刑事法律关系，或引起某些民事法律关系（损害赔偿等）的产生。

【同步练习】

一、A 型题（最佳选择题）

1.《药品管理法实施条例》属于

A. 部门规章　　　　　　　　　　　　　　B. 地方性法规

C. 行政法规　　　　　　　　　　　　　D. 地方政府规章

本题考点： 行政法规是国务院根据宪法和法律按照行政法规规定的程序为领导和管理国家各项行政工作制定的各类法规的总称。行政法规是对法律内容具体化的一种主要形式。

2. 国务院根据宪法和法律所制定的规范性文件，由总理签署国务院令公布的是

A. 行政法规　　　　　　　　　　　　　B. 地方性法规

C. 部门规章　　　　　　　　　　　　　D. 地方政府规章

本题考点： 行政法规相关事宜。

二、B 型题（配伍选择题）

(3—6 题共用备选答案)

A. 宪法　　　　　　B. 法律　　　　　　C. 行政法规　　　　　　D. 地方性法规

3. 由全国人民代表大会或其常务委员会依照立法程序制定，由国家主席签署主席令公布，不得和宪法相抵触，效力高于行政法规、地方性法规和规章的是

4. 由国务院根据《中华人民共和国宪法》和法律制定，效力高于地方性法规、规章的是

5. 在不与宪法、法律、行政法规相抵触的前提下制定的是

6. 国家根本大法，具有最高法律效力，由全国人民代表大会行使修改和监督实施的职权，其常务委员会行使解释和监督实施职权的是

本题考点： 立法的权限和程序。法律由全国人大或其常委会制定，并由国家主席签署主席令予以公布。行政法规由国务院根据《中华人民共和国宪法》和法律制定，由总理签署国务院令公布，效力高于地方性法规和规章。国务院各部、委员会、中国人民银行、审计署和具有行政管理职能的直属机构，根据法律和国务院的行政法规、决定、命令，在本部门的权限范围内，制定规章；部门规章应当经部务会议或者委员会会议决定，由部门首长签署命令予以公布，部门规章签署公布后，及时在国务院公报或者部门公报和中国政府法制信息网及在全国范围内发行的报纸上刊载。地方性法规由省、自治区、直辖市和设区的市人民代表大会及其常务委员会，根据本行政区域具体情况和实际需要制定的具有法律效力的规范性文件；地方性法规在本行政区域内有效，其效力低于宪法、法律和行政法规。《宪法》是国家根本大法，具有最高法律效力；《宪法》规定，全国人大行使修改宪法和监督宪法实施的职权，其常委会行使解释宪法和监督宪法实施的职权。

三、X 型题（多项选择题）

7. 下列关于法的知识，叙述正确的是

A. 法律效力高于行政法规，行政法规效力高于地方性法规和部门规章

B. 上位法效力高于下位法

C. 同一位阶的法之间，一般规定优于特殊规定，新的规定优于旧的规定

D. 时间效力包括不溯及既往原则

本题考点： 法律渊源或法律形式有：宪法性法律、法律、行政法规、地方性法规、民族自治法规、特别行政区的法律、中国政府承认或加入的国际条约。法的效力层次遵循一定的原则，主要包括：①宪法至上原则；②上位法法律效力优于下位法原则；③特别法优先原

则；④实体法优先原则；⑤国际法优先原则；⑥后法优先或新法优先原则。法的效力范围包括：①时间效力，指法律开始生效和终止生效的时间；②空间效力，指法律生效的地域，通常全国性法律适用于全国，地方性法规仅适用于本地区有效；③对人的效力，指法律对什么人生效。

8. 以下法律效力的说法，正确的是
A. 法律效力即法的适用范围
B. 法律是行政法规的下位法，法律效力高于行政法规
C. 规章之间，新的规定优于旧的规定，特别规定优于一般规定
D. 法律对同一事项的新的一般规定与旧的特别规定不一致时，谁制定谁裁决
本题考点：法的效力层次遵循的原则。

9. 下列关于药品管理法律关系的说法正确的是
A. 药品法律关系包括主体、客体、内容和法律事实
B. 药品管理法律事实可分为事件和行为
C. 药品标准属于药品管理法律关系客体中的精神产品
D. 药品监督管理部门内部的领导与被领导关系不属于药品管理法律关系
本题考点：药品管理法律关系。法律关系客体：①药品；②人身；③精神产品；④行为结果。法律关系主体：①国家机关；②机构和组织；③公民个人。法律事实指法律规范所规定的、能够引起法律关系产生、变更和消灭的客观情况或现象，大致可分为法律事件和法律行为两类。

参考答案：1. C 2. A 3. B 4. C 5. D 6. A 7. ABD 8. ACD 9. ABC

四、药品监督管理行政法律制度

【复习指导】本部分内容主要围绕药品监督管理行政法律制度展开叙述。重点掌握设定和实施行政许可的原则和事项，行政许可申请和受理，撤销行政许可的情形，行政强制措施的种类，行政强制执行的方式，行政处罚的决定及程序，行政复议的范围、申请和期限，行政诉讼的受案范围、起诉和受理。

（一）行政许可
1. 行政许可的含义　行政许可是指行政机关根据公民、法人或者其他组织的申请，经依法审查，准予其从事特定活动的行为。
2. 设定和实施行政许可的原则
（1）设定和实施行政许可，应当依照法定的权限、范围、条件和程序。
（2）设定和实施行政许可，应当遵循公开、公平、公正、非歧视的原则。
（3）实施行政许可，应当遵循便民原则，提高办事效率，提供优质服务。
（4）信赖保护原则：公民、法人或者其他组织依法取得的行政许可受法律保护，行政机关不得擅自改变已经生效的行政许可。行政许可所依据的法律、法规、规章修改或者废止，或者准予行政许可所依据的客观情况发生重大变化的，为了公共利益的需要，行政机关可以

依法变更或者撤回已经生效的行政许可。由此给公民、法人或者其他组织造成财产损失的，行政机关应当依法给予补偿。

3. 药品行政许可事项

（1）根据《药品管理法》等法律、行政法规、地方性法规及其他设定行政许可的相关法律依据，国家对药品的注册及监督管理设定了相应的行政许可项目。如：药品的生产许可，其行政许可形式为颁发《药品生产许可证》和《医疗机构制剂许可证》；药品经营许可，其行政许可形式为颁发《药品经营许可证》；药品上市许可，其行政许可形式为颁发《药品注册证》等。

（2）在药品监督管理领域中，全部取消非行政审批事项，取消部分与药品相关行政审批事项。

（3）《国务院对确需保留的行政审批项目设定行政许可的决定》中规定取消注册（新药用辅料和进口药用辅料注册）审批，取消审批后，食品药品监督管理总局通过以下措施加强事中事后监管：①将药用辅料注册的有关要求纳入药品注册，与药品审批一并办理；②明确由药品注册申请人所在地食品药品监管部门加强延伸监管，将药用辅料生产企业纳入日常监管范围；③加强事中事后监管，加大对违法违规行为的处罚力度，严控风险，确保药品的安全性和有效性。

4. 行政许可申请与受理

（1）行政许可申请：公民、法人或者其他组织从事特定活动，依法需要取得行政许可的，应当向行政机关提出申请。申请人可以委托代理人提出行政许可申请（依法应当由申请人到行政机关办公场所提出行政许可申请的除外）。申请人申请行政许可，应当如实向行政机关提交有关材料和反映真实情况，并对其申请材料实质内容的真实性负责。行政机关不得要求申请人提交与其申请的行政许可事项无关的技术资料和其他材料。

（2）行政许可申请受理：行政机关对申请人提出的行政许可申请，应当根据下列情况分别做出处理。

①申请事项依法不需要取得行政许可的，应当即时告知申请人不受理。

②申请事项依法不属于本行政机关职权范围的，应当即时做出不予受理的决定，并告知申请人向有关行政机关申请。

③申请材料存在可以当场更正的错误的，应当允许申请人当场更正。

④申请材料不齐全或者不符合法定形式的，应当当场或者在5日内一次告知申请人需要补正的全部内容，逾期不告知的，自收到申请材料之日起即为受理。

⑤申请事项属于本行政机关职权范围，申请材料齐全、符合法定形式，或者申请人按照本行政机关的要求提交全部补正申请材料的，应当受理行政许可申请。

⑥行政机关受理或者不予受理行政许可申请，应当出具加盖本行政机关专用印章和注明日期的书面凭证。

（3）撤销行政许可的情形：有下列情形之一的，做出行政许可决定的行政机关或者其上级行政机关，根据利害关系人请求或依据职权，可以撤销行政许可。

①行政机关工作人员滥用职权、玩忽职守做出准予行政许可决定的。

②超越法定职权做出准予行政许可决定的。

③违反法定程序做出准予行政许可决定的。

④对不具备申请资格或者不符合法定条件的申请人准予行政许可的。

⑤依法可以撤销行政许可的其他情形。

⑥被许可人以欺骗、贿赂等不正当手段取得行政许可的，应当予以撤销。

⑦依照前两款的规定撤销行政许可，可能对公共利益造成重大损害的，不予撤销。

⑧依照本条第一款的规定撤销行政许可，被许可人的合法权益受到损害的，行政机关应当依法给予赔偿。依照本条第二款的规定撤销行政许可的，被许可人基于行政许可取得的利益不受保护。

（二）行政强制

1. 概述　行政强制指行政机关为了预防或制止正在发生或可能发生的违法行为、危险状态及不利后果，或者为了保全证据、确保案件查处工作的顺利进行的而对相对人的人身、财产予以强制性措施的一种具体行政行为。行政强制包括两个类型，一类是行政强制**措施**，另一类是行政强制**执行**。

2. 行政强制措施

（1）行政强制措施，是指行政机关在行政管理过程中，为制止违法行为、防止证据损毁、避免危害发生、控制危险扩大等情形，依法对公民的人身自由实施暂时性限制，或者对公民、法人或者其他组织的财物实施暂时性控制的行为。

（2）行政强制措施种类：①限制公民人身自由；②查封场所、设施或者财物；③扣押财物；④冻结存款、汇款；⑤其他行政强制措施。

3. 行政强制执行　行政强制执行，是指行政机关或者行政机关申请人民法院，对不履行行政决定的公民、法人或者其他组织，依法强制履行义务的行为。

行政强制执行方式：①加处罚款或者滞纳金；②划拨存款、汇款；③拍卖或者依法处理查封、扣押的场所、设施或者财物；④排除妨碍、恢复原状；⑤代履行；⑥其他强制执行方式。

（三）行政处罚

1. 行政处罚原则

（1）法定原则：依据法律法规及规章制度由行政机关按照规定程序实施处罚。

（2）公正、公开原则：①处罚公正原则是指行政处罚的设定和实施必须与相对人的违法事实、性质、情节、社会危害程度相当；②处罚公开原则指行政处罚的依据、过程及结果公开。

（3）结合教育原则：行政机关在行政处罚中坚持教育与处罚相结合，通过处罚达到教育目的。

（4）民事刑事责任适用原则：民事刑事责任适用原则是指不免除民事责任、不取代刑事责任的原则。违法受到行政处罚时，因其违法行为对他人造成损害，应当依法承担民事责任。如违法行为构成犯罪的，依法追究刑事责任。不能因给予其行政处罚而免于承担民事责任或刑事责任。

（5）处罚与违法行为相适应原则：设定及实施的行政处罚与违法行为的事实、情节、性质及社会危害程度相当。

2. 行政处罚的种类　①警告；②罚款；③没收违法所得，没收非法财物；④责令停产停业；⑤暂扣或吊销许可证，暂扣或吊销执照；⑥行政拘留；⑦法律、行政法规规定的其他行政处罚。具体概括如下。

（1）**警告及通报（声誉罚）**：警告是指行政机关对行政相对人违反行政法律规范行为的谴责和警示。属于声誉罚范畴，适用于情节比较轻微的违法行为。

（2）**罚款（财产罚）**：罚款是指行政主体强制违法相对方在一定期限内向国家缴纳一定数额货币的处罚。罚款是一种财产罚。

（3）**没收违法所得，没收非法财产（财产罚）**：没收违法所得、没收非法财产指由行政主体将行政违法行为人部分或全部违法收入、物品或其他非法占有财物强制无偿收归国家所有的处罚方式。

（4）**责令停产停业（资格罚）**：责令停产停业是指行政机关责令违反行政法律规范的行政相对人停止生产经营或其他业务活动的处罚。

（5）**暂扣或者吊销许可证、执照（资格罚）**：对从事生产销售假药、劣药情节严重的企业或其他单位直接负责的主管人员和其直接责任人员10年内不得从事药品生产、经营活动的处罚。对提供虚假证明、文件资料、样品或采取其他欺骗手段取得《药品生产许可证》《药品经营许可证》《医疗机构制剂许可证》或者药品批准证明文件的，除吊销上述许可证或撤销药品批准文件外，5年内不受理其申请。

（6）**行政拘留（人身罚）**：行政拘留是指公安机关限制违反行政法律规范的自然人短期人身自由的处罚。行政拘留的期限最高为15天。

（7）法律、行政法规规定的其他行政处罚。

3. 行政处罚的管辖

（1）除法律、行政法规另有规定外，行政处罚由违法行为发生地的县级以上地方人民政府具有行政处罚权的行政机关管辖。

（2）对管辖发生争议的，报请共同的上一级行政机关指定管辖。

（3）违法行为构成犯罪的，行政机关必须将案件移送司法机关，依法追究刑事责任，对当事人的同一个违法行为，不得给予两次以上罚款的行政处罚。违法行为构成犯罪，人民法院判处拘役或者有期徒刑时，行政机关已经给予当事人行政拘留的，应当依法折抵相应刑期。违法行为构成犯罪，人民法院判处罚金时，行政机关已经给予当事人罚款的，应当折抵相应罚金。

4. 行政处罚的适用

（1）适用条件

①实施了违反行政法规的违法行为。

②行政相对人具有责任能力。

③行政相对人的行为应依法受到处罚。

④违法行为未超过追究时效的。

（2）当事人有下列情形之一的，应当不予行政处罚。

①不满14周岁的人有违法行为的，不予行政处罚。

②精神病患者在不能辨认或者不能控制自己行为时有违法行为的，不予行政处罚，但应责令监护人严加看管和治疗。间歇性精神病患者在精神正常时有违法行为的，应当给予行政处罚。

③违法行为轻微并及时纠正，没有造成危害后果的，不予行政处罚。

④违法行为在2年内未被发现的，不再给予行政处罚。法律另有规定的除外。

（3）当事人有下列情形之一的，应当依法从轻或者减轻行政处罚。

①主动消除或者减轻违法行为危害后果的。

②受他人胁迫有违法行为的。

③配合行政机关查处违法行为且有立功表现的。

④已满 14 周岁不满 18 周岁的。

⑤其他依法从轻或者减轻行政处罚的。

5. 行政处罚的决定及其程序 公民、法人或者其他组织违反行政管理秩序的行为，依法应当给予行政处罚。行政机关在做出行政处罚决定之前，应当告知当事人做出行政处罚决定的事实、理由及依据，并告知当事人依法享有的权利。当事人有权进行陈述和申辩。行政机关必须充分听取当事人的意见，对当事人提出的事实、理由和证据，应当进行复核；当事人提出的事实、理由或者证据成立的，行政机关应当采纳。

（1）行政处罚决定及程序：行政处罚的决定及程序有两大类：当场处罚和一般程序。

（2）当场处罚程序（简单程序）

适用情况：案情简单，事实清楚，证据确凿，无须进一步调查取证；案件社会影响不大，处罚一般较轻。

当场处罚程序包括以下几点。

①表明身份。行政执法人员应当向当事人出示其必要的证件。

②指出违法事实，说明理由，必要时进行现场调查取证。

③制作当场处罚决定书，送达给被处罚人并告知权利。

④执行当场处罚决定。

⑤执法人员当场做出的行政处罚决定，必须报所属行政机关备案。

（3）一般程序（普通程序）

①立案。

②调查取证。负责调查的人员由 2 人以上组成，在进行调查、收集证据时应向被调查人员出示有关证件。调查人员与当事人有利害关系的应当回避。调查、检查、询问应制作笔录。

③处理决定。

④说明理由并告知知情权。

⑤当事人的陈述和申辩。

⑥制作处罚决定书。

⑦送达行政处罚决定书。

6. 听证程序 行政机关做出责令停产停业、吊销许可证或者执照、较大数额罚款等行政处罚决定之前，应当告知当事人有要求举行听证的权利；当事人要求听证的，行政机关应当组织听证。当事人不承担行政机关组织听证的费用。

听证依照以下程序组织。

（1）当事人要求听证的，应当在行政机关告知后 **3 日内**提出。

（2）行政机关应当在听证的 **7 日前**，通知当事人举行听证的时间、地点。

（3）除涉及国家秘密、商业秘密或者个人隐私外，听证公开举行。

（4）听证由行政机关指定的非本案调查人员主持；当事人认为主持人与本案有直接利害关系的，有权申请回避。

（5）当事人可以亲自参加听证，也可以委托一至二人代理。

（6）听证应当制作笔录；笔录应当交当事人审核无误后签字或者盖章。

（7）听证结束后，行政机关依照规定，做出决定。

（四）行政复议

1. 概述　行政复议是与行政行为具有法律上利害关系的人认为行政机关所做出的行政行为侵犯其合法权益，依法向具有法定权限的行政机关申请复议，由复议机关依法对被申请行政行为合法性和合理性进行审查，并做出决定的活动和制度。

2. 行政复议的基本原则

（1）独立复议原则指复议机关依法行使职权，不受其他机关、社会团体和个人的非法干涉。

（2）合法、公正、公开、及时、便民的原则。

①合法是指要求复议机关必须严格按照宪法和法律规定的职责权限，以事实为依据，以法律为准绳，对申请复议的具体行政行为，按法定程序进行审查，并根据审查的不同情况，依法做出不同的复议决定。坚持有错必纠，保障法律、法规的正确实施。

②公正原则是指行政复议要符合公平、正义的要求。公开原则是要求行政复议的依据、程序及其结果都要公开，复议参加人有获得相关情报资料的权利。

③及时原则是要求行政复议机关对复议申请的受理、复议的审查、复议决定的做出都应在法律、法规规定的时限内及时做出，不得拖延。

④便民原则是要求行政复议机关在具体的复议工作中，要尽可能为复议申请人提供便利条件，让复议申请人少耗费时间、财力和精力来解决问题。

（3）复议不停止执行原则是指除：①被申请人认为需要停止执行的；②行政复议机关认为需要停止执行的；③申请人申请停止执行，行政复议机关认为其要求合理，决定停止执行的；④法律规定停止执行的四种情况之外，行政复议中，当事人争议的具体行政行为不因复议而停止执行。

3. 行政复议的范围

（1）申请行政复议的范围

①对行政机关做出的警告、罚款、没收违法所得、没收非法财物、责令停产停业、暂扣或者吊销许可证、暂扣或者吊销执照、行政拘留等行政处罚决定不服的。

②对行政机关做出的限制人身自由或者查封、扣押、冻结财产等行政强制措施决定不服的。

③对行政机关做出的有关许可证、执照、资质证、资格证等证书变更、中止、撤销的决定不服的。

④对行政机关做出的关于确认土地、矿藏、水流、森林、山岭、草原、荒地、滩涂、海域等自然资源的所有权或者使用权的决定不服的。

⑤认为行政机关侵犯合法的经营自主权的。

⑥认为行政机关变更或者废止农业承包合同，侵犯其合法权益的。

⑦认为行政机关违法集资、征收财物、摊派费用或者违法要求履行其他义务的。

⑧认为符合法定条件，申请行政机关颁发许可证、执照、资质证、资格证等证书，或者申请行政机关审批、登记有关事项，行政机关没有依法办理的。

⑨申请行政机关履行保护人身权利、财产权利、受教育权利的法定职责，行政机关没有

依法履行的。

⑩申请行政机关依法发放抚恤金、社会保险金或者最低生活保障费，行政机关没有依法发放的。

⑪认为行政机关的其他具体行政行为侵犯其合法权益的。

（2）公民、法人或者其他组织认为行政机关的具体行政行为所依据的下列规定不合法，在对具体行政行为申请行政复议时，可以一并向行政复议机关提出对该规定的审查申请。

①国务院部门的规定。

②县级以上地方各级人民政府及其工作部门的规定。

③乡、镇人民政府的规定。

④此所列规定不含国务院部、委员会规章和地方人民政府规章。规章的审查依照法律、行政法规办理。

（3）不可申请行政复议的事项

①不服行政机关做出的行政处分或者其他人事处理决定的，依照有关法律、行政法规的规定提出申诉。

②不服行政机关对民事纠纷做出的调解或者其他处理，依法申请仲裁或者向人民法院提起诉讼。

4. 行政复议参加人

（1）申请人：申请人指认为具体行政行为侵犯其合法权益，依法向法定机关申请行政复议的公民、法人或者其他组织。有权申请行政复议的公民死亡的，其近亲属可以申请行政复议。有权申请行政复议的公民为无民事行为能力人或者限制民事行为能力人的，其法定代理人可以代为申请行政复议。有权申请行政复议的法人或者其他组织终止的，承受其权利的法人或者其他组织可以申请行政复议。同申请行政复议的具体行政行为有利害关系的其他公民、法人或者其他组织，可以作为第三人参加行政复议。申请人、第三人可以委托代理人代为参加行政复议。

（2）被申请人：被申请人指公民、法人或者其他组织对行政机关的具体行政行为不服，申请行政复议的，做出具体行政行为的行政机关。

（3）行政复议第三人：申请人以外的公民、法人或者其他组织与被审查的具体行政行为有利害关系的，可以向行政复议机构申请作为第三人参加行政复议。

5. 行政复议机关 行政复议机关是指依照法律规定，对于行政复议申请有权受理的，依法对具体行政行为进行审查后做出相应裁决的行政机关。

（1）行政复议管辖

①一般级别管辖：对县级以上地方各级人民政府工作部门的具体行政行为不服的，由申请人选择，可以向该部门的本级人民政府申请行政复议，也可以向上一级主管部门申请行政复议。对海关、金融、国税、外汇管理等实行垂直领导的行政机关和国家安全机关的具体行政行为不服的，向上一级主管部门申请行政复议。对地方各级人民政府的具体行政行为不服的，向上一级地方人民政府申请行政复议。对省、自治区人民政府依法设立的派出机关所属的县级地方人民政府的具体行政行为不服的，向该派出机关申请行政复议。对国务院部门或者省、自治区、直辖市人民政府的具体行政行为不服的，向做出该具体行政行为的国务院部门或者省、自治区、直辖市人民政府申请行政复议。对行政复议决定不服的，可以向人民法院提起行政诉讼；也可以向国务院申请裁决，国务院依照本法的规定做出最终裁决。

②对以上规定以外的其他行政机关、组织的具体行政行为不服的，按照下列规定申请行政复议：对县级以上地方人民政府依法设立的派出机关的具体行政行为不服的，向设立该派出机关的人民政府申请行政复议。对政府工作部门依法设立的派出机构依照法律、法规或者规章规定，以自己的名义做出的具体行政行为不服的，向设立该派出机构的部门或者该部门的本级地方人民政府申请行政复议。对法律、法规授权的组织的具体行政行为不服的，分别向直接管理该组织的地方人民政府、地方人民政府工作部门或者国务院部门申请行政复议。对两个或者两个以上行政机关以共同的名义做出的具体行政行为不服的，向其共同上一级行政机关申请行政复议。对被撤销的行政机关在撤销前做出的具体行政行为不服的，向继续行使其职权的行政机关的上一级行政机关申请行政复议。

（2）行政复议机构：依照《行政复议法》履行行政复议职责的行政机关是行政复议机关。行政复议机关负责法制工作的机构具体办理行政复议事项，履行下列职责。

①受理行政复议申请。

②向有关组织和人员调查取证，查阅文件和资料。

③审查申请行政复议的具体行政行为是否合法与适当，拟订行政复议决定。

④对行政机关违反规定的行为依照程序提出处理建议。

⑤办理因不服行政复议决定提起行政诉讼的应诉事项。

⑥法律、法规规定的其他职责。

6. 行政复议程序

（1）**申请及期限**

①公民、法人或者其他组织认为具体行政行为侵犯其合法权益的，可以自知道该具体行政行为之日起 **60 日内提出** 行政复议申请。但是法律规定的申请期限超过 60 日的除外。

②因不可抗力或者其他正当理由耽误法定申请期限的，申请期限自障碍消除之日起继续计算。

③有权申请行政复议的公民死亡的，其近亲属可以申请行政复议。

④同申请行政复议的具体行政行为有利害关系的其他公民、法人或者其他组织，可以作为第三人参加行政复议。

⑤申请人申请行政复议，可以书面申请，也可以口头申请。

（2）**受理**：行政复议机关收到行政复议申请后，应在 **5 日内**进行审查，对不符合规定的行政复议申请，决定不予受理，并书面告知申请人；对于符合规定，但是不属于本机关受理的行政复议申请，应当告知申请人向有关行政复议机关提出。

（3）**审理**：指复议机关受理申请后，对被申请人的具体行为进行审查的活动。

（4）**决定**：决定是行政复议机关受理行政复议申请后，依法律、法规或其他规范性文件对被申请人的行政行为进行审查，在法定期限内做出的判断及评价。

（5）**执行**：被申请人、申请人应当履行行政复议决定。

（五）行政诉讼

1. 定义　行政诉讼是指公民、法人或者其他组织认为行政机关和行政机关工作人员的具体行政行为，侵犯了其合法权利，6 个月内依法向人民法院起诉，人民法院依法对被诉具体行政行为进行审查、裁判后解决行政争议的制度。

2. 行政诉讼的特殊原则

（1）行政诉讼中法律地位平等原则。

（2）审查具体行政行为合法性原则。

（3）具体行政行为不因诉讼而停止执行原则。

（4）不适用调解原则。

（5）司法变更权有限原则。

3. 行政诉讼的受案范围

（1）行政处罚、行政强制措施、行政征收、行政许可、行政给付等8类侵犯相对人人身权和财产权的具体行政行为属于行政诉讼的受案范围。受理事项：①对拘留、罚款、吊销许可证和执照、责令停产停业、没收财产等行政处罚不服的；②对限制人身自由或者对财产的查封、扣押、冻结等行政强制措施不服的；③认为法律机关侵犯法律规定的经营自主权的；④认为符合法定条件申请行政机关颁发许可证和执照，行政机关拒绝颁发或者不予答复的；⑤申请行政机关保护人身权、财产权的法定职责，行政机关拒绝履行或者不予答复的；⑥认为行政机关没有依法发给抚恤金的；⑦认为行政机关违法要求履行义务的；⑧认为行政机关侵犯其人身权、财产权的；⑨对征收、征用及补偿决定不服的，认为行政机关滥用权力排除或者限制竞争的；⑩对行政机关做出的关于确认土地、矿藏、水流、森林、山岭、草原、荒地、滩涂、海域等自然资源的所有权或者使用权的决定不服的，除上述规定外，人民法院受理法律、法规规定可以提起诉讼的其他行政案件。

（2）侵犯相对人身权、财产权之外的权益的具体行政行为则不属于行政诉讼的受案范围，除非法律、法规做出了特别规定。根据《行政诉讼法》及《若干解释》的有关条文规定，下列九种行为不属于人民法院的受案范围。

①关于国防、外交等国家行为。

②具有普遍约束力的决定、命令，是指行政机关针对不特定对象发布的能反复适用的行政规范性文件。

③对行政机关工作人员的奖惩、任免等决定。

④法律规定由行政机关最终裁决的具体行政行为。

⑤公安、国家安全等机关依照刑事诉讼法的明确授权实施的行为。

⑥民事调解行为和民事仲裁行为。

⑦行政指导行为。

⑧重复处理行为。

⑨对行政相对人的权利义务不产生实际影响的行为。

4. 行政诉讼管辖

（1）行政诉讼的管辖是指人民法院之间受理第一审行政案件的分工。

行政诉讼管辖遵循的基本原则如下。

①便于当事人参加诉讼，特别是便于作为原告的行政管理相对人参加诉讼。

②有利于人民法院对案件的审理、判决和执行。

③有利于保障行政诉讼的公正、准确。

④有利于人民法院之间工作量的合理分担。

（2）级别管辖：级别管辖是指按照法院的组织系统来划分上下级人民法院之间受理第一审案件的分工和权限。

①基层人民法院管辖第一审行政案件。

②中级人民法院管辖下列第一审行政案件：确认发明专利案件和海关处理案件；对国务

院各部门或者省、自治区、直辖市人民政府所做的具体行政行为提起诉讼的案件；本辖区内重大、复杂的案件。

③高级人民法院管辖本辖区内重大、复杂的第一审行政案件。

④最高人民法院管辖中国范围内重大、复杂的第一审行政案件。

（3）地域管辖：地域管辖又称区域管辖，是指同级法院之间在各自辖区内受理第一审案件的分工和权限。

①一般地域管辖：最初做出具体行政行为的行政机关所在地划分案件管辖称作一般地域管辖，有时也称普遍地域管辖。

②特殊地域管辖：行政诉讼的特殊地域管辖，是指法律针对特别案件所列举规定的特别管辖。

③共同地域管辖：共同地域管辖是指两个以上人民法院对同一案件都有管辖权的情况下，原告可以选择其中一个法院起诉。共同地域管辖是由一般地域管辖和特殊地域管辖派生的一种补充管辖方式。

（4）裁定管辖：由人民法院裁定的行政案件管辖机关。

5. 行政诉讼参加人　行政诉讼参加人，是指参加行政诉讼的当事人及与当事人诉讼地位相似的人。行政诉讼参加人的范围是：**原告、被告、第三人、诉讼代理人和共同诉讼人5种**。

（1）原告：指认为行政主体的具体行政行为侵犯自己的合法权益，以自己的名义起诉，而引起行政诉讼程序发生的公民、法人或者其他组织。原告必须是作为行政管理相对人的公民、法人或者其他组织。

（2）被告：指原告指控其具体行政行为侵犯原告的合法权益向法院起诉，并由人民法院通知应诉的行政主体。

（3）第三人：指与被诉的具体行政行为有利害关系，为了维护自己的合法权益，通过申请或者是人民法院的通知而参加到行政诉讼中来的公民、法人或者其他组织。

（4）诉讼代理人：指在代理权限内，以当事人的名义代理当事人进行行政诉讼活动的人。

（5）共同诉讼人：指当事人一方或者双方为两人以上的诉讼。原告一方为两人以上，是共同原告；被告一方为两人以上，是共同被告。共同原告或者共同被告，统称共同诉讼人。

6. 行政诉讼证据　行政诉讼证据是能够证明行政案件真实情况的一切事实。有书证、物证、视听材料、证人证言、当事人的陈述、鉴定结论、勘验笔录和现场笔录。根据不同标准可以将证据分为直接证据和间接证据、原始证据和传来证据、主要证据和次要证据、言词证据和实物证据、本证和反证等。

7. 行政诉讼程序

（1）**起诉与受理**：对属于人民法院受案范围的行政案件，公民、法人或者其他组织可以先向行政机关申请复议，对复议决定不服的，再向人民法院提起诉讼；也可以直接向人民法院提起诉讼。

①公民、法人或者其他组织不服复议决定的，可以在收到复议决定书之日起**15日内**向人民法院提起诉讼。复议机关逾期不做决定的，申请人可以在复议期满之日起15日内向人民法院提起诉讼。法律另有规定的除外。

②公民、法人或者其他组织直接向人民法院提起诉讼的，应当自知道或者应当知道做出

行政行为之日起**6个月内**提出。法律另有规定的除外。

③公民、法人或者其他组织申请行政机关履行保护其人身权、财产权等合法权益的法定职责，行政机关在接到申请之日起2个月内不履行的，公民、法人或者其他组织可以向人民法院提起诉讼。

④公民、法人或者其他组织因不可抗力或者其他不属于其自身的原因耽误起诉期限的，被耽误的时间不计算在起诉期限内。

（2）立案

①指公安、司法机关及其他行政执法机关对于报案、控告、举报、自首及自诉人起诉等材料进行审查后，认为有犯罪事实发生时，将其登记立案进行侦查或者审判的一种诉讼活动。

②人民法院在接到起诉状时对符合本法规定的起诉条件的，应当登记立案。对当场不能判定是否符合本法规定的起诉条件的，应当接收起诉状，出具注明收到日期的书面凭证，并在7日内决定是否立案。不符合起诉条件的，做出不予立案的裁定。裁定书应当载明不予立案的理由。原告对裁定不服的，可以提起上诉。起诉状内容欠缺或者有其他错误的，应当给予指导和释明，并一次性告知当事人需要补正的内容。不得未经指导和释明即以起诉不符合条件为由不接收起诉状。对于不接收起诉状、接收起诉状后不出具书面凭证，以及不一次性告知当事人需要补正的起诉状内容的，当事人可以向上级人民法院投诉，上级人民法院应当责令改正，并对直接负责的主管人员和其他直接责任人员依法给予处分。人民法院既不立案，又不做出不予立案裁定的，当事人可以向上一级人民法院起诉。上一级人民法院认为符合起诉条件的，应当立案、审理，也可以指定其他下级人民法院立案、审理。公民、法人或者其他组织认为行政行为所依据的国务院部门和地方人民政府及其部门制定的规范性文件不合法，在对行政行为提起诉讼时，可以一并请求对该规范性文件进行审查。

（3）审理和裁判：审理，指审查和处理案件。法院依照法律，对案件做出的决定，分为审理和裁判两种。

①人民法院公开审理行政案件，但涉及国家秘密、个人隐私和法律另有规定的除外。涉及商业秘密的案件，当事人申请不公开审理的，可以不公开审理。

②当事人认为审判人员与本案有利害关系或者有其他关系可能影响公正审判，有权申请审判人员回避。审判人员认为自己与本案有利害关系或者有其他关系，应当申请回避。前两款规定，适用于书记员、翻译人员、鉴定人、勘验人。院长担任审判长时的回避，由审判委员会决定；审判人员的回避，由院长决定；其他人员的回避，由审判长决定。当事人对决定不服的，可以申请复议一次。

（4）裁定：指审判机关在行政诉讼过程中，法院就诉讼程序问题做出的处理决定。

（5）执行：当事人必须履行人民法院发生法律效力的判决、裁定、调解书。公民、法人或者其他组织拒绝履行判决、裁定、调解书的，行政机关或者第三人可以向第一审人民法院申请强制执行，或者由行政机关依法强制执行。

行政机关拒绝履行判决、裁定、调解书的，第一审人民法院可以采取下列措施：对应当归还的罚款或者应当给付的款额，通知银行从该行政机关的账户内划拨；在规定期限内不履行的，从期满之日起，对该行政机关负责人按日处五十元至一百元的罚款；将行政机关拒绝履行的情况予以公告；向监察机关或者该行政机关的上一级行政机关提出司法建议。接受司法建议的机关，根据有关规定进行处理，并将处理情况告知人民法院；拒不履行判决、裁定、调解书，社会影响恶劣的，可以对该行政机关直接负责的主管人员和其他直接责任人员予以拘留；情节严重，构成犯罪的，依法追究刑事责任。公民、法人或者其他组织对行政行为在法定期间不提起诉讼又不履行的，行政机关可以申请人民法院强制执行，或者依法强制执行。

【同步练习】

一、A 型题（最佳选择题）

1. 根据《中华人民共和国行政复议法》，行政复议申请的一般时效是

A. 10 日   B. 30 日   C. 90 日   D. 60 日

本题考点： 本题考查行政复议的一般时效。公民、法人或者其他组织认为具体行政行为侵犯其合法权益的，可以自知道该具体行政行为之日起 60 日内提出行政复议申请；但是法律规定的申请期限超过 60 日的除外。

2. 《中华人民共和国行政诉讼法》规定公民、法人或者其他组织向人民法院提起诉讼的，应当在做出行政行为之日起多长时间提出

A. 60 日内   B. 15 日内   C. 10 日内   D. 6 个月内

本题考点： 本题考查行政诉讼的相关知识。行政诉讼是指公民、法人或者其他组织认为行政机关和行政机关工作人员的具体行政行为，侵犯了其合法权利，6 个月内依法向人民法院起诉，人民法院依法对被诉具体行政行为进行审查、裁判后解决行政争议的制度。

3. 申请人不服复议决定的，可以在收到复议决定书之日多长时间向人民法院提起诉讼

A. 6 个月内   B. 15 日内   C. 10 日内   D. 60 日内

本题考点： 考查行政复议相关知识。公民、法人或者其他组织不服复议决定的，可以在收到复议决定书之日起 15 日内向人民法院提起诉讼。

二、B 型题（配伍选择题）

（4—5 题共用备选答案）

A. 超越法定职权做出准予行政许可决定的

B. 申请材料存在可以当场更正的错误的，应当允许申请人当场更正

C. 限制公民人身自由

D. 对行政机关做出的警告、罚款、没收违法所得、没收非法财物、责令停产停业、暂扣或者吊销许可证、暂扣或者吊销执照、行政拘留等行政处罚决定不服的

4. 撤销行政许可的情形是

5. 行政许可申请受理包括

本题考点： 撤销行政许可的情形和行政许可申请受理。

三、X 型题（多项选择题）

6. 《中华人民共和国行政复议法》规定，行政复议的受理范围包括

A. 对行政机关做出的警告行政处罚不服的

B. 对行政机关做出的对财产查封的行政行为不服的

C. 对行政机关做出的有关许可证、执照资质资格等证书变更、终止、撤销的决定不服的

D. 对行政机关做出的其他人事处理不服的

本题考点： 申请行政复议的范围。①对行政机关做出的警告、罚款、没收违法所得、没收非法财物、责令停产停业、暂扣或者吊销许可证、暂扣或者吊销执照、行政拘留等行政处罚决定不服的；②对行政机关做出的限制人身自由或者查封、扣押、冻结财产等行政强制措施决定不服的；③对行政机关做出的有关许可证、执照、资质证、资格证等证书变更、中止、撤销的决定不服的；④认为行政机关侵犯合法的经营自主权的；⑤申请行政机关依法发放抚恤金、社会保险金或者最低生活保障费，行政机关没有依法发放的；⑥认为行政机关的其他具体行政行为侵犯其合法权益的。

7. 以下属于行政强制措施种类的是
A. 限制公民人身自由
B. 扣押财物
C. 查封场所、设施或者财物
D. 代履行

本题考点： 本题考查行政强制措施种类。行政强制措施种类分为：①限制公民人身自由；②查封场所、设施或者财物；③扣押财物；④冻结存款、汇款；⑤其他行政强制措施。

8. 设定和实施行政许可的原则有
A. 法定原则
B. 设定和实施行政许可，应当遵循公开、公平、公正的原则
C. 实施行政许可，应当遵循便民的原则
D. 信赖保护原则

本题考点： 考查设定和实施行政许可的原则。包括：①法定原则，设定和实施行政许可，应当依照法定的权限、范围、条件和程序；②设定和实施行政许可，应当遵循公开、公平、公正的原则；③实施行政许可，应当遵循便民的原则，提高办事效率，提供优质服务；④信赖保护原则。

9. 行政强制对相对人的人身或财产采取强制性措施的行为，包括
A. 行政强制程序
B. 行政强制措施
C. 行政强制执行
D. 行政强制行为

本题考点： 行政强制相关知识。包括两个类型，一类是行政强制措施，另一类是行政强制执行。

参考答案： 1. D 2. D 3. B 4. A 5. B 6. ABC 7. ABC 8. ABCD 9. BC

第四章　药品研制与生产管理

一、药品研制与注册管理

【复习指导】本部分内容历年常考，应重点复习。其中，药物临床试验的分期和目的及药品注册申请的界定和药品批准文号格式需要熟练掌握。

（一）药品研制与质量管理规范

《药品管理法》第 5 条规定，国家鼓励研究和创制新药，保护公民、法人和其他组织研究、开发新药的合法权益。新药研制分为三个阶段：临床前研究、新药临床试验、生产和上市后研究。

1. 药物临床试验的分期和目的　临床试验指任何在人体（患者或健康志愿者）进行药物的系统性研究，以证实或揭示试验药物的作用、不良反应和（或）试验药物的吸收、分布、代谢和排泄，目的是确定试验药物的疗效与安全性。临床试验全过程均应严格遵守《药物临床试验质量管理规范》（GCP）的规定。各期临床试验的目的和主要内容如下（表 4 - 1）。

表 4 - 1　药物临床试验的分期及目的和主要内容

分期	目的和主要内容	病例数
Ⅰ期	初步的临床药理学及人体安全性评价试验。 观察人体对于新药的耐受程度和药动学，为制订给药方案提供依据	20～30 例
Ⅱ期	治疗作用初步评价阶段。 初步评价药物对目标适应证患者的治疗作用和安全性，并为Ⅲ期临床试验研究设计和给药剂量方案的确定提供依据。 此阶段的研究设计可以根据具体的研究目的，采用多种形式，包括随机盲法对照临床试验	不少于100 例
Ⅲ期	治疗作用确证阶段。 进一步验证药物对目标适应证患者的治疗作用和安全性，评价利益与风险关系，最终为药物注册申请的审查提供充分依据。 试验一般应为具有足够样本量的随机盲法对照试验	不少于300 例
Ⅳ期	新药上市后的应用研究阶段。 考察在广泛使用条件下的药物的疗效和不良反应，评价在普通或者特殊人群中使用的利益与风险关系及改进给药剂量等	不少于2000 例

生物等效性试验，是用生物利用度研究的方法，以药代动力学参数为指标，比较同一种药物的相同或者不同剂型的制剂，在相同的试验条件下，其活性成分吸收程度和速度有无统计学差异的人体试验。一般为 18～24 例。一般应用于仿制药的研制和评价。

2013 年国家食品药品监督管理局发布《关于开展仿制药质量一致性评价工作的通知》，2016 年国务院办公厅发布《关于开展仿制药质量和疗效一致性评价的意见》，对 2007 年修订的《药品注册管理办法》实施前，即化学药品新注册分类实施前批准上市的仿制药，凡未按照与原研药品质量和疗效一致原则审批的，均须开展一致性评价。要求药品生产企业应按照公布的评价方法、标准及有关技术指导原则，以参比制剂为对照药品，进行质量一致性评价，并报送评价结果。参比制剂原则上首选原研药品，也可以选用国际公认的同种药品。国务院药品监督管理部门征询专家意见后公布参比制剂信息，药品生产企业原则上应选择公布的参比制剂开展一致性评价工作。无参比制剂的，由药品生产企业进行临床有效性试验。

2016年国务院办公厅《关于开展仿制药质量和疗效一致性评价的意见》要求，药品生产企业原则上应采用体内生物等效性试验的方法进行一致性评价。符合豁免生物等效性试验原则的品种，允许药品生产企业采取体外溶出度试验的方法进行一致性评价，具体品种名单由国务院药品监督管理部门另行公布。开展体内生物等效性试验时，药品生产企业应根据仿制药生物等效性试验的有关规定组织实施。

根据《药品注册管理办法》要求，药物临床试验应当在批准后3年内实施。逾期未实施的，原批准证明文件自行废止；仍需进行临床试验的，应当重新申请。

国家食品药品监督管理总局《关于药品注册审评审批若干政策的公告》要求，优化临床试验申请的审评审批，对新药的临床试验申请，实行一次性批准，不再采取分期申报、分期审评审批的方式；审评时重点审查临床试验方案的科学性和对安全性风险的控制，保障受试者的安全。加强临床试验申请前及过程中审评人员与申请人的沟通交流，及时解决注册申请和临床试验过程中的问题。申请人需按要求及时补报最新研究资料。在Ⅰ期、Ⅱ期临床试验完成后，申请人应及时提交试验结果及下一期临床试验方案。未发现安全性问题的，可在与药审中心沟通后转入下一期临床试验。申请人应如实报告临床试验中发生的严重不良事件，按时提交研究年度报告；对不能控制临床试验安全性风险的，应立即停止临床试验。药审中心与申请人当面沟通，应当场形成会议纪要列明议定事项。

2017年10月，中共中央办公厅、国务院办公厅发布《关于深化审评审批制度改革鼓励药品医疗器械创新的意见》进一步改革临床试验管理，临床试验机构资格认定实行备案管理。具备临床试验条件的机构在药品监管部门指定网站登记备案后，可接受药品及医疗器械注册申请人委托开展临床试验。临床试验主要研究者应具有高级职称，参加过3个以上临床试验。注册申请人可聘请第三方对临床试验机构是否具备条件进行评估认证。鼓励社会力量投资设立临床试验机构。

2. 药物非临床研究质量管理规范和药物临床试验质量管理规范的基本要求

（1）药物非临床研究质量管理规范的基本要求：非临床研究质量管理规范，指有关非临床安全性评价研究机构运行管理和项目试验方案设计、组织实施、执行、检查、记录、存档和报告等全过程的质量管理要求。现行《药物非临床研究质量管理规范》（以下简称GLP）由国家食品药品监督管理总局修订，2017年7月27日发布，自2017年9月1日施行。适用于为申请药品注册而进行的药物非临床安全性评价研究。药物非临床安全性评价研究的相关活动应当遵守GLP。以注册为目的的其他药物临床前相关研究活动参照本规范执行。《药物非临床研究质量管理规范》（2017版）对研究机构和专题负责人提出了明确要求，详见图4-1。

非临床安全性评价研究，指为评价药物安全性，在实验室条件下用实验系统进行的试验，包括安全药理学试验、单次给药毒性试验、重复给药毒性试验、生殖毒性试验、遗传毒性试验、致癌性试验、局部毒性试验、免疫原性试验、依赖性试验、毒代动力学试验及与评价药物安全性有关的其他试验。药物非临床安全性评价研究是药物研发的基础性工作，应当确保行为规范，数据真实、准确、完整（表4-2）。

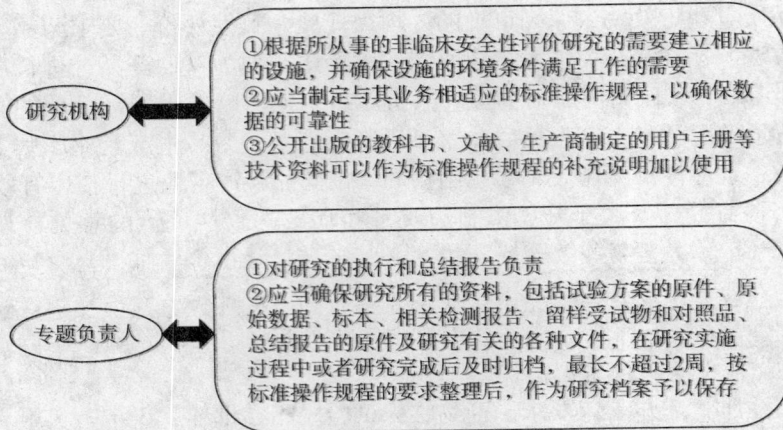

图 4 - 1 《药物非临床研究质量管理规范》（2017 版）对研究机构和专题负责人的明确要求

表 4 - 2 药物非临床安全性评价研究的研究资料及保存期限

研究资料	保存期限
注册申报材料的研究档案	药物上市后至少 5 年
未用于注册申报材料的研究（如终止的研究）档案	总结报告批准日后至少 5 年
其他不属于研究档案范畴的资料	生成后保存至少 10 年

（2）药物临床研究质量管理规范的基本要求［出自《药物临床试验质量管理规范》《关于深化审评审批制度改革鼓励药品医疗器械创新的意见》］：药物临床试验包括新药临床试验（含生物等效性试验）和上市后的Ⅳ期临床试验。为保证药物临床试验过程规范，结果科学可靠，保护受试者的权益并保障其安全，药物临床试验必须实施《药物临床试验质量管理规范》（GCP），并执行《药品研究实验记录暂行规定》《药品临床研究若干规定》等相应规章。我国现行《药物临床试验质量管理规范》主要有 8 个方面，内容见表 4 - 3。

表 4 - 3 《药物临床试验质量管理规范》内容及要点

内容	要点
临床试验前的准备与必要条件	进行药物临床试验必须有充分的科学依据。在进行人体试验前，必须周密考虑该试验的目的及要解决的问题，应权衡对受试者和公众健康预期的受益及风险，预期的受益应超过可能出现的损害。药物临床试验机构的设施与条件、临床前研究资料、临床试验的方法、临床试验用药品的有关要求、所有研究者都应具备的条件等都应当符合规定
受试者的权益保障	在药物临床试验的过程中，伦理委员会与知情同意书是保障受试者权益、确保试验的科学性和可靠性的主要措施。 临床试验应符合伦理道德标准，保证受试者在自愿参与前被告知足够的临床试验信息，理解并签署知情同意书，保护受试者的安全、健康和权益。 临床试验机构成立伦理委员会，负责审查本机构临床试验方案，审核和监督临床试验研究者的资质，监督临床试验开展情况并接受监管部门检查。 各地可根据需要设立区域伦理委员会，指导临床试验机构伦理审查工作，可接受不具备伦理审查条件的机构或注册申请人委托对临床试验方进行伦理审查，并监督临床试验开展情况。 注册申请人提出临床试验申请前，应先将临床试验方案提交临床试验机构伦理委员会审查批准

续表

内容	要点
试验方案及参与者职责	临床试验开始前应制定试验方案，该方案应由研究者与申办者共同商定并签字，报伦理委员会审批后实施。临床试验中，若确有需要，可以按规定程序对试验方案做修正。 研究者、申办者、监察员具备的条件和职责应符合相关规定
记录与报告	病历作为临床试验的原始文件，应完整保存。病例报告表中的数据来自原始文件并与原始文件一致，试验中的任何观察、检查结果均应及时、准确、完整、规范、真实地记录于病历和正确地填写至病例报告表中，不得随意更改。对显著偏离或在临床可接受范围以外的数据须加以核实。临床试验总结报告内容应与试验方案要求一致。 研究者应保存临床试验资料至临床试验终止后 5 年。 申办者应保存临床试验资料至试验药物被批准上市后 5 年。 伦理委员会所有会议及其决议均书面记录保存至临床试验结束后 5 年
数据管理与统计分析	数据管理的目的在于把试验数据迅速、完整、无误地纳入报告，所有涉及数据管理的各种步骤均需记录在案，以便对数据质量及试验实施进行检查。用适当的程序保证数据库的保密性，应具有计算机数据库的维护和支持程序。 临床试验资料的统计分析过程及其结果的表达必须采用规范的统计学方法
试验用药品的管理	临床试验药物的制备，应当符合《药品生产质量管理规范》。 临床试验用药品不得销售。试验用药品的使用由研究者负责，研究者必须保证所有试验用药品仅用于该临床试验的受试者，其剂量与用法应遵照试验方案，剩余的试验用药品退回申办者，上述过程需由专人负责并记录在案，试验用药品须有专人管理。 试验用药品的使用记录应包括数量、装运、递送、接受、分配、应用后剩余药物的回收与销毁等方面的信息。 试验用药品的供给、使用、储藏及剩余药物的处理过程均应接受相关人员的检查
质量保证	申办者及研究者均应履行各自职责，并严格遵循临床试验方案，采用标准操作规程。 临床试验中有关所有观察结果和发现都应加以核实，在数据处理的每一阶段必须进行质量控制，以保证数据完整、准确、真实、可靠。 药品监督管理部门应对研究者与申办者在实施试验中各自的任务与执行状况、参加临床试验的医疗机构和实验室的有关资料及文件进行视察。 药品监督管理部门、申办者可委托稽查人员对临床试验相关活动和文件进行系统性检查
多中心试验	多中心试验是由多位研究者按同一试验方案在不同地点和单位同时进行的临床试验。各中心同期开始与结束试验。多中心试验由一位主要研究者总负责，并作为临床试验各中心间的协调研究者。 在我国境内开展多中心临床试验的，经临床试验组长单位伦理审查后，其他成员单位应认可组长单位的审查结论，不再重复审查

（二）药品注册管理

1. 药品及医疗器械审评审批改革内容 随着我国医药产业的快速发展，为解决药品及医疗器械审评审批中存在的突出问题，2015 年 8 月，国务院发布《关于改革药品医疗器械审评审批制度的意见》（图 4 - 2）；11 月，第十二届全国人大常委会第十七次会议通过《全国人民代表大会常务委员会关于授权国务院在部分地方开展药品上市许可持有人制度试点和有关问题的决定》；11 月，国家食品药品监督管理总局发布《关于药品注册审评审批若干政策的公告》。

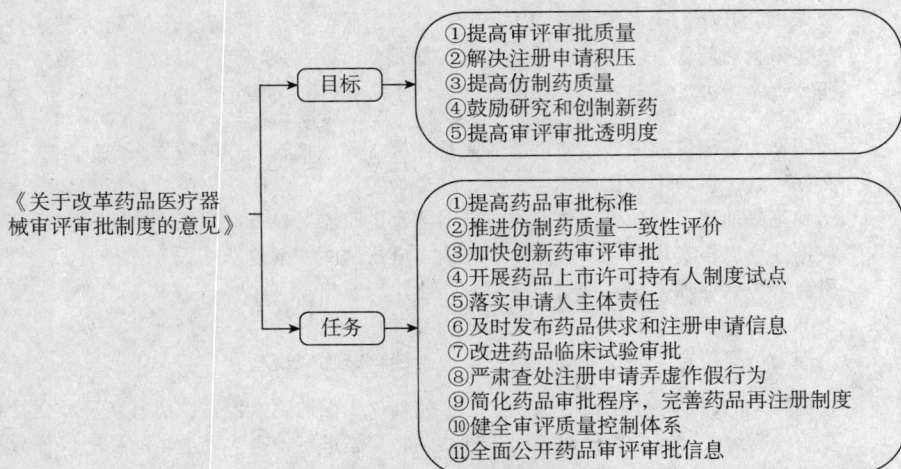

图 4 - 2   《关于改革药品医疗器械审评审批制度的意见》的目标及任务

《关于改革药品医疗器械审评审批制度的意见》规定，对创新药实行特殊审评审批制度。加快审评审批防治艾滋病、恶性肿瘤、重大传染病、罕见病等疾病的创新药，列入国家科技重大专项和国家重点研发计划的药品，转移到境内生产的创新药和儿童用药，以及使用先进制剂技术、创新治疗手段、具有明显治疗优势的创新药。加快临床急需新药的审评审批，申请注册新药的企业需承诺其产品在我国上市销售的价格不高于原产国或我国周边可比市场价格。2015 年 11 月，国家食品药品监督管理总局发布《关于药品注册审评审批若干政策的公告》，亦对加快临床急需等药品审批的条件进行了规定。2017 年 12 月 28 日，国家食品药品监督管理总局发布并实施《关于鼓励药品创新实行优先审评审批的意见》，明确优先审评审批的范围、程序和工作要求。

2016 年 5 月，国务院办公厅发布的《关于印发药品上市许可持有人制度试点方案的通知》要求，试点行政区域内的药品研发机构或者科研人员可以作为药品注册申请人，提交药物临床试验申请、药品上市申请，申请人取得药品上市许可及药品批准文号的，可以成为药品上市许可持有人。法律法规规定的药物临床试验和药品生产上市相关法律责任，由申请人和持有人相应承担。

为促进药品及医疗器械产业结构调整和技术创新，提高产业竞争力，满足公众临床需要，2017 年 10 月，中共中央办公厅、国务院办公厅印发了《关于深化审评审批制度改革鼓励药品医疗器械创新的意见》，提出：改革临床试验管理、加快上市审评审批、促进药品医疗器械创新和仿制药发展、加强药品医疗器械全生命周期管理、提升技术支撑能力、加强组织实施等措施。《关于深化审评审批制度改革鼓励药品医疗器械创新的意见》要求严格控制口服制剂改注射制剂，口服制剂能够满足临床需求的，不批准注射制剂上市。严格控制肌内注射制剂改静脉注射制剂，肌内注射制剂能够满足临床需求的，不批准静脉注射制剂上市。大容量注射剂、小容量注射剂、注射用无菌粉针之间互改剂型的申请，无明显临床优势的不予批准。

2017 年 10 月，国家食品药品监督管理总局发布《关于调整进口药品注册管理有关事项的决定》，调整为：在中国进行国际多中心药物临床试验，允许同步开展Ⅰ期临床试验，取消临床试验用药物应当已在境外注册，或者已进入Ⅱ期或Ⅲ期临床试验的要求，预防用生物制品除外。在中国进行的国际多中心药物临床试验完成后，申请人可以直接提出药品上市注册申请。提出上市注册申请时，应当执行《药品注册管理办法》及相关文件的要求。对于提出进口药品临床试验申请、进口药品上市申请的化学药品新药及治疗用生物制品创新药，取消应当获得境外制药厂商所在生产国家或者地区的上市许可的要求。

2017 年 11 月，国家食品药品监督管理总局发布《关于调整原料药、药用辅料和药包材审评审批事项的公告》，取消药用辅料与直接接触药品的包装材料和容器审批，原料药、药用辅料和药包材在审批药品制剂注册申请时一并审评审批。

2. 药品注册和药品注册申请的界定　药品注册是指国家药品监督管理部门根据药品注册申请人的申请，依照法定程序，对拟上市销售药品的安全性、有效性、质量可控性等进行审查，并决定是否同意其申请的审批过程。根据《药品注册管理办法》的要求，药品注册申请包括新药申请、仿制药申请、进口药品申请及其补充申请和再注册申请。药品注册申请的界定如下。

（1）新药和仿制药申请：在现行 2007 年起施行的《药品注册管理办法》中，新药申请，是指未曾在中国境内上市销售的药品的注册申请。对已上市药品改变剂型、改变给药途径、增加新适应证的药品注册按照新药申请的程序申报；改变剂型但不改变给药途径，以及增加新适应证的注册申请获得批准后只发给药品批准文号，不发给新药证书（靶向制剂、缓释、控释制剂等特殊剂型除外）。仿制药申请，是指生产国家药品监督管理部门已批准上市的已有国家标准的药品的注册申请。但是生物制品按照新药申请的程序申报。

2015 年国务院发布的《关于改革药品医疗器械审评审批制度的意见》，将药品分为新药和仿制药。将新药由现行的"未曾在中国境内上市销售的药品"调整为"未在中国境内、外上市销售的药品"。根据物质基础的原创性和新颖性，将新药分为创新药和改良型新药。将仿制药由现行的"仿已有国家标准的药品"调整为"仿与原研药品质量和疗效一致的药品"。根据以上原则，调整药品注册分类。

（2）进口药品申请，是指境外生产的药品在中国境内上市销售的注册申请。进口分包装的药品应当执行进口药品注册标准。

进口药品分包装，是指药品已在境外完成最终制剂生产过程，在境内由大包装规格改为小包装规格，或者对已完成内包装的药品进行外包装、放置说明书、粘贴标签等。

（3）补充申请，是指新药申请、仿制药申请或者进口药品申请经批准后，改变、增加或者取消原批准事项或者内容的注册申请。

（4）再注册申请，是指药品批准证明文件有效期满后申请人拟继续生产或者进口该药品的注册申请。

3. 药品注册管理机构　根据 2017 年 11 月 7 日《总局关于调整药品注册受理工作的公告》，自 2017 年 12 月 1 日起，将由省级药品监督管理部门受理、国家药品监督管理部门审评审批的药品注册申请，调整为国家药品监督管理部门集中受理（表 4－4）。

表4-4 药品注册管理机构及职责

管理机构	职责
国家药品监督管理部门	主管全国药品注册工作，负责对新药临床试验申请、新药申请、仿制药申请、药品生产和进口、管辖范围内的补充申请、进口药品再注册进行审批
省级药品监督管理部门	负责对管辖范围内的补充申请、药品再注册申请进行审批
药品检验机构	负责对注册药品进行质量标准复核

4. 药品注册分类 《药品注册管理办法》中明确：中药、天然药物注册分为9类；化学药品注册分为6类；治疗用和预防用生物制品注册均分为15类。每一类药品注册申请时需要提交的注册申请资料不同，《药品注册管理办法》均作出相应规定。

2016年国家食品药品监督管理总局发布《关于发布化学药品注册分类改革工作方案的公告》，对当前化学药品注册分类进行改革，将化学药品注册分类类别进行调整，化学药品新注册分类共分为5个类别，具体如下（表4-5）。

表4-5 化学药品新注册分类类别及内容

分类	内容	相关注册管理要求
1类	境内、外均未上市的创新药。指含有新的结构明确的、具有药理作用的化合物，且具有临床价值的药品	按照新药程序申报
2类	境内、外均未上市的改良型新药。指在已知活性成分的基础上，对其结构、剂型、处方工艺、给药途径、适应证等进行优化，且具有明显临床优势的药品	
3类	境内申请人仿制境外上市但境内未上市原研药品的药品。该类药品应与原研药品的质量和疗效一致。原研药品指境内、外首个获准上市，且具有完整和充分的安全性、有效性数据作为上市依据的药品	按仿制药的程序申报
4类	境内申请人仿制已在境内上市原研药品的药品。该类药品应与原研药品的质量和疗效一致	
5类	境外上市的药品申请在境内上市	按进口药品的程序申报

5. 药品批准文件（表4-6）

表4-6 药品批准文件的格式及有效期

药品批准文件	格式	有效期
新药证书	国药证字H（Z、S）+4位年号+4位顺序号	5年，有效期届满前6个月申请再注册
药品批准文号	国药准字H（Z、S、J）+4位年号+4位顺序号	
进口药品注册证	H（Z、S）+4位年号+4位顺序号	
医药产品注册证	H（Z、S）C+4位年号+4位顺序号	

备注：其中H代表化学药品，Z代表中药，S代表生物制品，J代表进口药品分包装。对于境内分包装用大包装规格的注册证，其证号在原注册证号前加字母B

6. 新药监测期 根据《药品注册管理办法》要求，国家药品监督管理部门根据保护公众健康的要求，可以对批准生产的新药品种设立监测期。监测期内的新药，国家药品监督管理部门不批准其他企业生产、改变剂型和进口。监测期自新药批准生产之日起计算，最长不得超过5年。

药品生产企业应当考察处于监测期内的新药的生产工艺、质量、稳定性、疗效及不良反应等情况，并每年向所在地省、自治区、直辖市药品监督管理部门报告。药品生产企业未履行监测期责任的，省、自治区、直辖市药品监督管理部门应当责令其改正。

药品生产、经营、使用及检验、监督单位发现新药存在严重质量问题、严重或者非预期的不良反应时，应当及时向省、自治区、直辖市药品监督管理部门报告。省、自治区、直辖市药品监督管理部门收到报告后应当立即组织调查，并报告国家药品监督管理部门。

（三）药品再评价

药品再评价的管理：《药品管理法》规定药品上市许可持有人应当对已上市药品的安全性、有效性和质量可控性定期开展上市后评价。必要时，国务院药品监督管理部门可以责令药品上市许可持有人开展上市后评价或者直接组织开展上市后评价（图4-3）。

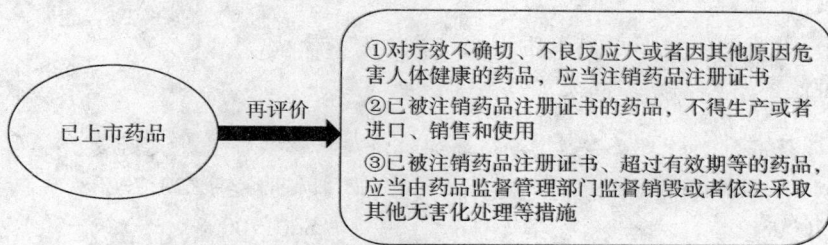

图4-3 药品再评价的管理

①对疗效不确切、不良反应大或者因其他原因危害人体健康的药品，应当注销药品注册证书
②已被注销药品注册证书的药品，不得生产或者进口、销售和使用
③已被注销药品注册证书、超过有效期等的药品，应当由药品监督管理部门监督销毁或者依法采取其他无害化处理等措施

（四）中国上市药品目录集

2017年12月国家食品药品监督管理总局发布了《中国上市药品目录集》的公告。《中国上市药品目录集》是国家药品监督管理部门发布批准上市药品信息的载体，收录批准上市的创新药、改良型新药、化学药品新注册分类的仿制药及通过质量和疗效一致性评价药品的具体信息（图4-4）。

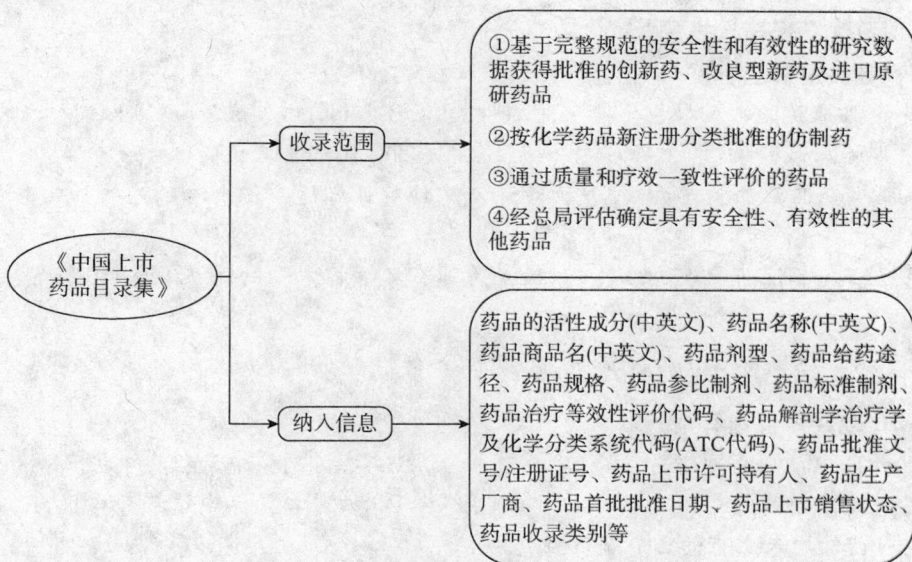

图4-4 收录药品的范围和具体信息

收录范围
①基于完整规范的安全性和有效性的研究数据获得批准的创新药、改良型新药及进口原研药品
②按化学药品新注册分类批准的仿制药
③通过质量和疗效一致性评价的药品
④经总局评估确定具有安全性、有效性的其他药品

纳入信息
药品的活性成分(中英文)、药品名称(中英文)、药品商品名(中英文)、药品剂型、药品给药途径、药品规格、药品参比制剂、药品标准制剂、药品治疗等效性评价代码、药品解剖学治疗学及化学分类系统代码(ATC代码)、药品批准文号/注册证号、药品上市许可持有人、药品生产厂商、药品首批批准日期、药品上市销售状态、药品收录类别等

我国首次发布的《中国上市药品目录集》，第一批被收录的药品有 131 个品种，203 个品规。以网络版（含专利信息数据库、数据保护信息库、市场独占期数据库和审评审批/核查/检验报告数据库）形式发布并实时更新，每年年末发布年度电子版以便公众下载查询。

【同步练习】

一、A 型题（最佳选择题）

1. 国家药品监督管理部门根据保护公众健康的要求，对批准生产的新药品种设立监测期，监测期应为

A. 3 年

B. 5 年

C. 不超过 3 年

D. 自新药批准生产之日起最长不得超过 5 年

本题考点：新药监测期的相关规定。

2. 根据《药品注册管理办法》，下列药品批准文号格式符合规定的是

A. 国药证字 H20170008　　　　　　　　B. 国药准字 Z20170008

C. J20170008　　　　　　　　　　　　　D. S20170008

本题考点：药品批准文号的格式。

3. 根据国务院发布的《关于改革药品医疗器械审评审批制度的意见》，新药是指

A. 已有国家标准的药品　　　　　　　　B. 与原研药品质量和疗效一致的药品

C. 未曾在中国境内上市销售的药品　　　D. 未在中国境内、外上市销售的药品

本题考点：新药的界定。

二、B 型题（配伍选择题）

（4—5 题共用备选答案）

A. Ⅰ期临床试验　　　　　　　　　　　B. Ⅱ期临床试验

C. Ⅲ期临床试验　　　　　　　　　　　D. Ⅳ期临床试验

4. 根据《药品注册管理办法》，初步评价药物对目标适应证患者的治疗作用和安全性的临床试验属于

5. 根据《药品注册管理办法》，一般应为具有足够样本量的随机盲法对照试验的临床试验是

本题考点：药物各期临床试验的目的和基本要求。

（6—10 题共用备选答案）

A. 按新药申请程序申报　　　　　　　　B. 按仿制药申请程序申报

C. 按补充申请程序申报　　　　　　　　D. 按进口药品申请程序申报

6. 境内、外均未上市的创新药的注册应

7. 境内、外均未上市的改良型新药的注册应

8. 仿制境外上市但境内未上市原研药品的药品的注册应
9. 仿制已在境内上市原研药品的药品的注册应
10. 境外上市的药品申请在境内上市的注册应
本题考点： 化学药品注册分类及相关注册管理要求。

三、X 型题（多项选择题）

11. 我国现行的《中国上市药品目录集》，数据库包括
A. 专利信息数据库
B. 数据保护信息库
C. 市场独占期数据库
D. 审评审批/核查/检验报告数据库
本题考点：《中国上市药品目录集》网络版数据库。

12. 2015 年发布的《关于改革药品医疗器械审评审批制度的意见》的改革目标是
A. 提高审评审批质量
B. 解决注册申请积压
C. 提高仿制药质量
D. 提高审评审批透明度
本题考点：《关于改革药品医疗器械审评审批制度的意见》的改革目标。

参考答案： 1. D　2. B　3. D　4. B　5. C　6. A　7. A　8. B　9. B　10. D　11. ABCD
12. ABCD

二、药品生产管理

【复习指导】本部分内容历年必考，应重点复习。其中，药品生产许可，委托生产的界定和品种限制，药品召回的主体、分类、分级、时限是需要重点复习的内容。
（一）药品生产许可
1. 药品生产许可的申请和审批（表 4-7、图 4-5）

表 4-7　药品生产许可的申请和审批及相关管理要求和法律法规

项目	相关管理要求	参考法律法规
申请许可证	从事药品生产活动，应当经所在地省、自治区、直辖市人民政府药品监督管理部门批准，取得《药品生产许可证》。无《药品生产许可证》的，不得生产药品	《药品管理法》第41条
从事药品生产活动，应当具备的条件	①具有依法经过资格认定的药学技术人员、工程技术人员及相应的技术工人 ②具有与其药品生产相适应的厂房、设施和卫生环境 ③具有能对所生产药品进行质量管理和质量检验的机构、人员及必要的仪器设备 ④具有保证药品质量的规章制度，并符合国务院药品监督管理部门依据本法制定的《药品生产质量管理规范》的要求	《药品管理法》第42条

续表

项目	相关管理要求	参考法律法规
《药品生产质量管理规范》认证	①从事药品生产活动,应当遵守药品生产质量管理规范,建立健全药品生产质量、管理体系,保证药品生产全过程持续符合法定要求 ②省级药品监督管理部门应当按照《药品生产质量管理规范》和国务院药品监督管理部门规定的实施办法和实施步骤,组织对药品生产企业的认证工作,符合《药品生产质量管理规范》的,发给认证证书 ③新开办药品生产企业、药品生产企业新建药品生产车间或者新增生产剂型的,应当自取得药品生产证明文件或者经批准正式生产之日起30日内,按照规定向药品监督管理部门申请《药品生产质量管理规范》认证	《药品管理法》第43条,《药品管理法实施条例》第5条、第6条

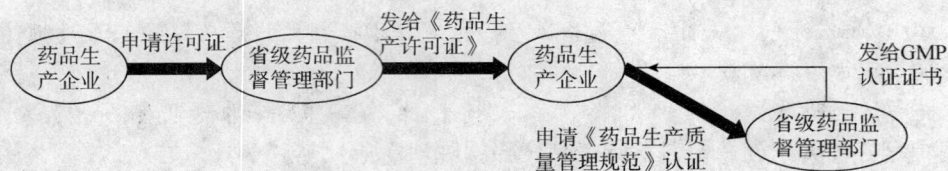

图4-5 药品生产许可的申请和审批

根据2013年国务院办公厅发布的《国家食品药品监督管理总局主要职责内设机构和人员编制规定》,国家药品监督管理部门职能进行转变,将药品生产行政许可与药品生产质量管理规范认证两项行政许可逐步整合为一项行政许可。

2.药品生产许可证管理[出自《药品生产监督管理办法》]

(1)《药品生产许可证》的内容:《药品生产许可证》分正本和副本,具同等法律效力,有效期为5年。根据国家食品药品监督管理总局《关于启用新版〈药品生产许可证〉和〈医疗机构制剂许可证〉的公告》,自2016年1月1日起启用新版《药品生产许可证》。内容包括:许可证编号、企业名称、分类码、注册地址、生产地址和生产范围、社会信用代码、法定代表人、企业负责人、质量负责人、有效期、发证机关和签发人,另外还须注明日常监管机构、日常监管人员和监督举报电话,落实监管责任,接受社会监督。

《药品生产许可证》编号格式:省份简称 + 四位年号 + 四位顺序号。

在国家食品药品监督管理总局发布的《关于做好〈药品生产许可证〉和〈医疗机构制剂许可证〉换发工作的通知》中,对换发新版《药品生产许可证》进行了明确要求,并以附录的形式对换发申请材料、有关项目填写、生产范围填写及不予换发的情况进行了规定。新版《药品生产许可证》自2016年1月1日起启用,为便于统一管理,对2015年底尚未到期的《药品生产许可证》,由各省(区、市)食品药品监督管理局在2015年底前为其更换新版许可证,有效期与原证一致。

分类码是对许可证内生产范围进行统计归类的英文字母串。编码方法:大写字母用于归类产品类型(包括药品的类型和非药品的类型),其中药品的类型还需进一步以小写字母区分其原料药、制剂属性。大写字母有H(化学药)、Z(中成药)、S(生物制品)、T(按药品管理的体外诊断试剂)、Y(中药饮片)、Q(医用气体)、F(药用辅料)、J(空心胶囊)、C(特殊药品)、X(其他),并按此顺序排列,小写字母有a、b。药品的类型字母H、Z、S、C之后,应紧接其原料药(a)、制剂属性(b)的小写字母。如:HabZbFJ。

生产范围填写规则:①制剂应按《中华人民共和国药典》制剂通则及其他的药品国家标

准填写；②原料药、无菌原料药、提取物的填写，正本上只注明类别，副本上在类别后括号内注明其通用名称；③生物制品应在正本上按疫苗、血液制品、血清抗毒素、生物工程产品、免疫制剂、体内诊断试剂、过敏原制剂、体细胞及基因治疗制剂等分类填写，副本上在类别后括号内注明产品名称；④体外诊断试剂的正本上只填写类别，副本上在类别后括号内注明产品名称；⑤医疗用毒性药品、麻醉药品、精神药品、药品类易制毒化学品等特殊药品，应在正本上填写类别，副本上在类别后括号内注明产品名称；⑥药用辅料在正本上只填写类别，副本上在括号内注明产品名称；⑦中药饮片在正本上括号内注明含毒性饮片，副本上应除括号内注明含毒性饮片外，还应在括号内注明含直接服用饮片及相应的炮制范围，包括净制、切制、炒制、炙制、煅制、蒸制等；⑧医用气体等应在正本上填写类别，副本上在类别后括号内注明产品名称，医用氧应在副本上注明产品状态；⑨空心胶囊直接填写，以上类别之外的药品可直接填写通用名称；⑩同一生产地址的同一生产范围有不同生产线或不同生产车间的应在副本上注明。

（2）《药品生产许可证》的变更：根据《药品生产监督管理办法》，《药品生产许可证》变更分为许可事项变更和登记事项变更。许可事项变更是指企业负责人、生产范围、生产地址的变更。登记事项变更是指企业名称、法定代表人、注册地址、企业类型等项目的变更（表4-8）。

表4-8 《药品生产许可证》的变更

项目	许可事项变更	登记事项变更
申请变更	应当在原许可事项发生变更30日前，向原发证机关提出《药品生产许可证》变更申请。未经批准，不得擅自变更许可事项	应当在工商行政管理部门核准变更后30日内，向原发证机关申请《药品生产许可证》变更登记
变更审批	原发证机关应当自收到企业变更申请之日起15个工作日内做出是否准予变更的决定。不予变更的，应当书面说明理由，并告知申请人享有依法申请行政复议或者提起行政诉讼的权利	原发证机关应当自收到企业变更申请之日起15个工作日内办理变更手续
正本及副本的变更	《药品生产许可证》变更后，原发证机关应当在《药品生产许可证》副本上记录变更的内容和时间，并按照变更后的内容重新核发《药品生产许可证》正本，收回原《药品生产许可证》正本，变更后的《药品生产许可证》有效期不变	

变更生产范围或者生产地址的，药品生产企业应当按照规定提交涉及变更内容的有关材料，并报经所在地省、自治区、直辖市药品监督管理部门审查决定。

药品生产企业依法办理《药品生产许可证》许可事项的变更手续后，应当及时向工商行政管理部门办理企业注册登记的变更手续。

（3）药品生产许可证的换发：《药品生产许可证》有效期5年，有效期届满，需要继续生产药品的，药品生产企业应当在有效期届满前6个月，向原发证机关申请换发《药品生产许可证》。

原发证机关结合企业遵守法律法规、《药品生产质量管理规范》和质量体系运行情况，按照《药品监督管理办法》关于药品生产企业开办的程序和要求进行审查，在《药品生产许可证》有效期届满前做出是否准予其换证的决定。符合规定准予换证的，收回原证，换发新证；不符合规定的，做出不予换证的书面决定，并说明理由，同时告知申请人享有依法申请行政复议或者提起行政诉讼的权利；逾期未做出决定的，视为同意换证，并予补办相应手续。

（4）药品生产许可证的缴销：药品生产企业终止生产药品或者关闭的，由原发证机关缴销《药品生产许可证》，并通知工商行政管理部门。

（5）药品生产许可证的遗失：遗失药品生产许可证的药品生产企业应当立即向原发证机关申请补发，并在原发证机关指定的媒体上登载遗失声明。原发证机关在企业登载遗失声明之日起满1个月后，按照原核准事项在10个工作日内补发《药品生产许可证》。

（6）药品生产许可证的备案：省、自治区、直辖市药品监督管理部门应当将《药品生产许可证》核发、换发、变更、补发、吊销、撤销、缴销、注销等办理情况，在办理工作完成后20个工作日内报国家药品监督管理部门备案。对依法收回、作废的《药品生产许可证》，发证机关应当建档保存5年。

（二）药品生产质量管理规范（GMP）

1. GMP的基本要求和实施 [出自《药品生产质量管理规范（2010年修订）》]

（1）GMP的基本要求：GMP是药品生产管理和质量控制的基本要求和制造规范，旨在最大限度地降低药品生产过程中污染、交叉污染及混淆、差错等风险，确保持续稳定地生产出符合预定用途和注册要求的药品。企业应当建立符合药品质量管理要求的质量目标。企业应当配备足够的、符合要求的人员、厂房、设施和设备，为实现质量目标提供必要的条件。

（2）GMP的实施：现行《药品生产质量管理规范（2010年修订）》（以下简称药品GMP）2011年1月17日由卫生部发布，自2011年3月1日起施行。根据《关于贯彻实施〈药品生产质量管理规范（2010年修订）〉的通知》要求，自2011年3月1日起，凡新建药品生产企业、药品生产企业新建（改、扩建）车间均应符合《药品生产质量管理规范（2010年修订）》的要求。现有药品生产企业血液制品、疫苗、注射剂等无菌药品的生产，应在2013年12月31日前达到《药品生产质量管理规范（2010年修订）》要求。其他类别药品的生产均应在2015年12月31日前达到《药品生产质量管理规范（2010年修订）》要求。未达到《药品生产质量管理规范（2010年修订）》要求的企业（车间），在上述规定期限后不得继续生产药品。

2. 药品批次划分原则　根据《药品生产质量管理规范（2010年修订）》的要求，药品生产管理应当建立划分产品生产批次的操作规程，生产批次的划分应当能够确保同一批次产品质量和特性的均一性。每批药品均应当编制唯一的批号。除另有法定要求外，生产日期不得迟于产品成型或灌装（封）前经最后混合的操作开始日期，不得以产品包装日期作为生产日期。根据《药品生产质量管理规范》附录，药品批次划分原则如下（表4-9）。

表4-9　药品类别及批次划分原则

类别		批次划分原则
无菌药品	大（小）容量注射剂	以同一配液罐最终一次配制的药液所生产的均质产品为一批
	粉针剂	以一批无菌原料药在同一连续生产周期内生产的均质产品为一批
	冻干产品	以同一批配制的药液使用同一台冻干设备在同一生产周期内生产的均质产品为一批
	眼用制剂、软膏剂、乳剂和混悬剂等	以同一配制罐最终一次配制所生产的均质产品为一批

续表

类别		批次划分原则
原料药	连续生产的原料药	在一定时间间隔内生产的在规定限度内的均质产品为一批
	间歇生产的原料药	可由一定数量的产品经最后混合所得的在规定限度内的均质产品为一批
非无菌药品	固体、半固体制剂	在成型或分装前使用同一台混合设备一次混合量所生产的均质产品为一批
	液体制剂	以灌装（封）前经最后混合的药液所生产的均质产品为一批
中药制剂	固体制剂	在成型或分装前使用同一台混合设备一次混合量所生产的均质产品为一批。如采用分次混合，经验证，在规定限度内所生产一定数量的均质产品为一批
	液体制剂、膏剂、浸膏、流浸膏等	以灌装（封）前经同一台混合设备最后一次混合的药液所生产的均质产品为一批

3. GMP 认证与检查的基本要求 药品 GMP 认证是药品监督管理部门依法对药品生产企业药品生产质量管理进行监督检查的一种手段，是对药品生产企业实施药品 GMP 情况的检查、评价并决定是否发给认证证书的监督管理过程。

（1）GMP 认证的管理部门：根据《药品生产质量管理规范认证管理办法（2011 年修订）》，国家药品监督管理部门主管全国药品 GMP 认证管理工作。根据国家食品药品监督管理总局发布的《关于未通过药品生产质量管理规范（2010 年修订）认证企业停止生产和下放无菌药品认证有关事宜的公告》，自 2016 年 1 月 1 日起，各省、自治区、直辖市药品监督管理部门负责药品生产企业的药品 GMP 认证工作，国家药品监督管理部门不再受理药品 GMP 认证申请。对于已经受理的认证申请，将继续组织完成现场检查、审核发证。

（2）GMP 认证的主要程序：根据《药品生产质量管理规范认证管理办法》，GMP 认证的主要程序如下（表4－10）。

表4－10 GMP 认证的主要程序及相关管理要求

认证程序	相关管理要求
申请、受理、审查	①新开办药品生产企业或药品生产企业新增生产范围、新建车间的，应当按照《药品管理法实施条例》的规定申请药品 GMP 认证。药品生产企业改建、扩建车间或生产线的，应重新申请药品 GMP 认证 ②申请药品 GMP 认证的生产企业，应按规定填写《药品 GMP 认证申请书》，并将相关资料报送省级药品监督管理部门 ③省级药品监督管理部门对药品 GMP 申请书及相关资料进行形式审查，申请材料齐全、符合法定形式的予以受理。药品认证检查机构对申请资料进行技术审查

认证程序	相关管理要求
现场检查	①药品认证检查机构完成申报资料技术审查后，应制订现场检查工作方案，组织实施 ②现场检查实行组长负责制，检查组一般由不少于3名药品GMP检查员组成，从药品GMP检查员库中随机选取，并应遵循回避原则，必要时可聘请有关专家参加现场检查。申请企业所在地省级药品监督管理部门应选派1名药品监督管理工作人员作为观察员参与现场检查，并负责协调和联络与药品GMP现场检查有关的工作 ③现场检查结束后，检查组应对现场检查情况进行分析汇总，并客观、公平、公正地对检查中发现的缺陷进行风险评定。检查缺陷的风险评定应综合考虑产品类别、缺陷的性质和出现的次数。缺陷分为严重缺陷（与药品GMP要求有严重偏离的，产品可能对使用者造成危害的）、主要缺陷（与药品GMP要求有较大偏离的）和一般缺陷（偏离药品GMP要求，但尚未达到严重缺陷和主要缺陷程度的） ④检查组应在检查工作结束后10个工作日内，将现场检查报告、检查员记录及相关资料报送药品认证检查机构
审批、发证	①药品认证检查机构可结合企业整改情况对现场检查报告进行综合评定。必要时，可对企业整改情况进行现场核查 ②综合评定应采用风险评估的原则，综合考虑缺陷的性质、严重程度及所评估产品的类别对检查结果进行评定。现场检查综合评定时，低一级缺陷累计可以上升一级或二级缺陷，已经整改完成的缺陷可以降级，严重缺陷整改的完成情况应进行现场核查 ③评定结果 a. 符合：只有一般缺陷，或者所有主要和一般缺陷的整改情况证明企业能够采取有效措施进行改正的 b. 不符合：有严重缺陷或有多项主要缺陷，表明企业未能对产品生产全过程进行有效控制的，或者主要和一般缺陷的整改情况或计划不能证明企业能够采取有效措施进行改正的 ④药品认证检查机构完成综合评定后，应将评定结果予以公示，对公示内容无异议或对异议已有调查结果的，药品认证检查机构应将检查结果报同级药品监督管理部门，由药品监督管理部门进行审批 ⑤经药品监督管理部门审批，符合药品GMP要求的，向申请企业发放《药品GMP证书》；不符合药品GMP要求的，认证检查不予通过，药品监督管理部门以《药品GMP认证审批意见》方式通知申请企业
跟踪检查	①药品监督管理部门应对持有《药品GMP证书》的药品生产企业组织进行跟踪检查。《药品GMP证书》有效期内至少进行一次跟踪检查 ②药品监督管理部门负责组织药品GMP跟踪检查工作；药品认证检查机构负责制订检查计划和方案，确定跟踪检查的内容及方式，并对检查结果进行评定
《药品GMP证书》管理	①有效期5年，药品生产企业应在证书有效期届满前6个月，重新申请药品GMP认证 ②载明内容应与企业药品生产许可证明文件所载明相关内容一致 ③企业名称、生产地址名称变更但未发生实质性变化的，可以药品生产许可证明文件为凭证，企业无需申请《药品GMP证书》的变更 ④与质量管理体系相关的组织结构、关键人员等如发生变化的，企业应自发生变化之日起30日内，按照有关规定向原发证机关进行备案。其变更后的组织结构和关键人员等应能够保证质量管理体系有效运行并符合要求 ⑤由国家药品监督管理部门统一印制

（3）未通过药品 GMP 认证的处置：根据 2015 年国家食品药品监督管理总局发布的《关于未通过药品生产质量管理规范（2010 年修订）认证企业停止生产和下放无菌药品认证有关事宜的公告》及《关于切实做好实施药品生产质量管理规范有关工作的通知》，自 2016 年 1 月 1 日起，未通过药品 GMP 认证的药品生产企业（或生产车间）一律停止生产。2015 年 12 月 31 日前完成生产的药品，可继续销售。2015 年 12 月 31 日前已完成最终包装的药品，经企业所在地省（区、市）药品监督管理部门核准后，可继续进行检验，合格后方可销售。2015 年 12 月 31 日前已通过药品 GMP 认证现场检查并已公示的药品生产企业（或生产车间），2016 年 1 月 1 日后，可继续生产。但是，其产品应在取得《药品 GMP 证书》后方可销售。

（三）药品委托生产管理

药品委托生产，是指药品生产企业（以下称委托方）在因技术改造暂不具备生产条件和能力或产能不足暂不能保障市场供应的情况下，将其持有药品批准文号的药品委托其他药品生产企业（以下称受托方）全部生产的行为，不包括部分工序的委托加工行为。为规范药品委托生产，确保药品质量安全，2014 年 8 月，国家食品药品监督管理总局发布《药品委托生产监督管理规定》。

1. 委托生产的界定　根据国家食品药品监督管理总局《关于贯彻实施药品委托生产监督管理规定的通知》，委托生产是对现有药品生产的补充，是解决市场供应不足，满足临床用药需求的暂时性措施。只有在因技术改造暂不具备生产条件和能力或产能不足暂不能保障市场供应的情况下，药品生产企业方可申请委托生产。自 2014 年 10 月 1 日起，各省（区、市）药品监督管理部门负责履行全部药品委托生产审批职责。各省（区、市）药品监督管理部门要严格把握委托生产的原则和审批标准，经审查符合规定的，予以批准并向委托方发放《药品委托生产批件》，《药品委托生产批件》有效期 3 年。

2. 委托生产品种限制　国家药品监督管理部门根据监督管理工作需要调整不得委托生产的药品。根据《药品委托生产监督管理规定》要求，不得委托生产的品种包括：麻醉药品、精神药品、药品类易制毒化学品及其复方制剂、医疗用毒性药品、生物制品、多组分生化药品、中药注射剂和原料药。放射性药品的委托生产按照有关法律法规规定办理。根据国家食品药品监督管理总局《关于加强中药生产中提取和提取物监督管理的通知》，各省（区、市）药品监督管理部门一律停止中药提取委托加工的审批，已经批准的，可延续至 2015 年 12 月 31 日。即自 2016 年 1 月 1 日起，中药提取物不得委托生产。医疗机构中药制剂委托生产要求详见第六章。

（四）药品召回管理

为加强药品安全监管，保障公众用药安全，2007 年 12 月 10 日国家食品药品监督管理局发布《药品召回管理办法》，自发布之日起施行。

1. 药品召回和药品安全隐患的界定　药品召回，是指药品生产企业（包括进口药品的境外制药厂商）按照规定的程序收回已上市销售的存在安全隐患的药品。

安全隐患，是指由于研发、生产等原因可能使药品具有的危及人体健康和生命安全的不合理危险。

根据药品安全隐患的严重程度，药品召回分为三级（表 4 - 11）。

表 4 −11　药品召回分级及界定

召回级别	界定
一级召回	使用该药品可能引起严重健康危害的
二级召回	使用该药品可能引起暂时的或者可逆的健康危害的
三级召回	使用该药品一般不会引起健康危害，但由于其他原因需要收回的

2. 药品生产、经营企业和使用单位有关药品召回的义务

（1）药品召回的责任主体及义务：药品生产企业是药品召回的责任主体，进口药品召回的责任主体是进口药品的境外制药厂商，在境内进行召回的，由进口单位负责具体实施。要求如下（表 4 −12）。

表 4 −12　药品召回的项目及相关管理要求

项目	相关管理要求
药品安全隐患的调查与评估	①建立健全药品质量保证体系和药品不良反应监测系统，收集、记录药品的质量问题与药品不良反应信息，并按规定及时向药品监督管理部门报告 ②对药品可能存在的安全隐患进行调查。药品监督管理部门对药品可能存在的安全隐患开展调查时，药品生产企业应当予以协助
召回制度	建立和完善药品召回制度，收集药品安全的相关信息，对可能具有安全隐患的药品进行调查、评估，召回存在安全隐患的药品
购销记录	建立和保存完整的购销记录，保证销售药品的可溯源性
实施召回	①药品生产企业在做出药品召回决定或收到责令召回通知书后，应当制订召回计划并组织实施，通知到有关药品经营企业、使用单位停止销售和使用，同时向所在地省级药品监督管理部门报告 ②启动药品召回后，应当将调查评估报告和召回计划提交给所在地省级药品监督管理部门备案 ③变更召回计划，应当及时报药品监督管理部门备案 ④在实施召回的过程中，药品生产企业应向所在地省级药品监督管理部门报告药品召回进展情况 ⑤对召回药品的处理应当有详细的记录，并向药品生产企业所在地省级药品监督管理部门报告。必须销毁的药品，应当在药品监督管理部门监督下销毁 ⑥药品生产企业在召回完成后，应当对召回效果进行评价，向所在地省级药品监督管理部门提交药品召回总结报告

根据《药品召回管理办法》，药品生产企业应按照要求，制订召回计划并组织实施、提交调查评估报告和召回计划、报告药品召回进展情况。具体时限如下（表 4 −13）。

表 4 −13　药品召回的报告内容及时限

	一级召回	二级召回	三级召回
制订召回计划并组织实施	24 小时内	48 小时内	72 小时内
提交调查评估报告和召回计划	1 日内	3 日内	7 日内
报告药品召回进展情况	每日	每 3 日	每 7 日

（2）药品经营企业、使用单位的职责：见图 4 - 6。

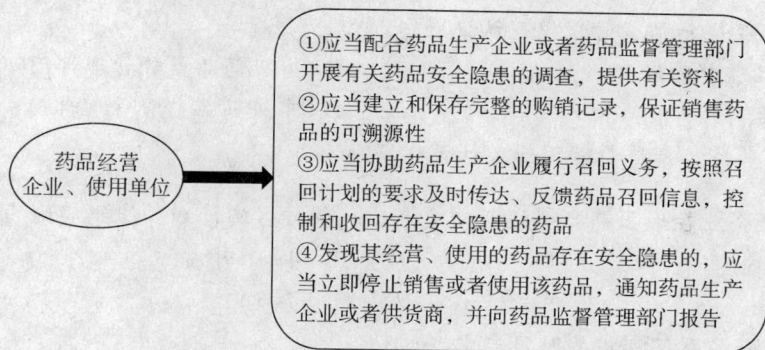

图 4 - 6　药品经营企业、使用单位的职责

3. 主动召回和责令召回

（1）主动召回：根据《药品召回管理办法》，*药品生产企业应当对收集的信息进行分析，对可能存在安全隐患的药品按照要求进行调查评估，发现药品存在安全隐患的，应当决定召回*。进口药品的境外制药厂商在境外实施药品召回的，应当及时报告国家药品监督管理部门。在境内进行召回的，由进口单位按照本办法的规定负责具体实施。

（2）责令召回：药品监督管理部门经过调查评估，认为存在安全隐患，药品生产企业应当召回药品而未主动召回的，应当责令药品生产企业召回药品。必要时，药品监督管理部门可以要求药品生产企业、经营企业和使用单位立即停止销售和使用该药品。

药品监督管理部门做出责令召回决定，应当将责令召回通知书送达药品生产企业，*药品生产企业在收到责令召回通知书后，应按规定通知药品经营企业和使用单位，制订、提交召回计划，并组织实施。*

4. 药品召回的监督管理　国家药品监督管理部门监督全国药品召回的管理工作。

召回药品的生产企业所在地省、自治区、直辖市药品监督管理部门负责药品召回的监督管理工作，其他省、自治区、直辖市药品监督管理部门应当配合、协助做好药品召回的有关工作。省级药品监督管理部门对药品生产企业提交的召回计划进行评估，认为药品生产企业所采取的措施不能有效消除安全隐患的，可以要求药品生产企业采取扩大召回范围、缩短召回时间等更为有效的措施。省级药品监督管理部门对药品生产企业提交的药品召回总结报告进行审查，并对召回效果进行评价，必要时组织专家进行审查和评价。审查和评价结论应当以书面形式通知药品生产企业。经过审查和评价，认为召回不彻底或者需要采取更为有效的措施的，药品监督管理部门应当要求药品生产企业重新召回或者扩大召回范围。

【同步练习】

一、A 型题（最佳选择题）

1. 开办药品生产企业申请《药品生产许可证》应向

A. 国家药品监督管理部门　　　　　　B. 省级药品监督管理部门

C. 省级卫生行政部门　　　　　　　　D. 市级药品监督管理部门

本题考点：药品生产许可的申请。

2. 注射剂药品生产质量管理规范认证应由

A. 国家药品监督管理部门   B. 省级药品监督管理部门

C. 省级卫生行政部门   D. 市级药品监督管理部门

本题考点：药品生产质量管理规范认证申请。

3. 药品生产企业在做出药品一级召回决定后，制订召回计划并组织实施的时限要求是

A. 24 小时内   B. 48 小时内

C. 72 小时内   D. 7 日内

本题考点：药品召回实施的时限要求。

4. 根据《药品召回管理办法》，进口药品召回的责任主体是

A. 医疗机构   B. 境内进口单位

C. 境外药品生产企业   D. 药品经营企业

本题考点：药品召回的责任主体。

5. 根据《药品委托生产监督管理规定》，以下品种可以委托生产的是

A. 丹参酮注射液   B. 氯化钠注射液

C. 白蛋白注射液   D. 亚砷酸注射液

本题考点：不得委托生产的品种。

二、B 型题（配伍选择题）

（6—9 题共用备选答案）

A. 一级召回   B. 二级召回

C. 三级召回   D. 严重缺陷

6. 使用该药品可能引起严重健康危害的，药品生产企业应执行

7. 使用该药品一般不会引起健康危害，但由于其他原因需要收回的，药品生产企业应执行

8. 使用该药品可能引起暂时的或者可逆的健康危害的，药品生产企业应执行

9. 与药品 GMP 要求有严重偏离，产品可能对使用者造成危害的属于

本题考点：药品召回的分级和药品 GMP 认证现场检查缺陷的风险评定。

三、X 型题（多项选择题）

10. 开办药品生产企业，必须的条件包括

A. 具有依法经过资格认定的药学技术人员、工程技术人员及相应的技术工人

B. 具有与其药品生产相适应的厂房、设施和卫生环境

C. 具有保证药品质量的规章制度

D. 具有能对所生产药品进行质量管理和质量检验的机构、人员及必要的仪器设备

本题考点：开办药品生产企业的条件。

11. 药品生产许可证许可事项变更包括

A. 企业负责人

B. 生产范围

C. 法定代表人

D. 生产地址

本题考点： 药品生产许可证许可事项变更。

12. 不得委托生产的药品品种有

A. 中药提取物

B. 麻醉药品

C. 精神药品

D. 放射性药品

本题考点： 不得委托生产的品种。

13. 根据《药品召回管理办法》，药品经营和使用单位的职责包括

A. 应当配合药品生产企业或者药品监督管理部门开展有关药品安全隐患的调查，提供有关资料

B. 应当建立和保存完整的购销记录，保证销售药品的可溯源性

C. 对药品可能存在的安全隐患进行调查

D. 发现其经营、使用的药品存在安全隐患的，应当立即停止销售或者使用该药品，通知药品生产企业或者供货商，并向药品监督管理部门报告

本题考点： 药品召回中药品经营和使用单位的义务。

14. 药品生产质量管理规范认证程序包括

A. 申请

B. 受理和审查

C. 现场检查

D. 审批、发证

本题考点： 药品生产质量管理规范认证程序。

参考答案： 1. B　2. B　3. A　4. C　5. B　6. A　7. C　8. B　9. D　10. ABCD　11. ABD　12. ABC　13. ABD　14. ABCD

【参考文献】

[1] 中华人民共和国药品管理法 [S]. 2019.

[2] 国家食品药品监督管理局令第 3 号. 药物临床试验质量管理规范 [S]. 2003.

[3] 国食药监注第 34 号. 国家食品药品监督管理局《关于开展仿制药质量一致性评价工作的通知》[S]. 2013.

[4] 国办发第 8 号. 国务院办公厅《关于开展仿制药质量和疗效一致性评价的意见》[S]. 2016.

[5] 国家食品药品监督管理局令第 230 号. 国家食品药品监督管理总局《关于药品注册审评审批若干政策的公告》[S]. 2015.

[6] 中共中央办公厅和国务院办公厅. 关于深化审评审批制度改革鼓励药品医疗器械创新的意见. 2017.

[7] 国家食品药品监督管理总局令第 34 号. 药物非临床研究质量管理规范 [S]. 2017.

[8] 国发第 44 号．国务院关于改革药品医疗器械审评审批制度的意见 [S]．2015.

[9] 全国人民代表大会常务委员会．关于授权国务院在部分地方开展药品上市许可持有人制度试点和有关问题的决定．2015.

[10] 食药监药化第 126 号．国家食品药品监督管理总局《关于鼓励药品创新实行优先审评审批的意见》[S]．2017.

[11] 国办发 41 号．国务院办公厅《关于印发药品上市许可持有人制度试点方案的通知》[S]．2016.

[12] 国家食品药品监督管理总局令第 35 号．国家食品药品监督管理总局《关于调整进口药品注册管理有关事项的决定》[S]．2017.

[13] 国家食品药品监督管理总局令第 146 号．国家食品药品监督管理总局《关于调整原料药、药用辅料和药包材审评审批事项的公告》[S]．2017.

[14] 局令第 28 号．药品注册管理办法 [S]．2007.

[15] 国家食品药品监督管理总局令第 134 号．国家食品药品监督管理总局《总局关于调整药品注册受理工作的公告》[S]．2017.

[16] 国家食品药品监督管理总局令第 51 号．国家食品药品监督管理总局《关于发布化学药品注册分类改革工作方案的公告》[S]．2016.

[17] 国家食品药品监督管理总局令第 172 号．国家食品药品监督管理总局《总局关于发布〈中国上市药品目录集〉的公告》[S]．2017.

[18] 国务院令第 360 号．中华人民共和国药品管理法实施条例 [S]．2016.

[19] 国家食品药品监督管理总局主要职责内设机构和人员编制规定 [S]．2013.

[20] 国家食品药品监督管理局令第 14 号．药品生产监督管理办法 [S]．2017.

[21] 国家食品药品监督管理局令第 171 号．国家食品药品监督管理总局《关于启用新版〈药品生产许可证〉和〈医疗机构制剂许可证〉的公告》[S]．2015.

[22] 食药监药化监 193 号．国家食品药品监督管理总局《关于做好〈药品生产许可证〉和〈医疗机构制剂许可证〉换发工作的通知》[S]．2015.

[23] 国食药监安 101 号．国家食品药品监督管理局《关于贯彻实施〈药品生产质量管理规范（2010 年修订)〉的通知》[S]．2011.

[24] 国食药监安 365 号．国家食品药品监督管理局《药品生产质量管理规范认证管理办法（2011 年修订)》[S]．2011.

[25] 国家食品药品监督管理总局第 285 号．食品药品监管总局《关于未通过药品生产质量管理规范（2010 年修订）认证企业停止生产和下放无菌药品认证有关事宜的公告》[S]．2015.

[26] 食药监药化监 277 号．食品药品监管总局《关于切实做好实施药品生产质量管理规范有关工作的通知》[S]．2015.

[27] 卫生部令第 79 号．药品生产质量管理规范 [S]．2010.

[28] 国家食品药品监督管理局令第 16 号．国家食品药品监督管理局《关于发布〈药品生产质量管理规范（2010 年修订)〉无菌药品等 5 个附录的公告有关管理事宜的公告》

［S］. 2011.

　　［29］国家药品监督管理局关于印发〈药品生产质量管理规范〉（1998 年修订）附录的通知［S］. 1999.

　　［30］国家食品药品监督管理局令第 36 号．国家食品药品监督管理总局《药品委托生产监督管理规定》［S］. 2014.

　　［31］食药监药化监 167 号．国家食品药品监督管理总局《关于贯彻实施药品委托生产监督管理规定的通知》［S］. 2014.

　　［32］局令第 29 号．药品召回管理办法［S］. 2007.

第五章　药品经营与使用管理

一、药品经营管理

【复习指导】本部分内容历年必考，应熟练掌握《药品管理法》等法律法规对药品购销管理的规定、互联网药品经营的管理规定；熟悉 GSP 的基本框架、认证程序，药品批发、零售的质量管理；其余为了解内容。

【药品经营许可证制度】

（一）《药品经营许可证》的申请和审批程序

为加强药品管理、保证药品质量，药品批发企业和零售企业均需执行药品经营许可制度，按规定申领《药品经营许可证》。

1. 《药品经营许可证》的申领条件　根据现行《中华人民共和国药品管理法》（以下简称《药品管理法》）第 14 条规定："开办药品批发企业，须经企业所在地省、自治区、直辖市人民政府药品监督管理部门批准并发给《药品经营许可证》；开办药品零售企业，须经企业所在地县级以上地方药品监督管理部门批准并发给《药品经营许可证》。无《药品经营许可证》的，不得经营药品。《药品经营许可证》应当标明有效期和经营范围，到期重新审查发证。"

《药品管理法》第 15 条规定："开办药品经营企业必须具备以下条件：①具有依法经过资格认定的药学技术人员；②具有与所经营药品相适应的营业场所、设备、仓储设施、卫生环境；③具有与所经营药品相适应的质量管理机构或人员；④具有保证所经营药品质量的规章制度。"除以上条件外，还应遵循合理布局和方便群众购药的原则。

（1）药品批发企业：开办药品批发企业，除了应按《药品管理法》第 14 条规定（符合省、自治区、直辖市药品批发企业合理布局要求）外，还应符合《药品经营许可证管理办法》规定的设置标准："①具有保证所经营药品质量的规章制度。②企业、企业法定代表人或企业负责人、质量管理负责人无《药品管理法》第 76 条、第 83 条（详见附录）规定的情形。③具有与经营规模相适应的一定数量的执业药师。质量管理负责人具有大学以上学历，且必须是执业药师。④具有能够保证药品储存质量要求的、与其经营品种和规模相适应的常温库、阴凉库、冷库。仓库中具有适合药品储存的专用货架和实现药品入库、传送、分检、上架、出库现代物流系统的装置和设备。⑤具有独立的计算机管理信息系统，能覆盖企业内药品的购进、储存、销售及经营和质量控制的全过程；能全面记录企业经营管理及实施《药品经营质量管理规范》方面的信息；符合《药品经营质量管理规范》对药品经营各环节的要求，并具有可实现接受当地（食品）药品监管部门（机构）监管的条件。⑥具有符合《药品经营质量管理规范》对药品营业场所及辅助、办公用房及仓库管理、仓库内药品质量安全保障和进出库、在库储存与养护方面的条件。国家对经营麻醉药品、精神药品、医疗用毒性药品、预防性生物制品另有规定的，从其规定。"

（2）药品零售企业：《药品经营许可证管理办法》第 5 条规定："开办药品零售企业，应符合当地常住人口数量、地域、交通状况和实际需要的要求，符合方便群众购药的原则，并符合以下设置规定：①具有保证所经营药品质量的规章制度。②具有依法经过资格认定的药学技术人员。经营处方药、甲类非处方药的药品零售企业，必须配有执业药师或者其他依法经过资格认定的药学技术人员。质量负责人应有1年以上（含1年）药品经营质量管理工作经验。经营乙类非处方药的药品零售企业，以及农村乡镇以下地区设立药品零售企业的，应当按照《药品管理法实施条例》第15条的规定配备业务人员，有条件的应当配备执业药师。企业营业时间，以上人员应当在岗。③企业、企业法定代表人、企业负责人、质量负责人无《药品管理法》第75条、第82条规定情形的（详见附录）。④具有与所经营药品相适应的营业场所、设备、仓储设施及卫生环境。在超市等其他商业企业内设立零售药店的，必须具有独立的区域。⑤具有能够配备满足当地消费者所需药品的能力，并能保证24小时供应。"

2. 申领《药品经营许可证》的程序　开办药品批发企业的，申办人向拟办企业所在地的省、自治区、直辖市食品药品监督管理部门提出筹建申请并提交材料；开办药品零售企业的，申办人向拟办企业所在地设区的市级食品药品监督管理部门或省、自治区、直辖市食品药品监督管理部门直接设置的县级食品药品监督管理部门提出筹建申请。

食品药品监督管理部门对申办人提出的申请，做出是否受理的决议，并自受理申请之日起30个工作日内，依据相关规定审查材料，做出是否同意筹建的决定，并书面通知申办人。不同意筹建的，应当说明理由，并告知申办人享有依法申请行政复议或者提起行政诉讼的权利。

申办人完成筹建后，向受理申请的食品药品监督管理部门提出验收申请并提交验收材料。食品药品监督管理部门在收到药品批发企业验收申请之日起30个工作日内，依据开办药品批发企业验收实施标准组织验收；在收到药品零售企业验收申请之日起15个工作日内，依据开办药品零售企业验收实施标准组织验收，做出是否发给《药品经营许可证》的决定。符合条件的，发给《药品经营许可证》；不符合条件的，应当书面通知申办人并说明理由，同时告知申办人享有依法申请行政复议或提起行政诉讼的权利。

《药品经营许可证管理办法》第34条规定："食品药品监督管理部门制作的药品经营许可电子证书与印制的药品经营许可证书具有同等法律效力。"

（二）《药品经营许可证》管理

1. 经营方式　药品经营方式指药品批发和药品零售。药品经营企业相应地分为批发企业和零售企业，是药品流通领域中有独立法人资格的经济组织。①药品批发企业，是指将购进的药品销售给药品生产企业、药品经营企业、医疗机构的药品经营企业。其特点为：成批购进、成批出售。不直接服务于消费者，但在药品生产、销售中具有重要沟通作用。②药品零售企业，是指将购进的药品直接销售给消费者的药品经营企业，即药店。

《药品流通监管办法》（局令第26号）第17条规定："未经药品监管部门审核同意，药品经营企业不得改变经营方式。"药品批发企业和零售企业的共同目标都是为了加快药品价值和使用价值的实现，两者的不同之处在于，批发企业是将药品从生产领域带入流通领域，主要面向以转售为目的的药品零售企业和医疗机构，其规模大、品种多；而零售企业的销售对象是最终消费者，其规模小、面广、数量少，但由于直接面对消费者，还应提供相应的药学服务。

2. 经营范围　是指经药品监督管理部门核准经营药品的品种类别。包括：麻醉药品、精神药品、医疗用毒性药品、生物制品、中药材、中药饮片、中成药、化学原料药及其制剂、抗生素原料药及其制剂、生化药品。

从事药品零售的，应先核定经营类别，确定申办人经营处方药或非处方药、乙类非处方药的资格，并在经营范围中予以明确，再核定具体经营范围。

医疗用毒性药品、麻醉药品、精神药品、放射性药品和预防性生物制品的核定按照国家特殊药品管理和预防性生物制品管理的有关规定执行。

3. 变更与换发

（1）变更分类：《药品经营许可证》变更分为许可事项变更和登记事项变更。

许可事项变更：经营方式、经营范围、注册地址、仓库地址（包括增减仓库）、企业法定代表人或负责人及质量负责人的变更。

登记事项变更：上述事项以外的其他事项的变更。

（2）变更流程

①许可事项变更流程：药品经营企业变更《药品经营许可证》许可事项的，应当在原许可事项发生变更30日前，向原发证机关申请《药品经营许可证》变更登记。原发证机关应当自收到企业变更申请和变更申请资料之日起15个工作日内做出准予变更或不予变更的决定。经原发证部门按规定的条件验收合格后，方可办理变更手续。并依法向工商行政管理部门办理企业注册登记的有关变更手续。

企业分立、合并、改变经营方式、跨原管辖地迁移，按照本办法的规定重新办理《药品经营许可证》。

②登记事项变更流程：药品经营企业变更《药品经营许可证》登记事项，应在工商行政管理部门核准变更后30日内，向原发证机关申请《药品经营许可证》变更登记。原发证机关应当自收到企业变更申请和变更申请资料之日起15个工作日内为其办理变更手续。变更后，应由原发证机关在《药品经营许可证》副本上记录变更的内容和时间，并按变更后的内容重新核发《药品经营许可证》正本，收回原《药品经营许可证》正本。变更后的《药品经营许可证》有效期不变。

（3）换发：《药品经营许可证》有效期为5年。有效期届满，需要继续经营药品的，持证企业应在有效期届满前6个月内，向原发证机关申请换发《药品经营许可证》。原发证机关按本办法规定的申办条件进行审查，符合条件的，收回原证，换发新证。不符合条件的，可限期3个月进行整改，整改后仍不符合条件的，注销原《药品经营许可证》。

4. 注销和缴销　有下列情形之一的，《药品经营许可证》由原发证机关注销：①《药品经营许可证》有效期届满未换证的；②药品经营企业终止经营药品或关闭的；③《药品经营许可证》被依法撤销、撤回、吊销、收回、缴销或宣布无效的；④不可抗力导致《药品经营许可证》许可事项无法实施的；⑤法律、法规规定的应注销行政许可的其他情形。食品药品监督管理部门注销《药品经营许可证》的，应当自注销之日起5个工作日内通知有关工商行政管理部门。企业终止经营药品或者关闭的，《药品经营许可证》由原发证机关缴销。

5. 补发　企业遗失《药品经营许可证》，应立即向发证机关报告，并在发证机关指定的媒体上登载遗失声明。发证机关在企业登载遗失声明之日起满1个月后，按原核准事项补发《药品经营许可证》。

6. 监督检查　食品药品监督管理部门应加强对《药品经营许可证》持证企业的监督检查，持证企业应当按本规定接受监督检查。监督检查的内容主要包括：①企业名称、经营地址、仓库地址、企业法定代表人（企业负责人）、质量负责人、经营方式、经营范围、分支机构等重要事项的执行和变动情况；②企业经营设施设备及仓储条件变动情况；③企业实施《药品经营质量管理规范》情况；④发证机关需要审查的其他有关事项。

监督检查可采取：书面检查、现场检查、书面与现场检查相结合的方式。发证机关可以要求持证企业报送《药品经营许可证》相关材料，通过核查有关材料，履行监督职责。有下列情况之一的企业，必须进行现场检查：①上一年度新开办的企业；②上一年度检查中存在问题的企业；③因违反有关法律、法规，受到行政处罚的企业；④发证机关认为需要进行现场检查的企业。《药品经营许可证》换证工作当年，监督检查和换证审查工作可一并进行。

【《药品经营质量管理规范》】

《药品经营质量管理规范》（Good Supply Practice，GSP）是规范药品经营质量管理的基本准则，是药品购进、储运和销售等环节实行质量管理，建立组织架构、职责制度、过程管理和设施、设备等方面完善的质量管理体系。其核心为通过严格的质量管理制度，约束企业的行为，全程控制流通过程中药品的质量。

（一）GSP 修订背景和基本框架

为规范药品经营行为，保障药品质量安全，2000 年 4 月 30 日国家颁布《药品经营质量规范》。随着信息技术和药品流通的发展、药品监管要求日益严格，我国于 2009 年启动修订工作并于 2013 年正式发布，增加内容包括计算机信息化管理、冷链运输要求、仓储温度自动监测、质量风险管理、体系内审等内容。2016 年，根据国务院发布《关于修改〈疫苗流通和预防接种管理条例〉的决定》（国务院令 第 668 号）和《国务院办公厅关于加快推进"三证合一"登记制度改革的意见》（国办发〔2015〕50 号）要求，对 GSP 中疫苗经营相关规定及查验首营企业相关要求进行修改。修订的主要内容包括药品追溯、疫苗、查验税务登记、组织机构代码证要求的条款和《药品管理法》条文序号的条款。

现行 GSP 基本框架内容包括以下几点（共 4 章）。

第一章　总则，共 4 条。阐明 GSP 制定的目的、依据、基本准则、适用范围、经营活动的原则。

第二章　药品批发的质量管理，共 14 节。内容包括：药品批发企业质量管理体系、组织机构与质量管理职责、人员与培训、质量管理体系文件、设施与设备、校准与验证、计算机系统、采购、收货与验收、储存与养护、销售、出库、运输与配送、售后管理。

第三章　药品零售的质量管理，共 8 节。内容包括：药品零售企业质量管理与职责、人员管理、文件、设施与设备、采购与验收、陈列与储存、销售管理、售后管理。

第四章　附则。阐述本规范中含有的用语含义、本规范解释权及实施时间。

根据监管要求，针对企业信息化管理、药品储运温湿度自动监测、药品验收管理、药品冷链物流管理、零售连锁管理等具体要求，国家食品药品监督管理总局发布《冷藏、冷冻药品的储存与运输管理》《药品经营企业计算机系统》《温湿度自动监测》《药品收货与验收》与《验证管理》五个 GSP 附录，作为正文附加条款，且与正文条款具有同等效力。

（二）药品批发的质量管理

1. 质量管理体系

（1）药品批发企业质量管理体系四个关键要素：①建立与其经营范围和规模相适应的质量管理体系；②根据企业总的质量目标要求确定质量方针；③制定与企业相适应的管理文件；④开展质量策划、控制、保证、改进和风险管理等活动。

（2）内审：企业应定期或在质量管理体系关键要素产生重大变化时组织开展内审，总结分析内审情况，并制定相应的质量管理持续改进措施，以提高质控水平，保证质量管理体系良性运行。

（3）质量风险管理：企业应采用前瞻、回顾的方式，评估、控制、沟通和审核药品流通过程中的质量风险。

（4）外审：企业应评价药品供货单位、购货单位的质量管理体系，确认其质量保证能力和质量信誉，必要时实地考察。

（5）全员参与质量管理：各部门、岗位人员应当正确理解并履行职责，承担相应质量责任。

2. 组织机构与质量管理职责

（1）企业负责人及质量负责人：药品质量的主要责任人是企业负责人，全面负责企业日常管理，并提供必要的条件保证质量管理部门和人员有效履行职责，确保企业实现质量目标并按照 GSP 要求经营药品。

企业质量负责人应由高层管理人员担任，独立履行职责，全面负责药品质量管理工作，对企业内部药品质量管理具有裁决权。

（2）质量管理部门：企业应设立质量管理部门且质量管理部门职责不得由其他部门及人员履行。

质量管理部门应履行的职责包括：①督促相关部门和岗位人员执行药品管理的法律法规及本规范；②组织制订质量管理体系文件，并指导、监督文件的执行；③负责对供货单位和购货单位的合法性、购进药品的合法性及供货单位销售人员、购货单位采购人员的合法资格进行审核，并根据审核内容的变化进行动态管理；④负责质量信息的收集和管理，并建立药品质量档案；⑤负责药品的验收，指导并监督药品采购、储存、养护、销售、退货、运输等环节的质量管理工作；⑥负责不合格药品的确认，对不合格药品的处理过程实施监督；⑦负责药品质量投诉和质量事故的调查、处理及报告；⑧负责假、劣药品的报告；⑨负责药品质量查询；⑩负责指导设定计算机系统质量控制功能；⑪负责计算机系统操作权限的审核和质量管理基础数据的建立及更新；⑫组织验证、校准相关设施设备；⑬负责药品召回的管理；⑭负责药品不良反应的报告；⑮组织质量管理体系的内审和风险评估；⑯组织对药品供货单位及购货单位质量管理体系和服务质量的考察和评价；⑰组织对被委托运输的承运方运输条件和质量保障能力的审查；⑱协助开展质量管理教育和培训；⑲其他应当由质量管理部门履行的职责。

3. 人员与培训

（1）各类人员资质要求，具体内容见表 5 - 1。

表 5 - 1　药品批发企业各类人员资质要求

人员	资质要求
企业负责人	大学专科以上学历或中级以上专业技术职称，经过基本的药学专业知识培训，熟悉有关药品管理的法律法规及本规范
企业质量负责人	大学本科以上学历、执业药师资格和 3 年以上药品经营质量管理工作经历，质量管理工作中具备正确判断和保障实施的能力
企业质量管理部门负责人	具有执业药师资格和 3 年以上药品经营质量管理工作经历，能独立解决经营过程中的质量问题
从事质量管理工作的	具有药学中专或者医学、生物、化学等相关专业大学专科以上学历或者具有药学初级以上专业技术职称

人员	资质要求
从事验收、养护工作的	具有药学或者医学、生物、化学等相关专业中专以上学历或者具有药学初级以上专业技术职称
从事中药材、中药饮片验收工作的	应当具有中药学专业中专以上学历或者具有中药学中级以上专业技术职称
从事中药材、中药饮片养护工作的	具有中药学专业中专以上学历或者具有中药学初级以上专业技术职称
直接收购地产中药材的	验收人员应当具有中药学中级以上专业技术职称
负责疫苗质量管理和验收工作的	具有预防医学、药学、微生物学或者医学等专业本科以上学历及中级以上专业技术职称，并有3年以上从事疫苗管理或者技术工作经历
从事采购工作的	具有药学或者医学、生物、化学等相关专业中专以上学历，从事销售、储存等工作的人员应当具有高中以上文化程度

（2）培训：企业各岗位人员应当接受相关法律法规及药品专业知识与技能的岗前培训和继续培训，应当按照培训管理制度制订年度培训计划并开展培训，使相关人员能正确理解并履行职责。培训工作应当做好记录并建立档案。

为销售特殊管理的药品、国家有专门管理要求的药品、冷藏药品的人员接受相应培训提供条件，使其掌握相关法律法规和专业知识。

（3）卫生及着装：在营业场所内，企业工作人员应当穿着整洁、卫生的工作服。企业应当对直接接触药品岗位的人员进行岗前及年度健康检查，并建立健康档案。患有传染病或者其他可能污染药品的疾病的，不得从事直接接触药品的工作。在药品储存、陈列等区域不得存放与经营活动无关的物品及私人用品，在工作区域内不得有影响药品质量和安全的行为。

4. 质量管理体系文件

（1）文件管理

①企业应当按照有关法律法规及本规范规定，制定符合企业实际的质量管理文件。文件包括质量管理制度、岗位职责、操作规程、档案、记录和凭证等，并对质量管理文件定期审核、及时修订。

②执行记录：企业应保证各岗位获得与其工作内容对应的必要文件，并严格按规定开展工作，文件应定期审核、修订，使用的文件应为现行有效版本。

（2）质量管理制度：质量管理制度应包括：质量管理体系内审的规定；质量否决权的规定；质量管理文件的管理；质量信息的管理；供货单位、购货单位、供货单位销售人员及购货单位采购人员等资格审核的规定；药品采购、收货、验收、储存、养护、销售、出库、运输的管理；特殊管理的药品的规定；药品有效期的管理；不合格药品、药品销毁的管理；药品退货的管理；药品召回的管理；质量查询的管理；质量事故、质量投诉的管理；药品不良反应报告的规定；环境卫生、人员健康的规定；质量方面的教育、培训及考核的规定；设施设备保管和维护的管理；设施设备验证和校准的管理；记录和凭证的管理；计算机系统的管理；药品追溯的规定；其他应当规定的内容。

（3）部门及岗位职责：①质量管理、采购、储存、销售、运输、财务和信息管理等部门职责；②企业负责人、质量负责人及质量管理、采购、储存、销售、运输、财务和信息管理等部门负责人的岗位职责；③质量管理、采购、收货、验收、储存、养护、销售、出库复核、运输、财务、信息管理等岗位职责；④与药品经营相关的其他岗位职责。

（4）操作规程的建立和相关记录的保存

①企业应当制定药品采购、收货、验收、储存、养护、销售、出库复核、运输等环节及计算机系统的操作规程。

②企业应当建立药品采购、验收、养护、销售、出库复核、销后退回和购进退出、运输、储运温湿度监测、不合格药品处理等相关记录，做到真实、完整、准确、有效和可追溯。

③书面记录和凭证：及时填写，字迹清晰。不得随意涂改、撕毁。

④更改记录：注明理由、日期并签名，保持原有信息清晰可辨。

⑤记录和凭证至少保存5年。疫苗、特殊管理药品的记录及凭证按相关规定保存。

⑥计算机系统记录数据时，相关人员应按标准操作规程，通过授权和密码登录后才能进行数据录入或复核；数据更改应经质量管理部门审核且在其监督下进行，并记录过程。

5. 设施与设备　企业应具有与药品经营范围、规模相适应的经营场所和库房。

（1）仓库条件。库房选址、设计、布局、建造、改造及维护应符合药品储存的要求，以防止药品污染、交叉污染、混淆和出现差错。药品储存作业区、辅助作业区应与办公区和生活区保持一定距离或有隔离防护措施。

库房的规模及条件应当满足药品的合理、安全储存，其他条件为：①库房内外环境整洁，无污染源，库区地面硬化或绿化；②库房内墙、顶光洁，地面平整和门窗结构严密；③库房有安全可靠的防护措施，可控管理无关人员进入，防止药品被盗、替换或混入假药；④有防止室外装卸、搬运、接收、发运等作业受异常天气影响的措施。

经营中药材、中药饮片的，应有专用库房及养护工作场所，直接收购地产中药材的应设中药样品室或样品柜。

（2）仓库设施设备。企业的库房应配备：①药品与地面间有效隔离的设备；②通风、避光、防潮、防虫、防鼠等设备；③有效调控温湿度及室内外空气交换的设备；④自动监测、记录库房温、湿度的设备；⑤符合储存作业要求的照明设备；⑥零货拣选、拼箱发货操作及复核的作业区域和设备，包装物料的存放场所；⑦验收、发货、退货的专用场所和不合格药品专用存放场所；⑧特殊管理药品应配备国家规定的储存设施。

（3）冷藏冷冻药品的设施设备。储存、运输冷藏、冷冻药品的，应当配备以下设施设备：①与其经营规模和品种相适应的冷库，储存疫苗的应当配备两个以上独立冷库；②冷库温度自动监测、显示、记录、调控、报警的设备；③冷库制冷设备备用发电机组或双回路供电系统；④有特殊低温要求的，应有符合其储存要求的设施设备；⑤冷藏车及车载冷藏箱或保温箱等设备。

（4）运输与冷链运输设施设备。药品运输应使用封闭式货物运输工具。冷藏车及车载冷藏箱、保温箱应符合药品运输过程中对温度控制的要求。冷藏车具有自动显示温度、调控温度、读取温度监测数据和存储的功能。冷藏箱及保温箱具有外部显示及采集箱体内部温度数据的功能。

专人负责储存、运输设施设备的定期检查、清洁和维护工作，并建立记录和档案。

6. 校准与验证

（1）设备的校准验证：企业应当按照国家有关规定，对计量器具、温湿度监测设备等定期进行校准或者检定。冷库、储运温湿度监测系统及冷藏运输等设施设备应进行使用前验证、定期验证及停用时间超过规定时限的验证。

（2）验证控制文件与验证报告：企业应根据相关验证管理制度建立验证控制文件，包括验证方案、报告、评价、偏差处理和预防措施等。应按预先确定及批准的方案实施，验证报告应经过审核和批准，文件应存档。企业应根据验证确定的参数及条件，正确合理使用相关设施设备。

7. 计算机系统

（1）系统的建立：企业应建立覆盖经营全过程管理及质量控制要求的计算机系统，实现可追溯药品。

（2）系统的要求：企业计算机系统应符合：①具备支持系统正常运行的服务器和终端机；②有安全、稳定的网络环境，具有固定接入互联网的方式和安全可靠的信息平台；③具有部门之间、岗位之间信息传输和数据共享的局域网；④具有药品经营业务票据生成、打印和管理功能；⑤具有符合本规范要求和企业管理实际需求的软件和数据库。

（3）系统运行：各数据的录入、修改、保存等操作应符合授权范围、标准操作规程和管理制度的要求，以保证数据真实、准确、安全和可追溯。

计算机系统运行中涉及企业经营和管理数据应采用安全、可靠的方式储存并每日备份，备份数据应存放于安全场所，记录类数据保存时限应符合要求。

8. 采购

（1）企业的采购活动应当符合以下要求：①确定供货单位的合法资格；②确定所购入药品的合法性；③核实供货单位销售人员的合法资格；④与供货单位签订质量保证协议。

（2）首营企业与首营品种的审核

首营企业与品种，采购部门应：填写相关申请表格→经质量管理部门和企业质量负责人审核批准（必要时进行实地考察，评价供货单位质量管理体系）。

首营企业的审核：①应查验加盖其公章原印章的以下资料，确认真实、有效；②《药品生产许可证》或《药品经营许可证》、营业执照、税务登记、组织机构代码的证件复印件，以及上一年度企业年度报告公示情况；③《药品生产质量管理规范》认证证书或《药品经营质量管理规范》认证证书复印件；④相关印章、随货同行单（票）样式；⑤开户户名、开户银行及账号。

采购首营品种应审核药品合法性，索取并审核加盖供货单位公章原印章的药品生产或进口批准证明文件复印件，确保无误的方可采购。

以上资料应归入药品质量档案。

（3）对销售人员的审核：企业应核实、留存供货单位销售人员以下资料：①加盖供货单位公章原印章的销售人员身份证复印件；②加盖供货单位公章原印章和法定代表人印章或签名的授权书，授权书应载明被授权人姓名、身份证号码及授权销售的品种、地域、期限；③供货单位及供货品种相关资料。

（4）质量保证协议：质量保证协议至少包括：①明确双方质量责任；②供货单位应提供符合规定的资料且对其真实性和有效性负责；③供货单位应按国家规定开具发票；④药品质量符合药品标准等要求；⑤药品包装、标签、说明书符合有关规定；⑥药品运输质量保证及责任；⑦质量保证协议有效期限。

（5）票据管理：采购药品时，企业应向供货单位索取发票并按规定保存。发票列明药品通用名称、规格、单位、数量、单价、金额等。不能全部列明的，应附《销售货物或提供应税劳务清单》，并加盖供货单位发票专用章原印章、注明税票号码。发票上的购、销单位名称及金额、品名应与付款流向及金额、品名一致，并与财务账目内容相对应。

（6）采购记录：采购记录应包括药品通用名称、剂型、规格、生产厂商、供货单位、数量、价格、购货日期等内容，采购中药材、中药饮片的还应标明产地。

（7）药品直调：灾情、疫情、突发事件或临床紧急救治等特殊情况发生，以及其他符合国家有关规定的情形，企业可采用直调方式购销药品，即将已采购药品不入本企业仓库，直接从供货单位发送至购货单位，但须建立专门的采购记录，保证质量跟踪和追溯。

（8）药品采购综合质量评审：企业应定期评审药品采购的整体情况，建立药品质量评审和供货单位质量档案，动态跟踪管理。

9. 收货与验收

（1）收货程序：企业应当按照规定的程序和要求对到货药品逐批进行收货、验收，防止不合格药品入库。

药品到货：收货人员应核实运输方式是否符合要求，并对照随货同行单（票）和采购记录核对药品，做到票、账、货相符。随货同行单（票）应当包括：药品的通用名称、剂型、规格、批号、数量、供货单位、生产厂商、收货单位、收货地址、发货日期等内容，加盖供货单位药品出库专用章原印章。收货人员对符合收货要求的药品，按品种特性要求放于相应待验区域或设置状态标志，通知验收。

冷藏、冷冻药品到货：应当对其运输方式及运输过程的温度记录、运输时间等质量控制状况进行重点检查并记录。不符合温度要求的应当拒收。冷藏、冷冻药品应在冷库内待验。

（2）检验报告书：验收药品应按药品批号查验同批号检验报告书。供货单位为批发企业的，检验报告书应加盖其质量管理专用章原印章。检验报告书的传递和保存可采用电子数据形式（应保证其合法性和有效性）。

（3）验收抽样：企业应对每次到货的药品进行逐批抽样验收，抽取的样品应具有代表性：①除生产企业有特殊质量控制要求或打开最小包装可能影响药品质量以外，同一批号的药品应至少检查一个最小包装；②破损、污染、渗液、封条损坏等包装异常及零货、拼箱的，应开箱检查至最小包装；③外包装及封签完整的原料药、实施批签发管理的生物制品，可不开箱检查。

验收人员应逐一检查、核对抽样药品的外观、包装、标签、说明书及相关的证明文件；验收结束后，应将抽取的样品完好放回原包装箱，加封并标示。

特殊管理药品应按相关规定在专库或专区内验收。

（4）验收记录

①药品验收记录包括：药品的通用名称、剂型、规格、批准文号、批号、生产日期、有效期、生产厂商、供货单位、到货数量、日期、验收合格数量和结果等内容。验收人员应在验收记录上签名和验收日期。

②中药材验收记录应包括：品名、产地、供货单位、到货数量、验收合格数量等内容。中药饮片验收记录应包括：品名、规格、批号、产地、生产日期、生产厂商、供货单位、到货数量、验收合格数量等内容，实施批准文号管理的中药饮片还应记录批准文号。验

收不合格的应注明不合格事项及处理措施。

（5）库存记录：企业应建立库存记录，验收合格药品□□□□□□登记；验收不合格的不得入库，并由质量管理部门处理。

（6）委托验收：直调药品可委托购货单位验收药品，□□□□严格按规范要求验收药品，并建立专门的直调药品验收记录。验收当日应将验收□□相关信息传递给直调企业。

10. 储存与养护

（1）药品储存要求：药品合理储存应按药品质量特性，并符合：①按包装标示的温度要求储存药品，包装上未标示具体温度的，按《中华人民共和国药典》规定的贮藏要求储存；②储存药品相对湿度为35%～75%；③在人工作业的库房储存药品，按质量状态实行色标管理：绿色（合格），红色（不合格），黄色（待确定）；④储存药品应按要求采取避光、遮光、通风、防潮、防虫、防鼠等措施；⑤搬运和堆码药品应严格按外包装标示要求规范操作，堆码高度符合包装图示要求，避免损坏药品包装；⑥药品按批号堆码，不同批号的药品不得混垛，垛间距不小于5cm，与库房内墙、顶、温度调控设备及管道等设施间距不小于30cm，与地面间距不小于10cm；⑦药品与非药品、外用药与其他药品分开存放，中药材和中药饮片分库存放；⑧特殊管理药品应按国家有关规定储存；⑨拆除外包装的零售药品应集中存放；⑩储存药品货架、托盘等设施设备应保持清洁，无破损和杂物堆放；⑪未经批准的人员不得进入储存作业区，储存作业区内的人员不得有影响药品质量和安全的行为；⑫药品储存作业区内不得存放与储存管理无关的物品。

（2）药品养护要求：养护人员应根据库房条件、外部环境、药品质量特性养护药品，包括：①指导和督促储存人员对药品进行合理储存与作业；②检查并改善储存条件、防护措施、卫生环境；③对库房温湿度进行有效监测、调控；④按养护计划检查库存药品的外观、包装等质量状况，并建立养护记录；⑤重点养护储存条件有特殊要求的或有效期较短的品种；⑥在计算机系统中锁定和记录发现有问题的药品，应及时通知质量管理部门处理；⑦按其特性采取有效方法进行养护并记录中药材和中药饮片，所采取的养护方法不得污染药品；⑧定期汇总、分析养护信息。

（3）有效期管理：企业应采用计算机系统自动跟踪和控制库存药品有效期，采取近效期预警及超过有效期自动锁定等措施，防止过期药品销售。

（4）破损药品处理：药品因破损而导致液体、气体、粉末泄漏时，应迅速采取安全处理措施，防止污染储存环境和其他药品。

（5）质量可疑药品的处理：立即停售质量可疑的药品，并在计算机系统中锁定，同时报告质量管理部门并确认。对可疑质量问题药品采取：①存放于标志明显的专用场所，有效隔离，不得销售；②怀疑为假药的，及时报告药品监管部门；③属特殊管理药品的，按国家有关规定处理；④不合格药品处理过程应有完整的手续和记录；⑤对不合格药品应当查明并分析原因，及时采取预防措施。

（6）定期盘点：企业应对库存药品定期盘点，做到账、货相符。

11. 销售

（1）确认购货单位合法资质：企业应当将药品销售给合法的购货单位，核实购货单位的证明文件、采购人员及提货人员的身份证明，保证药品销售流向真实、合法；严格审核购货单位的生产经营范围或诊疗范围，并按相应范围销售药品。

（2）销售票据：企业销售药品，应如实开具发票，做到票、账、货、款一致。

（3）销售记录：企业　　　药品销售记录，包括：药品的通用名称、规格、剂型、批号、有效期、生产厂商　　　　　销售数量、单价、金额、销售日期等内容。按本规范第六十九条规定进行药品　　　　立专门的销售记录。

中药材销售记录应　　　　　规格、产地、购货单位、销售数量、单价、金额、销售日期等内容。

中药饮片销售记录包括：品名、规格、批号、产地、生产厂商、购货单位、销售数量、单价、金额、销售日期等内容。

12. 出库

（1）不得出库情形：出库时应对照销售记录复核。若出现下列情况不得出库，并报告质量管理部门处理。①药品包装出现破损、污染、封口不严、衬垫不实、封条损坏等问题；②包装内有异常响动或液体渗漏；③标签脱落、字迹模糊不清或标识内容与实物不符；④药品已超过有效期；⑤其他异常情况的药品。

（2）出库记录：药品出库复核应建立记录，包括购货单位、药品的通用名称、剂型、规格、数量、批号、有效期、生产厂商、出库日期、质量状况和复核人员等内容。药品出库时，应当附加盖企业药品出库专用章原印章的随货同行单（票）。

（3）药品和直调药品的出库要求：药品出库时，应附加盖企业药品出库专用章原印章的随货同行单（票）。

直调药品出库时，由供货单位开具两份随货同行单（票）（内容应标明直调企业名称），分别发往直调企业和购货单位。

（4）冷藏冷冻药品发运：冷藏、冷冻药品的装箱、装车等项作业，由专人负责并符合：①车载冷藏箱或保温箱在使用前应达到相应的温度要求；②在冷藏环境下完成冷藏、冷冻药品的装箱、封箱工作；③装车前应检查冷藏车辆启动、运行状态，符合要求温度后方可装车；④启运时应做好运输记录，包括运输工具和启运时间等。

13. 运输与配送

（1）运输工具的要求：运输药品应根据药品包装、质量特性，针对车况、道路、天气等因素，选用适宜运输工具，采取相应措施防止出现破损、污染等。

发运药品时，应检查运输工具，发现运输条件不符合规定，不得发运。运输过程中，运载工具应保持密闭状态。

（2）运输过程中的保温与冷藏、冷冻措施：企业应根据药品温度控制要求，运输过程中采取必要的保温或冷藏、冷冻措施。运输过程中，药品不得直接接触冰袋、冰排等蓄冷剂，避免对药品质量造成影响。

在冷藏、冷冻药品运输途中，实时监测并记录冷藏车、冷藏箱或保温箱内温度数据。企业应制定冷藏、冷冻药品运输应急预案，对运输途中可能发生的设备故障、异常天气影响、交通拥堵等突发事件，可采取相应的应对措施。

（3）委托运输：企业委托其他单位运输药品的，①审计：对承运方运输药品的质量保障能力进行审计，索取运输车辆的相关资料，符合相关运输设施设备条件及要求的方可委托。②协议：应当与承运方签订运输协议，明确药品质量责任、遵守运输操作规程和在途时限等内容。③记录：应有记录使运输过程质量可追溯。记录至少包括：发货时间地址、收货单位地址、货单号、药品件数、运输方式、委托经办人、承运单位，采用车辆运输的还应载明车牌号，并留存驾驶人员的驾驶证复印件。记录至少保存5年。

已装车的药品应及时发运并尽快送达。委托运输的，企业应要求并监督承运方严格履行委托运输协议，防止因在途时间过长影响药品质量。

（4）其他运输要求：①企业应按质量管理制度严格执行运输操作规程，采取有效措施保证运输过程中的药品质量与安全；②企业应当采取运输安全管理措施，防止在运输过程中发生药品盗抢、遗失、调换等事故；③特殊管理药品的运输应符合国家有关规定。

14. 售后管理

（1）退货：企业应加强退货管理，保证退货环节药品的质量和安全，防止混入假冒药品。

（2）投诉管理：企业应按质量管理制度的要求，制定投诉管理操作规程，内容包括投诉渠道及方式、档案记录、调查与评估、处理措施、反馈和事后跟踪等。

企业应配备专职或兼职人员负责售后投诉管理，查明投诉质量问题原因，采取有效措施及时处理和反馈，并做好记录，必要时通知供货单位及药品生产企业。企业应及时将投诉及处理结果等信息记入档案，方便查询、跟踪。

（3）召回管理：企业发现已售出药品有严重质量问题，应立即通知购货单位停售、追回并做好记录，同时向药品监管部门报告。企业应协助药品生产企业履行召回义务，按召回计划的要求及时传达、反馈药品召回信息，控制和收回存在安全隐患的药品，并建立药品召回记录。

（4）药品不良反应监测和报告：企业质量管理部门应配备专职或兼职人员，按国家有关规定承担药品不良反应监测和报告工作。

（三）药品零售的质量管理

1. 质量管理与职责

（1）质量管理的文件与条件：企业应按法律法规及本规范要求制定质量管理文件，开展质量管理活动，保证药品质量。

企业应有与其经营范围和规模相适应的经营条件，包括组织机构、人员、设施设备、质量管理文件，并按规定设置计算机系统。

（2）企业负责人：药品质量的主要责任人是企业负责人，负责企业日常管理。提供必要的条件保证质量管理部门和人员有效履行职责，确保企业按要求经营药品。

（3）质量管理部门或人员：企业应设置和配备质量管理部门或人员，履行：①督促相关部门和岗位人员执行药品管理的法律法规及本规范；②组织制订质量管理文件，并指导、监督文件的执行；③负责审核供货单位及其销售人员资格证明；④负责审核所采购药品合法性；⑤负责药品的验收，指导并监督药品采购、储存、陈列、销售等环节的质量管理工作；⑥负责药品质量查询及信息管理；⑦负责调查、处理及报告药品质量投诉和质量事故；⑧负责确认及处理不合格药品；⑨负责假、劣药品的报告；⑩负责药品不良反应的报告；⑪开展药品质量管理教育和培训；⑫负责审核、控制计算机系统操作权限及质量管理基础数据维护；⑬负责组织计量器具的校准及检定工作；⑭指导并监督药学服务工作；⑮其他应当由质量管理部门或者质量管理人员履行的职责。

2. 人员管理

（1）各类人员的资质要求，具体内容见表5-2。

表 5-2　药品零售企业质量管理部门人员及资质要求

人员	资质要求
企业法定代表人或企业负责人	具备执业药师资格
质量管理、验收、采购人员	具有药学或者医学、生物、化学等相关专业学历或者具有药学专业技术职称
从事中药饮片质量管理、验收、采购人员	具有中药学中专以上学历或者具有中药学专业初级以上专业技术职称
营业员	具有高中以上文化程度或者符合省级食品药品监督管理部门规定的条件
中药饮片调剂人员	具有中药学中专以上学历或者具备中药调剂员资格

（2）人员培训：企业应按培训管理制度制定年度培训计划，开展培训，各岗位人员应接受相关法律法规及药品专业知识与技能的岗前和继续培训，达到正确理解并履行职责的目的。培训工作应当做好记录并建立档案。

企业应为销售特殊管理药品、冷藏药品、国家有专门管理要求药品的人员接受相应培训提供条件，使其掌握相关法律法规和专业知识。

（3）卫生及着装：在营业场所内工作人员应穿着整洁卫生的工作服。

直接接触药品岗位的人员应进行岗前及年度健康检查，并建健康档案。患有传染病或其他可能污染药品的疾病的人员，不得从事直接接触药品的工作。

在药品储存、陈列等区域不得存放与经营活动无关物品或私人用品，工作区域内不得有影响药品质量和安全的行为。

3. 文件

（1）文件管理

①文件的内容：企业应当按照有关法律法规及 GSP 规定，制定符合企业实际的质量管理文件。文件包括质量管理制度、岗位职责、操作规程、档案、记录和凭证等，并对质量管理文件定期审核、及时修订。

②文件的执行：企业应采取措施确保各岗位人员正确理解质量管理文件的内容，保证质量管理文件有效执行。

（2）质量管理制度：药品零售质量管理制度应包括：①药品采购、验收、陈列、销售等环节管理，若设置库房的还应包括储存、养护管理；②供货单位和采购品种的审核；③处方药销售的管理；④药品拆零的管理；⑤特殊管理药品和国家有专门管理要求的药品管理；⑥记录和凭证管理；⑦收集和查询质量信息管理；⑧质量事故、质量投诉管理；⑨中药饮片处方审核、调配、核对的管理；⑩药品有效期管理；⑪不合格药品、药品销毁管理；⑫环境卫生、人员健康规定；⑬提供用药咨询、指导合理用药等药学服务的管理；⑭人员培训及考核规定；⑮药品不良反应报告的规定；⑯计算机系统的管理；⑰药品追溯的规定；⑱其他应当规定的内容。

（3）岗位职责：企业应明确企业负责人、质量管理、采购、验收、营业员及处方审核、调配等岗位职责，设置库房的还应包括药品储存、养护等岗位职责。

质量管理岗位和处方审核岗位的职责不得由其他岗位人员代为履行。

（4）操作规程和相关记录的建立与保存。药品零售操作规程包括：①药品采购、验收、销售；②中药饮片及西药处方审核、调配、核对；③药品拆零销售；④特殊管理药品和国家有专门管理要求药品的销售；⑤营业场所药品陈列及检查；⑥营业场所冷藏药品存放；⑦计算机系统的操作和管理；⑧设置库房还应包括储存和养护操作规程。

企业应建立药品采购、验收、陈列检查、销售、温湿度监测、不合格药品处理等相关记录，做到完整、真实、准确、有效和可追溯。记录及相关凭证应至少保存5年。特殊管理药品的记录及凭证按相关规定保存。

通过计算机系统记录数据时，相关岗位人员应按操作规程，通过授权及密码登录计算机系统，进行数据的录入，保证数据原始、真实、准确、安全和可追溯。电子记录数据应以安全、可靠方式定期备份。

4. 设施与设备　企业的营业场所应当与其药品经营范围、经营规模相适应，并与药品储存、办公、生活辅助及其他区域分开。

（1）经营场所设施设备：营业场所应具有相应设施或采取其他有效措施，避免药品受室外环境的影响，并做到宽敞、明亮、整齐、卫生。

营业场所应有以下营业设备：①货架和柜台；②监测、调控温度的设备；③经营中药饮片的，有存放饮片和处方调配的设备；④经营冷藏药品的，有专用冷藏设备；⑤经营第二类精神药品、毒性中药种和罂粟壳的，有符合安全规定的专用存放设备；⑥药品拆零销售所需的调配工具、包装用品。

（2）仓库设施设备

企业设置库房的，应当做到：①库房内墙、顶光洁，地面平整，门窗结构严密；②有可靠的安全防护、防盗等措施；③储存中药饮片应设立专用库房；④经营特殊管理药品应有符合国家规定的储存设施。

药品零售企业的仓库应当有以下设施设备：①药品与地面间有效隔离的设备；②避光、通风、防潮、防虫、防鼠等设备；③有效监测和调控温湿度的设备；④符合储存作业要求的照明设备；⑤验收专用场所；⑥不合格药品专用存放场所；⑦经营冷藏药品，有与其经营品种和规模相适应的专用设备。

企业应按国家有关规定，定期校准或检定计量器具、温湿度监测设备等。

（3）计算机系统：企业应当建立能够符合经营和质量管理要求的计算机系统，并满足药品追溯的要求。

5. 采购与验收

（1）药品采购：药品零售企业采购药品参照批发企业的有关规定进行。

（2）收货与验收：药品到货时，收货人员应按采购记录，对照供货单位的随货同行单（票）核实药品，做到票、账、货相符。企业应按规定程序和要求逐批进行验收到货药品（验收样品应具代表性），查验药品检验报告书并做好验收记录。

（3）冷藏药品验收：药品零售企业的冷藏、冷冻药品到货时，应当对其运输方式及运输过程的温度记录、运输时间等质量控制状况进行重点检查并记录。不符合温度要求的应当拒收。

（4）验收结果处理：验收合格药品应及时入库或上架；不合格的，不得入库或上架，并报告质量管理人员做相应处理。

6. 陈列与储存

（1）温湿度监控与卫生检查：企业应监测和调控营业场所温度，使其温度符合要求；定期检查卫生，保持环境整洁。存放、陈列药品的设备应保持清洁卫生，不得存放与销售活动无关的物品或私人物品，并采取防虫、鼠等措施，防止药品污染。

（2）药品陈列要求：①按剂型、用途及储存要求分类陈列，设置醒目标志，类别标签字迹清晰、放置准确；②药品放置于货架（柜），摆放整齐有序、避免阳光直射；③处方药、非处方药分区陈列，并有专用标识；④处方药不得采用开架自选的方式陈列和销售；⑤分开摆放外用药与其他药品；⑥拆零销售药品集中存放于拆零专柜或专区；⑦第二类精神药品、毒性中药品种和罂粟壳不得陈列；⑧冷藏药品放置在冷藏设备中，按规定监测和记录温度，保证存放温度符合要求；⑨中药饮片柜斗谱书写应正名正字；⑩装斗前应复核，防止错斗、串斗；⑪应定期清斗，防止饮片生虫、发霉、质变；⑫不同批号饮片装斗前应清斗并记录；⑬经营非药品应设置专区，与药品区域明显隔离，有醒目标志。

（3）药品定期检查：企业应定期检查陈列、存放的药品，重点检查拆零药品和易变质、近效期、摆放时间较长药品及中药饮片。发现有质量问题的药品应及时撤柜，立即停止销售，质量管理人员确认和处理，保留相关记录。

企业应当对药品的有效期进行跟踪管理，防止近效期药品售出后可能发生的过期使用。

7. 销售管理

（1）企业及其人员的资质公示：企业应在营业场所显著位置悬挂《药品经营许可证》、营业执照、执业药师注册证等证件。营业人员应当佩戴有照片、姓名、岗位等内容的工作牌，是执业药师和药学技术人员的，工作牌还应当标明执业资格或者药学专业技术职称。在岗执业的执业药师应当挂牌明示。

（2）药品销售管理：销售药品应当符合以下要求。①处方经执业药师审核后方可调配；对处方所列药品不得擅自更改或者代用，对有配伍禁忌或者超剂量的处方，应当拒绝调配，但经处方医师更正或者重新签字确认的，可以调配；调配处方后经过核对方可销售。②处方审核、调配、核对人员应当在处方上签字或者盖章，并按照有关规定保存处方或者其复印件。③销售近效期药品应当向顾客告知有效期。④销售中药饮片做到计量准确，并告知煎服方法及注意事项；提供中药饮片代煎服务，应当符合国家有关规定。

企业销售药品应当开具销售凭证，内容包括药品名称、生产厂商、数量、价格、批号、规格等，并做好销售记录。

（3）药品拆零销售管理：药品拆零销售应当符合以下要求。①负责拆零销售的人员经过专门培训；②拆零的工作台及工具保持清洁、卫生，防止交叉污染；③做好拆零销售记录，内容包括拆零起始日期、药品的通用名称、规格、批号、生产厂商、有效期、销售数量、销售日期、分拆及复核人员等；④拆零销售应当使用洁净、卫生的包装，包装上注明药品名称、规格、数量、用法、用量、批号、有效期及药店名称等内容；⑤提供药品说明书原件或者复印件；⑥拆零销售期间，保留原包装和说明书。

（4）广告宣传：药品广告宣传应当严格执行国家有关广告管理的规定。

8. 售后管理

（1）药品退换：除药品质量原因外，药品一经售出，不得退换。

（2）投诉管理：企业应当在营业场所公布食品药品监督管理部门的监督电话，设置顾客意见簿，及时处理顾客对药品质量的投诉。

（3）药品不良反应监测和上报：企业应当按照国家有关药品不良反应报告制度的规定，收集、报告药品不良反应信息。

（4）召回管理：企业发现已售出药品有严重质量问题，应当及时采取措施召回药品并做好记录，同时向食品药品监督管理部门报告。企业应当协助药品生产企业履行召回义务，控制和收回存在安全隐患的药品，并建立药品召回记录。

（四）GSP 认证与检查

1. GSP 认证　GSP 认证是药品监督管理部门依法对药品经营企业药品经营质量管理进行监督检查的一种手段，是对药品经营企业实施《药品经营质量管理规范》情况的检查、评价并决定是否发给认证证书的监督管理过程。国家食品药品监督管理总局负责全国 GSP 认证工作的统一领导和监督管理；负责与国家认证认可监督管理部门在 GSP 认证方面的工作协调；负责国际间药品经营质量管理认证领域的互认工作。

《药品管理法》第 16 条规定："药品经营企业必须按照国务院药品监督管理部门依据本法制定的《药品经营质量管理规范》经营药品。药品监督管理部门按照规定对药品经营企业是否符合《药品经营质量管理规范》的要求进行认证；对认证合格的，发给认证证书。"2003 年 4 月，为加强药品经营质量管理，规范 GSP 认证工作，国家食品药品监督管理局《药品经营质量管理规范认证管理办法》，明确了 GSP 认证体系。2014 年 2 月 25 日，为强化药品流通监督管理，指导 GSP 现场检查工作，总局制定了《药品经营质量管理规范现场检查指导原则》；2016 年总局发布了《关于修改〈药品经营质量管理规范〉的决定》（国家食品药品监督管理总局令第 28 号），对《药品经营质量管理规范》中药品电子监管、疫苗等有关内容进行了修改。据此，总局组织对《食品药品监督管理总局关于印发药品经营质量管理规范现场检查指导原则的通知》（食药监药化监〔2014〕20 号）所附《药品经营质量管理规范现场检查指导原则》进行了修订，修改完善了第一部分《药品批发企业》和第二部分《药品零售企业》有关条款，新增了第三部分《体外诊断试剂（药品）经营企业》的内容。

2013 年，国务院办公厅《关于印发国家食品药品监督管理总局主要职责内设机构和人员编制规定的通知》："药品经营行政许可与药品经营质量管理规范认证两项行政许可将逐步整合为一项行政许可"。实行"两证合一"并不是降低了企业准入门槛和认证条件，而是将认证制度和企业准入标准及日常生产、经营行为的监管结合起来，以大大简化行政审批环节、有效提升审批速度，同时加强日常监督检查的力度。但"两证合一"调整工作还在探索和完善阶段，GSP 认证工作仍然进行。按国务院《关于第六批取消和调整行政审批项目的决定》，药品零售企业（含零售连锁企业，下同）经管质量管理规范（GSP）认证管理权限管理层级调整，下放至各设区的市级人民政府食品药品监管部门实施。2016 年国务院第 119 次常务会议通过《国务院关于修改部分行政法规的决定》，对《药品管理法实施条例》第十三条规定的"省、自治区、直辖市人民政府药品监管部门负责组织药品经营企业的认证工作"的相关内容修改为："省、自治区、直辖市人民政府药品监管部门和设区的市级药品监管机构负责组织药品经营企业的认证工作。药品经营企业应按国务院药品监管部门规定的实施办法和实施步骤，通过省、自治区、直辖市人民政府药品监管部门或设区的市级药品监管机构组织的《药品经营质量管理规范》的认证，取得认证证书。《药品经营质量管理规范》认证证书的格式由国务院药品监管部门统一规定"。"新开办药品批发企业和药品零售企业，应自取得《药品经营许可证》之日起30日内，向发给其《药品经营许可证》的药品监管部门或药品监管机构申请《药品经营质量管理规范》认证。受理申请的药品监管部门或药品监管机构应自收到申请之日起3个月内，按国务院药品监管部门的规定，组织对申请认证的药品批发企业或药品零售企业是否符合《药品经营质量管理规范》进行认证；认证合格的，发给认证证书。"

为确保现行版GSP的顺利实施，国家食品药品监督管理总局发布《关于全面监督实施新修订〈药品经营质量管理规范〉有关事项的通知》规定："各省级食品药品监管部门要组织对未通过新修订药品经营质量管理规范（药品GSP）认证的药品经营企业逐一核查，督促其切实停止药品经营活动，对《药品经营许可证》到期，仍未通过认证的企业，必须取消其药品经营资格，依法注销其《药品经营许可证》。"加强对已通过新修订药品GSP认证企业的日常监管，"发现存在严重违法违规行为的，必须撤销其《药品经营质量管理规范认证证书》，及时公开相关信息，并依法立案查处；对屡查屡犯的，必须吊销其《药品经营许可证》"。

2. GSP认证程序　申请GSP认证的药品经营企业，应符合以下条件。①属于以下情形之一的药品经营单位：具有企业法人资格的药品经营企业；非专营药品的企业法人下属的药品经营企业；不具有企业法人资格且无上级主管单位承担质量管理责任的药品经营实体。②具有依法领取的《药品经营许可证》和《企业法人营业执照》或《营业执照》。③企业经过内部评审，基本符合《药品经营质量管理规范》及其实施细则规定的条件和要求。④在申请认证前12个月内，企业没有因违规经营造成的经销假劣药品问题（以药品监督管理部门给予行政处罚的日期为准）。

GSP认证的基本程序见图5-1。

3. GSP监督检查　各级药品监督管理部门应对认证合格的药品经营企业进行监督检查，以确认认证合格企业是否仍然符合认证标准。监督检查包括跟踪检查、日常抽查和专项检查三种形式。

跟踪检查按照认证现场检查的方法和程序进行；日常抽查和专项检查应将结果记录在案。

省、自治区、直辖市药品监督管理部门应在企业认证合格后24个月内，组织对其认证的药品经营企业进行一次跟踪检查，检查企业质量管理的运行状况和认证检查中出现问题的整改情况。认证合格的药品经营企业在认证证书有效期内，如果改变了经营规模和经营范围，或在经营场所、经营条件等方面及零售连锁门店数量上发生了以下变化，省、自治区、直辖市药品监督管理部门应组织对其进行专项检查。

药品经营企业填写《药品经营质量管理规范认证申请书》及相关资料

初审部门
(县、市级药品监督管理机构)

现场核查

不合格，
不予受理

有疑问通知初审部门，补充材料

合格

自收到申请书和资料10个工作日完成初审，初审合格的

上报至省级药品监督管理部门

在收到认证申请书及资料之日起25个工作日内完成审查

不同意受理，退回

以书面形式通知初审部门和申请认证企业是否受理
(3个工作日内)

申请书和材料交由认证机构

15个工作日内，组织对企业现场检查

企业有异议，提出行政复议

检查组做出检查结论并提交检查报告

达成一致

未达成一致

详细记录

认证机构提出审核意见，送交省级药品监管机构部门审批
(10个工作日内)

不合格　　　　合格

超过复查期限或现场检查不合格不予复查，确定为认证不合格

限期整改
3个月内向省级药品监管部门和认证机构提交整改报告，提出复查申请，认证机构15个工作日内组织复查

合格

认证合格，省级药品监管部门应向企业颁发《药品经营质量管理规范认证证书》

不合格

书面通知企业，企业重新申请认证GSP(6个月后)

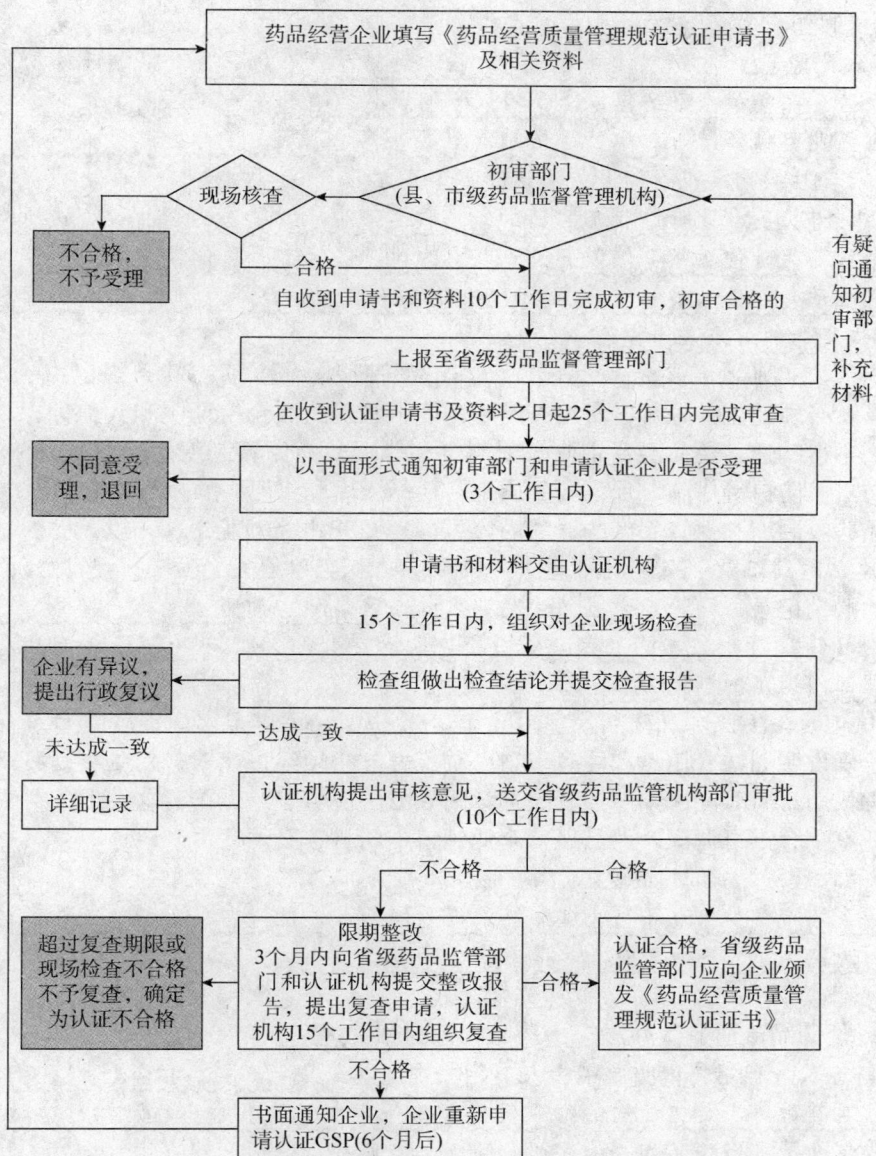

图5-1　GSP认证的程序

【药品购销的管理】

(一)《药品管理法》中药品购销活动的相关规定

1. 关于无证经营　根据《药品管理法》第14、72条规定："无《药品经营许可证》的，不得经营药品。未取得《药品生产许可证》《药品经营许可证》或者《医疗机构制剂许可证》生产药品、经营药品的，依法予以取缔，没收违法生产、销售的药品和违法所得，并处违法生产、销售的药品（包括已售出的和未售出的药品）货值金额2倍以上5倍以下的罚款；构成犯罪的，依法追究刑事责任。"

2. 关于销售假、劣药　《药品管理法》第48、49条规定："禁止生产（包括配制，下

同）、销售假药、劣药"。

第73条规定："生产、销售假药的，没收违法生产、销售的药品和违法所得，并处违法生产、销售药品货值金额2倍以上5倍以下的罚款；有药品批准证明文件的予以撤销，并责令停产、停业整顿；情节严重的，吊销《药品生产许可证》《药品经营许可证》或《医疗机构制剂许可证》；构成犯罪的，依法追究刑事责任。"

第74条规定："生产、销售劣药的，没收违法生产、销售的药品和违法所得，并处违法生产、销售药品货值金额1倍以上3倍以下的罚款；情节严重的，责令停产、停业整顿或撤销药品批准证明文件、吊销《药品生产许可证》《药品经营许可证》或《医疗机构制剂许可证》；构成犯罪的，依法追究刑事责任。"

3. 建立药品验收制度和保管制度　《药品管理法》第17、20条规定："药品经营企业购进药品，必须建立并执行进货检查验收制度，验明药品合格证明和其他标识；不符合规定要求的，不得购进。药品经营企业必须制定和执行药品保管制度，采取必要的冷藏、防冻、防潮、防虫、防鼠等措施，保证药品质量。药品入库和出库必须执行检查制度。"

药品验收制度和保管制度的详尽内容可参考GSP相关规定。

4. 建立购销记录　《药品管理法》第18条规定："药品经营企业购销药品，必须有真实完整的购销记录。购销记录必须注明药品的通用名称、剂型、规格、批号、有效期、生产厂商、购（销）货单位、购（销）货数量、购（销）价格、购（销）货日期及国务院药品监督管理部门规定的其他内容。"

5. 销售的合法性　《药品管理法》第19条规定："药品经营企业销售药品必须准确无误，并正确说明用法、用量和注意事项；调配处方必须经过核对，对处方所列药品不得擅自更改或者代用；对有配伍禁忌或者超剂量的处方，应当拒绝调配；必要时，经处方医师更正或者重新签字，方可调配。药品经营企业销售中药材，必须标明产地。"

《药品管理法》第21条规定："城乡集市贸易市场可以出售中药材，国务院另有规定的除外。城乡集市贸易市场不得出售中药材以外的药品，但持有《药品经营许可证》的药品零售企业在规定的范围内可以在城乡集市贸易市场设点出售中药材以外的药品。具体办法由国务院规定。"

（二）《药品流通监管办法》中药品购销的相关规定

1. 销售人员和销售证明　销售人员相关规定。药品生产、经营企业：①对其药品购销行为负责，对其销售人员或设立的办事机构以本企业名义从事的药品购销行为承担法律责任；②对其购销人员进行药品相关的法律、法规和专业知识培训，建立培训档案，培训档案中应当记录培训时间、地点、内容及接受培训的人员；③应当加强对药品销售人员的管理，并对其销售行为做出具体规定。

销售证明文件。药品生产企业、批发企业销售药品时，应当提供下列资料：①加盖本企业原印章的《药品生产许可证》或《药品经营许可证》和营业执照的复印件；②加盖本企业原印章的所销售药品的批准证明文件复印件；③销售进口药品的，按照国家有关规定提供相关证明文件。药品生产企业、批发企业派出销售人员销售药品的，除本条前款规定的资料外，还应当提供加盖本企业原印章的授权书复印件。授权书原件应当载明授权销售的品种、地域、期限，注明销售人员的身份证号码，并加盖本企业原印章和企业法定代表人印章（或者签名）。销售人员应当出示授权书原件及本人身份证原件，供药品采购方核实。

2. 销售凭证　药品生产企业、批发企业销售药品时，应当开具标明供货单位名称、药品名称、生产厂商、批号、数量、价格等内容的销售凭证。药品零售企业销售药品时，应当开具标明药品名称、生产厂商、数量、价格、批号等内容的销售凭证。

药品生产、经营企业采购药品时，应按规定索取、留存销售凭证，保存至超过药品有效期1年，但不得少于3年。

3. 禁止的销售活动 药品生产、经营企业不得在经药品监督管理部门核准的地址以外的场所储存或者现货销售药品。药品生产企业只能销售本企业生产的药品，不得销售本企业受委托生产的或者他人生产的药品。药品生产、经营企业不得为他人以本企业的名义经营药品提供场所，或者资质证明文件，或者票据等便利条件。药品生产、经营企业不得以展示会、博览会、交易会、订货会、产品宣传会等方式现货销售药品。药品经营企业不得购进和销售医疗机构配制的制剂。未经药品监督管理部门审核同意，药品经营企业不得改变经营方式。药品经营企业应当按照《药品经营许可证》许可的经营范围经营药品。药品生产、经营企业不得以搭售、买药品赠药品、买商品赠药品等方式向公众赠送处方药或者甲类非处方药。药品生产、经营企业不得采用邮售、互联网交易等方式直接向公众销售处方药。

(三)《国务院办公厅关于进一步改革完善药品生产流通使用政策的若干意见》(国办发〔2017〕13号)中药品购销的相关规定

1. 药品购销"两票制" 推行药品购销"两票制"。药品流通企业、医疗机构购销药品要建立信息完备的购销记录，做到票据、账目、货物、货款相一致，随货同行单与药品同行。企业销售药品应按规定开具发票和销售凭证。积极推行药品购销票据管理规范化、电子化。

2. 加强购销合同管理 卫生、商务等部门要制定购销合同范本，督促购销双方依法签订合同并严格履行。药品生产、流通企业要履行社会责任，保证药品及时生产、配送，医疗机构等采购方要及时结算货款。

3. 整顿突出问题 食品药品监管、卫生、人力资源社会保障、价格、税务、工商管理、公安等部门要定期联合开展专项检查，严厉打击租借证照、虚假交易、伪造记录、非法渠道购销药品、商业贿赂、价格欺诈、价格垄断及伪造、虚开发票等违法违规行为，依法严肃惩处违法违规企业和医疗机构，严肃追究相关负责人的责任；涉嫌犯罪的，及时移送司法机关处理。健全有关法律法规，对查实的违法违规行为，记入药品采购不良记录、企事业单位信用记录和个人信用记录并按规定公开，公立医院2年内不得购入相关企业药品；对累犯或情节较重的，依法进一步加大处罚力度，提高违法违规成本。实施办法另行制定。食品药品监管部门要加强对医药代表的管理，建立医药代表登记备案制度，备案信息及时公开。医药代表只能从事学术推广、技术咨询等活动，不得承担药品销售任务，其失信行为记入个人信用记录。

【互联网药品经营】

(一)互联网药品信息服务的管理

1. 互联网信息服务的定义和分类 互联网药品信息服务，是指通过互联网向上网用户提供药品(含医疗器械)信息的服务活动。

互联网药品信息服务分为经营性和非经营性两类。经营性互联网药品信息服务是指通过互联网向上网用户有偿提供药品信息等服务的活动。非经营性互联网药品信息服务是指通过互联网向上网用户无偿提供公开的、共享性药品信息等服务的活动。

2. 互联网药品信息服务申请条件 申请提供互联网药品信息服务，除应当符合《互联网信息服务管理办法》规定的要求外，还应当具备下列条件：①互联网药品信息服务的提供者应当为依法设立的企事业单位或者其他组织；②具有与开展互联网药品信息服务活动相适应的专业人员、设施及相关制度；③有 2 名以上熟悉药品、医疗器械管理法律、法规和药品、医疗器械专业知识，或者依法经资格认定的药学、医疗器械技术人员。

3. 互联网药品信息服务资格证书的申请与管理

（1）申请流程：申请提供互联网药品信息服务，应当填写国家食品药品监督管理总局统一制发的《互联网药品信息服务申请表》，向网站主办单位所在地省、自治区、直辖市（食品）药品监督管理部门提出申请，同时提交规定材料，省、自治区、直辖市（食品）药品监督管理部门在收到申请材料之日起 5 日内做出受理与否的决定，管理部门自受理之日起 20 日内对申请提供互联网药品信息服务的材料进行审核，并做出同意或者不同意的决定。同意的，由省、自治区、直辖市（食品）药品监督管理部门核发《互联网药品信息服务资格证书》，同时报国家食品药品监督管理总局备案并发布公告；不同意的，应当书面通知申请人并说明理由，同时告知申请人享有依法申请行政复议或者提起行政诉讼的权利。

（2）有效期：《互联网药品信息服务资格证书》有效期为 5 年。有效期届满，需要继续提供互联网药品信息服务的，持证单位应当在有效期届满前 6 个月内，向原发证机关申请换发《互联网药品信息服务资格证书》。

4. 互联网药品信息服务的监管　未取得或者超出有效期使用《互联网药品信息服务资格证书》从事互联网药品信息服务的，由国家食品药品监督管理总局或者省、自治区、直辖市（食品）药品监督管理部门给予警告，并责令其停止从事互联网药品信息服务；情节严重的，移送相关部门，依照有关法律、法规给予处罚。

提供互联网药品信息服务的网站，应当在其网站主页显著位置标注《互联网药品信息服务资格证书》的证书编号，不在其网站主页的显著位置标注《互联网药品信息服务资格证书》的证书编号的，国家食品药品监督管理总局或者省、自治区、直辖市（食品）药品监督管理部门给予警告，责令限期改正；在限定期限内拒不改正的，对提供非经营性互联网药品信息服务的网站处以 500 元以下罚款，对提供经营性互联网药品信息服务的网站处以 5000 元以上 1 万元以下罚款。

提供互联网药品信息服务网站所登载的药品信息必须科学、准确，必须符合国家的法律、法规和国家有关药品、医疗器械管理的相关规定。不得发布麻醉药品、精神药品、医疗用毒性药品、放射性药品、戒毒药品和医疗机构制剂的产品信息。

提供互联网药品信息服务的网站发布的药品（含医疗器械）广告，必须经过（食品）药品监督管理部门审查批准，发布的药品（含医疗器械）广告要注明广告审查批准文号。

（二）互联网药品交易服务的管理

1. 互联网交易服务的定义和内容　互联网药品交易服务，是指通过互联网提供药品（包括医疗器械、直接接触药品的包装材料和容器）交易服务的电子商务活动。包括：①为药品生产企业、经营企业和医疗机构之间的互联网药品交易提供的服务；②药品生产企业、批发企业通过自身网站与本企业成员之外的其他企业进行的互联网药品交易；③以及向个人消费者提供的互联网药品交易服务。

从事互联网药品交易服务的企业必须经过审查验收并取得互联网药品交易服务机构资格证书。

2. **互联网交易服务的申请**　申请从事互联网药品交易服务的企业：①应当填写国家食品药品监督管理总局统一制发的《从事互联网药品交易服务申请表》，向所在地省、自治区、直辖市（食品）药品监督管理部门提出申请，并提交相关材料。②监督管理部门收到申请材料后，在 5 日内对申请材料进行形式审查，决定是否受理。③予以受理的，应当在 10 个工作日内向国家食品药品监督管理总局报送相关申请材料。国家食品药品监督管理总局按照有关规定对申请材料进行审核，并在 20 个工作日内做出同意或者不同意进行现场验收的决定，并在 20 个工作日内对申请人按验收标准组织进行现场验收。④验收合格后，国家食品药品监督管理总局应当在 10 个工作日内向申请人核发并送达同意其从事互联网药品交易服务的互联网药品交易服务机构资格证书。

3. **互联网交易活动的监管**　①药品生产企业、经营企业和医疗机构之间的互联网药品交易提供服务的企业不得参与药品生产、经营；不得与行政机关、医疗机构和药品生产、经营企业存在隶属关系、产权关系和其他经济利益关系。②通过自身网站与本企业成员之外的其他企业进行互联网药品交易的药品生产企业和药品批发企业只能交易本企业生产或者本企业经营的药品，不得利用自身网站提供其他互联网药品交易服务。③向个人消费者提供互联网药品交易服务的企业只能在网上销售本企业经营的非处方药，不得向其他企业或者医疗机构销售药品。④参与互联网药品交易的医疗机构只能购买药品，不得上网销售药品。

2017 年 11 月 2 日，就加强互联网药品、医疗器械交易监管工作，国家食品药品监督管理总局发布《国总局办公厅关于加强互联网药品医疗器械交易监管工作的通知》，规定："落实监管责任、加大监督检查力度、强化投诉举报处理、严厉打击违法行为、大力推进信息公开、强化监管有效衔接、督促监管责任落实"。

2017 年 11 月 14 日，国家食品药品监督管理总局发布《网络药品经营监管办法（征求意见稿）》，其中规定："从事网络药品销售活动，应具备药品经营资质，应遵守《药品经营质量管理规范》。食品药品监督管理部门按'网上网下一致'的原则进行监管。网络药品销售者应当是取得药品生产、经营资质的药品生产、批发、零售连锁企业。其他企业、机构及个人不得从事网络药品销售。网络药品销售范围不得超出企业药品经营许可范围。药品销售网站展示的药品信息应当真实准确、合法有效，标明药品批准文号、进口药品注册证号、医药产品注册证号，链接至国家食品药品监督管理总局网站对应的数据查询页面。向个人消费者销售药品的网站不得通过网络发布处方药信息"。

【同步练习】

一、A 型题（最佳选择题）

1. 开办药品零售企业的，应符合

A. 布局合理的要求

B. 质量管理负责人具有大学以上学历，且必须是执业药师

C. 常住人口数量、地域、交通状况和实际需要的要求，符合方便群众购药的原则

D. 具有能够保证药品储存质量要求的常温库、阴凉库

本题考点：开办药品经营企业和药品零售企业的条件和设置标准。

2. 下列关于药品经营企业说法错误的是

A. 药品批发企业不直接服务于消费者，其特点为成批购进，成批出售

B. 药品零售企业即药店

C. 从事药品零售，可直接销售处方药和非处方药

D. 经药品监督管理部门核实后，药品经营企业可改变经营方式

本题考点：药品经营企业的经营方式和经营范围。

3. 对于《药品经营许可证》说法不正确的是

A. 变更分为登记事项变更和许可事项变更

B. 有效期为 5 年

C. 持证企业应在有效期满前 6 个月内，申请换发《药品经营许可证》

D. 许可事项变更申请经验收合格后，企业应依法向原发证部门办理企业注册登记的有关变更手续

本题考点：《药品经营许可证》的变更、换发和注销。

4.《药品经营质量管理规范》的核心内容是

A. 通过严格的质量管理制度，约束企业的行为，全程控制流通过程中药品的质量

B. 在药品购进、运输、销售等环节实行全程质量管理

C. 实现药品可追溯，保障药品的质量

D. 规范药品经营企业的质量管理体系，加强药品经营企业的销售管理

本题考点：《药品经营质量管理规范》的核心内容。

5. 下列关于药品批发企业质量管理，叙述不正确的为

A. 企业质量管理体系关键要素发生重大变化时，企业应组织开展内审

B. 企业外审即评价药品供货单位、购货单位的质量管理体系，必要时实地考察

C. 药品质量负责人应由高层管理负责人担任，独立履行职责

D. 企业质量管理部门应协助企业开展质量管理教育和培训

本题考点：药品批发企业质量管理的内容。

6. 药品储存的相对湿度范围为

A. 35%～65%   B. 40%～75%

C. 40%～70%   D. 35%～75%

本题考点：药品储存的相对湿度要求。

7. 药品生产、经营企业采购药品时，应索取、查验、留存供货企业有关证件、资料，索取、留存销售凭证。资料和销售凭证，应当保存超过药品

A. 有效期1年，但不得少于2年   B. 有效期1年，但不得少于3年

C. 有效期1年，但不得少于5年   D. 有效期2年，但不得少于3年

本题考点：药品销售凭证保存的期限。

8. 关于药店药品陈列叙述正确的为
A. 头孢呋辛片与维生素 C 银翘片可存放于同一销售区域内
B. 拆零药品应与该药品的最小包装存放于同一区域
C. 地西泮片剂经药品监督管理部门审核同意后，可陈列销售
D. 中药饮片的柜斗应正名正字，装斗不同批号的中药饮片应清斗
本题考点：零售药品的陈列要求。

9. 下列属于第一类互联网药品交易服务类型条件的是
A. 具有完整保存交易记录的能力、设施和设备
B. 提供互联网药品交易服务的网站已获得从事互联网药品信息服务的资格
C. 依法设立的企业法人
D. 具有保证上网交易资料和信息合法性、真实性的完整的管理制度、设备和技术措施
本题考点：第一类互联网药品交易服务类型条件。

10. 提供经营性互联网药品信息服务的网站可以发布
A. 麻醉药品
B. 精神药品
C. 经批准的医疗器械广告
D. 医疗机构制剂
本题考点：互联网药品信息服务的网站广告发布要求。

二、B 型题（配伍选择题）
(11—15 题共用备选答案)
A. 国家食品药品监督管理总局
B. 省、自治区、直辖市药品监督管理部门
C. 市级以上药品监督管理部门
D. 县级以上药品监督管理部门
11. 批准并颁发《药品经营许可证》给药品批发企业的部门是
12. 批准并颁发《药品经营许可证》给药品零售企业的部门是
13. 对未通过新修订的 GSP 认证的药品经营企业进行核查的部门是
14. 统一制发《从事互联网药品交易服务申请表》的部门是
15. 核发《互联网药品信息服务资格证书的部门是》
本题考点：不同药品监督管理部门的职能。

(16—19 题共用备选答案)
A. 最小包装
B. 非最小包装
C. 不开箱检查
D. 开箱检查
药品批发企业验收药品时
16. 除特殊规定外，同一批号的药品至少检查一个
17. 破损或拼箱的，应开箱检查至
18. 外包装及封签完整的原料药
19. 零货验收时，应验收

本题考点:药品的验收要求。

(20—22 题共用备选答案)

A. 依法没收违法所得　　　　　　　B. 2 倍以上 5 倍以下的罚款

C. 1 倍以上 3 倍以下的罚款　　　　D. 停产、停业整顿

20. 生产、销售劣药的,没收违法生产、销售的药品和违法所得,并处违法生产、销售药品货值金额

21. 生产、销售假药的,没收违法生产、销售的药品和违法所得,并处违法生产、销售药品货值金额

22. 生产、销售假药、劣药的,情节严重的

本题考点:生产、销售假药、劣药的处罚规定。

三、X 型题（多项选择题）

23. 对持有《药品经营许可证》的企业必须进行现场检查的是

A. 《药品经营许可证》换证当年

B. 上一年度检查中存在问题的企业

C. 上一年度申请登记事项和许可事项变更的企业

D. 上一年度新开办的企业

本题考点:持有《药品经营许可证》企业的监督检查。

24. 药品批发企业采购活动应当

A. 查验首营企业的资质,如《药品生产许可证》或《药品经营许可证》

B. 核实供货单位销售人员是否持有供货单位及供货品种的相关质量证明

C. 与供货单位签订质量保证协议

D. 按规定向供货单位索取发票并保存

本题考点:药品批发单位的采购管理。

25. GSP 的监督检查包括

A. 专项检查　　　　　　　　　　　B. 日常抽查

C. 实地检查　　　　　　　　　　　D. 跟踪检查

本题考点:GSP 监督检查的形式。

参考答案:1. C　2. C　3. D　4. A　5. C　6. D　7. B　8. D　9. C　10. C　11. B
12. C　13. B　14. A　15. B　16. A　17. A　18. C　19. A　20. C　21. B
22. D　23. BD　24. ABCD　25. ABD

二、药品使用管理

【复习指导】本部分是历年必考内容,应熟练掌握药品的采购管理、库存管理、处方与调配管理、医疗机构制剂的定义和特征、中药制剂委托配制的管理、抗菌药物临床应用的管理;熟悉医疗机构的药事管理、药学服务的主要内容。其余为了解内容。

　　医疗机构是药品使用的主体，应当加强医疗机构的用药行为管理，保证安全合理用药。我国《药品管理法》和《药品管理法实施条例》均有专门章节对医疗机构的涉药行为做了规定。其他药品使用相关法律规范主要包括：《医疗机构药事管理规定》（卫医政发〔2011〕11 号）、《医疗机构药品监管办法（试行）》（国食药监安〔2011〕442 号）、《药品流通监管办法》（局令第 26 号）、《处方管理办法》（卫生部令第 53 号）、《医疗机构制剂注册管理办法（试行）》（局令第 20 号）、《医疗机构制剂配制质量管理规范（试行）》（局令第 27号）、《医疗机构制剂配制监管办法（试行）》（局令第 18 号）、《抗菌药物临床应用管理办法》（卫生部令第 84 号）、《遏制细菌耐药国家行动计划（2016～2020 年）》《国务院办公厅关于进一步改革完善药品生产流通使用政策的若干意见》（国办发〔2017〕13 号）、《捐赠药品进口管理规定》等。

【医疗机构的药事管理】

（一）医疗机构药事管理

医疗机构药事管理，是指医疗机构以患者为中心，以临床药学为基础，对临床用药全过程进行有效的组织实施与管理，促进临床科学、合理用药的药学技术服务和相关的药品管理工作。

2017 年 7 月，（国卫办医发〔2017〕26 号）中指出：要求进一步加强药事管理，促进药学服务模式转变，维护人民群众健康权益，要求各地要结合医学模式转变，推进药学服务从"以药品为中心"转变为"以患者为中心"，从"以保障药品供应为中心"转变为"在保障药品供应的基础上，以重点加强药学专业技术服务、参与临床用药为中心"。促进药学工作更加贴近临床，努力提供优质、安全、人性化的药学专业技术服务。医院药学服务亟需转型。

（二）药事管理组织和药学部门

1. 药事管理与药物治疗学委员会（组）　二级以上医院应当设立药事管理与药物治疗学委员会；其他医疗机构应当成立药事管理与药物治疗学组。药事管理与药物治疗学委员会（组）应当建立健全的相应工作制度，日常工作由药学部门负责。

（1）人员组成：药事管理与药物治疗学委员会委员由具有高级技术职务任职资格的临床医学、药学、护理和医院感染管理部门、医疗行政管理部门等人员组成；药事管理与药物治疗学组由药学、医务、护理、医院感染、临床科室等部门负责人和具有药师、医师以上专业技术职务任职资格人员组成。

医疗机构负责人任药事管理与药物治疗学委员会（组）主任委员，药学和医务部门负责人任药事管理与药物治疗学委员会（组）副主任委员。

（2）职责：药事管理与药物治疗学委员会（组）的职责如下。①贯彻执行医疗卫生及药事管理等有关法律、法规、规章。审核制定本机构药事管理和药学工作规章制度，并监督实施；②制定本机构药品处方集和基本用药供应目录；③推动药物治疗相关临床诊疗指南和药物临床应用指导原则的制定与实施，监测、评估本机构药物使用情况，提出干预和改进措施，指导临床合理用药；④分析、评估用药风险和药品不良反应、药品损害事件，并提供咨询与指导；⑤建立药品遴选制度，审核本机构临床科室申请的新购入药品、调整药品品种或者供应企业和申报医院制剂等事宜；⑥监督、指导麻醉药品、精神药品、医疗用毒性药品及放射性药品的临床使用与规范化管理；⑦对医务人员进行有关药事管理法律法规、规章制度和合理用药知识教育培训；⑧向公众宣传安全用药知识。

2. 药学部门

（1）部门设置：医疗机构应当根据本机构功能、任务、规模设置相应的药学部门，配备和提供与药学部门工作任务相适应的专业技术人员、设备和设施。

三级医院设置药学部，并可根据实际情况设置二级科室；二级医院设置药剂科；其他医疗机构设置药房。

（2）职责：药学部门具体负责药品管理、药学专业技术服务和药事管理工作，开展以患者为中心，以合理用药为核心的临床药学工作，组织药师参与临床药物治疗，提供药学专业技术服务。药学部门应当建立健全的相应工作制度、操作规程和工作记录，并组织实施。

（3）人员要求

①资质要求：医疗机构药学专业技术人员按照有关规定取得相应的药学专业技术职务任职资格。

②药学专业技术人员配置：医疗机构药学专业技术人员不得少于本机构卫生专业技术人员的8%。建立静脉用药调配中心（室）的，医疗机构应当根据实际需要另行增加药学专业技术人员数量。医疗机构应当根据本机构性质、任务、规模配备适当数量临床药师，三级医院临床药师不少于5名，二级医院临床药师不少于3名。临床药师应当具有高等学校临床药学专业或者药学专业本科毕业以上学历，并应当经过规范化培训。

医疗机构应当加强对药学专业技术人员的培养、考核和管理，制订培训计划，组织药学专业技术人员参加毕业后规范化培训和继续医学教育，将完成培训及取得继续医学教育学分情况，作为药学专业技术人员考核、晋升专业技术职务任职资格和专业岗位聘任的条件之一。

③药学部门负责人要求：二级以上医院药学部门负责人应当具有高等学校药学专业或者临床药学专业本科以上学历，以及本专业高级技术职务任职资格；除诊所、卫生所、医务室、卫生保健所、卫生站以外的其他医疗机构药学部门负责人应当具有高等学校药学专业专科以上或者中等学校药学专业毕业学历，以及药师以上专业技术职务任职资格。

④医院药师职责：负责药品采购供应、处方或者用药医嘱审核、药品调剂、静脉用药集中调配和医院制剂配制，指导病房（区）护士请领、使用与管理药品；参与临床药物治疗，进行个体化药物治疗方案的设计与实施，开展药学查房，为患者提供药学专业技术服务；参加查房、会诊、病例讨论和疑难、危重患者的医疗救治，协同医师做好药物使用遴选工作，对临床药物治疗提出意见或调整建议，与医师共同对药物治疗负责；开展抗菌药物临床应用监测，实施处方点评与超常预警，促进药物合理使用；开展药品质量监测，药品严重不良反应和药品损害的收集、整理、报告等工作；掌握与临床用药相关的药物信息，提供用药信息与药学咨询服务，向公众宣传合理用药知识；结合临床药物治疗实践，进行药学临床应用研究；开展药物利用评价和药物临床应用研究；参与新药临床试验和新药上市后安全性与有效性监测；其他与医院药学相关的专业技术工作。

【药品采购与库存管理】

（一）药品采购管理

医疗机构除院内制剂和捐赠药品外，其余均为院外购进。医疗机构应当根据《国家基本药物目录》《处方管理办法》《国家处方集》《药品采购供应质量管理规范》等制订本机构《药品处方集》和《基本用药供应目录》，编制药品采购计划，按规定购入药品。药品采购工作由药学部门承担。另国家食品药品监督管理总局于 2016 年颁布了《捐赠药品进口管理规定》，规定了对进口捐赠药品的要求，其中提及捐赠药品贮存、使用等内容。

1.《药品管理法》及《药品管理法实施条例》的相关规定

（1）医疗机构必须从具有药品生产、经营资格的企业购进药品；但是，购进没有实施批准文号管理的中药材除外。

（2）医疗机构购进药品，必须建立并执行进货检查验收制度，验明药品合格证明和其他标识；不符合规定要求的，不得购进和使用。

（3）医疗机构购进药品，必须有真实、完整的药品购进记录。药品购进记录必须注明药品的通用名称、剂型、规格、批号、有效期、生产厂商、供货单位、购货数量、购进价格、购货日期及国务院药品监督管理部门规定的其他内容。

（4）个人设置的门诊部、诊所等医疗机构不得配备常用药品和急救药品以外的其他药品。常用药品和急救药品的范围和品种，由所在地的省、自治区、直辖市人民政府卫生行政部门会同同级人民政府药品监督管理部门规定。

2.《医疗机构药事管理规定》的相关规定

（1）医疗机构应当制订本机构药品采购工作流程；建立健全的药品成本核算和账务管理制度；严格执行药品购入检查、验收制度；不得购入和使用不符合规定的药品。

（2）医疗机构临床使用的药品应当由药学部门统一采购供应。经药事管理与药物治疗学委员会（组）审核同意，核医学科可以购用、调剂本专业所需的放射性药品。其他科室或者部门不得从事药品的采购、调剂活动，不得在临床使用非药学部门采购供应的药品。

3.《药品流通监管办法》的相关规定

（1）医疗机构购进药品时，应当按照本办法第十二条规定，索取、查验、保存供货企业有关证件、资料、票据。

（2）医疗机构购进药品，必须建立并执行进货检查验收制度，并建立真实完整的药品购进记录。药品购进记录必须注明药品的通用名称、生产厂商（中药材标明产地）、剂型、规格、批号、生产日期、有效期、批准文号、供货单位、数量、价格、购进日期。

（3）药品购进记录必须保存至超过药品有效期1年，但不得少于3年。

4.《医疗机构药品监督管理办法（试行）》的相关规定

（1）医疗机构必须从具有药品生产、经营资格的企业购进药品。医疗机构使用的药品应当按照规定由专门部门统一采购，禁止医疗机构其他科室和医务人员自行采购。医疗机构因临床急需进口少量药品的，应当按照《药品管理法》及其实施条例的有关规定办理。

（2）医疗机构购进药品，应当查验供货单位的《药品生产许可证》或者《药品经营许可证》和《营业执照》、所销售药品的批准证明文件等相关证明文件，并核实销售人员持有的授权书原件和身份证原件。医疗机构应当妥善保存首次购进药品加盖供货单位原印章的前述证明文件的复印件，保存期不得少于5年。

（3）医疗机构购进药品时应当索取、留存供货单位的合法票据，并建立购进记录，做到票、账、货相符。合法票据包括税票及详细清单，清单上必须载明供货单位名称、药品名称、生产厂商、批号、数量、价格等内容，票据保存期不得少于3年。

（4）医疗机构必须建立和执行进货验收制度，购进药品应当逐批验收，并建立真实、完整的药品验收记录。医疗机构接受捐赠药品、从其他医疗机构调入急救药品也应当遵守前款规定。药品验收记录应当包括药品通用名称、生产厂商、规格、剂型、批号、生产日期、有效期、批准文号、供货单位、数量、价格、购进日期、验收日期、验收结论等内容。验收记录必须保存至超过药品有效期1年，但不得少于3年。

（5）医疗机构应当建立健全的中药饮片采购制度，按照国家有关规定购进中药饮片。

5．医疗机构药品采购的具体要求

（1）药品采购部门和品种限制：医疗机构应当按照经药品监督管理部门批准并公布的药品通用名称购进药品。同一通用名称药品的品种，注射剂型和口服剂型各不得超过2种，处方组成类同的复方制剂1～2种。因特殊诊疗需要使用其他剂型和剂量规格药品的情况除外。即按规定，医院除特殊情况外，医院实行"一品两规"：每一个通用名称药品不得超过2个，即同一药品两种规格。故医疗机构应加强对购进药品品种的管理，选择优质优价的药品。

（2）公立医院药品集中采购：2015年国务院办公厅发布《关于完善公立医院药品集中采购工作的指导意见》，要求："实行一个平台、上下联动、公开透明、分类采购，采取招生产企业、招采合一、量价挂钩、双信封制、全程监控等措施，加强药品采购全过程的综合监管，切实保障药品质量和供应。"随后卫计委发布《关于落实完善公立医院药品集中采购工作指导意见的通知》，进一步明确了公立医院药品集中采购的具体措施。

①合理确定采购范围和采购量。

医院要按照不低于上年度药品实际使用量的80%制订采购计划，具体到通用名、剂型和规格，每种药品采购的剂型原则上不超过3种，每种剂型对应的规格原则上不超过2种。药品采购预算一般不高于医院业务支出的25%～30%。省级药品采购机构应及时汇总分析医院药品采购计划和采购预算，合理确定药品采购范围，落实带量采购，优先选择符合临床路径、纳入重大疾病保障、重大新药创制专项、重大公共卫生项目的药品，兼顾妇女、老年和儿童等特殊人群的用药需要，并与医保、新农合报销政策做好衔接。

充分吸收国家基本药物遴选中规范剂型、规格等有效方法，依据国家基本药物目录、医疗保险药品报销目录、基本药物临床应用指南和处方集等，遵循临床常用必需、剂型规格适宜、包装使用方便的原则，推进药品剂型、规格、包装标准化，努力提高药品采购和使用集中度。

②细化药品分类采购措施。

招标采购药品。可根据上一年度药品采购总金额中各类药品的品规采购金额百分比排序，将占比排序累计不低于80%、且有3家及以上企业生产的基本药物和非专利药品纳入招标采购范围。坚持双信封招标制度。

药品招标采购必须面向生产企业，由药品生产企业直接投标，同时提交经济技术标书和商务标书。要强化药品质量安全、风险评估意识，合理控制通过经济技术标书评审的企业数量。对于通过经济技术标书评审的企业不再排序，按照商务标书报价由低到高选择中标企业和候选中标企业。

要落实招采合一、带量采购、量价挂钩。从有利竞争、满足需求、确保供应出发，区别药品不同情况，结合公立医院用药特点和质量要求，根据仿制药质量一致性评价技术要求，科学设定竞价分组，每组中标企业数量不超过 2 家。要通过剂型、规格标准化，将适应证和功能疗效类似药品优化组合和归并，减少议价品规数量，促进公平竞争。

对中标价格明显偏低的，要加强综合评估，全程监测药品质量和实际供应保障情况。对于只有 1 家或 2 家企业投标的品规，可组织专门议价。要公开议价规则，同品种议价品规的价格要参照竞价品规中标价格，尽量避免和减少人为因素影响，做到公开透明、公平公正。

谈判采购药品。要坚持政府主导、多方参与、公开透明、试点起步，实行国家和省级谈判联动。2015 年，国家将启动部分专利药品、独家生产药品谈判试点，方案另行制订。对于一时不能纳入谈判试点的药品，继续探索以省（区、市）为单位的量价挂钩、价格合理的集中采购实现路径和方式，并实行零差率销售。鼓励省际跨区域联合谈判，结合国家区域经济发展战略，探索形成适应医保支付政策的区域采购价格。

直接挂网采购药品。包括妇儿专科非专利药品、急（抢）救药品、基础输液、常用低价药品及暂不列入招标采购的药品。各地可参照卫计委委托行业协会、学术团体公布的妇儿专科非专利药品、急（抢）救药品遴选原则和示范药品，合理确定本地区相关药品的范围和具体剂型、规格，满足防治需求。

国家定点生产药品。要按照全国统一采购价格直接网上采购，不再议价。

麻醉药品和第一类精神药品。仍暂时实行最高出厂价格和最高零售价格管理。

医院使用的所有药品（不含中药饮片）均应通过省级药品集中采购平台采购。采购周期原则上 1 年 1 次。对采购周期内新批准上市的药品，各地可根据疾病防治需要，经过药物经济学和循证医学评价，另行组织以省（区、市）为单位的集中采购。

③改进医院药款结算管理。

医院从药品交货验收合格到付款的时间不得超过 30 天。加强政策引导，鼓励医院公开招标选择开户银行，通过互惠互利、集中开设银行账户，由银行提供相应药品周转金服务，加快医院付款时间，降低企业融资成本和药品生产流通成本。纠正和防止医院以承兑汇票等形式变相拖延付款时间的现象和行为。要将药品支出纳入预算管理和年度考核，定期向社会公布。逐步实现药占比（不含中药饮片）总体降到 30% 以下。

④完善药品配送管理。

公立医院药品配送要兼顾基层供应，特别是向广大农村地区倾斜。鼓励县、乡、村一体化配送，重点保障偏远、交通不便地区药品供应。要落实药品生产企业是供应配送责任主体的要求，加强考核督导和纠偏整改，建立和完善药品配送约谈、退出、处罚制约机制。对配送率低、拒绝承担基层药品配送、屡犯不改的企业取消中标、挂网资格，取消供货资格。要研究细化医院被迫使用其他企业替代药品，超支费用由原中标企业承担的配套措施。

进一步强化短缺药品监测和预警，按区域选择若干医院和基层医疗卫生机构作为短缺药品监测点，及时掌握分析短缺原因，理顺供需衔接，探索多种方式，保障患者基本用药需求。

⑤加快推进采购平台规范化建设。

药品集中采购平台要坚持政府主导，维护非营利性的公益性质。省级药品采购机构要增强服务意识，全面推进信息公开，定期公布医院药品采购价格、数量、付款时间及药品生产经营企业配送到位率、不良记录等情况，并及时做好网上交易数据汇总和监测分析工作，合理运用差比价规则，测算各类药品市场平均价格，采集不同阶段药品采购价格及周边国家和地区药品价格等信息，为各类药品采购提供支持。

要借助互联网、大数据等现代信息技术，不断扩展升级采购平台服务和监管功能，提高平台智能化水平，适应签订电子合同、在线支付结算、网上电子交易等新特点、新要求，为推进医院与药品生产企业直接结算药款，生产企业与配送企业结算配送费用创造条件。

⑥规范医院药品使用管理。

各省（区、市）药政管理部门要落实责任，继续推动公立医院优先配备使用基本药物，并达到一定使用比例。建立处方点评和医师约谈制度，重点跟踪监控辅助用药、医院超常使用的药品，明确医师处方权限，处方涉及贵重药品时，应主动与患者沟通，规范用量，努力减轻急性、长期用药患者药品费用负担。全面提升药师的总体数量和业务素质，充分发挥药师的用药指导作用，鼓励零售药店药师定期到二级以上医疗机构培训，积极探索药师网上药事服务。

加快推进以基本药物为重点的临床用药（耗材）综合评价体系建设。以省为单位选择部分医疗、教学、科研等综合实力较强的三级、二级医院和基层医疗卫生机构，对药品（耗材）的安全性、有效性、合理性、依从性、经济性等进行成本效益评估，为规范药品采购和配备使用，推进药品剂型、规格、包装标准化提供临床技术支持。

（3）药品采购中逐步推行"两票制"："两票制"的界定："两票制"是指药品生产企业到流通企业开具一次增值税专用发票或者增值税普通发票（以下统称发票），流通企业到医疗机构开具一次发票。可视为药品生产企业的情况：①药品生产企业或科工贸一体化的集团型企业设立的销售本企业（集团）药品的全资（或持股50%以上）商业公司（全国仅限1家商业公司）；②境外药品国内总代理或进口药品国内分包装企业（全国仅限1家）；③药品上市许可持有人委托代为销售药品的药品生产企业或经营企业（全国仅限1家）。药品流通集团型企业内部与全资（或持股50%以上）子公司及全资（或持股50%以上）子公司之间调拨药品可不视为一票，但最多允许开一次发票。

特殊情况的处理：①麻醉、精神、防治传染病和寄生虫病的免费用药、国家免疫规划疫苗、计划生育药品、中药饮片、体外诊断试剂、医疗用毒性药品、放射性药品的流通经营按国家现行规定执行。②为应对自然灾害、重大疫情、重大突发事件和病人急（抢）救等特殊情况，紧急采购药品或国家医药储备药品，可特殊处理。③为保障临床急需短缺药品的及时供给，短缺药品可特殊处理。发挥部门联动机制作用，实行短缺药品动态管理，并在市药品阳光采购平台公示，接受社会监督。④为保障基层药品的有效供应，配送到特别偏远、交通不便的乡（镇）、村医疗卫生机构的药品，允许药品流通企业在"两票制"基础上再开一次药品购销发票。确需增加一票的，由市食品药品监管部门同市卫生计生部门确定后，在市药品阳光采购平台公示。

药品生产、流通企业销售药品，应按照发票管理有关规定开具增值税专用发票或增值税普通发票（以下统称"发票"），项目要填写齐全。所销售药品还应当按照药品经营质量管理规范（药品GSP）要求附符合规定的随货同行单。发票（及清单，下同）上的购、销方名称应当与随货同行单、付款流向一致、金额一致。

药品生产企业向药品流通企业销售药品时，应主动提供第一票并对其真实性负责。药品流通企业购进药品时，应按照相关药品管理规定验收入库，到货验收时，主动验明发票、随货同行单与实际购进药品的品种、规格、数量等，做到票据、账目、货物、货单、货款一致。药品购销中发生的发票及相关票据，应当按照有关规定保存。

药品流通企业向公立医疗机构销售药品时，应主动提供第二票并对其真实性负责。公立医疗机构在药品验收入库时，要借助信息化手段做好药品信息比对、票据信息核查和留存备查工作，为"两票制"查验提供基础支撑。

（4）基层医疗卫生机构药品配备使用管理

①坚持政府办基层医疗卫生机构全部配备使用基本药物，所有政府办基层医疗卫生机构应当依据自身功能定位和服务能力，合理选择配备使用基本药物。推进村卫生室实施基本药物制度，采取购买服务的方式将非政府办基层医疗卫生机构纳入基本药物制度实施范围，鼓励县级公立医院和城市公立医院优先使用基本药物，逐步实现各级各类医疗机构全面配备并优先使用基本药物。

②严格控制和规范药品增补。以省（区、市）为单位增补非目录药品是基本药物制度实施初期的阶段性措施。2012 年版国家基本药物目录基本适应基层用药需求，不鼓励进行新的增补。为促进双向转诊、建立分级诊疗，兼顾不同医保支付水平和基层与当地公立医院用药衔接，城市社区卫生服务中心和农村乡镇卫生院可暂按省级卫生计生行政部门规定和要求，从医保（新农合）药品报销目录中，配备使用一定数量或比例的药品，满足患者用药需求，落实零差率销售。要不断提高基本药物使用量，强化基本药物配备使用的主导地位。

③加强基层药品配送监管。各级卫生计生行政部门要具体落实组织协调和监督检查责任，强化药品配送服务监管。坚持城乡结合、远近结合，督促供货企业按照药品购销合同规定的时间、地点、数量及时配送，尤其是做好偏远、山区、交通不便地区的药品配送服务，供货企业不得因个别药品用量小、价格低而拒绝配送。建立供货企业不良记录管理制度，对于配送到位率低甚至不配送的，要通过约谈、警告、通报批评等形式限期纠正，拒不纠正的，计入不良记录，2 年内不得参与本省（区、市）药品集中采购工作。各地可结合地方实际，探索在本区域内实行医院与基层药品配送一体化，满足各级医疗卫生机构用药需求。

④加强基层药品合理使用管理。各地要加快建立健全的药品使用管理信息系统，将基本药物和其他药品使用情况作为考核医疗卫生机构及其负责人落实基本药物制度相关政策的重要内容和行风建设的评价指标，开展监督检查，对发现的问题及时处理。要加强医疗服务质量管理，强化安全用药、合理用药动态监测和预警机制，完善药品处方审核点评制度，加强廉洁自律，抵制商业贿赂和不正之风。

⑤坚持中西药并重。积极发挥中医药的作用和优势，鼓励广泛使用中医药，深入挖掘和总结当地用于防治常见病、多发病、慢性病的中药验方，经过充分论证和安全性评价后加以推广。加强对医务人员中医药知识和技能的培训，开展中医药特色服务。

⑥积极推进合理用药宣传培训。巩固基本药物临床应用指南和处方集培训基层全覆盖成果，结合继续医学教育，开展基层医学人才和药学人才培养。以推广基本药物应用为重点，利用多种形式持续深入传播基本药物合理使用理念，引导群众转变不良用药习惯，增强社会对基本药物的认知和信任，营造良好的社会氛围。

（5）医疗机构儿童用药配备使用

①加强药品配备，满足临床需求。根据《处方管理办法》（卫生部令第 53 号）关于医疗机构药品配备有关规定，儿童用药应当满足不同年龄层次患儿需求，属于因特殊诊疗需要使用其他剂型和剂量规格药品的情况，各医疗机构要放宽对儿童适宜品种、剂型、规格的配备限制。

②完善采购工作，确保药品供应。进一步落实公立医院药品集中采购工作，对妇儿专科

非专利药品等暂不列入招标采购的药品，各地可参照卫计委委托行业协会、学术团体公布的妇儿专科非专利药品遴选原则和示范药品，合理确定本地区药品的范围和具体剂型、规格，直接挂网采购，满足儿科临床需求。

③规范处方行为，引导合理使用。各医疗机构要参照国家处方集、基本药物临床应用指南和处方集，规范处方行为，推进药品使用管理信息化，提高合理用药水平。要充分发挥药师作用，加强抗菌药物等重点药品应用管理和评价，建立用药处方、医嘱点评制度，将点评结果作为医师定期考核和绩效管理依据，确保儿童用药科学、规范、安全、合理。

（6）急（抢）救药品采购供应：2015 年 1 月 9 日，卫计委办公厅、国家中医药管理局办公室联合发布《关于做好急（抢）救药品采购供应工作的通知》，要求加强和完善急救抢救药品采购供应管理，实行直接挂网采购，保障患者临床用药需求。

①各地要合理确定急（抢）救药品范围。根据本地区临床急（抢）救用药需求现状，按照急（抢）救必需、安全有效、中西药并重、个人和医保可承受等原则，组织专家合理确定本省（区、市）各级医疗机构的急（抢）救药品遴选标准和范围，相关药品具体到通用名称、剂型、规格，并实行动态管理。

②急（抢）救药品实行直接挂网采购。各省（区、市）药品集中采购管理机构将本省（区、市）确定的急（抢）救药品直接挂网采购。省级药品采购机构将具备相应资质条件的企业集中挂网，公立医院通过省级药品集中采购平台直接与企业议价采购。基层医疗卫生机构需要的急（抢）救药品委托省级药品采购机构集中议价采购。各地要统筹做好公立医院与基层药品供应配送管理工作，提高采购、配送集中度，加强监督检查。

③完善急（抢）救药品供应保障机制。各地要进一步完善省级药品集中采购平台功能，建立短缺药品信息及时报告制度，通过设立短缺药品监测点，及时发布短缺药品预警信息，做好供需衔接。对用量小、市场供应短缺的急（抢）救药品，可打包定点、定向采购，并探索以省（区、市）为单位招标定点生产。

（二）药品库存管理

1. 实施药品库存管理的原因　药品储存和保管工作应根据药品的性质，提供适宜的储存条件，采取有效措施保证药品质量、降低药品损耗，最大限度地实现药品的治疗价值。

2. 《药品管理法》中药品库存管理的规定　医疗机构必须制定和执行药品保管制度，采取必要的冷藏、防冻、防潮、防虫、防鼠等措施，保证药品质量。

3. 《医疗机构药事管理规定》中药品库存管理的规定

（1）医疗机构应当制定和执行药品保管制度，定期对库存药品进行养护与质量检查。药品库的仓储条件和管理应当符合药品采购供应质量管理规范的有关规定。

（2）化学药品、生物制品、中成药和中药饮片应当分别储存，分类定位存放。易燃、易爆、强腐蚀性等危险性药品应当另设仓库单独储存，并设置必要的安全设施，制订相关的工作制度和应急预案。

（3）麻醉药品、精神药品、医疗用毒性药品、放射性药品等特殊管理的药品，应当按照有关法律、法规、规章的相关规定进行管理和监督使用。

4. 《药品流通监督管理办法》中药品库存管理的规定

（1）医疗机构设置的药房，应当具有与所使用药品相适应的场所、设备、仓储设施和卫生环境，配备相应的药学技术人员，并设立药品质量管理机构或者配备质量管理人员，建立药品保管制度。

（2）医疗机构储存药品，应当制定和执行有关药品保管、养护的制度，并采取必要的冷藏、防冻、防潮、避光、通风、防火、防虫、防鼠等措施，保证药品质量。

（3）医疗机构应当将药品与非药品分开存放；中药材、中药饮片、化学药品、中成药应分别储存、分类存放。

5.《医疗机构药品监督管理办法（试行）》的规定

（1）医疗机构应当有专用的场所和设施、设备储存药品。药品的存放应当符合药品说明书标明的条件。医疗机构需要在急诊室、病区护士站等场所临时存放药品的，应当配备符合药品存放条件的专柜。有特殊存放要求的，应当配备相应设备。

（2）医疗机构储存药品，应当按照药品属性和类别分库、分区、分垛存放，并实行色标管理。药品与非药品分开存放；中药饮片、中成药、化学药品分别储存、分类存放；过期、变质、被污染等药品应当放置在不合格库（区）。

（3）医疗机构应当制定和执行药品保管、养护管理制度，并采取必要的控温、防潮、避光、通风、防火、防虫、防鼠、防污染等措施，保证药品质量。

（4）医疗机构应当配备药品养护人员，定期对储存药品进行检查和养护，监测和记录储存区域的温湿度，维护储存设施设备，并建立相应的养护档案。

（5）医疗机构应当建立药品效期管理制度。药品发放应当遵循"近效期先出"的原则。

（6）麻醉药品、精神药品、医疗用毒性药品、放射性药品应当严格按照相关行政法规的规定存放，并具有相应的安全保障措施。

【处方与调配管理】

（一）处方和处方管理

1. 处方的定义 《处方管理办法》（卫生部令第53号）第2条规定："本办法所称处方，是指由注册的执业医师和执业助理医师（以下简称医师）在诊疗活动中为患者开具的、由取得药学专业技术职务任职资格的药学专业技术人员（以下简称药师）审核、调配、核对，并作为患者用药凭证的医疗文书。处方包括医疗机构病区用药医嘱单。"

2. 处方内容 按卫健委统一规定的处方标准，处方由前记、正文和后记组成。

（1）前记：包括医疗机构名称、费别、患者姓名、性别、年龄、门诊或住院病历号、科别或病区和床位号、临床诊断、开具日期等。可添列特殊要求的项目。麻醉药品和第一类精神药品处方还应当包括患者身份证明编号，代办人姓名、身份证明编号。

（2）正文：以Rp或R（拉丁文Recipe"请取"的缩写）标示，分列药品名称、剂型、规格、数量、用法用量。

（3）后记：医师签名或者加盖专用签章，药品金额及审核、调配、核对、发药药师签名或者加盖专用签章。

3. 处方颜色

（1）普通处方的印刷用纸为白色。

（2）急诊处方印刷用纸为淡黄色，右上角标注"急诊"。

（3）儿科处方印刷用纸为淡绿色，右上角标注"儿科"。

（4）麻醉药品和第一类精神药品处方印刷用纸为淡红色，右上角标注"麻、精一"。

（5）第二类精神药品处方印刷用纸为白色，右上角标注"精二"。

4. 处方书写 处方书写应当符合下列规则：①患者一般情况、临床诊断填写清晰、完整，并与病历记载一致。②每张处方限于一名患者的用药。③字迹清楚，不得涂改；如需修改，应当在修改处签名并注明修改日期。④药品名称应当使用规范的中文名称书写，没有中文名称的可以使用规范的英文名称书写；医疗机构或者医师、药师不得自行编制药品缩写名称或者使用代号；书写药品名称、剂量、规格、用法、用量要准确规范，药品用法可用规范的中文、英文、拉丁文或者缩写体书写，但不得使用"遵医嘱""自用"等含糊不清字句。⑤患者年龄应当填写实足年龄，新生儿、婴幼儿写日、月龄，必要时要注明体重。⑥西药和中成药可以分别开具处方，也可以开具一张处方，中药饮片应当单独开具处方。⑦开具西药、中成药处方，每一种药品应当另起一行，每张处方不得超过5种药品。⑧中药饮片处方的书写，一般应当按照"君、臣、佐、使"的顺序排列；调剂、煎煮的特殊要求注明在药品右上方，并加括号，如布包、先煎、后下等；对饮片的产地、炮制有特殊要求的，应当在药品名称之前写明。⑨药品用法用量应当按照药品说明书规定的常规用法用量使用，特殊情况需要超剂量使用时，应当注明原因并再次签名。⑩除特殊情况外，应当注明临床诊断。⑪开具处方后的空白处画一斜线以示处方完毕。⑫处方医师的签名式样和专用签章应当与院内药学部门留样备查的式样相一致，不得任意改动，否则应当重新登记留样备案。

5. 处方权的获得

（1）经注册的执业医师在执业地点取得相应的处方权。经注册的执业助理医师在医疗机构开具的处方，应当经所在执业地点执业医师签名或加盖专用签章后方有效。经注册的执业助理医师在乡、民族乡、镇、村的医疗机构独立从事一般的执业活动，可以在注册的执业地点取得相应的处方权。医师应当在注册的医疗机构签名留样或者专用签章备案后，方可开具处方。

（2）医疗机构应当按照有关规定，对本机构执业医师和药师进行麻醉药品和精神药品使用知识和规范化管理的培训。执业医师经考核合格后取得麻醉药品和第一类精神药品的处方权，药师经考核合格后取得麻醉药品和第一类精神药品调剂资格。医师取得麻醉药品和第一类精神药品处方权后，方可在本机构开具麻醉药品和第一类精神药品处方，但不得为自己开具该类药品处方。药师取得麻醉药品和第一类精神药品调剂资格后，方可在本机构调剂麻醉药品和第一类精神药品。试用期人员开具处方，应当经所在医疗机构有处方权的执业医师审核并签名或加盖专用签章后方有效。进修医师由接收进修的医疗机构对其胜任本专业工作的实际情况进行认定后授予相应的处方权。

（二）处方开具

医师应当根据医疗、预防、保健需要，按照诊疗规范、药品说明书中的药品适应证、药理作用、用法、用量、禁忌、不良反应和注意事项等开具处方。

1. 药品名称 ①医师开具处方应当使用经药品监督管理部门批准并公布的药品通用名称、新活性化合物的专利药品名称和复方制剂药品名称；②医师开具院内制剂处方时应当使用经省级卫生行政部门审核、药品监督管理部门批准的名称；③医师可以使用由卫健委公布的药品习惯名称开具处方。

2. 处方效期 处方开具当日有效。特殊情况下需延长有效期的，由开具处方的医师注明有效期限，但有效期最长不得超过3天。

3. 处方限量

（1）处方一般不得超过7日用量；急诊处方一般不得超过3日用量；对于某些慢性病、老年病或特殊情况，处方用量可适当延长，但医师应当注明理由。医疗用毒性药品、放射性药品的处方用量应当严格按照国家有关规定执行。

（2）为门（急）诊患者开具的麻醉药品、第一类精神药品注射剂，每张处方为一次常用量；控、缓释制剂，每张处方不得超过 7 日常用量；其他剂型，每张处方不得超过 3 日常用量。哌甲酯用于治疗儿童多动症时，每张处方不得超过 15 日常用量。

（3）第二类精神药品一般每张处方不得超过 7 日常用量；对于慢性病或某些特殊情况的患者，处方用量可以适当延长，医师应当注明理由。

（4）为门（急）诊癌症疼痛患者和中、重度慢性疼痛患者开具的麻醉药品、第一类精神药品注射剂，每张处方不得超过 3 日常用量；控、缓释制剂，每张处方不得超过 15 日常用量；其他剂型，每张处方不得超过 7 日常用量。

（5）为住院患者开具的麻醉药品和第一类精神药品处方应当逐日开具，每张处方为 1 日常用量。

除需长期使用麻醉药品和第一类精神药品的门（急）诊癌症疼痛患者和中、重度慢性疼痛患者外，麻醉药品注射剂仅限于医疗机构内使用。

4. 其他　医师利用计算机开具、传递普通处方时，应当同时打印出纸质处方，其格式与手写处方一致；打印的纸质处方经签名或者加盖签章后有效。药师核发药品时，应当核对打印的纸质处方，无误后发给药品，并将打印的纸质处方与计算机传递处方同时收存备查。

（三）处方调剂和审核

1. 调剂的定义　处方调剂（调配），指收处方、审查处方、调配处方、核对处方和发药的一系列过程。也是医师、药师、护士、患者（或其家属）等协同活动的过程。调配处方必须严格按处方调配操作规程，严格审查处方，认真调配操作，仔细核查核对，交代药物用法用量和注意事项。

2. 调剂人员的资质　取得药学专业技术职务任职资格的人员方可从事处方调剂工作。药师签名或者专用签章式样应当在本机构留样备查。具有药师以上专业技术职务任职资格的人员负责处方审核、评估、核对、发药及安全用药指导；药士从事处方调配工作。

医疗机构应当按照有关规定，对本机构执业医师和药师进行麻醉药品和精神药品使用知识和规范化管理的培训。药师经考核合格后取得麻醉药品和第一类精神药品调剂资格。药师取得麻醉药品和第一类精神药品调剂资格后，方可在本机构调剂麻醉药品和第一类精神药品。

3. 处方调剂过程　调剂活动涉及多个部门、科室及不同种类的患者，药师应当凭医师处方调剂处方药品，非经医师处方不得调剂。以门诊调剂为例，调剂流程如下。

（1）收方。从患者或其家属处接收医师开具的处方，或从病房医护人员处接收处方或药品请领单。

（2）处方审核和干预。①药师应当认真逐项检查处方前记、正文和后记书写是否清晰、完整，并确认处方的合法性。②药师应当对处方用药适宜性进行审核，审核内容包括：规定必须做皮试的药品，处方医师是否注明过敏试验及结果的判定；处方用药与临床诊断的相符性；剂量、用法的正确性；选用剂型与给药途径的合理性；是否有重复给药现象；是否有潜在临床意义的药物相互作用和配伍禁忌；其他用药不适宜情况。③药师经处方审核后，认为存在用药不适宜时，应当告知处方医师，请其确认或者重新开具处方。④药师发现严重不合理用药或者用药错误，应当拒绝调剂，及时告知处方医师，并应当记录，按照有关规定报告。

（3）调配与发药。①药师调剂处方时必须做到"四查十对"：查处方，对科别、姓名、年龄；查药品，对药名、剂型、规格、数量；查配伍禁忌，对药品性状、用法用量；查用药合理性，对临床诊断。②药师在完成处方调剂后，应当在处方上签名或者加盖专用签章。③药师应当对麻醉药品和第一类精神药品处方，按年月日逐日编制顺序号。④药师对于不规范处方或者不能判定其合法性的处方，不得调剂。

4. 其他　除麻醉药品、精神药品、医疗用毒性药品和儿科处方外，医疗机构不得限制门诊就诊人员持处方到药品零售企业购药。

（四）监督管理

1. 医师的监督管理

（1）医疗机构应当对出现超常处方 3 次以上且无正当理由的医师提出警告，限制其处方权；限制处方权后，仍连续 2 次以上出现超常处方且无正当理由的，取消其处方权。

（2）医师出现下列情形之一的，处方权由其所在医疗机构予以取消：①被责令暂停执业；②考核不合格离岗培训期间；③被注销、吊销执业证书；④不按照规定开具处方，造成严重后果的；⑤不按照规定开具药方，造成严重后果的；⑥因开具处方牟取私利。

（3）未取得处方权的人员及被取消处方权的医师不得开具处方。未取得麻醉药品和第一类精神药品处方资格的医师不得开具麻醉药品和第一类精神药品处方。

（4）除治疗需要外，医师不得开具麻醉药品、精神药品、医疗用毒性药品和放射性药品处方。

2. 药师的监督管理　未取得药学专业技术职务任职资格的人员不得从事处方调剂工作。

3. 处方的保存

（1）处方由调剂处方药品的医疗机构妥善保存。普通处方、急诊处方、儿科处方保存期限为 1 年，医疗用毒性药品、第二类精神药品处方保存期限为 2 年，麻醉药品和第一类精神药品处方保存期限为 3 年。

（2）医疗机构应当根据麻醉药品和精神药品处方开具情况，按照麻醉药品和精神药品品种、规格对其消耗量进行专册登记，登记内容包括发药日期、患者姓名、用药数量。专册保存期限为 3 年。

（五）法律责任

1. 医疗机构有下列情形之一的，由县级以上卫生行政部门按照《医疗机构管理条例》第四十八条的规定，责令限期改正，并可处以 5000 元以下的罚款；情节严重的，吊销其《医疗机构执业许可证》。①使用未取得处方权的人员、被取消处方权的医师开具处方的；②使用未取得麻醉药品和第一类精神药品处方资格的医师开具麻醉药品和第一类精神药品处方的；③使用未取得药学专业技术职务任职资格的人员从事处方调剂工作的。

2. 医疗机构未按照规定保管麻醉药品和精神药品处方，或者未依照规定进行专册登记的，按照《麻醉药品和精神药品管理条例》第七十二条的规定，由设区的市级卫生行政部门责令限期改正，给予警告；逾期不改正的，处 5000 元以上 1 万元以下的罚款；情节严重的，吊销其印鉴卡；对直接负责的主管人员和其他直接责任人员，依法给予降级、撤职、开除的处分。

3. 医师和药师出现下列情形之一的，由县级以上卫生行政部门按照《麻醉药品和精神药品管理条例》第七十三条的规定予以处罚。①未取得麻醉药品和第一类精神药品处方资格的医师擅自开具麻醉药品和第一类精神药品处方的；②具有麻醉药品和第一类精神药品处方资格的医师未按照规定开具麻醉药品和第一类精神药品处方，或者未按照卫健委制定的麻醉药品和精神药品临床应用指导原则使用麻醉药品和第一类精神药品的；③药师未按照规定调剂麻醉药品、精神药品处方的。

4. 医师出现下列情形之一的，按照《执业医师法》第三十七条的规定，由县级以上卫生行政部门给予警告或者责令暂停 6 个月以上 1 年以下执业活动；情节严重的，吊销其执业证书。①未取得处方权或者被取消处方权后开具药品处方的；②未按照本办法规定开具药品处方的；③违反《处方管理办法》其他规定的。

5. 药师未按照规定调剂处方药品，情节严重的，由县级以上卫生行政部门责令改正、通报批评，给予警告；并由所在医疗机构或者其上级单位给予纪律处分。

（六）处方点评制度

1. 定义 处方点评是根据相关法规、技术规范，对处方书写的规范性及药物临床使用的适宜性（用药适应证、药物选择、给药途径、用法用量、药物相互作用、配伍禁忌等）进行评价，发现存在或潜在的问题，制定并实施干预和改进措施，促进临床药物合理应用的过程。

2. 组织管理

（1）医院处方点评工作在医院药物与治疗学委员会（组）和医疗质量管理委员会领导下，由医院医疗管理部门和药学部门共同组织实施。医院应当根据本医院的性质、功能、任务、科室设置等情况，在药物与治疗学委员会（组）下建立由医院药学、临床医学、临床微生物学、医疗管理等多学科专家组成的处方点评专家组，为处方点评工作提供专业技术咨询。

（2）医院药学部门成立处方点评工作小组，负责处方点评的具体工作。处方点评工作小组成员应当具备以下条件：①具有较丰富的临床用药经验和合理用药知识。②相应的专业技术任职资格。二级及以上医院处方点评工作小组成员应当具有中级以上药学专业技术职务任职资格，其他医院处方点评工作小组成员应当具有药师以上药学专业技术职务任职资格。

3. 处方点评的实施

（1）医院药学部门应当会同医疗管理部门，根据医院诊疗科目、科室设置、技术水平、诊疗量等实际情况，确定具体抽样方法和抽样率，其中门、急诊处方的抽样率不应少于总处方量的 1‰，且每个月点评处方绝对数不应少于 100 张；病房（区）医嘱单的抽样率（按出院病历数计）不应少于 1%，且每个月点评出院病历绝对数不应少于 30 份。

（2）医院处方点评小组应当按照确定的处方抽样方法随机抽取处方，并按照《处方点评工作表》（附件）对门、急诊处方进行点评；病房（区）用药医嘱的点评应当以患者住院病历为依据，实施综合点评，点评表格由医院根据本院实际情况自行制定。

（3）三级以上医院应当逐步建立健全专项处方点评制度。专项处方点评是医院根据药事管理和药物临床应用管理的现状和存在的问题，确定点评的范围和内容，对特定的药物或特定疾病的药物（如国家基本药物、血液制品、中药注射剂、肠外营养制剂、抗菌药物、辅助治疗药物、激素等临床使用及超说明书用药、肿瘤患者和围手术期用药等）使用情况进行的处方点评。有条件的医院应当利用信息技术建立处方点评系统，逐步实现与医院信息系统的联网与信息共享。

4. 处方点评的结果 处方点评结果分为合理处方和不合理处方。不合理处方包括不规范处方、用药不适宜处方及超常处方。

【医疗机构制剂管理】

（一）医疗机构制剂许可

1. 医疗机构制剂的定义及特征 《医疗机构制剂注册管理办法（试行）》（局令第 20 号）第 3 条规定："医疗机构制剂，是指医疗机构根据本单位临床需要经批准而配制的、自用的固定处方制剂。医疗机构配制的制剂，应是市场上没有供应的品种。"

医疗机构配制制剂，必须具有能够保证制剂质量的人员、设施、检验仪器、卫生条件和管理制度。

2. 《医疗机构制剂许可证》的管理

（1）申请与核发：医疗机构设立制剂室，应当向所在地省、自治区、直辖市（食品）药品监督管理部门提交申请材料，省、自治区、直辖市（食品）药品监督管理部门应当自收到申请之日起 30 个工作日内，按规定组织验收。验收合格的，予以批准，并自批准决定做出之日起 10 个工作日内向申请人核发《医疗机构制剂许可证》。

《医疗机构制剂许可证》分正本和副本。正、副本具有同等法律效力，有效期为 5 年。

《医疗机构制剂许可证》是医疗机构配制制剂的法定凭证，应当载明证号、医疗机构名称、医疗机构类别、法定代表人、制剂室负责人、配制范围、注册地址、配制地址、发证机关、发证日期、有效期限等项目。其中由（食品）药品监督管理部门核准的许可事项为：制剂室负责人、配制地址、配制范围、有效期限。

国家食品药品监督管理总局关于启用新版《药品生产许可证》和《医疗机构制剂许可证》（2015 年第 171 号）的公告中规定：新版《医疗机构制剂许可证》有效期为 5 年，明确日常监管机构和监管人员，输入法定代表人、制剂室负责人、质量负责人等关键人员个人信息，增加"社会信用代码"、举报电话等信息，并加附防伪二维码信息图片。任何机构和个人均可扫描二维码查验证书真伪。

（2）变更：《医疗机构制剂许可证》变更分为许可事项变更和登记事项变更。①许可事项变更是指制剂室负责人、配制地址、配制范围的变更；②登记事项变更是指医疗机构名称、医疗机构类别、法定代表人、注册地址等事项的变更。

医疗机构变更《医疗机构制剂许可证》许可事项的，在许可事项发生变更前 30 日，向原审核、批准机关申请变更登记。原发证机关应当自收到变更申请之日起 15 个工作日内做出准予变更或者不予变更的决定。医疗机构增加配制范围或者改变配制地址的，应当按规定提交材料，经省、自治区、直辖市（食品）药品监督管理部门验收合格后，依照前款办理《医疗机构制剂许可证》变更登记。

医疗机构变更登记事项的，应当在有关部门核准变更后 30 日内，向原发证机关申请《医疗机构制剂许可证》变更登记，原发证机关应当在收到变更申请之日起 15 个工作日内办理变更手续。

（3）换发：《医疗机构制剂许可证》有效期届满需要继续配制制剂的，医疗机构应当在有效期届满前 6 个月，向原发证机关申请换发《医疗机构制剂许可证》。原发证机关结合医疗机构遵守法律法规、《医疗机构制剂配制质量管理规范》和质量体系运行情况，按照本办法关于设立医疗机构制剂室的条件和程序进行审查，在《医疗机构制剂许可证》有效期届满前做出是否准予换证的决定。

（4）缴销：医疗机构终止配制制剂或者关闭的，由原发证机关缴销《医疗机构制剂许可证》，同时报国家食品药品监督管理总局备案。

3. 中药制剂委托配制的管理　经省、自治区、直辖市（食品）药品监督管理部门批准，具有《医疗机构制剂许可证》且取得制剂批准文号，并属于"医院"类别的医疗机构的中药制剂，可以委托本省、自治区、直辖市内取得《医疗机构制剂许可证》的医疗机构或者取得《药品生产质量管理规范》认证证书的药品生产企业配制制剂。委托配制的制剂剂型应当与受托方持有的《医疗机构制剂许可证》或者《药品生产质量管理规范》认证证书所载明的范围一致。未取得《医疗机构制剂许可证》的"医院"类别的医疗机构，在申请中药制剂批准文号时申请委托配制的，应当按照《医疗机构制剂注册管理办法》的相关规定办理。

委托配制制剂的质量标准应当执行原批准的质量标准，其处方、工艺、包装规格、标签及使用说明书等应当与原批准的内容相同。在委托配制的制剂包装、标签和说明书上，应当标明委托单位和受托单位名称、受托单位生产地址，委托单位取得《医疗机构中药制剂委托配制批件》后，应当向所在地设区的市级以上药品检验所报送委托配制的前三批制剂，经检验合格后方可投入使用。

委托方对委托配制制剂的质量负责；受托方应当具备与配制该制剂相适应的配制与质量保证条件，按《药品生产质量管理规范》或者《医疗机构制剂配制质量管理规范》进行配制，向委托方出具批检验报告书，并按规定保存所有受托配制的文件和记录。

（二）医疗机构制剂注册管理

1. 申报与审批

（1）申报与审批程序：申请医疗机构制剂，应当进行相应的临床前研究，包括处方筛选、配制工艺、质量指标、药理、毒理学研究等。①申请配制医疗机构制剂，申请人应当填写《医疗机构制剂注册申请表》，向所在地省、自治区、直辖市（食品）药品监督管理部门或者其委托的设区的市级（食品）药品监督管理机构提出申请，报送有关资料和制剂实样；②收到申请的省、自治区、直辖市（食品）药品监督管理部门或者其委托的设区的市级（食品）药品监督管理机构对申报资料进行形式审查，确定是否受理；③省、自治区、直辖市（食品）药品监督管理部门或者其委托的设区的市级（食品）药品监督管理机构应当在申请受理后 10 日内组织现场考察，抽取连续 3 批检验用样品，通知指定的药品检验所进行样品检验和质量标准技术复核；④省、自治区、直辖市（食品）药品监督管理部门应当在收到全部资料后 40 日内组织完成技术审评，符合规定的，发给《医疗机构制剂临床研究批件》；⑤医疗机构制剂的临床研究，应当在获得《医疗机构制剂临床研究批件》后，取得受试者知情同意书及伦理委员会的同意，按照《药物临床试验质量管理规范》的要求实施；⑥完成临床研究后，申请人向所在地省、自治区、直辖市（食品）药品监督管理部门或者其委托的设区的市级（食品）药品监督管理机构报送临床研究总结资料。省、自治区、直辖市（食品）药品监督管理部门收到全部申报资料后 40 日内组织完成技术审评，做出是否准予许可的决定。符合规定的，应当自做出准予许可决定之日起 10 日内向申请人核发《医疗机构制剂注册批件》及制剂批准文号，同时报国家食品药品监督管理总局备案。

（2）临床研究制剂：临床研究用的制剂，应当按照《医疗机构制剂配制质量管理规范》或者《药品生产质量管理规范》的要求配制，配制的制剂应当符合经省、自治区、直辖市（食品）药品监督管理部门审定的质量标准。医疗机构制剂的临床研究，应当在获得《医疗机构制剂临床研究批件》后，取得受试者知情同意书及伦理委员会的同意，按照《药物临床试验质量管理规范》的要求实施。医疗机构制剂的临床研究，应当在本医疗机构按照临床研究方案进行，受试例数不得少于 60 例。

（3）医疗机构制剂批准文号格式：X 药制字 H（Z）+4 位年号 +4 位流水号。

X——省、自治区、直辖市简称，H——化学制剂，Z——中药制剂。

2. 医疗机构制剂申报范围　有下列情形之一的，不得作为医疗机构制剂申报：①市场上已有供应的品种；②含有未经国家食品药品监督管理总局批准的活性成分的品种；③除变态反应原外的生物制品；④中药注射剂；⑤中药、化学药组成的复方制剂；⑥麻醉药品、精神药品、医疗用毒性药品、放射性药品；⑦其他不符合国家有关规定的制剂。

《麻醉药品和精神药品管理条例》第43条规定："对临床需要而市场无供应的麻醉药品和精神药品，持有医疗机构制剂许可证和印鉴卡的医疗机构需要配制制剂的，应当经所在地省、自治区、直辖市人民政府药品监督管理部门批准"。

（三）医疗机构制剂的调剂使用

医疗机构制剂一般不得调剂使用。发生灾情、疫情、突发事件或者临床急需而市场没有供应时，需要调剂使用的，属省级辖区内医疗机构制剂调剂的，必须经所在地省、自治区、直辖市（食品）药品监督管理部门批准；属国家食品药品监督管理总局规定的特殊制剂及省、自治区、直辖市之间医疗机构制剂调剂的，必须经国家食品药品监督管理总局批准。省级辖区内申请医疗机构制剂调剂使用的，应当由使用单位向所在地省、自治区、直辖市（食品）药品监督管理部门提出申请，说明使用理由、期限、数量和范围，并报送有关资料。

取得制剂批准文号的医疗机构应当对调剂使用的医疗机构制剂的质量负责。接受调剂的医疗机构应当严格按照制剂的说明书使用制剂，并对超范围使用或者使用不当造成的不良后果承担责任。医疗机构制剂的调剂使用，不得超出规定的期限、数量和范围。

（四）医疗机构制剂配制质量管理

2001年国家药品监督管理局发布的《医疗机构制剂配制质量管理规范》是医疗机构制剂配制和质量管理的基本准则，适用于制剂配制的全过程。主要分为以下几种。

1. 机构与人员　医疗机构制剂配制应在药剂部门设制剂室、药检室和质量管理组织。机构与岗位人员的职责应明确，并配备具有相应素质及相应数量的专业技术人员。制剂室和药检室的负责人应具有大专以上药学或相关专业学历，具有相应管理的实践经验，有对工作中出现的问题做出正确判断和处理的能力。制剂室和药检室的负责人不得互相兼任。从事制剂配制操作及药检的人员，应经专业技术培训，具有基础理论知识和实际操作技能。凡有特殊要求的制剂配制操作和药检人员还应经相应的专业技术培训。

2. 使用管理　制剂配发必须有完整的记录或凭据。内容包括：领用部门、制剂名称、批号、规格、数量等。制剂在使用过程中出现质量问题时，制剂质量管理组织应及时进行处理，出现质量问题的制剂应立即收回，并填写收回记录。收回记录应包括：制剂名称、批号、规格、数量、收回部门、收回原因、处理意见及日期等。制剂使用过程中发现的不良反应，应按《药品不良反应监测管理办法》的规定予以记录，填表上报。保留病历和有关检验、检查报告单等原始记录至少1年备查。

【药物临床应用管理】

（一）药学服务

药学服务是医疗机构诊疗活动的重要内容，是促进合理用药、提高医疗质量、保证患者用药安全的重要环节。

随着新医改的不断深化和推进，药学部分人员的职责发生了较大的变化，药学服务模式从"以药品为中心"转变为"以患者为中心"，从"以保障药品供应为中心"转变为"在保障药品供应的基础上，以重点加强药学专业技术服务、参与临床用药为中心"。促进药学工作更加贴近临床，努力提供优质、安全、人性化的药学专业技术服务。

药学服务内容包含：①建立由医师、护士和药师共同组成的多学科合作团队，开展临床合理用药工作；②参与临床药物治疗方案、个体化给药方案的制订和实施工作；③参与药物治疗监测工作；④参与处方审核、点评和调剂工作；⑤参与用药咨询、患者用药教育等工作；⑥监测和上报药品不良反应；⑦开展药学相关研究，如药物有效性安全性评价、药物经济学研究等；⑧参与疾病的预防、治疗、预后和保健工作等。

（二）抗菌药物临床应用管理

《医疗机构药事管理规定》第16条指出："医疗机构应依据国家基本药物制度、抗菌药物临床应用指导原则和中成药临床应用指导原则，制定本机构基本药物临床应用管理办法，建立并落实抗菌药物临床应用分级管理制度。"为加强抗菌药物临床应用的管理，提高抗菌药物临床应用水平，卫生部于2012年4月发布《抗菌药物临床应用管理办法》（卫生部令第84号），对抗菌药物的临床应用提出更加具体的要求，规定如下。

1. 抗菌药物分级管理　抗菌药物临床应用实行分级管理。根据安全性、疗效、细菌耐药性、价格等因素，将抗菌药物分为三级：非限制使用级、限制使用级与特殊使用级。具体划分标准如下。

（1）非限制使用级抗菌药物是指经长期临床应用证明安全、有效，对细菌耐药性影响较小，价格相对较低的抗菌药物。

（2）限制使用级抗菌药物是指经长期临床应用证明安全、有效，对细菌耐药性影响较大，或者价格相对较高的抗菌药物。

（3）特殊使用级抗菌药物是指具有以下情形之一的抗菌药物：①具有明显或者严重不良反应，不宜随意使用的抗菌药物；②需要严格控制使用，避免细菌过快产生耐药的抗菌药物；③疗效、安全性方面的临床资料较少的抗菌药物；④价格昂贵的抗菌药物。

2. 组织机构及职责

（1）医疗机构主要负责人是本机构抗菌药物临床应用管理的第一责任人。医疗机构应当建立本机构抗菌药物管理工作制度。

（2）医疗机构应当设立抗菌药物管理工作机构或者配备专（兼）职人员负责本机构的抗菌药物管理工作。二级以上的医院、妇幼保健院及专科疾病防治机构（以下简称二级以上医院）应当在药事管理与药物治疗学委员会下设立抗菌药物管理工作组。抗菌药物管理工作组由医务、药学、感染性疾病、临床微生物、护理、医院感染管理等部门负责人和具有相关专业高级技术职务任职资格的人员组成，医务、药学等部门共同负责日常管理工作。其他医疗机构设立抗菌药物管理工作小组或者指定专（兼）职人员，负责具体管理工作。

（3）医疗机构抗菌药物管理工作机构或者专（兼）职人员的主要职责是：①贯彻执行抗菌药物管理相关的法律、法规、规章，制定本机构抗菌药物管理制度并组织实施；②审议本机构抗菌药物供应目录，制定抗菌药物临床应用相关技术性文件，并组织实施；③对本机构抗菌药物临床应用与细菌耐药情况进行监测，定期分析、评估、上报监测数据并发布相关信息，提出干预和改进措施；④对医务人员进行抗菌药物管理相关法律、法规、规章制度和技术规范培训，组织对患者合理使用抗菌药物的宣传教育。

3. 临床应用管理

（1）抗菌药物的采购

①医疗机构应当按照省级卫生行政部门制定的抗菌药物分级管理目录，制定本机构抗菌药物供应目录，并向核发其《医疗机构执业许可证》的卫生行政部门备案。医疗机构抗菌药物供应目录包括采购抗菌药物的品种、品规。未经备案的抗菌药物品种、品规，医疗机构不得采购。

②医疗机构应当严格控制本机构抗菌药物供应目录的品种数量。同一通用名称抗菌药物品种，注射剂型和口服剂型各不得超过2种。具有相似或者相同药理学特征的抗菌药物不得重复列入供应目录。

③医疗机构应当定期调整抗菌药物供应目录品种结构，并于每次调整后15个工作日内向核发其《医疗机构执业许可证》的卫生行政部门备案。调整周期原则上为2年，最短不得少于1年。

④医疗机构应当按照国家药品监督管理部门批准并公布的药品通用名称购进抗菌药物，优先选用《国家基本药物目录》《国家处方集》和《国家基本医疗保险、工伤保险和生育保险药品目录》收录的抗菌药物品种。基层医疗卫生机构只能选用基本药物（包括各省、区、市增补品种）中的抗菌药物品种。

⑤因特殊治疗需要，医疗机构需使用本机构抗菌药物供应目录以外抗菌药物的，可以启动临时采购程序。临时采购应当由临床科室提出申请，说明申请购入抗菌药物名称、剂型、规格、数量、使用对象和使用理由，经本机构抗菌药物管理工作组审核同意后，由药学部门临时一次性购入使用。医疗机构应当严格控制临时采购抗菌药物品种和数量，同一通用名抗菌药物品种启动临时采购程序原则上每年不得超过5例次。如果超过5例次，应当讨论是否列入本机构抗菌药物供应目录。调整后的抗菌药物供应目录总品种数不得增加。

（2）抗菌药物遴选和定期评估制度：医疗机构遴选和新引进抗菌药物品种，应当由临床科室提交申请报告，经药学部门提出意见后，由抗菌药物管理工作组审议。

抗菌药物管理工作组2/3以上成员审议同意，并经药事管理与药物治疗学委员会2/3以上委员审核同意后方可列入采购供应目录。

抗菌药物品种或者品规存在安全隐患、疗效不确定、耐药率高、性价比差或者违规使用等情况的，临床科室、药学部门、抗菌药物管理工作组可以提出清退或者更换意见。清退意见经抗菌药物管理工作组1/2以上成员同意后执行，并报药事管理与药物治疗学委员会备案；更换意见经药事管理与药物治疗学委员会讨论通过后执行。

清退或者更换的抗菌药物品种或者品规原则上1年内不得重新进入本机构抗菌药物供应目录。

（3）抗菌药物处方权

①具有高级专业技术职务任职资格的医师，可授予特殊使用级抗菌药物处方权；具有中级以上专业技术职务任职资格的医师，可授予限制使用级抗菌药物处方权；具有初级专业技术职务任职资格的医师，在乡、民族乡、镇、村的医疗机构独立从事一般执业活动的执业助理医师及乡村医生，可授予非限制使用级抗菌药物处方权。药师经培训并考核合格后，方可获得抗菌药物调剂资格。

②二级以上医院应当定期对医师和药师进行抗菌药物临床应用知识和规范化管理的培训。医师经本机构培训并考核合格后，方可获得相应的处方权。

③其他医疗机构依法享有处方权的医师、乡村医生和从事处方调剂工作的药师，由县级以上地方卫生行政部门组织相关培训、考核。经考核合格的，授予相应的抗菌药物处方权或者抗菌药物调剂资格。

（4）抗菌药物的临床应用

①医疗机构和医务人员应当严格掌握使用抗菌药物预防感染的指征。预防感染、治疗轻度或者局部感染应当首选非限制使用级抗菌药物；严重感染、免疫功能低下合并感染或者病

原菌只对限制使用级抗菌药物敏感时，方可选用限制使用级抗菌药物。

②严格控制特殊使用级抗菌药物使用。特殊使用级抗菌药物不得在门诊使用。临床应用特殊使用级抗菌药物应当严格掌握用药指征，经抗菌药物管理工作组指定的专业技术人员会诊同意后，由具有相应处方权医师开具处方。特殊使用级抗菌药物会诊人员由具有抗菌药物临床应用经验的感染性疾病科、呼吸科、重症医学科、微生物检验科、药学部门等具有高级专业技术职务任职资格的医师、药师或具有高级专业技术职务任职资格的抗菌药物专业临床药师担任。

③因抢救生命垂危的患者等紧急情况，医师可以越级使用抗菌药物。越级使用抗菌药物应当详细记录用药指征，并应当于 24 小时内补办越级使用抗菌药物的必要手续。

④医疗机构应当制定并严格控制门诊患者静脉输注使用抗菌药物比例。村卫生室、诊所和社区卫生服务站使用抗菌药物开展静脉输注活动，应当经县级卫生行政部门核准。

（5）细菌耐药监测：医疗机构应当开展细菌耐药监测工作，建立细菌耐药预警机制，并采取下列相应措施：①主要目标细菌耐药率超过 30% 的抗菌药物，应当及时将预警信息通报本机构医务人员；②主要目标细菌耐药率超过 40% 的抗菌药物，应当慎重经验用药；③主要目标细菌耐药率超过 50% 的抗菌药物，应当参照药敏试验结果选用；④主要目标细菌耐药率超过 75% 的抗菌药物，应当暂停针对此目标细菌的临床应用，根据追踪细菌耐药监测结果，再决定是否恢复临床应用。

（6）抗菌药物公示制度：医疗机构应当对临床科室和医务人员抗菌药物使用量、使用率和使用强度等情况进行排名并予以内部公示；对排名后位或者发现严重问题的医师进行批评教育，情况严重的予以通报。

医疗机构应当按照要求对临床科室和医务人员抗菌药物临床应用情况进行汇总，并向核发其《医疗机构执业许可证》的卫生行政部门报告。非限制使用级抗菌药物临床应用情况，每年报告一次；限制使用级和特殊使用级抗菌药物临床应用情况，每半年报告一次。

4. 监督管理

（1）县级以上地方卫生行政部门应当建立抗菌药物临床应用情况排名、公布和诫勉谈话制度。对本行政区域内医疗机构抗菌药物使用量、使用率和使用强度等情况进行排名，将排名情况向本行政区域内医疗机构公布，并报上级卫生行政部门备案；对发生重大、特大医疗质量安全事件或者存在严重医疗质量安全隐患的各级各类医疗机构的负责人进行诫勉谈话，情况严重的予以通报。

（2）县级卫生行政部门负责对辖区内乡镇卫生院、社区卫生服务中心（站）抗菌药物使用量、使用率等情况进行排名并予以公示。受县级卫生行政部门委托，乡镇卫生院负责对辖区内村卫生室抗菌药物使用量、使用率等情况进行排名并予以公示，并向县级卫生行政部门报告。

（3）卫健委建立全国抗菌药物临床应用监测网和全国细菌耐药监测网，对全国抗菌药物临床应用和细菌耐药情况进行监测；根据监测情况定期公布抗菌药物临床应用控制指标，开展抗菌药物临床应用质量管理与控制工作。省级卫生行政部门应当建立本行政区域的抗菌药物临床应用监测网和细菌耐药监测网，对医疗机构抗菌药物临床应用和细菌耐药情况进行监测，开展抗菌药物临床应用质量管理与控制工作。

（4）医疗机构抗菌药物管理机构应当定期组织相关专业技术人员对抗菌药物处方、医嘱实施点评，并将点评结果作为医师定期考核、临床科室和医务人员绩效考核依据。医疗机构应当对出现抗菌药物超常处方3次以上且无正当理由的医师提出警告，限制其特殊使用级和限制使用级抗菌药物处方权。

（5）医师出现下列情形之一的，医疗机构应当取消其处方权：抗菌药物考核不合格的；限制处方权后，仍出现超常处方且无正当理由的；未按照规定开具抗菌药物处方，造成严重后果的；未按照规定使用抗菌药物，造成严重后果的；开具抗菌药物处方牟取不正当利益的。

（6）药师未按照规定审核抗菌药物处方与用药医嘱，造成严重后果的，或者发现处方不适宜、超常处方等情况未进行干预且无正当理由的，医疗机构应当取消其药物调剂资格。

（7）医师处方权和药师药物调剂资格取消后，在6个月内不得恢复其处方权和药物调剂资格。

【同步练习】

一、A 型题（最佳选择题）

1.《关于加强药事管理转变药学服务模式的通知》中指出，医院药学模式要转变为

A. 以药品为中心

B. 以患者为中心

C. 以保障药品供应为中心

D. 以参与临床用药为中心

本题考点：药学服务模式的转变。

2. 医疗机构购进药品时，购进记录必须注明

A. 药品通用名称、规格、批号、产地、生产日期、生产厂商、供货单位、到货数量、验收合格数量

B. 药品通用名称、剂型、规格、批号、有效期、生产厂商、购（销）货单位、购（销）货数量、购（销）价格、购（销）货日期

C. 药品通用名称、剂型、规格、生产厂商、供货单位、数量、价格、购货日期

D. 药品通用名称、剂型、规格、批号、有效期、生产厂商、供货单位、购货数量、购进价格、购货日期及国务院药品监督管理部门规定的其他内容

本题考点：医疗机构药品购进记录的内容。

3. 医疗机构临床使用的药品应由

A. 医院药事管理与药物治疗学委员会（组）统一采购供应

B. 其他科室协同药学部门采购供应

C. 药学部门统一采购供应

D. 除核医学科使用的放射药品外，其余均由药学部门采购供应

本题考点：医疗机构药品购进的部门。

4. 下列关于处方的书写，说法不正确的是

A. 字迹清楚，不得涂改，如需修改，应在修改处签名和注明修改日期

B. 医师不得自行编制药品缩写名称，缩写名称按卫健委公布名称

C. 西药和中成药可以分别开具处方，也可以开具一张处方

D. 准确书写用法用量，不得使用"遵医嘱"等字样

本题考点： 处方书写的规定。

5. 关于医师的处方权，下列说法错误的是

A. 经注册的执业医师在执业地点取得处方权，执业助理医师在乡镇行医时可在注册的执业地点取得处方权

B. 执业医师经培训考核合格后，取得麻醉药品和第一类精神药品处方权，但不得为自己开具该类处方

C. 具有高级职称的医师可开具限制使用级抗菌药物

D. 医师开具超常处方 3 次以上且无正当理由，应限制其处方权

本题考点： 医疗机构处方权的管理规定。

6. 麻醉药品和第一类精神药品处方保存期限为

A. 3 年　　　　　　B. 2 年　　　　　　C. 1 年　　　　　　D. 5 年

本题考点： 麻醉药品和第一类精神药品处方保存期限。

7. 二级及二级以上医院处方点评工作小组成员应当具备

A. 专科以上学历　　　　　　　　B. 本科以上学历

C. 药师以上药学专业技术职务　　D. 中级以上药学专业技术职务

本题考点： 二级及二级以上医院处方点评工作小组药学人员的资质。

8. 药师调剂处方时必须做到"四查十对"，下列不属于"四查十对"的是

A. 查处方，对科室、姓名、年龄　　B. 查药品，对药名、剂型、规格、数量

C. 查配伍禁忌，对药品相互作用　　D. 查配伍禁忌，对药品用法用量

本题考点： 药师调剂处方的"四查十对"。

9. 经长期临床应用证明安全、有效，对细菌耐药性较大的抗菌药物应划分为

A. 非限制使用级　　　　　　　　B. 限制使用级

C. 特殊使用级　　　　　　　　　D. 二线抗菌药物

本题考点： 抗菌药物的分级管理。

10. 下列关于医疗机构临时采购抗菌药物，说法错误的是

A. 因特殊治疗需要，医疗机构可启动临时采购程序

B. 临时采购由临床科室提出申请至药学部门，由药学部门一次性购入

C. 同一通用名称的抗菌药物，原则上每年不超过 5 例次

D. 明确说明申请药物的名称、剂型、规格、数量、使用对象和理由

本题考点： 抗菌药物临时采购的程序和相关规定。

二、B 型题（配伍选择题）

(11—15 题共用备选答案)

A. 高级技术职务任职资格

B. 医疗机构负责人

C. 药学和医务部负责人

D. 临床药学本科以上学历及高级技术任职资格

11. 药事管理与药物治疗学委员会委员的人员组成为

12. 药事管理与药物治疗学委员会（组）主任委员为

13. 药事管理与药物治疗学委员会（组）副主任委员为

14. 二级以上医院药学部门负责人应当具备

15. 抗菌药物临床应用的第一责任人是

本题考点：药事管理与药物治疗学委员会（组）和药学部门的人员组成和资质要求。

（16—19题共用备选答案）

A. 招标采购   B. 直接挂网采购

C. 谈判采购   D. 带量采购

16. 采购金额占比排序累计不低于80%且有3家及以上企业生产的基本药物和非专利药品采取

17. 独家生产的药品采取

18. 国家定点生产的药品采取

19. 急救药品采取

本题考点：药品采购的具体措施。

（20—24题共用备选答案）

A. 白色   B. 淡红色

C. 淡绿色   D. 淡黄色

20. 普通处方印刷用纸为

21. 急诊处方印刷用纸为

22. 儿科处方印刷用纸为

23. 麻醉药品和第一类精神药品处方印刷用纸为

24. 第二类精神药品处方印刷用纸为

本题考点：处方的组成和颜色管理。

（25—28题共用备选答案）

A. 一次常用量   B. 1日常用量

C. 3日用量   D. 7日常用量

25. 第二类精神药品处方每张处方不得超过

26. 为门诊患者开具可待因片，不得超过

27. 为住院患者开具麻醉药品，每张处方为

28. 为门诊患者开具第一类精神药品注射剂，每张处方为

本题考点：处方限量。

三、X型题（多项选择题）

29. 下列不属于医院购进的制剂为

A. 中药材   B. 西药

C. 院内制剂   D. 院外制剂

本题考点：医院购进制剂的药品种类。

30. 不能作为医疗机构制剂申报的为

A. 临床需要而市场无供应的麻醉药品和精神药品

B. 中药注射剂

C. 中药、化学药组成的复方制剂

D. 含变态反应原的生物制剂

本题考点：医疗机构制剂的申报范围。

31. 属于特殊使用级的抗菌药物包括

A. 具有严重不良反应的，不宜随意使用的

B. 细菌过快产生耐药的

C. 价格昂贵的

D. 疗效、安全性方面临床资料较少的

本题考点：特殊使用级抗菌药物的界定。

参考答案：1. B 2. D 3. C 4. B 5. C 6. A 7. D 8. C 9. B 10. B 11. A 12. B
13. C 14. D 15. B 16. A 17. C 18. B 19. B 20. A 21. D 22. C
23. B 24. A 25. D 26. C 27. B 28. A 29. CD 30. BC 31. ABCD

三、处方药和非处方药的分类管理

【复习指导】本部分内容历年必考。应熟练掌握处方药和非处方药的分类管理、非处方药的遴选原则；熟悉处方药与非处方药的转换评价、处方药与非处方药的流通管理。其余为了解内容。

【药品分类管理制度的建立】

1999 年 6 月经国家药品监督管理局局务会审议通过并颁布《处方药与非处方药分类管理办法（试行）》，于 2000 年 1 月 1 日起施行。

注意：处方药与非处方药不是药品本身属性，而是为方便管理，从管理角度予以界定，是药品分类管理制度赋予的概念。

（一）药品分类管理的目的和意义

1. 药品分类管理的目的 为保障人民用药安全有效、使用方便，根据《中共中央、国务院关于卫生改革与发展的决定》，制定处方药与非处方药分类管理办法。根据药品品种、规格、适应证、剂量及给药途径不同，对药品分别按处方药与非处方药进行管理。处方药必须凭执业医师或执业助理医师处方才可调配、购买和使用；非处方药不需要凭执业医师或执业助理医师处方即可自行判断、购买和使用。

2. 药品分类管理的意义 实施药品分类管理，其重要意义体现为以下两点。

（1）保证公众用药安全有效、及时方便。①对不适合自我药疗的药品实施处方管理，在

医师指导下用药，有利于患者得到更好的治疗，减少不良事件发生和药品滥用；②对安全性强的药品实行非处方药管理，有利于增强公众自我药疗、自我保健意识。

（2）合理分配医疗卫生资源、降低医疗经济负担。政府可根据药品分类情况，医疗费用按"大病统筹、小病自负"的原则来规定可报销和不可报销的药品品种。随着生活水平的提高，公众健康意识的加强，医药科普工作的普及，使公众逐渐建立"大病去医院、小病进药店"的观念，公众通过自我判断购买、使用非处方药极大的节约诊疗费用和治疗时间。

（二）执业药师、市场主体、监管部门在药品分类管理中的职责

执业药师的职责：①为公众提供优质的药学服务，指导公众合理用药；②负责审核监督处方的合法性及内容的合理性；③关注特殊人群用药情况、药品是否需要做敏感性试验等；④为患者选购非处方药提供用药指导或寻求医师治疗的建议；⑤全面了解各种常见病症的病因、症状，以更好地指导公众购药。

市场主体的职责：①药品研究单位努力研制方便自我药疗的新产品、好产品，研制的药品按国家公布的有关规定进行申报注册；②药品生产企业按《药品生产质量管理规范》（Good Manufacture Practice of Drugs，GMP）（卫生部令第79号）组织生产处方药与非处方药，遵守国家药品广告审查办法和审查标准，正确引导消费者自我药疗，非处方药生产企业必须严格按国家批准的产品标签、说明书和专有标识等规定改换包装；③药品经营企业必须在批准和核定的经营范围内从事药品经营活动，加强对从业人员的职业道德教育；④医疗机构按药品分类管理的规定加强医院药房和处方管理，开展临床药品再评价、建立药品不良反应报告与监测制度，医务人员积极向患者宣传药品分类管理的知识，指导患者合理使用非处方药，为药品分类管理的顺利实施发挥应有作用。

监管部门的职责：①国家食品药品监督管理总局是组织实施药品分类管理的牵头部门；②国家卫生和计划生育委员会、国家中医药管理局从卫生改革与发展的实际出发，按药品分类管理的相关要求，加强医疗机构的处方管理；③人力资源和社会保障部在实施城镇职工基本医疗保险制度改革中将同国家药品监管部门共同研究、密切配合，在定点药店加强药品分类管理工作和率先开展试点工作；④国家工商行政管理部门会同国家药品监管部门在修改并发布《药品广告审查办法》（局令第27号）、《药品广告审查标准》（国家工商总局局令第27号）中加强药品广告监督。

【处方药与非处方药分类管理的实施】

（一）非处方药的管理

1. 非处方药的定义　非处方药是不需要凭医师处方即可自行判断、购买和使用的药品，简称OTC（over the counter），根据药品的安全性，又将非处方药分为甲、乙两类。

2. 非处方药的管理要求

（1）包装：非处方药产品包装必须使用非处方药专有标识，药品大包装可以单色印刷，但需在专有标识下方标示"甲类"或"乙类"字样，标签和其他包装必须按照公布的非处方药专有标识的色标要求印刷。包装必须符合质量要求、方便运输、储存和使用。每个销售基本单元包装必须附有说明书和标签。

（2）标签和说明书：非处方药的标签和说明书必须经过国家药品监管部门批准，用语要科学、易懂，便于消费者自行判断、选择和使用。标签内容不得超出其非处方药说明书的内容范围。

《关于做好处方药与非处方药分类管理实施工作的通知》规定：药品生产企业应到所在地的省（区、市）药品监督管理部门进行非处方药的审核登记。审核登记后的非处方药品种，使用非处方药包装、标签、说明书，按非处方药进行管理；除"双跨"品种外，非处方药品种在审核登记6个月后，其药品生产企业应停止使用原包装、标签和说明书。各省（区、市）药品监督管理部门应按国家食品药品监督管理总局规定的审核登记范围、要求进行审核登记工作，未按规定进行的非处方药审核登记，应予以纠正。

非处方药生产企业必须规定，使用非处方药包装、标签和说明书，非处方药的适应证、用法用量须与国家食品药品监督管理总局规定公布的非处方药说明书范本一致，禁忌证、注意事项、不良反应不得少于范本内容，不得以任何形式扩大适应证范围。已公布非处方药品种说明书的变更，涉及适应证增加、用法用量改变，应按药品注册补充申请办理，须经国家食品药品监督管理总局规定审核批准。

2006年国家食品药品监督管理局规定颁布《关于进一步加强非处方药说明书和标签管理的通知》指出：按《药品注册管理办法》（国家食品药品监督管理局令第17号）直接注册为非处方药的品种和国家局公布的非处方药品种，应使用非处方药标签和说明书。分别按处方药和非处方药管理的双跨品种，须分别使用处方药和非处方药两种标签、说明书，其处方药和非处方药的包装颜色应当有明显区别。

按《药品注册管理办法》直接注册为非处方药的药品，与国家局遴选公布的非处方药名称、剂型、处方、规格和含量相一致的，药品生产企业应参照国家局公布的非处方药说明书范本，规范本企业生产的非处方药说明书和标签。与国家局遴选公布的非处方药名称、剂型、处方、规格和含量不一致的，药品生产企业参照国家局注册时核准的非处方药说明书内容，规范本企业生产的非处方药说明书和标签。

非处方药标签应按照《药品说明书和标签管理规定》的要求印制，并按照《关于公布非处方药专有标识及管理规定的通知》（国药管安〔1999〕399号）的规定印制非处方药专有标识。非处方药标签还必须印有"请仔细阅读说明书并按说明使用或在药师指导下购买和使用"的忠告语，标签内容不得超出其非处方药说明书的内容范围。

药品生产企业应严格按照相关要求制定或规范非处方药说明书和标签，不得以任何形式扩大非处方药适应证（功能主治）范围。

（3）专有标识管理：非处方药专有标识是用于非处方药药品标签、使用说明书、包装上的专有标识和经营非处方药药品的商业企业在分类销售时作为指南性的标志。药品生产企业只有经药品监督管理部门对其非处方药药品进行审核登记后，才可在其产品上印上非处方药专有标识。我国非处方药专有标识图案为椭圆形背景下的OTC 3个英文字母的组合。

非处方药专有标识图案分红色和绿色：①红色专有标识用于甲类非处方药品；②绿色专有标识用于乙类非处方药品和用作指南性标志。

专有标识应与药品的标签、使用说明书、内包装、外包装一体化印刷，其大小可根据实际需要设定，但必须醒目、清晰，并按照公布的坐标比例使用。右上角是药品标签、使用说明书和每个销售基本单元包装非处方药专有标识的固定位置。

（4）广告管理

①《处方药与非处方药分类管理办法（试行）》第十二条明确规定：非处方药虽然允许在大众传播媒介进行广告宣传，但其内容必须经过审查、批准，不能任意夸大和篡改，以正

确引导消费者科学、合理地进行自我药疗。

②《关于做好处方药与非处方药分类管理实施工作的通知》中规定：各级药品监督管理部门要结合医疗和药品广告的整顿工作，加强对处方药和非处方药广告的监督和检查，特别要加大处方药在大众媒体违规发布广告和非处方药在大众媒体扩大宣传的检查力度。

（二）处方药的管理

1. 处方药的定义　处方药必须凭执业医师或执业助理医师处方才可调配、购买和使用。

2. 处方药的管理要求

（1）标签、说明书：生产企业对进入流通领域的处方药，应将其相应警示语或忠告语醒目地印制在药品包装或说明书上："凭医师处方销售、购买和使用"。

我国实行的特殊管理药品（麻醉药品、精神药品、医疗用毒性药品和放射性药品）一般均属于处方药，其说明书和标签必须印有规定的标识。

（2）广告管理：《处方药与非处方药分类管理办法（试行）》第十二条明确规定："处方药只准在专业性医药报刊进行广告宣传，非处方药经审批可以在大众传播媒介进行广告宣传。"

（三）"双跨"药品的管理

1. "双跨"药品的界定　部分药品因其适应证、剂量和疗程的不同，既可作为处方药，又可作为非处方药，即"双跨"药品。在"三限"规定（限适应证、限剂量、限疗程）中，将其部分适应证作为非处方药管理，可用于轻度症状的患者，而患者难以判断的适应证部分仍作为处方药管理。大部分消化系统用药、解热镇痛类药都是"双跨"药品。以雷尼替丁为例，作为处方药可用于治疗胃及十二指肠溃疡、上消化道出血等，而作为非处方药只能用于胃酸过多、烧心等对症治疗，并应按照规定剂量、频次和疗程给药，若未出现好转，则应咨询医师或药师。

"双跨"品种判定的基本原则为某药品的非处方药适应证是否缩小了原处方药的适应证范围，适应证减少的，可按"双跨"处理。但不能扩大该药品的治疗范围和改变该药品的用法用量。

2. 管理依据　我国颁布的相关法律法规中，仅在2006年国家食品药品监督管理局发布的《关于进一步加强非处方药说明书和标签管理的通知》中明确了"双跨"药品的说明书、标签管理的相关内容。2010年发布的《关于做好处方药转换为非处方药有关事宜的通知》中指出：国家局将进一步研究"双跨"品种的管理模式，待明确后，再开展"双跨"品种转换的相关工作。此后无相关法律法规颁布。

3. 管理要求

（1）包装、标签、说明书管理：按《药品注册管理办法》（国家食品药品监督管理局令第17号）规定："分别按处方药和非处方药管理的双跨品种，须分别使用处方药和非处方药两种标签、说明书，其处方药和非处方药的包装颜色应当有明显区别。"

"双跨"品种的非处方药部分，参照国家局公布的非处方药说明书范本，规范本企业生产的非处方药说明书和标签，并按照国家局《关于实施〈药品说明书和标签管理规定〉有关事宜的公告》（国食药监注〔2006〕100号）的要求，向所在地省级食品药品监督管理局提出补充申请，经核准后使用。药品生产企业应参照国家局公布的非处方药说明书范本，与国家局遴选公布的非处方药名称、剂型、处方、规格和含量相一致。非处方药标签还必须印有

"请仔细阅读说明书并按说明使用或在药师指导下购买和使用"的忠告语，标签内容不得超出其非处方药说明书的内容范围。药品生产企业应严格按照相关要求制定或规范非处方药说明书和标签，不得以任何形式扩大非处方药适应证（功能主治）范围。非处方药在大众媒体发布广告，进行适应证、功能主治或疗效方面的宣传，宣传内容不得超出其非处方药适应证（功能主治）范围。

（2）商品名管理：根据《关于进一步规范药品名称管理的通知》："同一药品生产企业生产的同一药品，成分相同但剂型或规格不同的，应当使用同一商品名称。"药品商品名称不得有夸大宣传、暗示疗效作用。故"双跨"药品应具有相同的商品名，并且其商品名不得扩大或暗示药品作为处方药、非处方药的疗效。

（3）销售管理：根据药品分类管理的要求，处方药与非处方药的销售模式不同，而处方药的销售更为严格。"双跨"药品在作为非处方药时，患者可仔细阅读说明书并按说明使用或在药师指导下购买、使用；作为处方药时，必须凭执业医师或执业助理医师开具的处方经药师审核后才能购买。

（4）广告管理：作为"非处方药"则可在大众媒介上进行广告宣传，作为"处方药"时不得在大众传播媒介发布广告或者以其他方式进行以公众为对象的广告宣传。

【非处方药目录遴选和转换】

（一）非处方药遴选原则

国家食品药品监督管理总局根据"安全有效、慎重从严、结合国情、中西医并重"的指导思想，确定非处方药的遴选原则为"应用安全、疗效确切、质量稳定、使用方便"，具体如下。

1. 应用安全 ①仅限患者可自我诊断、自我治疗的轻微病症；②经长期临床使用或文献证实安全性大；③无潜在毒性，不易引起蓄积中毒；④不良反应轻微，发生率低，无"三致作用"；⑤不引起身体或精神依赖性；⑥组方合理，无不良药品相互作用；⑦中成药组方中无"十八反""十九畏"。

2. 疗效确切 ①药物作用针对性强，功能主治明确；②在正确使用情况下，疗效明确；③连续使用不引起药物耐受。

3. 质量稳定 ①质量可控；②在规定储存条件下性质稳定。

4. 使用方便 ①以口服、外用、吸入等剂型为主；②用药过程中无须做特殊检查和试验；③不需经常调整剂量。

（二）国家非处方药目录

第1批《非处方药目录》（1999年）共收载325个品种，其中化学药23类，165个品种，中成药7科38种病症，160个品种，尚未区分甲类、乙类。

第2批《非处方药目录》（2001年）共收载1535个品种，其中化学药205个品种，中成药1330个品种。此次目录划分了甲类、乙类药品，且病症范围扩大了一倍。

目前我国共公布了六批（4326个）非处方药品种。

（三）处方药与非处方药的转换评价

1. 处方药与非处方药转换评价的相关法律法规 2010年6月30日，国家食品药品监督管理局发布了《关于做好处方药转换为非处方药有关事宜的通知》（食药监办注〔2010〕64号），调整了处方药转换为非处方药的工作程序。2012年11月国家食品药品监督管理局发布

《关于印发处方药转换为非处方药评价指导原则（试行）等 6 个技术文件的通知》（食药监办注〔2012〕137 号），达到规范和指导处方药转换为非处方药评价工作，确保非处方药用药安全的目的。

2. 处方药转换为非处方药

（1）申请范围：根据 2004 年国家食品药品监督管理局颁布的《关于开展处方药与非处方药转换评价工作的通知》的规定，"除以下规定情况外，申请单位均可对其生产或代理的品种提出处方药转换评价为非处方药的申请。①监测期内的药品；②用于急救和其他患者不宜自我治疗疾病的药品，如用于肿瘤、青光眼、消化道溃疡、精神病、糖尿病、肝病、肾病、前列腺疾病、免疫性疾病、心脑血管疾病、性传播疾病等的治疗药品；③消费者不便自我使用的药物剂型，如注射剂、埋植剂等；④用药期间需要专业人员进行医学监护和指导的药品；⑤需要在特殊条件下保存的药品；⑥作用于全身的抗菌药、激素（避孕药除外）；⑦含毒性中药材，且不能证明其安全性的药品；⑧原料药、药用辅料、中药材、中药饮片；⑨国家规定的医疗用毒性药品、麻醉药品、精神药品和放射性药品，以及其他特殊管理的药品；⑩其他不符合非处方药要求的药品。"

（2）基本原则与要求：根据《处方药转换为非处方药评价指导原则（试行）》的要求，申报药品应符合"应用安全、疗效确切、质量稳定、使用方便"的基本原则，同时，药品的各种属性均应体现"适于自我药疗"。基本要求有：①制剂或其成分应已在我国上市，并经过长期临床使用，同时应用比较广泛、有足够的使用人数；②制剂及其成分的研究应充分，结果应明确，安全性良好；③制剂及其成分具有法定质量标准，质量可控、稳定；④用法用量、疗程明确，疗效确切；⑤药品适应证应符合非处方药适应证范围，适于自我药疗；⑥如涉及儿童、孕妇等特殊人群用药，应有明确的用药指示；⑦给药途径、剂型、剂量、规格、用药时间、贮存、包装、标签及说明书等特性均适于自我药疗需求。

（3）安全性评价：非处方药的安全性评价包括 3 个方面的内容。①指作为处方药品时的安全性；②当药品成为非处方药后广泛使用时出现滥用、误用情况下的安全性；③当处于消费者进行自我诊断、自我药疗情况下的药品安全性。

（4）有效性评价：非处方药有效性是指在足够的使用指示及不安全使用警告的条件下，用于绝大多数目标人群中能够产生合理、有效的预期药理作用，并对其所治疗的类型产生明显的解除作用。除用于日常营养补充的维生素、矿物质等外，非处方药的有效性应具有以下特点：①用药对象明确，适应证或功能主治明确；②绝大多数适用对象正确使用后能产生预期的作用；③用法用量明确；④不需要与其他药物联合使用（辅助治疗药品除外）；⑤疗效确切。用药后的效果明显或明确，患者一般可以自我感知。

（5）处方药转换为非处方药的工作流程

①药品生产企业可按照《关于开展处方药与非处方药转换评价工作的通知》和《处方药转换非处方药申请资料要求》提出处方药转换为非处方药的申请或建议，相关资料直接报送国家局药品评价中心。

②国家局药品评价中心依据相关技术原则和要求组织开展技术评价，通过技术评价并拟予转换的品种，将在药品评价中心网站（www.cdr.gov.cn）进行为期 1 个月的公示。

③国家局根据药品评价中心技术评价意见，审核公布转换为非处方药的药品名单及非处方药说明书范本。

④药品生产企业应按照《药品注册管理办法》及相关规定，参照国家局公布的非处方药说明书范本，规范非处方药说明书和标签，并及时向所在地省级食品药品监督管理局提出补充申请，经核准后使用。

（6）乙类非处方药的确定：《乙类非处方药确定原则》中指出：乙类非处方药系在一般情况下，消费者不需要医师及药师的指导，可以自我购买和使用的药品，与甲类非处方药相比，其安全性更好，消费者自行使用的风险更低。

排除原则，即不应作为乙类非处方药的包括：①儿童用药（有儿童用法用量的均包括在内，维生素、矿物质类除外）；②化学药品含抗菌药物、激素等成分的；③中成药含毒性药材（包括大毒和有毒）和重金属的口服制剂、含大毒药材的外用制剂；④严重不良反应发生率达万分之一以上；⑤中成药组方中包括无国家或省级药品标准药材的（药食同源的除外）；⑥中西药复方制剂；⑦辅助用药。

3. 非处方药转换评价为处方药　《关于开展处方药与非处方药转换评价工作的通知》规定："国家食品药品监督管理总局组织对已批准为非处方药品种的监测和评价工作，对存在安全隐患或不适宜按非处方药管理的品种将及时转换为处方药，按处方药管理。各省、自治区、直辖市食品药品监督管理局（药品监督管理局）要及时收集并汇总对非处方药品种的意见，特别是药品安全性的情况，及时向国家食品药品监督管理总局药品安全监管司反馈。药品生产、经营、使用、监管单位认为其生产经营使用管理的非处方药存在安全隐患或不适宜按非处方药管理，可填写《非处方药转换为处方药意见表》，或向所在地省级药品监督管理部门提出转换的申请或意见。"

【处方药与非处方药的流通管理】

（一）生产、批发企业销售

1. 处方药、非处方药的生产销售、批发销售业务必须由具有《药品生产企业许可证》《药品经营企业许可证》的生产企业、批发企业经营。

2. 药品生产、批发企业必须按照分类管理、分类销售的原则和规定向相应的具有合法经营资格的药品零售企业和医疗机构销售处方药和非处方药，并按有关药品监督管理规定保存销售记录备查。

3. 进入药品流通领域的处方药和非处方药，其相应的警示语或忠告语应由生产企业醒目地印制在药品包装或药品使用说明书上。相应的警示语或忠告语如下。

处方药：凭医师处方销售、购买和使用！

甲类非处方药、乙类非处方药：请仔细阅读药品使用说明书并按说明使用或在药师指导下购买和使用！

4. 特殊管理药品的购销：根据《国家食品药品监督管理局、公安部、卫生部关于加强含麻黄碱类复方制剂管理有关事宜的通知》（国食药监办〔2012〕260号），含麻黄碱类复方制剂的生产企业应切实加强销售管理，严格管控产品销售渠道，确保所生产的药品在药用渠道流通。凡发现多次流失或流失数量较大的含麻黄碱类复方制剂，其生产企业所在地省级食品药品监管部门应削减其生产企业相关品种的麻黄碱类原料药购用审批量，削减幅度原则上不少于上一年度审批量的50%。各省（区、市）公安机关应当按照国家食品药品监督管理总局和公安部《关于生产含麻黄碱类复方制剂所需麻黄碱类原料药购用审批的指导意见》（国食药监安〔2009〕417号）的规定，继续做好审批前的协助核查工作。

（二）药店零售

1. 销售处方药和甲类非处方药的零售药店必须具有《药品经营企业许可证》。必须配备驻店执业药师或药师以上药学技术人员。《药品经营企业许可证》和执业药师证书应悬挂在醒目、易见的地方。执业药师应佩戴标明其姓名、技术职称等内容的胸卡。

2. 处方药必须凭执业医师或执业助理医师处方销售、购买和使用。执业药师或药师必须对医师处方进行审核、签字后依据处方正确调配、销售药品。对处方不得擅自更改或代用。对有配伍禁忌或超剂量的处方，应当拒绝调配、销售，必要时，经处方医师更正或重新签字，方可调配、销售。零售药店对处方必须留存2年以上备查。处方药不得采用开架自选销售方式。

3. 甲类非处方药、乙类非处方药可不凭医师处方销售、购买和使用，但患者可以要求在执业药师或药师的指导下进行购买和使用。

4. 处方药、非处方药应当分柜摆放。处方药、非处方药不得采用有奖销售、附赠药品或礼品销售等销售方式，暂不允许采用网上销售方式。

5. 零售药店必须从具有《药品经营企业许可证》《药品生产企业许可证》的药品批发企业、生产企业采购处方药和非处方药，并按有关药品监督管理规定保存采购记录备查。

6. 特殊管理药品销售：①将单位剂量麻黄碱类药物含量大于30mg（不含30mg）的含麻黄碱类复方制剂，列入必须凭处方销售的处方药管理。医疗机构应当严格按照《处方管理办法》开具处方。药品零售企业必须凭执业医师开具的处方销售上述药品。含麻黄碱类复方制剂每个最小包装规格麻黄碱类药物含量口服固体制剂不得超过720mg，口服液体制剂不得超过800mg。②药品零售企业销售含麻黄碱类复方制剂，应当查验购买者的身份证，并对其姓名和身份证号码予以登记。除处方药按处方剂量销售外，一次销售不得超过2个最小包装。③药品零售企业不得开架销售含麻黄碱类复方制剂，应当设置专柜由专人管理、专册登记，登记内容包括药品名称、规格、销售数量、生产企业、生产批号、购买人姓名、身份证号码。④药品零售企业发现超过正常医疗需求，大量、多次购买含麻黄碱类复方制剂的，应当立即向当地食品药品监管部门和公安机关报告。

（三）医疗机构处方与使用

处方药的使用必须有执业医师或执业助理医师处方。医师处方必须遵循科学、合理、经济的原则，医疗机构应据此建立相应的管理制度。医疗机构可以根据临床及门诊医疗的需要按法律、法规的规定使用处方药和非处方药。医疗机构药房的条件及处方药、非处方药的采购、调配等活动可参照零售药店进行管理。

【同步练习】

一、A型题（最佳选择题）

1. 关于非处方药，下列说法不正确的是

A. 可在柜台上买到的药

B. 根据医保支付规定，非处方药分为甲、乙两类

C. 用于治疗常见轻微疾病

D. 标签须按公布的非处方药专有标识的色标要求印刷

本题考点：非处方药的定义和管理要求。

2. 处方药的说明书上应印刷有

A. 红色专有标识

B. 绿色专有标识

C. 请在医师或药师指导下购买

D. 凭医师处方销售、购买和使用

本题考点： 处方药和非处方药说明书的管理要求。

3. 下列关于乙类非处方药，说法错误的是

A. 与甲类处方药相比，安全性更好

B. 儿童用药可作为乙类处方药

C. 中成药含重金属的口服制剂不可划为乙类非处方药

D. 可自行购买和使用，无须医师指导

本题考点： 乙类非处方药的划分标准。

4. 药品零售企业销售含麻黄碱类复方制剂，应当设置

A. 专人管理、专册登记

B. 专人管理、专柜加锁

C. 专册登记、专用账册

D. 专人管理、专用账册

本题考点： 特殊药品销售管理。

二、B 型题（配伍选择题）

(5—7 题共用备选答案)

A. 处方药

B. 非处方药

C. 特殊管理的药品

D. "双跨"品种

5. 只能在专业性医药报刊上进行广告宣传的是

6. 可以在大众传播媒介进行广告宣传的是

7. 可在专业性医药报刊上和大众传播媒介上进行广告宣传的是

本题考点： 处方药、非处方药的广告管理。

(8—9 题共用备选答案)

A. 720mg

B. 750mg

C. 800mg

D. 820mg

药店销售含麻黄碱类复方制剂每个最小包装规格麻黄碱含量

8. 口服固体制剂不得超过

9. 口服液体制剂不得超过

本题考点： 特殊管理药品的销售。

三、X 型题（多项选择题）

10. 执业药师的职责为

A. 为公众提供优质的药学服务，指导公众合理用药

B. 负责监督和审核处方合法性及内容的合理性

C. 关注特殊人群的用药情况

D. 为患者选用处方药提供用药指导

本题考点： 执业药师的职责。

11. 非处方药的遴选原则为
A. 使用方便
B. 疗效确切
C. 应用安全
D. 质量稳定
本题考点： 非处方药的遴选原则。

12. 处方药可申请转换为非处方药的为
A. 用于消化道溃疡治疗的药品
B. 适应证符合非处方药适应证范围的，适于自我药疗
C. 中药材、中药饮片
D. 用法用量、疗程明确，疗效确切
本题考点： 处方药转换为非处方药的申请范围。

13. 零售药店的执业药师
A. 须着装恰当，佩戴标有姓名的胸卡
B. 发现有配伍禁忌的处方，建议患者使用其他替代药物
C. 发现超剂量处方，可拒绝调配
D. 对患者选购非处方药提供用药指导
E. 为患者提供有奖销售、附赠礼品信息，引导患者购药
本题考点： 零售药店执业药师的职责。

参考答案： 1. B　2. D　3. B　4. A　5. A　6. B　7. D　8. A　9. C　10. ABC　11. ABCD
　　　　　　12. BD　13. CD

四、医疗保障用药管理

【复习指导】本部分内容历年必考。应熟练掌握我国医疗保险相关药品目录及其支付规定；熟悉我国基本医疗保险体系的重点内容。其余为了解内容。

医疗保障制度是社会保障制度的重要组成部分，指一个国家或地区或社会给予物质帮助解决居民防病治病的问题，使其获得必要的医疗服务。医疗保障制度对促进国民身体健康、经济发展和社会进步意义重大，是目前全球应用较普遍的一种卫生费用管理模式。医疗保险是医疗保障制度最主要的形式。

经过医疗卫生体制改革，我国医疗保障体系基本形成了"三横三纵"的总体架构，即横向上分为三个层次，主体层次中纵向分为三种主要制度。"三纵"即城镇职工基本医疗保险制度、新型农村合作医疗制度和城镇居民基本医疗保险制度，这三个制度都是国家组织实施的社会保险制度，也是基本医疗保障体系的主体部分。这三个制度居于"三横"的中间一层。"两横"的"底横"主要针对困难群众，这需要通过城乡医疗救助和社会慈善捐助进行补充。"顶横"针对的是群众更高的医疗需求，这就需要通过补充医疗保险和商业健康保险来满足。即"三横"为托底层、主体层和补充层。

我国自1998年起颁布了一系列医疗保障用药管理的制度、政策及措施的规范性文件，包括《国务院关于建立城镇职工基本医疗保险制度的决定》（国发〔1998〕44号）、《关于

印发城镇职工基本医疗保险用药范围管理暂行办法的通知》（劳社部发〔1999〕15号）、《关于印发城镇职工基本医疗保险定点零售药店管理暂行办法的通知》（劳社部发〔1999〕16号）、《关于城镇居民基本医疗保险医疗服务管理的意见》（劳社部发〔2007〕40号）、《国务院关于整合城乡居民基本医疗保险制度的意见》（国发〔2016〕3号）等。

【我国基本医疗保险体系】

2009年，人力资源和社会保障部发文要求认真贯彻落实党中央国务院文件精神，加快推进基本医疗保障制度建设；2016年，国务院下发《国务院关于整合城乡居民基本医疗保险制度的意见》中指出："整合城镇居民基本医疗保险（以下简称城镇居民医保）和新型农村合作医疗（以下简称新农合）两项制度，建立统一的城乡居民基本医疗保险（以下简称城乡居民医保）制度，是推进医药卫生体制改革、实现城乡居民公平享有基本医疗保险权益、促进社会公平正义、增进人民福祉的重大举措，对促进城乡经济社会协调发展、全面建成小康社会具有重要意义。"

（一）我国城镇职工基本医疗保险的重点内容

1. 覆盖范围和缴费办法　城镇所有用人单位，包括企业（国有企业、集体企业、外商投资企业、私营企业等）、机关、事业单位、社会团体、民办非企业单位及其职工，都要参加基本医疗保险。乡镇企业及其职工、城镇个体经济组织业主及其从业人员是否参加基本医疗保险，由各省、自治区、直辖市人民政府决定。基本医疗保险原则上以地级以上行政区（包括地、市、州、盟）为统筹单位，也可以县（市）为统筹单位，北京、天津、上海3个直辖市原则上在全市范围内实行统筹（以下简称统筹地区）。所有用人单位及其职工都要按照属地管理原则参加所在统筹地区的基本医疗保险，执行统一政策，实行基本医疗保险基金的统一筹集、使用和管理。铁路、电力、远洋运输等跨地区、生产流动性较大的企业及其职工，可以相对集中的方式异地参加统筹地区的基本医疗保险。

基本医疗保险费由用人单位和职工共同缴纳。用人单位缴费率应控制在职工工资总额的6%左右，职工缴费率一般为本人工资收入的2%。随着经济发展，用人单位和职工缴费率可作相应调整。

2. 建立基本医疗保险统筹基金和个人账户　基本医疗保险基金由统筹基金和个人账户构成。职工个人缴纳的基本医疗保险费，全部计入个人账户。用人单位缴纳的基本医疗保险费分为两部分，一部分用于建立统筹基金，一部分划入个人账户。划入个人账户的比例一般为用人单位缴费的30%左右，具体比例由统筹地区根据个人账户的支付范围和职工年龄等因素确定。

统筹基金和个人账户要划定各自的支付范围，分别核算，不得互相挤占。要确定统筹基金的起付标准和最高支付限额，起付标准原则上控制在当地职工年平均工资的10%左右，最高支付限额原则上控制在当地职工年平均工资的4倍左右。起付标准以下的医疗费用，从个人账户中支付或由个人自付。起付标准以上、最高支付限额以下的医疗费用，主要从统筹基金中支付，个人也要负担一定比例。超过最高支付限额的医疗费用，可以通过商业医疗保险等途径解决。统筹基金的具体起付标准、最高支付限额及在起付标准以上和最高支付限额以下医疗费用的个人负担比例，由统筹地区根据以收定支、收支平衡的原则确定。

3. 加强医疗服务管理　基本医疗保险实行定点医疗机构（包括中医医院）和定点药店管理。劳动保障部会同卫健委、财政部等有关部门制定定点医疗机构和定点药店的资格审定办法。社会保险经办机构要根据中西医并举，基层、专科和综合医疗机构兼顾，方便职工就医的原则，负责确定定点医疗机构和定点药店，并同定点医疗机构和定点药店签订合同，明确各自的责任、权利和义务。在确定定点医疗机构和定点药店时，要引进竞争机制，职工可选择若干定点医疗机构就医、购药，也可持处方在若干定点药店购药。国家药品监督管理局会同有关部门制定定点药店购药药事事故处理办法。

（二）我国城镇居民基本医疗保险的重点内容

1. 参保范围　不属于城镇职工基本医疗保险制度覆盖范围的中小学阶段的学生（包括职业高中、中专、技校学生）、少年儿童和其他非从业城镇居民都可自愿参加城镇居民基本医疗保险。

2. 筹资水平　试点城市应根据当地的经济发展水平及成年人和未成年人等不同人群的基本医疗消费需求，并考虑当地居民家庭和财政的负担能力，恰当确定筹资水平；探索建立筹资水平、缴费年限和待遇水平相挂钩的机制。

3. 缴费和补助　城镇居民基本医疗保险以家庭缴费为主，政府给予适当补助。参保居民按规定缴纳基本医疗保险费，享受相应的医疗保险待遇，有条件的用人单位可以对职工家属参保缴费给予补助。国家对个人缴费和单位补助资金制定税收鼓励政策。

对试点城市的参保居民，政府每年按不低于人均 40 元给予补助，其中，中央财政从 2007 年起每年通过专项转移支付，对中西部地区按人均 20 元给予补助。在此基础上，对属于低保对象的或重度残疾的学生和儿童参保所需的家庭缴费部分，政府原则上每年再按不低于人均 10 元给予补助，其中，中央财政对中西部地区按人均 5 元给予补助；对其他低保对象、丧失劳动能力的重度残疾人、低收入家庭 60 周岁以上的老年人等困难居民参保所需家庭缴费部分，政府每年再按不低于人均 60 元给予补助，其中，中央财政对中西部地区按人均 30 元给予补助。中央财政对东部地区参照新型农村合作医疗的补助办法给予适当补助。财政补助的具体方案由财政部门同劳动保障、民政等部门研究确定，补助经费要纳入各级政府的财政预算。

4. 费用支付　城镇居民基本医疗保险基金重点用于参保居民的住院和门诊大病医疗支出，有条件的地区可以逐步试行门诊医疗费用统筹。

城镇居民基本医疗保险基金的使用要坚持以收定支、收支平衡、略有结余的原则。要合理制定城镇居民基本医疗保险基金起付标准、支付比例和最高支付限额，完善支付办法，合理控制医疗费用。探索适合困难城镇非从业居民经济承受能力的医疗服务和费用支付办法，减轻他们的医疗费用负担。城镇居民基本医疗保险基金用于支付规定范围内的医疗费用，其他费用可以通过补充医疗保险、商业健康保险、医疗救助和社会慈善捐助等方式解决。

5. 组织管理　对城镇居民基本医疗保险的管理，原则上参照城镇职工基本医疗保险的有关规定执行。各地要充分利用现有管理服务体系，改进管理方式，提高管理效率。鼓励有条件的地区结合城镇职工基本医疗保险和新型农村合作医疗管理的实际，进一步整合基本医疗保障管理资源。要探索建立健全由政府机构、参保居民、社会团体、医药服务机构等方面代表参加的医疗保险社会监督组织，加强对城镇居民基本医疗保险管理、服务、运行的监督。建立医疗保险专业技术标准组织和专家咨询组织，完善医疗保险服务管理专业技术标准和业务规范。根据医疗保险事业发展的需要，切实加强医疗保险管理服务机构和队伍建设。建立健全管理制度，完善运行机制，加强医疗保险信息系统建设。

（三）我国新型农村合作医疗的重点内容

1. 覆盖范围和统筹层次 新型农村合作医疗制度是由政府组织、引导、支持，农民自愿参加，个人、集体和政府多方筹资，以大病统筹为主的农民医疗互助共济制度。2010 年，实现在全国建立基本覆盖农村居民的新型农村合作医疗制度的目标，减轻农民因疾病带来的经济负担，提高农民健康水平。

2. 筹资标准 新型农村合作医疗制度实行个人缴费、集体扶持和政府资助相结合的筹资机制。

（1）农民个人每年的缴费标准不应低于 10 元，经济条件好的地区可相应提高缴费标准。乡镇企业职工（不含以农民家庭为单位参加新型农村合作医疗的人员）是否参加新型农村合作医疗由县级人民政府确定。

（2）有条件的乡村集体经济组织应对本地新型农村合作医疗制度给予适当扶持。扶持新型农村合作医疗的乡村集体经济组织类型、出资标准由县级人民政府确定，但集体出资部分不得向农民摊派。鼓励社会团体和个人资助新型农村合作医疗制度。

（3）地方财政每年对参加新型农村合作医疗农民的资助不低于人均 10 元，具体补助标准和分级负担比例由省级人民政府确定。经济较发达的东部地区，地方各级财政可适当增加投入。从 2003 年起，中央财政每年通过专项转移支付对中西部地区除市区以外的参加新型农村合作医疗的农民按人均 10 元安排补助资金。

（四）我国整合城乡居民基本医疗保险制度的重点内容

1. 统一覆盖范围 城乡居民医保制度覆盖范围包括现有城镇居民医保和新农合所有应参保（合）人员，即覆盖除职工基本医疗保险应参保人员以外的其他所有城乡居民。农民工和灵活就业人员依法参加职工基本医疗保险，有困难的可按照当地规定参加城乡居民医保。各地要完善参保方式，促进应保尽保，避免重复参保。

2. 统一筹资政策 坚持多渠道筹资，继续实行个人缴费与政府补助相结合为主的筹资方式，鼓励集体、单位或其他社会经济组织给予扶持或资助。各地要统筹考虑城乡居民医保与大病保险保障需求，按照基金收支平衡的原则，合理确定城乡统一的筹资标准。现有城镇居民医保和新农合个人缴费标准差距较大的地区，可采取差别缴费的办法，利用 2～3 年时间逐步过渡。整合后的实际人均筹资和个人缴费不得低于现有水平。

完善筹资动态调整机制。在精算平衡的基础上，逐步建立与经济社会发展水平、各方承受能力相适应的稳定筹资机制。逐步建立个人缴费标准与城乡居民人均可支配收入相衔接的机制。合理划分政府与个人的筹资责任，在提高政府补助标准的同时，适当提高个人缴费比重。

3. 统一保障待遇 遵循保障适度、收支平衡的原则，均衡城乡保障待遇，逐步统一保障范围和支付标准，为参保人员提供公平的基本医疗保障。妥善处理整合前的特殊保障政策，做好过渡与衔接。

城乡居民医保基金主要用于支付参保人员发生的住院和门诊医药费用。稳定住院保障水平，政策范围内住院费用支付比例保持在 75% 左右。进一步完善门诊统筹，逐步提高门诊保障水平。逐步缩小政策范围内支付比例与实际支付比例间的差距。

4. 统一医保目录 统一城乡居民医保药品目录和医疗服务项目目录，明确药品和医疗服务支付范围。各省（区、市）要按照国家基本医保用药管理和基本药物制度有关规定，遵循临床必需、安全有效、价格合理、技术适宜、基金可承受的原则，在现有城镇居民医保和新农合目录的基础上，适当考虑参保人员需求变化进行调整，有增有减、有控有扩，做到种类基本齐全、结构总体合理。完善医保目录管理办法，实行分级管理、动态调整。

5. 统一定点管理　统一城乡居民医保定点机构管理办法，强化定点服务协议管理，建立健全考核评价机制和动态的准入退出机制。对非公立医疗机构与公立医疗机构实行同等的定点管理政策。原则上由统筹地区管理机构负责定点机构的准入、退出和监管，省级管理机构负责制定定点机构的准入原则和管理办法，并重点加强对统筹区域外的省、市级定点医疗机构的指导与监督。

6. 统一基金管理　城乡居民医保执行国家统一的基金财务制度、会计制度和基金预算管理制度。城乡居民医保基金纳入财政专户，实行"收支两条线"管理。基金独立核算、专户管理，任何单位和个人不得挤占挪用。

结合基金预算管理全面推进付费总额控制。基金使用遵循以收定支、收支平衡、略有结余的原则，确保应支付费用及时足额拨付，合理控制基金当年结余率和累计结余率。建立健全基金运行风险预警机制，防范基金风险，提高使用效率。

强化基金内部审计和外部监督，坚持基金收支运行情况信息公开和参保人员就医结算信息公示制度，加强社会监督、民主监督和舆论监督。

【基本医疗保险相关药品目录】

我国根据医疗保障体系，相应地建立三大类保障性药品目录：《国家基本药物目录》、国家医保目录和新农合药品目录。

《国家基本药物目录》是适应基本医疗卫生需求，剂型适宜，价格合理，能够保障供应，公众可公平获得的药品目录；国家医保目录药品是基本医疗保险支付药品费用的标准；新农合药品目录是从保障农民基本医疗需求出发，充分考虑国家基本药物政策，结合当地实际，保证农民基本医疗用药需求。是农村居民支付药品费用的依据。本节内容仅讨论与医疗保险对应的药品目录。

(一)《基本医疗保险药品目录》（下称《药品目录》）

根据《城镇职工基本医疗保险用药范围管理暂行办法》（劳社部〔1999〕15号）第2条规定："基本医疗保险用药范围通过制定《基本医疗保险药品目录》（下称《药品目录》）进行管理。"

1. 目录构成和支付规定　《国家基本医疗保险、工伤保险和生育保险药品目录（2017年版）》分为凡例、西药、中成药、中药饮片四部分。凡例是对《药品目录》的编排格式、名称剂型规范、限定支付范围等内容的解释和说明；西药部分包括了化学药和生物制品；中成药部分包括了中成药和民族药；中药饮片部分采用排除法规定了基金不予支付费用的饮片。参保人员使用目录内西药、中成药及目录外中药饮片发生的费用，按基本医疗保险、工伤保险、生育保险有关规定支付。国家免费提供的抗艾滋病病毒药物和国家公共卫生项目涉及的抗结核病药物、抗疟药物和抗血吸虫病药物，参保人员使用且在公共卫生支付范围的，基本医疗保险、工伤保险和生育保险基金不予支付。

2.《药品目录》的制定与调整　《药品目录》中的西药和中成药分"甲类目录"和"乙类目录"。"甲类目录"药品指全国基本统一的、能保证临床治疗基本需要的药物。这类药物的费用纳入基本医疗保险基金给付范围，并按基本医疗保险的给付标准支付费用。"乙类目录"的药品是指基本医疗保险基金有部分能力支付费用的药物，这类药物先由职工支付一定比例的费用后，再纳入基本医疗保险基金给付范围，并按基本医疗保险给付标准支付费用。

各省（区、市）社会保险主管部门对《药品目录》甲类药品不得进行调整，并应严格按照现行法律法规和文件规定进行乙类药品调整。《药品目录》调整要坚持专家评审机制，坚持公平公正公开，切实做好廉政风险防控，不得以任何名目向企业收取费用，不得采取任何形式的地方保护主义行为，行政主管部门不得干预专家评审结果。

各省（区、市）应于 2017 年 7 月 31 日前发布本地基本医疗保险、工伤保险和生育保险药品目录。调整的数量（含调入、调出、调整限定支付范围）不得超过国家乙类药品数量的15%。各省（区、市）乙类药品调整情况应按规定报我部备案。

各统筹地区应在本省（区、市）基本医疗保险、工伤保险和生育保险药品目录发布后 1个月内执行新版药品目录，并按照有关规定更新纳入基金支付范围的医院制剂清单。

3.《药品目录》使用管理　　各统筹地区要根据辖区内医疗机构和零售药店药品使用情况，做好目录内药品对应工作，及时更新完善信息系统药品数据库。各省（区、市）要结合异地就医直接结算等工作，加快应用《社会保险药品分类与代码》行业标准，建立完善全省（区、市）统一的药品数据库，实现省域范围内西药、中成药、医院制剂、中药饮片的统一管理。

各地要结合《药品目录》管理规定及卫生计生等部门制定的处方管理办法、临床技术操作规范、临床诊疗指南和药物临床应用指导原则等，将定点医药机构执行使用《药品目录》情况纳入定点服务协议管理和考核范围。建立健全基本医疗保险医疗服务智能监控系统和社会保险药品使用监测分析体系，重点监测用量大、费用支出多且可能存在不合理使用的药品，监测结果以适当方式向社会公布。发挥药师作用，激励医疗机构采取有效措施促进临床合理用药。

各省（区、市）要按药品价格改革的要求加快推进按通用名制定医保药品支付标准工作。各统筹地区可进一步完善医疗保险用药分类支付管理办法。对乙类药品中主要起辅助治疗作用的药品，可适当加大个人自付比例，拉开与其他乙类药品支付比例差距。对临床紧急抢救与特殊疾病治疗所必需的目录外药品，可以建立定点医疗机构申报制度，明确相应的审核管理办法，并报上级人力资源社会保障部门备案。

（二）城镇居民基本医疗保险用药

《关于城镇居民基本医疗保险医疗服务管理的意见》：城镇居民基本医疗保险用药范围在国家和省（区、市）《基本医疗保险和工伤保险药品目录》的基础上，进行适当调整、合理确定。要把国家《基本医疗保险和工伤保险药品目录》《药品目录》甲类目录药品全部纳入城镇居民基本医疗保险基金的支付范围。国家根据儿童用药的特点，按"临床必需、安全有效、价格合理、使用方便、兼顾中西药"的原则，适当增加儿童用药的品种及剂型。

（三）新型农村合作医疗用药

根据《卫生部关于调整和制订新型农村合作医疗报销药物目录的意见》（卫农卫发〔2009〕94 号）规定指出："由于我国区域经济发展不平衡，各地新农合筹资水平、医疗服务能力、农民经济承受能力差异较大，各省（区、市）应结合实际，调整和制订全省（区、市）统一的新农合报销药物目录，不宜简单套用城镇职工医疗保险报销药品目录。新农合报销药物目录分为县（及以上）、乡、村三级，分别供县（及以上）、乡、村级新农合定点医疗机构参照使用。"

县级（及以上）新农合报销药物目录要包含全部国家基本药物目录，并能基本满足诊治疑难重症的需要；乡级新农合报销药物目录要以国家基本药物目录（基层部分）为主体，可根据当地突出健康需求和新农合基金支付能力适当增加，增加的药品从本省（区、市）县级（及以上）新农合报销药物目录内选择；农村基层医疗卫生机构的药品配备使用，按《关于建立国家基本药物制度的实施意见》执行。村级新农合报销药物目录使用国家基本药物目录（基层部分），如地方根据实际确需增加民族药或地方特殊疾病用药，经省级卫生行政部门批准，可适当增加相应药物品种。

【基本医疗保险医药机构的管理】

1. **基本医疗保险定点医药机构申请程序** 根据 2015 年 12 月下发的《人力资源社会保障部关于完善基本医疗保险定点医药机构协议管理的指导意见》（人社部发〔2015〕98 号）文件中指出以下问题。

（1）**自愿申请。** 依法设立的各类医药机构均可根据医疗保险医药服务的需要和条件，根据自身服务能力，自愿向统筹地区经办机构提出申请，并如实提供服务范围、服务规模、服务质量、服务特色、价格收费等方面的材料，配合做好经办机构评估工作。

（2）**多方评估。** 统筹地区人力资源社会保障部门要及时公开医药机构应具备的条件，要制定医药机构评估规则和程序。经办机构开展评估要注重听取参保人员、专家、行业协会等各方面意见，探索通过第三方评价的方式开展评估，保证程序公开透明，结果公正合理。

（3）**协商签约。** 经办机构根据评估结果，统筹考虑医药服务资源配置、服务能力和特色、医疗保险基金的支撑能力和信息系统建设及参保人员就医意向等因素，与医药机构平等沟通、协商谈判。要根据"公平、公正、公开"的原则，鼓励医药机构在质量、价格、费用等方面进行竞争，选择服务质量好、价格合理、管理规范的医药机构签订服务协议。双方签订的服务协议，应报同级社会保险行政部门备案。

2. **完善服务协议**

（1）**规范协议内容。** 服务协议除应包括服务人群、服务范围、服务内容、服务质量、费用结算、违约处理等基本内容外，要适应预算管理、付费方式改革、医药价格改革、医保医疗行为监管、异地就医结算等政策和管理要求，进一步细化总额控制指标、具体付费方式、付费标准、费用审核与控制、药品和诊疗项目及医用材料管理、监督检查、医保医生管理、信息数据传输标准等内容，并根据医保政策和管理的需要及时补充完善。

（2）**探索动态管理。** 有条件的地方可通过长期协议与短期（如年度）协议相结合的办法探索动态协议管理。经办机构和医药机构双方的基本权益和义务，购买的医疗、药品服务范围等可在长期协议中约定；医药机构一段时期（如年、季度、月）提供的服务量、付费方式、付费办法和标准、考核指标及其他管理要求等可在短期协议中明确。

【同步练习】

一、A 型题（最佳选择题）

1. 我国医疗保障体系"三横三纵"的总体框架中，"三纵"指

A. 城乡医疗救助、社会慈善捐助和补充医疗保险

B. 商业健康保险、补充医疗保险和城乡医疗救助

C. 城镇职工基本医疗保险制度、大病医疗保险制度和商业健康保险

D. 城镇职工基本医疗保险制度、"新农合"和城镇居民医保

本题考点： 我国医疗保障体系"三横三纵"的总体框架内容。

2. 下列属于城镇居民基本医疗保险的参保范围为

A. 国有企业职工　　　　　　　　　B. 民办非企业单位职工

C. 中小阶段的学生　　　　　　　　D. 农民

本题考点： 城镇居民基本医疗保险的参保范围。

3. 关于城镇职工基本医疗保险的描述，不正确的是

A. 基本医疗保险基金由统筹基金和个人账户构成

B. 统筹基金和个人账户的支付范围要分别核算，具体支付范围由统筹地区划定，特殊情况下可重叠

C. 统筹基金的起付标准原则上控制在当地职工年平均工资的10%

D. 统筹基金和个人账户划入的具体比例由统筹地区根据个人账户的支付范围和职工年龄等因素确定

本题考点： 城镇职工基本医疗保险的组成、支付、划分方式。

4. 我国《基本医疗保险药品目录》是

A. 满足基本卫生需求，价格合理，能够保障供应，公众可公平获得的目录

B. 从保障农民基本医疗需求出发，充分考虑国家基本药物政策，结合当地实际，保证农民基本医疗用药需求的目录

C. 基本医疗保险支付药品费用的标准

D. 分为凡例、西药、中成药及中药饮片和附则四部分

本题考点： 我国《基本医疗保险药品目录》的定义及目录构成。

5. 县级及以上的新农合药品目录须

A. 包含全部国家基本药物目录，并能基本满足诊治疑难重症的需要

B. 以国家基本药物目录为主题，适当增加药品报销目录

C. 要按《关于建立国家基本药物制度的实施意见》执行

D. 使用国家基本药物目录（基层部分），可适当增加药物品种

本题考点： 县级及以上的新农合药品目录包含的内容。

二、B型题（配伍选择题）

（6—10题共用备选答案）

A. 先易后难，循序渐进

B. 以收定支，收支平衡

C. 中西医并重，基层、专科和综合医疗机构兼顾，方便就医

D. 以收定支、收支平衡、略有结余

6. 确定定点医疗机构和定点药店的原则为

7. 我国推进城镇居民医药和新农合制度整合，逐步在全国范围内建立统一的城乡居民医保制度的原则是

8. 结合基金预算管理全面推进付费总额控制，基金使用遵循的原则为

9. 城镇职工基本医疗保险统筹基金起付标准的制定原则为

10. 城镇居民基本医疗保险基金的使用原则为

本题考点：我国基本医疗保障体系方针、制度参考的原则，基本医疗保险支付、基金使用、医保目录制定的原则。

三、X 型题（多项选择题）

11. 我国新农合的筹资标准为

A. 以家庭为单位缴费　　　　　　B. 政府资助

C. 个人缴费　　　　　　　　　　D. 集体扶持

本题考点：我国新农合的筹资标准。

12. 我国整合城乡居民基本医疗保险制度的重点内容包括

A. 统一覆盖范围　　　　　　　　B. 统一保障待遇

C. 统一医保目录　　　　　　　　D. 统一定点管理

本题考点：我国整合城乡居民基本医疗保险制度的重点内容。

13. 关于《国家基本医疗保险、工伤保险和生育保险药品目录（2017 年版）》叙述正确的是

A. 凡例是对目录编排格式、名称剂型规范、限定支付范围等内容的解释和说明

B. 西药部分包括了化学药和生物制品

C. 中成药部分包括了中成药和民族药

D. 中药饮片部分采用排除法规定了基金不予支付费用的饮片

本题考点：《国家基本医疗保险、工伤保险和生育保险药品目录（2017 年版）》的构成。

14. 下列关于《国家基本医疗保险、工伤保险和生育保险药品目录（2017 年版）》（以下简称《药品目录》）的制定与调整，说法不正确的是

A.《药品目录》西药和中成药分为"甲类目录"和"乙类目录"

B.《药品目录》甲类药品不得进行调整

C.《药品目录》乙类药品应在行政主管部门监管和干预下，严格按照现行法律法规和文件规定进行调整

D.《药品目录》乙类药品先由医疗保险基金支付一定比例后，其余费用由职工个人支付

本题考点：《国家基本医疗保险、工伤保险和生育保险药品目录（2017 年版）》的制定与调整。

15. 基本医疗机构医疗保险定点医药机构的申请包括

A. 统筹安排 B. 自愿申请

C. 多方评估 D. 协商签约

本题考点： 基本医疗机构医疗保险定点医药机构的申请方式。

参考答案： 1. D　2. C　3. B　4. C　5. A　6. C　7. A　8. D　9. B　10. D　11. BCD
12. ABCD　13. ABCD　14. CD　15. BCD

五、药品不良反应报告与监测管理

【复习指导】本部分内容历年必考。应熟练掌握药品不良反应的定义和分类、药品不良反应报告的程序；熟悉个体、群体、境外发生药品不良反应的处置。其余为了解内容。

【**药品不良反应报告与监测概述**】

药品不良反应（ADR）自药品诞生起即有，随着医药卫生科技的进步，新药不断地研发问世，药品不良反应或药害事件随之增多。人们在关注药品有效性的同时，越来越关注药品的安全性，故药品安全性监管的相关法律法规随之诞生。1963 年，WHO 建议在全球范围内建立药品不良反应监测系统，并于 5 年后成立国际药品监测合作中心。

我国 1984 年颁布的《中华人民共和国药品管理法》已列入上市后药品不良反应监测条例，但缺乏与之配套实施的法规；1986 年卫生部启动药品不良反应监测试点工作；1989 年11 月成立药品不良反应监测中心，之后在北京、上海、天津、河北等地区逐步建立不良反应监测中心；1998 年我国成为 WHO 国际药品监测合作计划的正式成员国；1999 年 11 月，国家食品药品监督管理局协同卫生部联合颁布《药品不良反应监测办法（试行）》，明确规定了不良反应监测工作的报告单位、范围、程序、时限等内容，使 ADR 监测工作有章可循，推动工作快速发展；2001 年 12 月正式修订的《药品管理法》第 71 条明确规定："国家实行药品不良反应报告制度"，标志着我国 ADR 工作正式步入法制化轨道；2011 年，卫生部颁布新修订《药品不良反应报告和监测管理办法》（卫生部令第 81 号），进一步完善了 ADR 报告和监测工作体系，推动 ADR 监测工作的发展，从而保证公众安全用药。

（一）药品不良反应的界定和分类

1. WHO 对药品不良反应的定义　人们为了预防、诊断、治疗疾病，或为了调整生理功能，正常地使用药物而发生的任何有害的、非预期的反应。

2. 我国与药品不良反应相关的定义

（1）药品不良反应是指合格药品在正常用法用量下出现的与用药目的无关的有害反应。它不包括无意或故意的超剂量用药引起的反应及用药不当引起的反应。结合国际和国内药品不良反应的定义，可发现药品不良反应的基本要素为：①合格的供人使用的药品；②正常用法用量；③人体出现有害的、非预期的反应；④错误的用药行为不属于药品不良反应范畴。

（2）严重药品不良反应。是指因使用药品引起以下损害情形之一的反应：①导致死亡；②危及生命；③致癌、致畸、致出生缺陷；④导致显著的或永久的人体伤残或器官功能的损伤；⑤导致住院或住院时间延长；⑥导致其他重要医学事件，如不进行治疗可能出现上述所列情况的。

（3）新的药品不良反应。是指药品说明书中未载明的不良反应。说明书中已有描述，但不良反应发生的性质、程度、后果或者频率与说明书描述不一致或者更严重的，按照新的药品不良反应处理。

（4）药品群体不良事件。指同一药品（同一生产企业生产的同一药品名称、同一剂型、同一规格的药品）在使用过程中，在相对集中的时间、区域内，对一定数量人群的身体健康或生命安全造成损害或威胁，需要予以紧急处置的事件。

药品不良事件是指药物治疗过程中出现的不良临床事件，它不一定与该药有因果关系。药品不良事件和药品不良反应含义不同。一般来说，药品不良反应是指因果关系已确定的反应，而药品不良事件是指因果关系尚未确定的反应。

3. 药品不良反应的药理学分类

（1）A型不良反应：是由于药品的药理作用增强所致。特点是可以预测，与常规的药理作用有关，反应的发生与剂量有关，停药或减量后症状很快减轻或消失，发生率高（＞1%），死亡率低。主要表现包括过度作用、副作用、毒性反应、首剂效应、继发反应、停药综合征、后遗效应。

（2）B型不良反应：是与药品的正常药理作用完全无关的一种异常反应。特点是一般很难预测，常规毒理学筛选不能发现，发生率低（＜1%），死亡率高。进一步分类为遗传药理学不良反应和变态反应。

（3）C型不良反应：机制尚不清楚，又难以简单地归于A型或B型。特点是发生率高，用药史复杂或不全，非特异性（指药品），没有明确的时间关系，潜伏期较长。通常与致癌、致畸及长期用药后致心血管疾病等有关。

（二）药品不良反应报告和监测管理制度的意义

开展药品不良反应报告和监测的意义包括：保障公众用药安全；促进和推动新药研发；增强药品生产、经营企业安全隐患意识与高度责任感；构建和谐医患关系。

【药品不良反应报告和处置】

（一）药品不良反应报告主体、报告范围、监督主体

1. 药品不良反应报告主体　药品生产企业（包括进口药品的境外制药厂商）、经营企业和医疗机构。各企业和机构均应建立药品不良反应报告和监测管理制度。药品生产企业应当设立专门机构并配备专职人员，药品经营企业和医疗机构应当设立或者指定机构并配备专（兼）职人员，承担本单位的药品不良反应报告和监测工作。

2. 药品不良反应的报告范围　新药监测期内的国产药品应当报告该药品的所有不良反应；其他国产药品，报告新的和严重的不良反应。进口药品自首次获准进口之日起5年内，报告该进口药品的所有不良反应；满5年的，报告新的和严重的不良反应。

3. 药品不良反应的监督主体　国家食品药品监督管理总局主管全国药品不良反应报告和监测工作，地方各级药品监督管理部门主管本行政区域内的药品不良反应报告和监测工作。各级卫生行政部门负责本行政区域内医疗机构与实施药品不良反应报告制度有关的管理工作。

地方各级药品监督管理部门应当建立健全药品不良反应监测机构，负责本行政区域内药品不良反应报告和监测的技术工作。

4. **基本要求**　①药品生产、经营企业和医疗机构获知或者发现可能与用药有关的不良反应，应当通过国家药品不良反应监测信息网络报告；不具备在线报告条件的，应当通过纸质报表报所在地药品不良反应监测机构，由所在地药品不良反应监测机构代为在线报告。报告内容应当真实、完整、准确。②各级药品不良反应监测机构应当对本行政区域内的药品不良反应报告和监测资料进行评价和管理。③药品生产、经营企业和医疗机构应当配合药品监督管理部门、卫生行政部门和药品不良反应监测机构对药品不良反应或者群体不良事件的调查，并提供调查所需的资料。④药品生产、经营企业和医疗机构应当建立并保存药品不良反应报告和监测档案。

（二）个例药品不良反应的报告和处置

1. **药品生产、经营企业和医疗机构**

（1）药品生产、经营企业和医疗机构应当主动收集药品不良反应，获知或者发现药品不良反应后应当详细记录、分析和处理，填写《药品不良反应/事件报告表》并报告。

（2）药品生产、经营企业和医疗机构发现或者获知新的、严重的药品不良反应应当在15日内报告，其中死亡病例须立即报告；其他药品不良反应应当在30日内报告。有随访信息的，应当及时报告。

（3）药品生产企业应当对获知的死亡病例进行调查，详细了解死亡病例的基本信息、药品使用情况、不良反应发生及诊治情况等，并在15日内完成调查报告，报药品生产企业所在地的省级药品不良反应监测机构。

2. **个人**　个人发现新的或者严重的药品不良反应，可以向经治医师报告，也可以向药品生产、经营企业或者当地的药品不良反应监测机构报告，必要时提供相关的病历资料。

3. **设区的市级、县级药品不良反应监测机构**

（1）应当对收到的药品不良反应报告的真实性、完整性和准确性进行审核。严重药品不良反应报告的审核和评价应当自收到报告之日起3个工作日内完成，其他报告的审核和评价应当在15个工作日内完成。

（2）应当对死亡病例进行调查，详细了解死亡病例的基本信息、药品使用情况、不良反应发生及诊治情况等，自收到报告之日起15个工作日内完成调查报告，报同级药品监督管理部门和卫生行政部门，以及上一级药品不良反应监测机构。

4. **省级药品不良反应监测机构**

（1）应在收到下一级药品不良反应监测机构提交的严重药品不良反应评价意见之日起7个工作日内完成评价工作。

（2）对死亡病例，事件发生地和药品生产企业所在地的省级药品不良反应监测机构均应及时根据调查报告进行分析、评价，必要时进行现场调查，并将评价结果报省级药品监管部门和卫生行政部门，以及国家药品不良反应监测中心。

5. **国家药品不良反应监测中心**　国家药品不良反应监测中心应及时对死亡病例进行分析、评价，并将评价结果报国家食品药品监管部门和卫生行政部门。

（三）药品群体不良事件的报告和处置

1. 药品生产企业、药品经营企业和医疗机构

（1）药品生产、经营企业和医疗机构获知或者发现药品群体不良事件后，应当立即通过电话或者传真等方式报所在地的县级药品监督管理部门、卫生行政部门和药品不良反应监测机构，必要时可以越级报告；同时填写《药品群体不良事件基本信息表》，对每一病例还应当及时填写《药品不良反应/事件报告表》，通过国家药品不良反应监测信息网络报告。

（2）药品生产企业获知药品群体不良事件后应当立即开展调查，详细了解药品群体不良事件的发生、药品使用、患者诊治及药品生产、储存、流通、既往类似不良事件等情况，在7日内完成调查报告，报所在地省级药品监督管理部门和药品不良反应监测机构；同时迅速开展自查，分析事件发生的原因，必要时应当暂停生产、销售、使用和召回相关药品，并报所在地省级药品监督管理部门。

（3）药品经营企业发现药品群体不良事件应当立即告知药品生产企业，同时迅速开展自查，必要时应当暂停药品的销售，并协助药品生产企业采取相关控制措施。

（4）医疗机构发现药品群体不良事件后应当积极救治患者，迅速开展临床调查，分析事件发生的原因，必要时可采取暂停药品的使用等紧急措施。

2. 药品监管部门和卫生行政部门

（1）设区的市级、县级药品监督管理部门获知药品群体不良事件后，应当立即与同级卫生行政部门联合组织开展现场调查，并及时将调查结果逐级报至省级药品监督管理部门和卫生行政部门。

（2）省级药品监管部门与同级卫生行政部门联合对设区的市级、县级的调查进行督促、指导，对药品群体不良事件进行分析、评价，对本行政区域内发生的影响较大的药品群体不良事件，还应组织现场调查，评价和调查结果应及时报国家食品药品监管部门和卫生行政部门。

（3）对全国范围内影响较大并造成严重后果的药品群体不良事件，国家食品药品监督管理总局应当与卫健委联合开展相关调查工作。

（4）药品监管部门可采取暂停生产、销售、使用或召回药品等控制措施。卫生行政部门应采取措施积极组织救治患者。

（四）境外发生的严重药品不良反应

1. 药品生产企业 药品生产企业应当填写《境外发生的药品不良反应/事件报告表》，自获知之日起30日内报送国家药品不良反应监测中心。国家药品不良反应监测中心要求提供原始报表及相关信息的，药品生产企业应当在5日内提交。

2. 国家药品不良反应监测中心 国家药品不良反应监测中心应对收到的药品不良反应报告进行分析、评价，每半年向国家食品药品监管部门和卫生行政部门报告，发现提示药品可能存在安全隐患的信息应及时报告。

（五）定期安全性更新报告

1. 药品生产企业

（1）应对本企业生产的药品不良反应报告和监测资料进行定期汇总、分析，汇总国内外安全性信息，进行风险和效益评估，撰写定期安全性更新报告。

（2）设立新药监测期的国产药品，应当自取得批准证明文件之日起每满 1 年提交一次定期安全性更新报告，直至首次再注册，之后每 5 年报告一次；其他国产药品，每 5 年报告一次。

首次进口的药品，自取得进口药品批准证明文件之日起每满 1 年提交一次定期安全性更新报告，直至首次再注册，之后每 5 年报告一次。

定期安全性更新报告的汇总时间以取得药品批准证明文件的日期为起点计，上报日期应当在汇总数据截止日期后 60 日内。

（3）国产药品的定期安全性更新报告向药品生产企业所在地省级药品不良反应监测机构提交。进口药品（包括进口分包装药品）的定期安全性更新报告向国家药品不良反应监测中心提交。

2. 省级药品不良反应监测机构　应对收到的定期安全性更新报告进行汇总、分析和评价，于每年 4 月 1 日前将上一年度定期安全性更新报告统计情况和分析评价结果报省级药品监管部门和国家药品不良反应监测中心。

3. 国家药品不良反应监测中心　应对收到的定期安全性更新报告进行汇总、分析和评价，于每年 7 月 1 日前将上一年度国产药品和进口药品的定期安全性更新报告统计情况和分析评价结果报国家食品药品监管部门和卫生行政部门。

（六）药品重点监测

1. 药品生产企业应当经常考察本企业生产药品的安全性，对新药监测期内的药品和首次进口 5 年内的药品，应当开展重点监测，并按要求对监测数据进行汇总、分析、评价和报告；对本企业生产的其他药品，应当根据安全性情况主动开展重点监测。

2. 省级以上药品监督管理部门根据药品临床使用和不良反应监测情况，可以要求药品生产企业对特定药品进行重点监测；必要时，也可以直接组织药品不良反应监测机构、医疗机构和科研单位开展药品重点监测。可以联合同级卫生行政部门指定医疗机构作为监测点，承担药品重点监测工作。

3. 省级以上药品不良反应监测机构负责对药品生产企业开展的重点监测进行监督、检查，并对监测报告进行技术评价。

【药品不良反应的评价与控制】

（一）药品生产、经营企业对药品不良反应的评价与控制

药品生产企业应当对收集到的药品不良反应报告和监测资料进行分析、评价，并主动开展药品安全性研究。

药品生产企业对已确认发生严重不良反应的药品，应当通过各种有效途径将药品不良反应、合理用药信息及时告知医务人员、患者和公众；采取修改标签和说明书，暂停生产、销售、使用和召回等措施，减少和防止药品不良反应的重复发生。对不良反应大的药品，应当主动申请注销其批准证明文件。

药品生产企业应当将药品安全性信息及采取的措施报所在地省级药品监督管理部门和国家食品药品监督管理总局。

药品经营企业和医疗机构应当对收集到的药品不良反应报告和监测资料进行分析和评价，并采取有效措施减少和防止药品不良反应的重复发生。

（二）药品不良反应监测机构对药品不良反应的评价与控制

省级药品不良反应监测机构应每季度对收到的药品不良反应报告进行综合分析，提取需要关注的安全性信息，并进行评价，提出风险管理建议，及时报省级药品监管部门、卫生行政部门和国家药品不良反应监测中心。

省级以上药品不良反应监测机构根据分析评价工作需要，可要求药品生产、经营企业和医疗机构提供相关资料，相关单位应积极配合。省级药品监管部门根据分析评价结果，可采取暂停生产、销售、使用和召回药品等措施，并监督检查，同时将采取的措施通报同级卫生行政部门。

国家药品不良反应监测中心应每季度对收到的严重药品不良反应报告进行综合分析，提取需要关注的安全性信息，并进行评价，提出风险管理建议，及时报国家食品药品监管部门和卫生行政部门。

国家食品药品监管部门根据药品分析评价结果，可要求企业开展药品安全性、有效性相关研究。必要时，应采取责令修改药品说明书，暂停生产、销售、使用和召回药品等措施，对不良反应大的药品，应撤销药品批准证明文件，并将有关措施及时通报卫健委。

【同步练习】

一、A型题（最佳选择题）

1. 我国对药品不良反应的定义为

A. 人们为了预防、诊断、治疗疾病，或为了调整生理功能，正常地使用药物而发生的任何有害的、非预期的反应

B. 合格药品在临床使用过程中出现的与用药目的无关的有害反应

C. 指药物治疗过程中出现的不良临床事件

D. 合格药品在正常用法用量下出现的与用药目的无关的有害反应

本题考点：我国药品不良反应的定义。

2. 医疗机构发现严重不良反应，导致患者死亡的，应当

A. 立即报告　　　　　　　　　　B. 在15日内报告

C. 在7日内报告　　　　　　　　D. 在24小时内报告

本题考点：药品不良反应上报的时限。

3. 关于药品群体不良事件，下列说法不正确的是

A. 药品生产企业发现药品群体不良事件后，应当立即通过电话或者传真等方式上报相关机构，不得越级报告

B. 医疗机构发现药品群体不良事件后应当积极救治患者，必要时可采取暂停药品的使用等紧急措施

C. 药品经营企业发现药品群体不良事件应当立即报告、展开调查，必要时暂时停止销售药品

D. 市、县级药品监管部门和卫生行政部门应共同对药品群体不良事件进行现场调查，并及时将调查结果上报至省级药品监督管理部门

本题考点：药品群体不良事件相关知识。

4. 药品不良反应的监督主体为

A. 国家食品药品监督管理总局和地方各级药品监督管理局

B. 国家食品药品监督管理总局

C. 地方各级药品监督管理局

D. 国家卫生健康委员会

本题考点：药品不良反应的监督主体。

5. 药品生产企业应当重点监测

A. 新药监测期内的药品

B. 首次进口 5 年内的药品

C. 国产上市 5 年内的药品

D. 新药监测期内的药品和首次进口 5 年内的药品

本题考点：药品生产企业重点监测的药品。

二、B 型题（配伍选择题）

（6—10 题共用备选答案）

A. 严重不良反应　　　　　　　　　　B. 新的不良反应

C. 副作用　　　　　　　　　　　　　D. 药品群体不良事件

6. 患者甲使用吲哚美辛，导致药源性皮疹，使住院时间延长

7. 患者乙服用卡托普利后出现干咳

8. 患者丙术前麻醉诱导，使用丙泊酚后出现过敏性休克

9. 患者丁使用氨溴索出现头痛（说明书未载有该项不良反应）

10. 齐齐哈尔第二制药公司生产的亮菌甲素注射液，因误用辅料，导致至少 11 人死亡

本题考点：药品不良反应的分类。

三、X 型题（多项选择题）

11. 药品不良反应的药理学分类包含

A. A 型不良反应　　　　　　　　　　B. B 型不良反应

C. C 型不良反应　　　　　　　　　　D. D 型不良反应

本题考点：药品不良反应的药理学分类。

12. 下列属于药品严重反应的为

A. 变态反应

B. 导致住院或住院时间延长

C. 危及生命

D. 导致显著的器官功能损害

本题考点：严重不良反应包含的内容。

13. 药品不良反应报告的主体为

A. 个人　　　　　　　　　　　　　　B. 医疗机构

C. 药品生产企业和零售药店　　　　　　　　D. 药品批发企业

本题考点：药品不良反应报告的主体。

14. 药品不良反应监测的基本要求是

A. 药品不良反应报告的主体发现可能与用药有关的不良反应，应当通过国家药品不良反应监测信息网络报告

B. 药品不良反应监测机构应当对本行政区域内的药品不良反应报告和监测资料进行评价和管理

C. 药品不良反应报告的主体应当配合药品不良反应监测机构、行政部门对群体药品不良反应事件的调查，并提供调查资料

D. 药品生产、经营企业应当建立并保存不良反应报告和监测档案

本题考点：药品不良反应监测的基本要求。

15. 药品不良反应的报告范围为

A. 新药监测期内的国产药品，报告所有的药品不良反应

B. 进口药品自首次获准进口之日满 5 年的，报告所有的药品不良反应

C. 非新药监测期内的国产药品，报告新的和严重的不良反应

D. 进口药品自首次获准进口之日满 5 年的，报告新的和严重的不良反应

本题考点：药品不良反应的报告范围。

参考答案：1. D　2. A　3. A　4. A　5. D　6. A　7. C　8. A　9. B　10. D　11. ABC
　　　　　12. BCD　13. BCD　14. ABCD　15. AC

【参考文献】

[1] 中华人民共和国国务院. 国务院令第 360 号. 中华人民共和国药品管理法实施条例 [S]. 2016.

[2] 国家食品药品监督管理总局. 国家食药总局令第 37 号. 药品经营许可证管理办法 [S]. 2017.

[3]《药品经营质量管理规范》修订内容解读. 2013.

[4] 国家食品药品监督管理总局. 新修改《药品经营质量管理规范》解读. 2016.

[5] 国家食品药品监督管理总局. 国家食品药品监管总局令第 28 号. 药品经营质量管理规范 [S]. 2016.

[6] 国家食品药品监督管理局. 国食药监市 [2003] 25 号. 关于印发《药品经营质量管理规范认证管理办法》的通知 [S]. 2003.

[7] 国家食品药品监督管理总局. 食药监药化监 [2016] 160 号. 总局关于修订印发《药品经营质量管理规范现场检查指导原则》有关事宜的通知 [S]. 2016.

[8] 国家食品药品监督管理局. 局令第 26 号. 药品流通监督管理办法 [S]. 2007.

[9] 国务院办公厅. 国办发 [2017] 13 号. 国务院办公厅关于进一步改革完善药品生产流通使用政策的若干意见. 2017.

［10］ 国家食品药品监督管理总局．药监局第 9 号．互联网药品信息服务管理办法 ［S］. 2017.

［11］ 国家食品药品监督管理局．国食药监市 ［2005］480 号．关于印发《互联网药品交易服务审批暂行规定》的通知. 2005.

［12］ 国家中医药管理局．卫医政发〔2011〕11 号．医疗机构药事管理规定 ［S］. 2011.

［13］ 全国人民代表大会常务委员会．中华人民共和国药品管理法 ［S］. 2015.

［14］ 国家食品药品监督管理局．国食药监安 ［2011］442 号．关于印发《医疗机构药品监督管理办法（试行）》的通知. 2011.

［15］ 中华人民共和国卫生部．卫生部令第 53 号．处方管理办法 ［S］. 2006.

［16］ 国家卫生计生委．国卫药政发 ［2015］70 号．关于落实完善公立医院药品集中采购工作指导意见的通知. 2015.

［17］ 国家医改办．国医改办发 ［2016］4 号．印发关于在公立医疗机构药品采购中推行"两票制"的实施意见（试行）的通知. 2016.

［18］ 国家卫生计生委．国卫药政发 ［2014］50 号．国家卫生计生委关于进一步加强基层医疗卫生机构药品配备使用管理工作的意见. 2014.

［19］ 国家卫生计生委办公厅．国卫办药政函 ［2015］719 号．关于进一步加强医疗机构儿童用药配备使用工作的通知. 2015.

［20］ 中华人民共和国卫生部．卫医管发 ［2010］28 号．医院处方点评管理规范（试行）［S］. 2010.

［21］ 国家食品药品监督管理局．局令第 20 号．医疗机构制剂注册管理办法（试行）［S］. 2005.

［22］ 国家中医药管理局．国卫办医发 ［2017］26 号．关于加强药事管理转变药学服务模式的通知. 2017.

［23］ 中华人民共和国卫生部．卫生部令第 84 号．抗菌药物临床应用管理办法 ［S］. 2012.

［24］ 国家食品药品监督管理局．局令第 10 号．处方药与非处方药分类管理办法（试行）［S］. 1996.

［25］ 国家食品药品监督管理局．国食药监安 ［2005］409 号．关于做好处方药与非处方药分类管理实施工作的通知. 2005.

［26］ 国家食品药品监督管理局．国食药监注 ［2006］610 号．关于进一步加强非处方药说明书和标签管理的通知. 2006.

［27］ 国家食品药品监督管理局．国食药监安 ［2004］101 号．关于开展处方药与非处方药转换评价工作的通知. 2004.

［28］ 国家食品药品监督管理局．食药监办注 ［2012］137 号．处方药转换为非处方药评价指导原则（试行）. 2012.

［29］ 国家食品药品监督管理局．食药监办注 ［2010］64 号．关于做好处方药转换为非处方药有关事宜的通知. 2010.

［30］ 国家食品药品监督管理局，公安部，卫生部．国食药监办 ［2012］260 号．关于

加强含麻黄碱类复方制剂管理有关事宜的通知.2012.

[31] 国务院.国发〔1998〕44号.国务院关于建立城镇职工基本医疗保险制度的决定.1998.

[32] 国务院.国发〔2007〕20号.国务院关于开展城镇居民基本医疗保险试点的指导意见.2007.

[33] 国务院办公厅.国办发〔2003〕3号.国务院办公厅转发卫生部等部门关于建立新型农村合作医疗制度意见的通知.2003.

[34] 国务院.国发〔2016〕3号.国务院关于整合城乡居民基本医疗保险制度的意见.2016.

[35] 人力资源社会保障部.人社部发〔2017〕15号.国家基本医疗保险、工伤保险和生育保险药品目录（2017年版）.2017.

[36] 中华人民共和国卫生部.卫生部令第81号.药品不良反应报告和监测管理办法〔S〕.2011.

第六章 中药管理

一、中药和中药创新发展

【复习指导】本部分内容较简单，历年偶考。其中，中药的分类需要熟练掌握。

（一）中药的概念

中药是指在中医药（包括汉族和少数民族医药）辨证理论指导下用以疾病防治的药物。

（二）中药的分类

中药分为中药材、中药饮片和中成药三部分（表6-1）。

表6-1 中药的分类

分类	简介	说明及举例
中药材	中药材：药用动物、植物和矿物的药用部分，经过采收和产地初加工后形成原料药材 道地药材：传统中药材中具有特定的种质、特定的产区或生产技术和加工方式生产的中药材	大部分来源于植物如黄芪、丹参；少部分来自药用动物如雄黄、虎骨；矿物类药材如朱砂、自然铜
中药饮片	饮片：以中医药理论为指导，根据辨证施治、制剂和调剂的需要，将中药材净选、切片或特殊加工炮制后，得到的具有一定的规格，可用于临床或生产的制成品 饮片分狭义和广义：广义，凡供中医临床配方用的全部药材均统称为"饮片"；狭义，切成一定形状的药材，如丝、片、段、块等称为饮片	临床用以治病的中药为中药饮片和中成药，中成药的原材料为中药饮片。中药饮片大多由中药饮片的加工企业提供。如人参片、黄柏丝等
中成药	中成药：按照中医辨证施治的原则，根据疗效确切、应用范围广泛的处方、验方或秘方，经药监部门批准，按规定的处方、生产工艺和质量标准生产的中药成方制剂。如丸、液、膏、露、散、片剂、冲剂、糖浆剂等	中成药由取得药品生产许可的药品生产企业生产，质量符合国家药品标准，包装、标签和说明书符合《药品管理法》规定。如雷公藤多苷片、川贝枇杷膏、藿香正气液等

（三）中医药立法

现行的《药品管理法》涵盖中医药的管理。2003年国务院发布了《中医药条例》。第十二届全国人大常委会通过了《中华人民共和国中医药法》（简称《中医药法》），并于2017年7月1日起施行。

（四）中药创新和发展体系建设

2007年由原科技部牵头制定、国务院十六个部门联合制定了《中医药创新发展规划纲要（2006—2020年）》。其后，国务院在2016年印发了《中医药创新发展规划纲要（2016—2030年）》。2015年，国务院办公厅印发和转发了《中药材保护和发展规划（2015—2020年）》和《中医药健康服务发展规划（2015—2020年）》，对我国目前和未来的中医药资源保护、产业发展及可持续性进行了全面部署。

1.《中医药创新发展规划纲要（2006—2020年）》 总体目标如下。

（1）通过科技创新支撑中医药现代化发展，提高中医药对经济和社会发展的贡献率，巩固和加强在传统医药领域的优势地位。

（2）突破中医药传承和医学及生命科学创新发展的关键问题，使之成为我国科技走向世界的突破口。

（3）促进东西方医学优势互补融合，为具有中国特色新医药学的建立奠定基础。

（4）应用科技资源推进中医药国际化，弘扬中华民族优秀文化，为卫生保健事业做出贡献。

2.《中药材保护和发展规划（2015—2020年）》

（1）发展目标

①保护和监测体系基本完善，濒危中药材供应矛盾得到有效缓解，常用中药材生产发展稳健。

②科技发展水平大幅提升，质量持续提高。

③现代生产流通体系初步建成，产品供应充足，价格稳定。

（2）具体指标

①中药材资源监测站点和信息服务网络覆盖80%以上的县级中药材产区。

②100种《中国药典》收录的野生中药材实现种植养殖。

③种植养殖产量年均增长10%。

④生产企业使用产地确定的中药材原料比例达50%，百强生产企业主要中药材原料基地化率达到60%。

⑤流通环节规范化集中仓储率达到70%。

⑥100种中药材质量标准显著提高。

⑦全国中药材质量监督抽检覆盖率达到100%。

（3）主要任务（七大任务——四个实施和三个构建）

①实施野生中药材资源保护工程。

②实施中药材技术创新行动。

③实施优质中药材生产工程。

④实施中药材生产组织创新工程。

⑤构建中药材生产服务体系。

⑥构建中药材质量保障体系。

⑦构建中药材现代流通体系。

3.《中医药健康服务发展规划（2015—2020年）》 根据我国健康服务业发展总体部署的中医药健康服务现状，提出2020年的发展目标如下。

（1）基本建立中医药健康服务体系。

（2）中医药健康服务加快发展。

（3）成为我国健康服务业的重要力量和国际竞争力的重要体现。

（4）成为推动经济社会转型发展的重要力量。

4.中医药发展战略规划纲要（2016—2030年）包括七大重点任务和五大保障措施。

（1）重点任务：①提高中医医疗服务能力；②发展中医养生保健服务；③推进中医药传承；④推进中医药创新；⑤提升中药产业发展水平；⑥弘扬中医药文化；⑦推动中医药海外发展。

（2）保障措施：①健全法律体系；②完善标准体系；③加大政策扶持力度；④加强人才队伍建设；⑤推进信息化建设。

【同步练习】

一、A 型题（最佳选择题）

1. 丹参片、肉桂丝属于

A. 中药 　　B. 中成药 　　C. 中药饮片 　　D. 化学药

本题考点：狭义的饮片，即切成一定形状的药材，如丝、片、段、块等称为饮片。丹参片、肉桂丝属于中药饮片。

2. 丹参滴丸、藿香正气液属于

A. 中药材 　　B. 中成药 　　C. 中药饮片 　　D. 化学药

本题考点：中成药是指按照中医辨证施治的原则，根据疗效确切、应用范围广泛的处方、验方或秘方，经药监部门批准，按规定的处方、生产工艺和质量标准生产的中药成方制剂。

3. 中医临床用以制备中成药的原料药为

A. 中药材 　　B. 中药饮片 　　C. 化学药 　　D. 生物药

本题考点：中医临床用以治病的药物是中药饮片和中成药，制备中成药的原材料为中药饮片。

4. 根据疗效确切、应用范围广泛的处方、验方或秘方，具备一定质量规格，批量生产供应的药物为

A. 中药材 　　B. 中成药 　　C. 中药配方颗粒 　　D. 生物药

本题考点：考查中药的分类。中药材指药用植物、动物、矿物的药用部分采收后经产地初加工形成的原料药材。中成药指根据疗效确切、应用范围广泛的处方、验方或秘方，具备一定质量规格，批量生产供应的药物。中药配方颗粒是由单味中药饮片经过提取浓缩而制成的、供中医临床配方使用的颗粒。

5. 《中医药创新发展规划纲要（2006—2020年）》总体目标不包括

A. 巩固和加强传统医药领域的优势地位

B. 促进东西方医学优势互补融合

C. 应用科技资源推进中医药国际化，弘扬中华民族优秀文化

D. 中药材资源监测站点和信息服务网络覆盖80%以上的县级中药材产区

本题考点：《中医药创新发展规划纲要（2006—2020年）》总体目标：①巩固和加强在传统医药领域的优势地位；②突破中医药传承和医学及生命科学创新发展的关键问题；③促进东西方医学优势互补融合；④应用科技资源推进中医药国际化，弘扬中华民族优秀文化。中药材资源监测站点和信息服务网络覆盖80%以上的县级中药材产区为《中药材保护和发展规划（2015—2020年）》的具体指标。

二、B 型题（配伍选择题）

（6—8题共用备选答案）

A. 中药材 　　B. 中成药 　　C. 中药饮片 　　D. 化学药

6. 由药用植物、动物和矿物的药用部分经过采收并经产地初加工后形成的原料药材

7. 在中医药理论指导下，根据辨证施治和调剂、制剂需要，将中药材进行净选、切片或特殊加工炮制后，具有一定的规格，可用于临床或生产的制成品

8. 依法取得药品生产许可的药品生产企业生产，其质量应符合国家药品标准，包装、标签和说明书符合《药品管理法》的规定

本题考点：中药材、中成药和中药饮片的基本概念。

（9—12 题共用备选答案）

A. 黄芪片   B. 芒硝   C. 雷公藤多苷片   D. 青霉素注射液

9. 属于中成药的是

10. 属于中药饮片的是

11. 属于中药材的是

本题考点：中药材、中成药、中药饮片和中药注射剂的举例鉴别。

三、X 型题（多项选择题）

12. 下列属于《中医药健康服务发展规划（2015—2020 年）》发展目标的有

A. 基本建立中医药健康服务体系

B. 中医药健康服务加快发展

C. 成为我国健康服务业的重要力量和国际竞争力的重要体现

D. 100 种中药材质量标准显著提高

本题考点：《中医药健康服务发展规划（2015—2020 年）》发展目标的内容。100 种中药材质量标准显著提高为《中药材保护和发展规划（2015—2020 年）》的具体指标。

参考答案：1. C   2. B   3. B   4. B   5. D   6. A   7. C   8. B   9. C   10. A   11. B
       12. ABC

二、中药材管理

【复习指导】本部分内容应重点掌握，历年均有考查。野生药材资源保护为重点内容。

（一）中药材的生产、经营和使用管理

国家制定了中药材的种养殖、采集、储存和初加工的技术规范和标准，加强中药材生产流通质量监督管理，保障质量安全。经营者应建立进货查验和购销记录制度并标明产地，提高中药材包装、储存等技术水平，建立中药材流通追溯体系。生产企业建立进货查验制度。

1. 中药材种植、养殖管理

（1）建立道地中药材评价体系，支持道地中药材品种选育，扶持生产基地建设，加强生产基地生态环境保护。鼓励采用地理标志产品等保护措施。道地中药材：经过中药临床长期应用优选，产在特定地域，品质和疗效较其他地区所产同种中药材更好，质量更稳定，具有更高知名度的中药材。

（2）重视中药材资源保护、利用和可持续发展。加强野生资源采集和抚育管理，采集使用保护品种需严格履行审批手续。严禁非法贩卖野生动物，非法采挖野生中药材；扶持濒危动植物中药材的人工替代品的研究和开发。

（3）鼓励培育中药材，对集中规模化栽培养殖、质量可控且符合规定的品种实行批准文号管理。

（4）结合本地自然环境、中药材分布种植养殖历史和道地药材特性，加强种植养殖科学管理。按照品种制定并严格实施种植养殖及采集技术规范，统一建立繁育基地，合理使用化肥农药，按照季节、年限和药用部位采收，提高中药材种植养殖的科学化和规范化水平。

（5）鼓励发展中药材规范化种植养殖，对施用的化肥农药进行严格管理，禁止使用剧毒或高毒农药，支持良种繁育，提高中药材质量。根据营养特点及土壤供肥能力，确定施肥种类、时间和数量。施肥种类以有机化肥为主，化学肥料有限度施用。允许施用已经充分腐熟达无害化卫生标准的农家肥。禁止使用生活、工业或医疗垃圾和粪便施肥。

（6）采取综合防治策略防治病虫害；必须施用农药时，采用最小有效剂量并选择高效、低毒且低残留的农药，降低残留和重金属污染；禁止使用中毒、感染疫病的药用动物加工中药材。

（7）准确鉴定所养殖、栽培或野生采集的药用动植物的物种，包括亚种、变种或品种，并记录中文名及学名。

（8）加快建设信息技术和保障供应服务体系，完善质量控制标准和有害物质限量控制标准；加强检验，防止不合格中药材进入市场。

（9）根据药用动物生存环境、食性、行为和环境适应能力等特点，确定相应养殖方式和方法。

（10）加强中药材良种选育和配种工作，建立良种繁育基地，保护药用动植物的种质资源。禁止使用中毒或感染疫病的药用动物加工成中药材。

2．中药材产地初加工管理

（1）产地初加工：在中药材产地对地产中药材进行洁净、去除非药用部分和干燥等处理，是防止霉变虫蛀、便于出行运输并保障中药材质量的重要手段。采摘、储存及初加工应符合技术规范和管理规定。各地结合产地中药材特点，加强对初加工的管理，逐步实现集中化、规范化和产地化。

（2）制定初加工规范，统一质量标准，提高工艺水平，避免粗制滥造而导致中药材质量下降和有效成分流失。严禁滥用硫黄熏蒸等方法，二氧化硫等物质残留必须符合国家规定。

（3）对初加工过程中染色增重、污染霉变、掺杂使假和非法提取等违法违规行为予以严厉打击。

（4）野生或半野生药用动植物采集应坚持"最大持续产量"的采集原则，即不危害生态环境，可持续生产（采收）的最大产量。

（5）根据质量及单位面积产量或养殖数量，参考传统采收经验等因素，确定适宜的采收方法和采收时间（包括采收期、采收年限）。

（6）采收机械和器具应保持清洁、无污染；存放场所应干燥且无虫鼠害或家畜；加工场地应清洁通风，有遮阳防雨及防鼠虫害的设备；药用部分采收后，经过拣选、清洗、切制或修整等适宜的加工，干燥应采用适当的方法迅速干燥，同时控制温度和湿度，以保障中药材不受污染，不破坏有效成分。

（7）鲜用药材可采用冷藏、罐贮、砂藏或生物保鲜等适宜方法，尽可能不使用保鲜剂和防腐剂（必须使用时，应符合国家对食品添加剂的相关规定）。

（8）采收和初加工时，应尽量去除非药用部分，尤其是杂草和有毒物质，去除破损和腐烂变质的部分。

（9）加工道地药材时，应按传统方法进行加工（如有改动，应提供充分的实验数据，改动后的方法不得影响药材质量）。

3. 中药材自种、自采、自用的管理规定

（1）自种、自采、自用中草药：乡村中医药技术人员自己种植、采收、使用无须特殊加工炮制的植物中药。

（2）《中共中央、国务院关于进一步加强农村卫生工作的决定》提出允许乡村中药技术人员自种、自采、自用中草药。《中医药法》规定，在村医疗机构执业的中医医师及具备中药材知识和识别能力的乡村医生，按照国家有关规定可以自种、自采地产中药材，并在其执业活动中使用。

（3）自种、自采、自用中草药的人员应同时具备以下条件：①熟悉中草药知识和培育技术，同时具备中草药辨别能力；②对中医基本理论、技能和自种自采中草药的性味功用、临床疗效、用法用量、配伍禁忌、毒副作用及注意事项等方面熟练掌握。

（4）乡村中医药技术人员不得自种、自采、自用以下三类中草药：国家规定需特殊管理的医疗用毒性中草药、麻醉药品原植物及濒稀野生植物药材。

（5）乡村中医药技术人员自种、自采、自用的中草药，仅限于其所在的村医疗机构内使用，不得上市流通、加工制成中药制剂。

（6）自种、自采、自用的中草药应保证其质量，不得使用变质或被污染等影响人体安全、影响疗效的中药材。

（7）乡村医疗技术人员对有毒性反应的中草药，应严格掌握用法用量并熟悉其中毒的防治。

（8）发现可疑毒性反应时，应按照规定及时报告当地主管部门。

（二）《中药材生产质量管理规范》认证

《中药材生产质量管理规范》（Good Agricultural Practice，GAP），是中药材生产和质量管理的基本准则，适用于中药材生产企业生产中药材（包括植物和动物药）的全过程。

GAP要求中药材生产企业运用规范化管理及质量监控手段，保护野生药材资源、生态环境，以实现资源可持续利用。

GAP从保证中药材质量出发，规范生产的各个环节，其核心是药材质量要求的八字方针，包括：真实，即具有地道性，种质鉴定清楚；优质，即有效或活性成分达到药用标准；可控，即生产过程环境因素的可控性；稳定，有效成分达《中国药典》要求，含量波动在一定范围内。制定GAP的目的是规范中药材的生产，保证质量，以促进其标准化和现代化。

2003年9月19日，国家食品药品监督管理局在印发的《中药材生产质量管理规范认证办法（试行）》和《中药材GAP认证检查评定标准（试行）》中规定，自同年11月1日起，国家食品药品监督管理局正式受理中药材GAP认证申请。

2016年2月3日，国务院取消中药材生产质量管理规范认证，对中药材GAP实施备案管理，已经通过认证的中药材生产企业应继续按照中药材 GAP 规定。

（三）专业市场管理

我国目前有 17 个中药材专业市场，均为 1996 年设立。

1. 进入中药材专业市场经营中药材者应具备的条件

（1）具有专业人员。具有与所经营中药材规模相匹配的药学技术人员，或经县级以上主管部门认定，熟悉且能鉴别所经营中药材药性，同时了解国家法规、商品规格和质量标准。

（2）取得证照。按照法定程序取得《药品经营许可证》和《营业执照》，双证齐全方可进入市场固定门店从事中药材的批发。法定程序为，在中药材专业市场固定专门从事中药材批发业务的企业或个体商户，向市场所在地的省级药品监督管理部门申请并取得《药品经营许可证》，持该证向工商行政管理部门申请办理《营业执照》。

（3）租用摊位经营自产中药材。申请租用摊位从事自产中药材业务的经营者，必须经中药材专业市场管理机构审查批准，方可从事中药材经营。

（4）从事中药材经营的企业或个体工商户，必须遵纪守法、明码标价、照章纳税。

2. 中药材专业市场管理的措施

（1）城乡集市贸易市场不得出售中药材以外的药品。药品经营企业销售的中药材，必须标明产地。运发中药材必须有包装，且每件包装上必须注明品名、产地、日期、调出单位并附质量合格标志。

（2）除现有 17 个中药材市场外，各地一律不得开办新中药材专业市场。

（3）中药材专业市场要建立健全的交易管理部门和质量管理机构，完善交易和质量管理规章制度，建立公司化的中药材经营模式。

（4）构建中药材电子交易和市场信息平台，建设流通追溯系统，配备使用具有现代物流水平的仓储设施，提高中药材仓储水平，保障中药材质量。

（5）严禁销售假劣中药材，严禁未经批准以任何名义或方式经营中药饮片、中成药或其他药品，严禁销售国家规定的27 种毒性药材，严禁非法销售国家规定的 42 种濒危药材。

（6）中药材市场经营者需完善购进记录、验收、运输、储存、调剂和炮制等过程的管理制度和措施。

（7）严禁将中药饮片分包装或改换标签等行为；严禁从中药材市场或其他不具备生产经营资质的单位或者个人购买中药饮片。国家规定禁止进入市场的中成药及相关药品，严禁进入中药材市场，查处制售假冒伪劣药品行为，维护市场秩序。

（8）中药材市场存在制假售假、掺杂掺假、以劣充好及增重染色等违法行为，是假劣中药材的重要来源。药监部门对所在地的市场制定检查制度并组织抽验。严厉打击销售假劣药材；查清并阻断其流向，防止假劣药材进入正规生产流通领域；查处销售毒性药材、中药饮片和药品制剂的行为，规范市场秩序。

（四）进口药材的规定

1. 进口药材申请与审批　进口药材申请人应是中国境内取得《药品生产许可证》或《药品经营许可证》的药品生产或经营企业。药材进口申请包括首次和非首次进口药材申请。

首次进口药材申请包括已有法定标准药材和无法定标准药材首次进口申请。

进口药材申请流程如下。

（1）国家食药监部门对申报资料的完整性和规范性进行审查后发出受理或不受理通知书。

（2）中国食品药品检定研究院完成首次进口药材质量标准复核和样品检验，将检验报告和复核意见报送给国家食品药品监督管理部门。

（3）国家食品药品监督管理部门收到检验报告和复核意见后，进行技术和行政审核；符合要求则颁发《进口药材批件》；不符合要求发《审查意见通知件》并附理由。

（4）非首次进口药材申请不再进行质量标准审核，由国家食品药品监督管理部门直接审批。

2．进口药材批件 《进口药材批件》分为一次性有效批件和多次使用批件。一次性有效批件的有效期是1年，多次使用批件有效期是2年。

《进口药材批件》编号格式为：国药材进字+4位年号+4位顺序号。

国家食品药品监督管理部门只颁发一次性有效批件情形：濒危物种药材；首次进口药材的进口申请。

（五）野生药材资源保护

为保护和合理利用野生动植物药材资源，保障人民医疗保健事业，国务院制定了《野生药材资源保护条例》，其适用范围：我国境内采猎、经营野生药材的任何单位或个人；国家另有规定的除外。

1．国家重点保护野生药材物种的分级和管理部门

（1）国家重点保护的野生药材物种分为三级管理

①一级保护野生药材物种：濒临灭绝状态的稀有珍贵野生药材物种。

②二级保护野生药材物种：分布区域缩小，资源处于衰竭状态的重要野生药材物种。

③三级保护野生药材物种：资源严重减少的主要常用野生药材物种。

（2）国家重点保护的野生药材物种管理部门：国家药品监督管理部门和国务院野生动物、植物管理部门负责国家重点保护的野生药材物种名录制定。

县级以上药品监督管理部门和同级野生动物、植物管理部门负责采猎、收购二、三级保护野生药材物种计划的制定，并报上一级药品监督管理部门批准；县级以上药监部门和同级野生动植物管理部门还负责禁止采猎区、禁止采猎期和禁止使用的采猎工具的确定。

国家药监部门确定采药证格式，县级以上药监部门会同同级野生动植物管理部门负责采药证的核发。

国家药监部门会同国务院相关部门负责确定实行限量出口和出口许可证制度的品种、野生药材的规格和等级标准。

2．国家重点保护野生药材采猎管理

（1）禁止采猎一级保护野生药材物种。

（2）采猎、收购二、三级保护野生药材物种必须按照批准的计划执行；采猎者必须持有采药证，需要进行采伐或狩猎的，必须申请采伐证或狩猎证；不得在禁止采猎区、采猎期采猎二、三级保护野生药材物种，并不得使用禁用工具进行采猎。

（3）二、三级保护野生药材属国家计划管理品种，由中国药材公司统一经营管理，其他品种由产地县药材公司及其他单位按计划收购。

3. 国家重点保护野生药材出口管理规定

（1）一级保护野生药材，自然淘汰的条件下其药用部分由各级药材公司经营管理，不得出口。

（2）二、三级保护野生药材物种，除另行规定外，其药用部分限量出口。

（3）违反该出口管理规定，由工商或有关部门没收药材和全部违法所得，并处以罚款。

4. 国家重点保护野生药材名录（表6-2）

表6-2　国家重点保护野生药材名录

分类	一级保护物种	二级保护物种	三级保护物种
定义	濒临灭绝	分布区域缩小，资源处于衰竭状态	资源严重减少
药材名录	虎骨、豹骨、羚羊角、鹿茸（梅花鹿）	鹿茸（马鹿）、甘草、麝香、蟾酥、黄连、黄柏、蛤蟆油、蛤蚧、穿山甲、厚朴、杜仲、金钱白花蛇、乌梢蛇、蕲蛇、人参、熊胆、血竭（17种）	紫草、阿魏、防风、山茱萸、猪苓、肉苁蓉、川贝母、伊贝母、五味子、胡黄连、黄芩、连翘、石斛、蔓荆子、诃子、刺五加、秦艽、远志、天冬、龙胆、细辛、羌活（22种）
简记	虎豹羚羊梅花鹿	一马牧草射蟾蛤，二黄双蛤穿厚杜，三蛇狂饮人熊血	紫薇丰萸增猪肉，川味黄连送石斛，荆轲刺秦赴远东，胆大细心也难活

【同步练习】

一、A型题（最佳选择题）

1. 城乡集市贸易市场可以出售的药品是

A. 中药材　　　　　B. 中成药　　　　　C. 中药饮片　　　　　D. 生物药

本题考点： 城乡集市贸易市场不得出售中药材以外的药品。

2. 药品经营企业必须标明产地方可销售的药品是

A. 西药　　　　　B. 生物药　　　　　C. 中药材　　　　　D. 中药饮片

本题考点： 药品经营企业销售的中药材必须标明产地。

3. 下列关于中药材种植和产地初加工管理的说法错误的是

A. 野生药用动植物的采集坚持"最大持续量"的原则

B. 中药材初加工可以酌情使用硫黄熏蒸

C. 各地要结合地产中药材的特点，加强对中药材产地初加工的管理，逐步实现初加工集中化、规范化、产业化

D. 禁止在非适宜区种植养殖中药材

本题考点： 中药材种植和产地初加工管理。中药材初加工禁止使用硫黄熏蒸。

4. 属于资源严重减少的主要常用野生药材物种的是

A. 厚朴　　　　　　　B. 梅花鹿茸　　　　　C. 豹骨　　　　　　D. 胡黄连

本题考点： 三级保护野生药材物种为资源严重减少的主要常用野生药材物种，包括紫草、阿魏、防风、山茱萸、猪苓、肉苁蓉、川贝母、伊贝母、五味子、胡黄连、黄芩、连翘、石斛、蔓荆子、诃子、刺五加、秦艽、远志、天冬、龙胆、细辛、羌活（22 种）。

5. 属于资源处于衰竭状态的野生药材物种的是
A. 人参　　　　　　　B. 羌活　　　　　　　C. 刺五加　　　　　D. 防风

本题考点： 二级保护野生药材物种为分布区域缩小，资源处于衰竭状态的重要野生药材物种，包括鹿茸（马鹿）、甘草、麝香、蟾酥、黄连、黄柏、蛤蟆油、蛤蚧、穿山甲、厚朴、杜仲、金钱白花蛇、乌梢蛇、蕲蛇、人参、熊胆、血竭（17 种）。

6. 下列属于禁止采猎的野生药材物种的是
A. 猪苓　　　　　　　B. 刺五加　　　　　　C. 马鹿　　　　　　D. 梅花鹿

本题考点： 一级保护野生药材物种禁止采猎，包括虎骨、豹骨、羚羊角、鹿茸（梅花鹿）。

二、B 型题（配伍选择题）

（7—10 题共用备选答案）
A. 金钱白花蛇　　　B. 豹骨　　　　　　　C. 阿魏　　　　　　D. 石膏粉

7. 濒临灭绝状态的稀有珍贵野生药材物种
8. 分布区域缩小，资源处于衰竭状态的重要野生药材物种
9. 资源严重减少的主要常用野生药材物种
10. 不得出口的野生药材物种

本题考点： 国家重点保护野生药材物种的出口管理。一级、二级和三级野生药材物种概念及名录。

（11—13 题共用备选答案）
A. 新发现和从国外引种的药材　　　　　　B. 医院制剂
C. 未实施批准文号管理的中药材　　　　　D. 医院中药注射制剂
根据《中华人民共和国药品管理法》

11. 不得在市场上销售的是
12. 经国家药品监督管理部门审核批准后方可销售的是
13. 药品经营企业可以从城乡集贸市场购进的药品是

本题考点： 医疗机构配制的制剂，不得在市场销售。新发现和从国外引种的药材必须经"国药食监"部门审核批准后，方可销售。城乡集贸市场只能出售中药材药品。

三、X 型题（多项选择题）

14. 下列属于不得自种、自采、自用的中草药品种的是
A. 医疗用毒性中草药　　　　　　　　　B. 麻醉药品原植物
C. 珍贵野生植物　　　　　　　　　　　D. 濒稀野生植物

本题考点： 乡村中医药技术人员不得自种、自采、自用以下三类中草药：国家规定需特殊管理的医疗用毒性中草药、麻醉药品原植物及濒稀野生植物药材。

15. 下列关于进口药材规定的说法正确的是

A. 非首次进口药材申请不再进行质量标准审核，由国家食品药品监督管理部门直接审批

B. 非首次进口药材申请必须再次经过质量标准审核

C. 进口药材申请人应是中国境内取得《药品生产许可证》或《药品经营许可证》的药品生产或经营企业

D. 濒危物种药材只颁发一次性有效批件

本题考点：进口药材规定。

16. 关于GAP的说法，正确的有

A. 从事中药材生产的企业必须通过GAP认证并取得GAP证书

B. GAP适用于中药材（包括植物药和动物药）生产全过程

C. 实施GAP有利于促进中药标准化、现代化

D. GAP是中药材生产质量管理规范

本题考点：从2016年开始，取消了GAP的认证。

参考答案：1. A 2. C 3. B 4. D 5. A 6. D 7. B 8. A 9. C 10. D 11. B 12. A 13. C 14. ABD 15. ACD 16. BCD

三、中药饮片管理

【复习指导】本部分内容需掌握，历年均有考查。

（一）生产、经营管理

1. 中药饮片生产、经营管理

（1）中药饮片生产监管

①中药饮片炮制必须按照国家药品标准炮制，国家药品标准没有规定的，必须按照省级药品监管部门制定的炮制规范炮制。除没有实施批准文号管理的中药材和中药饮片外，生产新药或者已有国家标准的药品，须经国家药品监管部门批准并发给批准文号。

②国务院药品监管部门和国务院中医药管理部门负责制定实行批准文号管理的中药材和中药饮片品种目录。

③生产中药饮片，应选用与药品质量相适宜的包装材料和容器；包装不符合规定则不得销售。

④保护中药饮片传统炮制技术，支持使用传统工艺炮制中药饮片，同时也鼓励应用现代科学技术开展炮制技术研究。

⑤中药饮片包装必须印有或贴有标签，标签必须注明名称、规格、产地、生产企业、生产日期及批号（实施批准文号管理的品种必须注明批准文号）。严禁选用不适宜或影响药品质量的包装材料；运发过程中必须有符合要求的药品包装并附质量合格标志；不符合上述要求者一律不准销售。

⑥严禁未取得合法资质的企业或个人进行中药饮片生产和中药提取等活动。取缔无证经营或生产的非法窝点，打击非法加工、变相生产中药饮片的行为。严厉打击药品生产、经营

企业出租出借许可证照，或将生产转包给非法窝点或药农，以及购买非法中药饮片进行包装改换出售等违法行为。鼓励中药饮片和中成药生产企业使用可追溯的中药材，在中药材传统主产区建设种植养殖、生产加工基地，以保证其质量稳定。

⑦生产中药饮片必须持有《药品生产许可证》《药品GMP证书》。必须以符合药用标准中药材为原料，尽量固定药材产地。必须严格执行国家药品标准和地方中药饮片炮制规范规程和工艺流程。必须在符合药品GMP条件下生产，出厂应检验合格并附检验报告书。

⑧批发零售中药饮片必须持有《药品经营许可证》《药品GSP证书》，且必须从持有《药品GMP证书》的生产企业或持有《药品GSP证书》的经营企业购买；销售时应随货附加盖单位公章的生产、经营企业资质证书或检验报告（复印件）。

⑨严禁生产企业外购中药饮片半成品或成品进行分包装或改换包装标签等活动；严禁经营企业进行饮片分包装或改换包装标签等行为；严禁从中药市场或其他不具备饮片生产经营资质的单位或个人购买中药饮片。

（2）中药饮片经营监管：《中药饮片监督管理的通知》《药品经营质量管理规范》对药品经营企业中影响中药饮片质量关键环节和人员资质提出如下要求（表6-3、表6-4）。

表6-3　中药饮片药品批发企业经营监管

		经营监管要求
人员要求	质量负责人	大学本科以上学历、执业药师资格证和3年以上药品经营质量管理工作经验，质量管理工作中具备正确判断和保障实施的能力
	企业质量管理部门负责人员	执业药师资格证和3年以上药品经营质量管理工作经验，能独立解决经营过程中的质量问题
	中药材、中药饮片验收人员	中药学专业中专以上学历或具有中药学中级以上专业技术职称
	中药材、中药饮片养护人员	中药学专业中专以上学历或具有中药学初级以上专业技术职称
	直接收购产地中药材的验收人员	中药学中级以上专业技术职称
其他要求		有专用库房和养护工作场所，直接收购当地中药材的应当设置中药样品室（柜）
		采购中药材和中药饮片应当标明产地
		中药材验收记录应包括品名、产地、到货数量、供货单位及验收合格数量等
		中药饮片验收记录应包括品名、规格、批号、产地、生产日期、生产厂家、供货单位、到货数量及验收合格数量等内容（实施批准文号管理的应有批准文号）

表6－4　中药饮片药品零售企业经营监管

		经营监管要求
人员要求	法定代表人或企业负责人	执业药师资格证；企业应当按照国家规定配备执业药师负责处方审核并指导合理用药
	中药饮片质量管理、验收和采购人员	中药学专业中专以上学历或具有中药学中级以上专业技术职称
	中药饮片调剂人员	中药学专业中专以上学历或具备中药调剂员资格
其他要求		设立专用库房储存中药饮片
		柜斗谱的书写应当正名正字；装斗前复核，防止错斗或串斗；定期清斗以防止饮片生虫、发霉或变质；不同批号饮片装斗前应清斗并记录；定期检查陈列和存放的药品，重点检查拆零药品和易变质、近效期或摆放时间较长的药品；发现质量疑问应及时撤柜，停止销售，并由质量管理人员确认处理，且保留记录
		不得陈列毒性中药品种和罂粟壳
		计量准确并告知煎煮方法和注意事项；代煎服务应符合国家规定
		严禁医疗机构从中药材市场或其他没有资质的单位或个人违法购买中药饮片；医疗机构加工少量自用特殊规格饮片，应当将品名、数量、加工理由和特殊性等情况向所在地市级以上药监部门备案
		执业药师在产品质量管理和指导合理用药时应严防假劣中药饮片进入生产、流通、购销和使用环节

2. 中药配方颗粒的监管　中药配方颗粒是指单味中药饮片经过提取浓缩而制成的、供中医临床配方使用的颗粒。中药配方颗粒为单位定量包装，供药剂人员遵临床医嘱随证处方，按照规定的剂量配制给患者直接服用。

优点：缩短制备时间，不受煎煮时间限制且提取工艺科学、先进，可节省中药材资源，也能推动中药饮片现代化及其标准的完善。

缺点：未经温度、pH、不同性质成分共处等物理化学环境影响，不会有"群药共煎"的所有有效成分，或理解为按此工艺制备的配方颗粒不会包含中医用药要求的有效成分；单味中药浓缩颗粒的简单混合使用与饮片共煎可能存在差别而影响疗效；价格远高于饮片；包装单一，临床使用时需迁就包装。

须严格管理尚处于科研阶段的产品或按制剂管理的产品列入炮制规范等问题。

（1）严格中药饮片炮制规范：严格按照《药品管理法》规定，中药饮片炮制规范的收载范围仅限于确有地方炮制特色和中医用药特点的炮制方法与中药饮片；处于科研阶段、未获公认安全性或有效性方面数据的科研产品，以及片剂、颗粒剂等常规按制剂管理的产品不得作为中药饮片管理，不得制定相应炮制规范。

（2）严格中药配方颗粒试点研究管理：尚处于科研试点研究，国家食药监部门将会同相关部门推进试点工作；在此之前，各级试验监管部门不得以任何名义批准中药配方颗粒。

（3）严格药品注册审评审批：严格按照《药品注册管理办法》等规章和文件，依法办理食药监管部门负责的药品注册审批或备案。

（4）其他：中药配方颗粒纳入中药饮片管理范畴，实行批准文号管理。

（二）医疗机构中药饮片的管理

1.《中医药法》对医疗机构中药饮片的管理规定

（1）可根据本机构医师处方，在本单位炮制和使用市场上没有供应的中药饮片。

（2）应遵守炮制规定，负责其炮制的中药饮片的质量，保证药品安全。

（3）炮制中药饮片需向所在地设区市级政府药监部门备案。

（4）医疗机构可凭本单位医师处方对中药饮片进行再加工。

2.《医院中药饮片管理规范》要求

（1）人员要求：配备与医院级别相适应的中药技术人员，直接从事中药饮片技术工作的人员应当是中药专业技术人员（表6-5）。

表6-5　医院中药饮片管理的人员要求

人员要求	三级医院	二级医院	一级医院
监督管理	由单位的药事管理委员会监督指导，药学部门主管，中药房主任或相关部门负责人具体负责		专人负责
人员配备	至少配备一名副主任中药师及以上人员	至少配备一名主管中药师及以上人员	至少配备一名中药师或相当于中药师以上人员
中药饮片的验收	中级以上且具有鉴别经验的专业技术人员		初级以上且具有鉴别经验的专业技术人员
中药饮片临方炮制	3年以上炮制经验的中药学专业技术人员		
中药饮片煎煮	中药学专业技术人员负责，具体操作人员应当经过相应的专业技术培训		

（2）采购

①医院应建立健全中药饮片采购制度。中药饮片采购流程：由仓库管理人员提出计划，经中药管理工作的负责人审批签字后，依照药监部门规定从合法供应单位进购。

②严禁从中药材市场或其他没有资质的单位或个人违法购进中药饮片。严禁擅自提高饮片等级、以次充好，为个人或单位谋取不正当利益。

③医院采购中药饮片应验证生产经营企业的《药品经营许可证》或《药品生产许可证》《企业法人营业执照》及销售人员的授权委托书、资格证明、身份证，并将复印件存档备查（采购国家实行批准文号管理的中药饮片，还应验证注册证书并将复印件存档备查）。

④医院与中药饮片供货单位应当签订"质量保证协议书"。

⑤定期评估供货单位提供的中药饮片质量，根据结果及时调整供货单位和方案。

（3）验收

①医院应按照国家药品标准和省级药监部门指定的标准和规范验收中药饮片，不合格的不得入库。

②对购入的中药饮片质量存疑需鉴定的，应委托国家认定的部门进行鉴定。

③有条件的医院可设置检验室、标本室，并掌握《中国药典》收录的常规检验方法。

④对购进的中药饮片的品名、产地、生产企业、产品批号、生产日期、合格标识、质量检验报告、数量验收结果及验收日期进行登记并签字（对国家实行批准文号管理的中药饮片，应检查核对批准文号）。

发现假冒伪劣中药饮片时，应立即封存并报告当地药监部门。

（4）保管

①仓库应具有与使用量相适应的面积，配备通风、调温、调湿、防潮、防虫、防鼠等条件和设施。

②出入库时应有完整记录；出库前应当进行严格的检查核对，不合格的不得出库。

③定期进行养护检查并记录，发现质量问题应立即上报本单位领导并采取相应措施。

（5）调剂与临方炮制

①调剂室应具有与调剂量相适应的面积，配备通风、防潮、调温、调湿、防鼠、防虫、除尘设施，保持工作场地和操作台清洁卫生。

②中药饮片储存容器（药斗）应排列合理，注明品名标签。品名与《中国药典》或省级药监部门制定的规范名称相符。标签与药品相符。

③中药饮片装斗时应清斗并认真核对，装量适当，不得错斗和串斗。

④调剂所用的计量器具应按照质量技术监督部门规定进行定期校验，不合格的不得使用。

⑤对"十八反""十九畏"、妊娠禁忌、超常剂量等存在安全问题的处方，应由医师确认或重新开具后方可调配。

⑥中药饮片调配完成后，必须经复核方可发药。二级以上医院应由主管中药师以上专业技术人员负责调剂复核，复核率应达100%。医院应定期抽查调剂质量并记录结果，调配每剂重量误差应在±5%以内。

⑦调配含有毒性中药饮片的处方，每次处方剂量不得超过2日剂量。处方未注明"生用"时，应予以炮制品。审方时对处方有疑问，必须经处方医师重新审定后方可调配。处方保存2年备查。

⑧罂粟壳不得单方发药，必须凭有麻醉药处方权的执业医师签名的淡红色处方方可调配，每张处方不得超3日用量，不得连续使用超7天，成年人一次常用量为每日3～6g。处方保存3年备查。

⑨临方炮制应具备与之适应的条件和设备，严格遵照国家药品标准和省级药监部门制定的炮制规范，填写"炮制加工及验收记录"，经质量检查合格后方可使用。

（6）煎煮

①应当有相适应的场地及设备且具有良好的卫生条件，有通风、调温和冷藏等设备。

②医疗机构应建立健全中药饮片煎煮工作制度、操作规程和质控措施并严格执行。

③煎煮液的包装材料和容器应符合相关规定，无毒、卫生且不易破损。

（三）毒性中药饮片定点生产管理和经营管理的规定

1. 毒性中药饮片实施统一规划，合理布局，定点生产。定点生产原则如下。

（1）市场要求量大，毒性药材生产多的地区，定点要合理布局，相对集中，按照省区确定2～3个定点企业。

（2）产地集中的毒性中药材品种，如朱砂、附子、雄黄等，全国集中统一定点生产，供全国使用。逐渐实现以毒性中药材主产区为中心的择优定点。

（3）定点生产企业要符合《医疗用毒性药品管理办法》等规范。

2. 建立健全各项生产管理制度。强化和规范生产工艺技术管理，制定可行的工艺操作规范，建立批生产记录，保障生产过程的严肃性和规范性。

加强包装管理，严格执行《中药饮片包装管理办法》，有"突出和鲜明的毒药标志"。

建立毒性中药材的饮片生产、技术经济指标统计报告制度。

定点生产的毒性中药饮片应销往具有经营毒性中药资格的经营单位或医疗单位。

3. 具有毒性中药经营资格的企业，必须从持有毒性中药材饮片定点生产证的中药饮片生产机构和具有毒性中药批发资格的批发企业进购。严禁从非法渠道购买毒性中药饮片。

毒性中药饮片必须实行专人、专库（柜）、专账、专用衡器（四专），双人双锁保管，做到账、货、卡相符。

【同步练习】

一、A 型题（最佳选择题）

1. 《中华人民共和国药品管理法实施条例》中药饮片包装必须印有或贴有

A. 批准文号   B. 功能主治

C. 标签   D. 中药饮片标识

本题考点： 生产中药饮片，应当选用与药品性质相适应的包装材料和容器；包装不符合规定的中药饮片，不得销售。中药饮片包装必须印有或者贴有标签。中药饮片的标签必须注明品名、规格、产地、生产企业、产品批号、生产日期，实施批准文号管理的中药饮片还必须注明药品批准文号。

2. 与三级医院级别相适应的中药技术人员为

A. 至少配备一名中药师及以上人员

B. 至少配备一名主管中药师及以上人员

C. 至少配备一名相当于中药师以上人员

D. 至少配备一名副主任中药师及以上人员

本题考点： 医疗机构人员配备要求。三级医院，至少配备一名副主任中药师及以上人员；二级医院，至少配备一名主管中药师及以上人员；一级医院，至少配备一名中药师或相当于中药师以上人员。

3. 药品调剂人员对存在"十八反"或"十九畏"的中药饮片处方应采取的措施是

A. 医师确认或重新开具后可调配

B. 对患者进行用药指导，并请其签字确认后方可调剂

C. 与医师电话沟通确认后可调配

D. 立即报告医疗机构所在地市级药品监督管理部门

本题考点： 对存在"十八反"或"十九畏"的中药饮片处方，药品调剂人员应告知处方医师，并请其确认和签字后，方可调剂。

4. 下列关于中药饮片管理的说法，错误的是
A. 生产中药饮片必须持有《药品生产许可证》
B. 批发、零售中药饮片必须持有《药品经营许可证》
C. 药品零售企业的中药饮片调剂人员应具有中药学中专以上学历或者中药调剂员的资格
D. 医疗机构临方炮制中药饮片应持有《医疗机构制剂许可证》

本题考点： 生产中药饮片必须持有《药品生产许可证》《药品 GMP 证书》。批发、零售中药饮片必须持有《药品经营许可证》《药品 GSP 证书》，必须从持有《药品 GMP 证书》的生产企业或持有《药品 GSP 证书》的经营企业采购。药品零售企业的中药饮片调剂人员应具有中药学中专以上学历或者中药调剂员的资格。对市场上没有供应的中药饮片，医疗机构可以根据本医疗机构医师的处方的需要，在本医疗机构内炮制、使用。医疗机构炮制中药饮片，应当向所在地设区的市级药品监督管理部门备案。中药饮片的临方炮制不属于医院制剂，故不需要持有《医疗机构制剂许可证》。

二、B 型题（配伍选择题）
（5—8 题共用备选答案）
A. 大学本科以上学历、执业药师资格证和 3 年以上药品经营质量管理工作经验
B. 执业药师资格证和 3 年以上药品经营质量管理工作经验，能独立解决经营过程中的质量问题
C. 中药学专业中专以上学历或具有中药学中级以上专业技术职称
D. 中药学中级以上专业技术职称
5. 药品批发企业中的质量负责人要求
6. 药品批发企业中的中药材、中药饮片验收人员要求
7. 药品批发企业中的企业质量管理部门负责人员要求
8. 药品批发企业中的直接收购产地中药材的验收人员要求

本题考点： 药品批发企业人员要求。

三、X 型题（多项选择题）
9. 下列说法正确的有
A. 严禁生产企业外购中药饮片半成品或成品进行分包装或改换包装标签等活动
B. 严禁从中药市场或其他不具备饮片生产经营资质的单位或个人购买中药饮片
C. 严禁经营企业进行饮片分包装或改换包装标签等行为
D. 严禁未取得合法资质的企业和个人进行中药饮片生产和中药提取等活动

本题考点： 严禁未取得合法资质的企业和个人进行中药饮片生产和中药提取等活动；严禁生产企业外购中药饮片半成品或成品进行分包装或改换包装标签等活动；严禁经营企业进行饮片分包装或改换标签等行为；严禁从中药市场或其他不具备饮片生产经营资质的单位或个人购买中药饮片。

10. 以下药品零售企业人员要求正确的是
A. 法定代表人或企业负责人，应具有执业药师资格证
B. 企业应当按照国家规定配备执业药师负责处方审核并指导合理用药
C. 中药饮片质量管理、验收和采购人员，应具有中药学专业中专以上学历或具有中药学中级以上专业技术职称

D. 中药饮片验收人员，应具有中药学专业中专以上学历或具有中药学中级以上专业技术职称

本题考点：药品零售企业的人员要求。

11. 下列情况属于违法情形的有

A. 甲药材公司发运的中药材的包装上注明品名、产地、日期、调出单位、质量合格标志

B. 乙药品经营企业销售甘草注明是道地药材，但未注明产地

C. 王某在中药材专业市场租摊位销售中药饮片

D. 丙药品经营企业从药品批发企业购进饮片分包装后，重新贴签销售

本题考点：药品经营企业销售中药材，必须标明产地。发运中药材必须有包装。在每件包装上，必须注明品名、产地、日期、调出单位，并附有质量合格的标志。中药材和中药饮片的销售，必须注明产地。中药材专业市场只能销售中药材，不得出售中药饮片。严禁从事饮片分包装、改换标签等活动。

参考答案： 1. C 2. D 3. A 4. D 5. A 6. C 7. B 8. D 9. ABCD 10. ABC
11. BCD

四、中成药与医疗机构中药制剂管理

【复习指导】本部分内容需掌握，历年均有考查。其中，中药保护品种的范围和等级划分需要熟练掌握。

（一）中成药通用名称命名

中成药目前只有通用名，没有商品名。2017年1月国家食品药品监督管理总局制定《中成药通用名称命名技术指导原则》以规范命名，中药新药应根据该原则进行命名。

1. 中成药通用名称命名基本原则

（1）"科学简明，避免重名"原则

①命名应科学、明确、简短且不易产生歧义和误导，避免使用生涩用语。一般不超过8个字（民族药除外，可采用约定俗成的译名）。

②不应采用低俗和迷信用语。

③名称应明确剂型且放在名称最后。

④不应与已有的中成药通用名称重复，避免同名异方和同方异名。

（2）"规范命名，避免夸大疗效"原则

①不应采用人名、地名、企业名称或濒危受保护动植物名称命名。

②不应采用代号或固有特定含义名称的谐音命名，如××0、名字谐音等。

③不应采用现代药理学、生理学、病理学、解剖学或治疗学用语命名，如癌、抗炎、降血压、降血糖、降血脂等。

④不应使用夸大、自诩、不切实际的用语，如御制、秘制、强力、速效、灵、宝等。

（3）"体现传统文化特色"原则：将传统文化特色赋予中药方剂命名是中医药的文化特色之一。可借鉴古方命名，充分结合美学观念的优点，使中成药名称既科学又可体现中华传

统文化底蕴。但文化特色用语应有明确文献支持或公认的文化渊源，避免夸大疗效。

2. 已上市中成药通用名称命名规范

（1）存在以下三种情形时必须更名：①明显夸大疗效、误导医师和患者；②名称不正确、不科学，有低俗用语和迷信色彩；③处方相同而名称不同，名称相同或相似而处方不同。

（2）药品名称含地名、人名、姓氏、宝、精、灵等，但该品种有一定使用历史且已形成品牌为公众普遍接受的，可不更名。

（3）药品名称源于古代经典名方中的各种中成药制剂不予更名。

（4）由国家药典委员会负责并组织专家提出须更名的已上市中成药名单。新的通用名批准后予以2年过渡期，过渡期内采用新名称（老名称）的方式。

（二）中药品种保护

1. 中药品种保护的目的和意义

（1）目的：提高中药品种的质量；保护中药生产企业的合法权益；促进中药事业的发展。

（2）意义：保护制度的实施，促进中药质量和信誉的提升；保护中药生产企业合法权益，调动企业研发中药新药的积极性；维护正常生产秩序，促进产业的集约化和规模化，促进品牌形成和科技进步。

2.《中药品种保护条例》的适用规范　中国境内生产制造的中药品种，包括中成药、天然药物提取物及其制剂和中药人工制品。申请专利的中药品种除外。

国家鼓励研制开发临床有效的中药品种，对质量稳定、疗效确切的中药品种实行分级保护制度。国务院卫生行政部门负责全国中药品种保护的监督管理工作。国家中药生产经营主管部门协同管理全国中药品种的保护工作。

3. 中药保护品种的范围和等级划分

（1）中药保护品种的范围：受保护的中药品种必须是列入国家药品标准的品种。

（2）中药保护品种的等级划分：受保护的中药品种分为一级保护品种和二级保护品种（表6-6）。

表6-6　中药保护品种的等级划分

	一级保护的中药品种	二级保护的中药品种
保护年限	30年、20年、10年；每次延长不得超过上一批准期限	7年；保护期满后可申请延长7年
	保护期满前6个月生产企业向国家药监部门提出申请	
申请条件	符合下列条件之一的中药品种可以申请一级（或二级）保护：	
	对特定疾病有特殊疗效的	符合上述一级保护品种或者已解除一级保护的品种
	相当于国家一级保护野生药材物种的人工制成品	对特定疾病有显著疗效
	用于预防和治疗特殊疾病的	从天然药物中提取的有效物质及特殊制剂

①特定疾病有特殊疗效：对某一疾病在治疗效果上取得重大突破性进展。

②相当于国家一级保护野生药材物种的人工制成品：列为国家一级保护物种药材的人工制品；或目前虽属二级保护物种，但其野生资源已处于濒危状态物种药材的人工制品。

③特殊疾病：严重危害民众身体健康和正常社会生活、经济秩序的重大疑难疾病、急危重症、烈性传染病和罕见病。用于特殊疾病的预防和治疗，疗效显著优于现有治疗方法。

④特定疾病有显著疗效：能突出中医辨证施治、对症下药的立法特色，临床应用具有显著优势，或对主治疾病、证候或症状疗效优于同类品种。

⑤从天然药物中提取的有效物质及特殊制剂：从中药、天然药物中提取的有效成分、有效部位制成的制剂，且具有临床应用优势。

4. 中药保护品种的保护措施

（1）中药一级保护品种的保护措施

①处方组成、工艺制法在保护期内，由获得《中药保护品种证书》的生产企业和有关药监部门、单位和个人负责保密，不得公开，建立必要的保密制度。负有保密责任的有关部门、企业和单位应当按照国家有关规定，建立必要的保密制度。

②向国外转让其处方组成、工艺制法应当按照国家有关保密规定办理。

③特殊情况需延长保护期，由生产企业在保护期满前6个月办理申报程序，由国家药监部门确定延长期限，不得超过上一次批准期限。

（2）中药二级保护品种的保护措施：在保护期满后可申请延长7年，生产企业在保护期满前6个月办理申报程序。

（3）其他规定

①除临床用药紧张的品种另有规定外，在保护期限内仅限于已获得《中药保护品种证书》的企业生产被批准保护的中药品种。

②对已批准保护的中药品种，如果批准前由多家生产企业生产，未申请的企业应当自公告日起6个月内向国家药监部门申请，提交完整资料并经检验机构检验，对达到标准的，经审批后补发批准文件和《中药保护品种证书》；未达标准的，撤销其批准文号。

③保护期内的中药保护品种，向国外申请注册时必须经过国家药品监督管理部门批准同意，否则不得办理。

5. 申请中药品种保护的程序

（1）中药生产企业向所在地省级药品监管部门提出申请（特殊情况下也可以直接向国家药品监督管理部门提出申请）。

（2）国家食品药品监督管理部门委托国家中药保护评审委员会进行审评。

（3）国家药品监督管理部门根据审评结论，决定对申请的中药品种是否予以保护。批准后颁发《中药保护品种证书》并在专业报刊上进行公告。

6. 罚则

（1）将一级保护品种的处方和工艺制法泄密者，由所在单位或上级机关予以行政处分，构成犯罪者依法追究刑事责任。

（2）擅自仿制和生产中药保护品种，由县级以上药监管部门以生产假药依法论处。伪造《中药保护品种证书》及相关文件进行销售生产的，由县级以上药监管部门没收全部相关药品及违法所得，并处以相关药品正品价格3倍以下的罚款，构成犯罪者依法追究刑事责任。

7. 中药品种保护指导原则

（1）在国家局政府网站对已受理的中药品种保护申请予以公示；从公示之日至做出行政决定期间各地一律暂停受理该品种仿制申请。

（2）国家局将在政府网站和《中国医药报》上对批准保护的品种进行公示；生产该品种的其他企业应自公告发布之日起6个月内向受理中心提出同品种保护申请，逾期不受理；申请延长保护期者，应在保护期满前6个月提出申请。

（3）以下情形之一者，国家局将中止中药品种审评审批。

①申报资料不真实或资料真实性审核中不能证明其申报资料真实性。

②未在规定期限内按要求提交资料。

③申报企业主动提出撤回申请。

④其他不符合法律法规的。

（4）未获得同品种保护的企业应停止生产该品种，如继续生产将终止其该品种药品批准文号的效力，并按规定查处。已受理同品种保护申请和延长保护期申请的企业，审批期间可继续生产和销售。

在保护期内的品种，有下列情形之一的，国家局将提前终止保护，收回其保护审批件及证书。

①保护品种生产企业的《药品生产许可证》被撤销、吊销或注销的。

②保护品种的药品批准文号被撤销或注销的。

③申请企业提供虚假的证明文件、资料、样品或者采取其他欺骗手段取得保护审批件及证书的。

④保护品种生产企业主动提出终止保护的。

⑤累计2年不缴纳保护品种年费的。

⑥未按照规定完成改进提高工作的。

⑦其他不符合法律、法规规定的。

（5）已被终止保护的品种的生产企业，不得再次申请该品种的中药品种保护。

申请企业对审批结果有异议，可以在收到审批意见60日内向国家局提出复审申请并说明理由。复审仅限于原申报资料，国家局应在50日内做出结论，如需技术审查，国家中药保护审评委员会按照原申请事先组织审评。

（三）古代经典名方中药复方制剂的管理

1. 古代经典名方目录　古代经典名方的中药复方制剂，是指目前仍广泛应用、疗效确切、具有明显特色与优势的清代及清代以前医籍所记载的方剂。

国家中医药管理局会同国家药品监管局于2018年4月制定了第一批《古代经典名方目录》。该名录主要参照《伤寒论》《金匮要略》《备急千金要方》等古代经典书籍，详细列出100种古代经典名方的方名、出处、处方及制法和用法。收录复方制剂包括膏剂1个，散剂3个，汤剂73个，煮散23个。

2. 古代经典名方的中药复方制剂的管理要求　2008年实施的《中药注册管理补充规定》首次明确了来源于古代经典名方的中药复方制剂的注册管理要求。为简化审批流程，国家食药监管部门于2018年6月制定了《古代经典名方中药复方制剂简化注册审批管理规定》。

（1）对国家公布目录中的古代经典名方且无上市品种的中药复方制剂申请上市，符合规定要求的可实施简化审批，条件包括：①处方中不含配伍禁忌或药品标准中标识有"剧毒""大毒"及经现代毒理学证明有毒性的药味；②处方中药味及所涉及的药材均有国家药品标准；③制备方法与古代医籍记载基本一致；④除汤剂可制成颗粒剂外，剂型应当与古代医籍记载一致；⑤给药途径与古代医籍记载一致，日用饮片量与古代医籍记载相当；⑥功能主治应当采用中医术语表述，与古代医籍记载基本一致；⑦适用范围不包括传染病，不涉及孕妇、婴幼儿等特殊用药人群。

（2）经典名方制剂的注册申请人应当为在中国境内依法设立能够独立承担药品质量安全等责任的药品生产企业。生产企业应当具有中药饮片炮制、提取、浓缩、干燥、制剂等完整的生产能力，符合药品生产质量管理规范的要求。

（3）符合简化审批要求的经典名方制剂申请上市，可仅提供药学及非临床安全性研究资料，免报药效学研究及临床试验资料。申请人应当确保申报资料的数据真实、完整、可追溯。

（4）经典名方制剂的研制分"经典名方物质基准"研制与制剂研制两个阶段。"经典名方物质基准"，是指以古代医籍中记载的古代经典名方制备方法为依据制备而得的中药药用物质的标准，除成型工艺外，其余制备方法应当与古代医籍记载基本一致。

申请人按照古代经典名方目录公布的处方、制法研制"经典名方物质基准"，并根据"经典名方物质基准"开展经典名方制剂的研究，证明经典名方制剂的关键质量属性与"经典名方物质基准"确定的关键质量属性一致。

（5）在国家药品监督管理局发布相应的"经典名方物质基准"前申请上市的，可仅提交"经典名方物质基准"有关的申报资料，并在"经典名方物质基准"发布后补充提交经典名方制剂的相关申报资料。审核"经典名方物质基准"所用时间不计算在审评时限内。在相应的"经典名方物质基准"发布后申请上市的，应当一次性提交完整的注册申报资料。

（6）受理经典名方制剂上市申请前，国家药品监督管理局药品审评机构可安排与申请人进行会议沟通，对"经典名方物质基准"相关资料等提出意见建议。申请人应当根据沟通交流结果修改、完善申报资料。

（7）国家药品监督管理局药品审评机构在收到首家申请人提交的"经典名方物质基准"相关资料后5日内，应当在其网站公示申请人名单，公示期为6个月。公示期内，其他申请人可继续通过申请上市程序提交自行研制的该"经典名方物质基准"相关资料，申请人名单一并予以公示。

申请人提交的"经典名方物质基准"均不符合要求的，审评机构可以允许其他申请人继续提交"经典名方物质基准"相关资料。

（8）国家药品监督管理局药品审评机构对经过审核的统一标准进行公示（公示期3个月，不计算在审评时限内）。鼓励申请人参与"经典名方物质基准"的研究、起草并享有成果，在发布的统一标准中标注起草单位的名称。

（9）国家药品监督管理局药品审评机构收到经典名方制剂申请上市的申报资料后，应当组织药学、医学及毒理学技术人员对申报资料进行审评，必要时可要求申请人补充资料。

（10）国家药品监督管理局药品审评机构按照审评需求启动研制现场检查和生产现场检查，并通知国家药品监督管理局药品检查机构。

（11）经典名方制剂的生产企业应当对所用药材、饮片及辅料的质量，制剂生产、销售配送、不良反应报告、追溯体系等负责。

（12）经典名方制剂的生产工艺应当与批准工艺一致，并确保生产过程的持续稳定合规。

（13）经典名方制剂药品标准的制定，应与"经典名方物质基准"作对比研究，充分考虑在药材来源、饮片炮制、制剂生产及使用等各个环节影响质量的因素，系统开展药材、饮片、中间体、"经典名方物质基准"所对应实物及制剂的质量研究，综合考虑其相关性，并确定关键质量属性，据此建立相应的质量评价指标和评价方法，确定科学合理的药品标准。加强专属性鉴别和多成分、整体质量控制。

（14）经典名方制剂的药品名称原则上应当与古代医籍中的方剂名称相同。

（15）经典名方制剂的药品说明书中须说明处方及功能主治的具体来源；注明处方药味日用剂量；明确本品仅作为处方药供中医临床使用。

（16）药品上市后，生产企业应按照国家药品不良反应监测相关法律法规开展药品不良反应监测，报告药品使用过程中发生的药品不良反应，提出风险控制措施并及时修订说明书。

（17）药品生产企业应将药品生产销售、临床使用、不良反应监测、药品上市后的变更及资源评估等情况的年度汇总结果及相关说明报国家药品监督管理局药品审评机构。

（18）对批准文号有效期内未上市，不能履行持续考察药品质量、疗效和不良反应责任的经典名方制剂，药品监督管理部门不批准其再注册，批准文号到期后予以注销。

（19）经典名方制剂申报资料的受理、研制情况及原始资料的现场检查、生产现场检查、药品注册检验、抽样检验及经典名方制剂上市后变更等的相关注册管理要求，按照国家有关规定执行。

（四）中药注射剂管理

1. 概述　中药注射剂是从药材中提取出的有效物质制成的可供注入人体内，包括肌内、穴位、静脉注射和静脉滴注使用的灭菌溶液、乳状液或混悬液，以及供临床用前配制成溶液的无菌粉末或浓注射液等注入人体的制剂。

（1）中药注射剂的理论基础是中医理论。注射剂直接注入体内，质量要求高且组成药味越多越难研制，故组成药味数应较少，最好不超过3味。制备中药注射剂的常用原料药仅为中药的一小部分，远少于制备汤剂或中成药的原料药品种。

（2）中药注射剂的处方组成除植物药材外，还包括动物或矿物材料，如水牛角、麝香、水蛭、斑蝥、石膏、自然铜等。

（3）中药所含成分十分复杂，单味中药材中化学成分较多，难以分离或提纯，目前的技术手段尚无法完全弄清其有害和有效成分。中药材受产地、气候、种植和储存等因素影响，有害或有效成分差异很大。

2. 加强中药注射剂生产管理、不良反应监测和召回　中药注射剂多由成方化工或中药提取的有效成分而制成。具有使用方便和起效快的优势，但亦带来一些药品不良反应，损害患者人身财产安全，严重者甚至危及生命，应引起临床高度重视。

2008年发布了《进一步加强中药注射剂生产和临床使用管理通知》。

《通知》指出，近年来"鱼腥草注射液""复方蒲公英注射液""消炎清注射液""刺五加注射液""鱼金注射液"等多个中药注射剂因发生严重不良事件或存在严重不良反应被暂停销售使用。

《通知》要求：为保障医疗和患者用药安全，加强中药注射剂生产和临床使用管理。应严格按照《药品生产质量管理规范》组织生产，加强生产全过程的质量管理和检验，确保中药注射剂的质量。

加强销售管理，必要时应能及时召回全部售出药品。生产企业建立健全不良反应报告相关制度，指定专门的机构或人员负责不良反应报告和监测工作；详细记录质量投诉和不良反应报告，及时上报当地药监部门；及时对收集到的信息进行分析并组织调查，发现安全隐患主动召回；制定退货和召回程序，对因质量原因退货和召回的产品，按照规定销毁并记录。

3. 加强中药注射剂临床使用管理　中药注射剂在医疗机构内凭医师处方使用，医疗机构应制定对过敏性休克等紧急情况的抢救规程。

医疗机构加强对中药注射剂购进、验收、储存和调剂的管理；药学部门严格执行药品进货检查验收制度，建立完整购进记录，保障药品来源可追溯；严格按照药品说明书的要求储存药品；严格按照《药品管理办法》和《处方管理办法》审核发药。

加强对中药注射剂临床使用管理。医护人员应按照《中药注射剂临床使用基本原则》，严格按照说明书使用，严格把握适应证和禁忌；加强用药监控，医护人员在使用前严格执行用药查对制度，发现异常立即停用并报告；临床药师加强临床使用指导。

加强不良反应（事件）监测报告工作。掌握使用中药注射剂的患者情况，做临床观察和记录；发现可疑事件及时采取措施，及时救治并报告；保留药品以备查验。

4. 中药注射剂临床使用基本原则

（1）严格掌握适应证，合理选择给药途径。能口服的，不选注射；能肌内注射的，不选静脉注射或滴注。必须选用静脉注射或滴注时应加强监测。

（2）辨证施药，严格掌握功能主治，禁止超功能主治用药。

（3）严格掌握用法用量和疗程，不得超剂量、过快滴注和长期连续给药。

（4）严禁混合配伍，谨慎联合用药。

（5）仔细询问过敏史，过敏体质者慎用。

（6）老年人、儿童、肝肾功能异常等特殊人群和初次使用者应慎重并加强监测；长期使用的，在每个疗程之间应有一定时间间隔。

（7）加强用药监护，特别是开始30分钟。发现异常立即停药，采用积极救治措施救治患者。

（五）医疗机构中药制剂管理

1. 医疗机构配制中药制剂应取得医疗机构制剂许可证，或委托取得药品生产许可证的生产企业或取得医疗机构制剂许可证的其他医疗机构配制。委托配制时，应当向委托方所在地省级的药监部门备案。医疗机构对配制的中药制剂质量负责；委托生产的，委托方与受托方分别承担相应责任。

2. 医疗机构配制的中药制剂应取得批准文号。仅用传统工艺配制的品种，向医疗机构所在地省级药监部门备案后即可配制，无须批准文号。

3. 备案管理的传统中药制剂包括以下几种。

（1）中药饮片经粉碎，或仅经水或油提取制成的固体（丸剂、丹剂或散剂）、半固体（膏药）和液体（汤剂）传统剂型。

（2）中药饮片经水提取制成颗粒剂和经粉碎后制成的胶囊剂。

（3）中药饮片经传统方法提取制成的酊剂和酒剂。

4. 医疗机构备案的传统中药制剂应与其诊疗范围一致，下列情况之一的不得备案。

（1）《医疗机构制剂注册管理办法（试行）》中规定不得作为医疗机构制剂申报的。

（2）与市场上已有品种相同处方的不同剂型。

（3）中药配方颗粒。

（4）其他不符合有关规定的制剂。

5. 医疗机构严格论证中药制剂立题依据的科学性、合理性和必要性，对配制的全过程实施质量管理，对制剂的安全性和有效性负责。累计有效性数据，严格履行不良反应报告制度，并建立监测和风险控制体系。

6. 传统中药制剂备案号格式：×药制备字 Z+4 位年号 +4 位顺序号 +3 位变更顺序号（首次备案为 000）。×为省份简称。如赣药制备字 Z20160052003。

7. 传统中药制剂不得上市销售或变相销售，不得发布医疗机构制剂广告；仅限于取得该制剂品种备案号的医疗机构使用，一般不得调剂使用，需使用时应符合国家规定。

【同步练习】

一、A 型题（最佳选择题）

1. 根据 2017 年 1 月国家食品药品监督管理总局制定的《中成药通用名称命名技术指导原则》的要求，以下已上市的中成药中不是必须进行更名的中成药是

A. 甲中成药品名被认定为明显夸大疗效、误导医师和患者

B. 乙中成药品名与已上市的其他中成药药名相似而处方组成不同

C. 丙中成药的药品名称含地名

D. 丁中成药品名被认定为名称具有迷信色彩

本题考点： 已上市的中成药存在以下三种情形时必须更名。明显夸大疗效、误导医师和患者；名称不正确、不科学，有低俗用语和迷信色彩；处方相同而名称不同，名称相同或相似而处方不同。药品名称含地名、人名、姓氏、宝、精、灵等，但该品种有一定使用历史且已形成品牌为公众普遍接受的，可不更名。

2. 生产中药保护品种的企业应在保护期满前向国家药监部门提出申请的期限为

A. 3 个月　　　　B. 4 个月　　　　C. 5 个月　　　　D. 6 个月

本题考点： 保护期满前 6 个月生产企业向国家药监部门提出申请。

3. 下列关于中药保护品种的保护措施说法正确的是

A. 国外申请注册时必须经过省级药品监督管理部门批准同意

B. 对已批准保护的中药品种，如果批准前由多家生产企业生产，未申请的企业不得再生产

C. 擅自仿制和生产中药保护品种，由省级以上药监管部门以生产劣药依法论处

D. 生产企业向所在地市级药监管部门提出中药保护品种的申请

本题考点： 保护期内的中药保护品种，向国外申请注册时必须经过国家药品监督管理部门批准同意，否则不得办理。对已批准保护的中药品种，如果批准前由多家生产企业生产，未申请的企业应当自公告日起 6 个月内向国家药监部门申请。擅自仿制和生产中药保护品种，由县级以上药品监管部门以生产假药依法论处。中药生产企业向所在地省级药品监管部门提出中药保护品种的申请。

4. 下列关于中药注射制剂的说法正确的是

A. 组成药味数应较少，最好不超过 5 味

B. 加强用药监护，特别是开始30分钟

C. 中药注射剂的处方组成仅为植物药材

D. 中药材不易受产地、气候、种植和储存等因素影响

本题考点： 由于注射剂直接注入体内，质量要求高且组成药味越多越难研制，故组成药味数应较少，最好不超过3味。中药注射剂的处方组成除植物药材外，还包括珍珠母、山羊角、水牛角、麝香、水蛭、鹿茸、没药、明矾、地龙、斑蝥等动物或矿物材料。中药中所含成分过于复杂，单味中药材中化学成分较多，难以分离或提纯，目前的技术手段尚无法完全弄清其有害和有效成分。中药材受产地、气候、种植和储存等因素影响，有害或有效成分差异很大。必须选用静脉注射或滴注时应加强监测，加强用药监护，特别是开始30分钟；发现异常立即停药，采用积极救治措施救治患者。

5. 下列关于中药保护品种的保护措施的说法正确的是

A. 伪造《中药保护品种证书》及相关文件进行销售生产的，由国家药品监管部门没收全部相关药品及违法所得，并处以相关药品正品价格5倍以下的罚款

B. 已被终止保护的品种的生产企业，2年后可再次申请该品种的中药品种保护

C. 对已批准保护的中药品种，如果批准前由多家生产企业生产，未申请《中药保护品种证书》的企业无须再次申请

D. 对已受理的中药品种保护申请，在国家局政府网站予以公示，公示之日至做出行政决定期间各地一律暂停受理该品种仿制申请

本题考点： 伪造《中药保护品种证书》及相关文件进行销售生产的，由县级以上药品监管部门没收全部相关药品及违法所得，并处以相关药品正品价格3倍以下的罚款。已被终止保护的品种的生产企业，不得再次申请该品种的中药品种保护。对已批准保护的中药品种，如果批准前由多家生产企业生产，未申请《中药保护品种证书》的企业应当自公告日起6个月内向国家药监部门申请。

6. 实行备案管理的传统中药制剂不包括

A. 经水提取制成的颗粒剂

B. 中药饮片经油提取制成的丸剂

C. 经粉碎后制成的胶囊剂

D. 经传统方法提取制成的酊剂和酒剂

本题考点： 备案管理的传统中药制剂包括中药饮片经粉碎，或仅经水或油提取制成的固体（丸剂、丹剂或散剂）、半固体（膏药）和液体（汤剂）传统剂型；中药饮片经水提取制成颗粒剂和经粉碎后制成的胶囊剂；中药饮片经传统方法提取制成的酊剂和酒剂。

7. 下列关于医疗机构中药制剂的说法错误的是

A. 不得发布医疗机构制剂广告

B. 不得上市销售或变相销售

C. 医疗机构中，用传统工艺配制的中药制剂品种也应取得批准文号

D. 除特殊情况外，仅限于在取得该制剂品种备案号的医疗机构内使用

本题考点： 传统中药制剂不得上市销售或变相销售，不得发布医疗机构制剂广告。医疗机构配制的中药制剂应当取得批准文号。仅用传统工艺配制的品种，向医疗机构所在地省级药监部门备案后即可配制，无须批准文号。仅限于取得该制剂品种备案号的医疗机构使用，

一般不得调剂使用，需使用时应符合国家规定。

二、B 型题（配伍选择题）

(8—9 题共用备选答案)

A. 从天然药物中提取的有效物质

B. 医疗用毒性中药饮片

C. 相当于国家一级保护野生药材物种的人工制成品

D. 国家重点保护野生药材

根据《中药品种保护条例》

8. 可以申请中药一级保护的品种是

9. 可以申请二级保护但不能申请一级保护的中药品种是

本题考点： 申请中药一级保护品种应具备的条件有：对特定疾病有特殊疗效的；相当于国家一级保护野生药材物种的人工制成品；用于预防和治疗特殊疾病的。申请中药二级保护品种应具备的条件有：符合上述一级保护品种或者已解除一级保护的品种；对特定疾病有显著疗效；从天然药物中提取的有效物质及特殊制剂。

三、X 型题（多项选择题）

10. 在保护期内的中药品种出现下列哪些情况时，国家局将提前终止保护，收回其保护审批件及证书

A. 保护品种生产企业的《药品生产许可证》被撤销、吊销或注销的

B. 保护品种的药品批准文号被撤销或注销的

C. 申请企业提供虚假的证明文件、资料、样品或者采取其他欺骗手段取得保护审批件及证书的

D. 保护品种生产企业主动提出终止保护的

本题考点： 除上述情况外国家局将提前终止保护，收回其保护审批件及证书的情况还有累计 2 年不缴纳保护品种年费的；其他不符合法律、法规规定的。

11. 《中药品种保护条例》的适用规范包括

A. 中成药 　　　　　　　　　B. 天然药物提取物及其制剂

C. 中药人工制品 　　　　　　D. 申请专利的中药品种

本题考点：《中药品种保护条例》的适用规范包括中国境内生产制造的中药品种，包括中成药、天然药物提取物及其制剂和中药人工制品。

12. 某医院计划开展中药制剂的配制，应当符合的要求有

A. 取得医疗机构制剂许可证

B. 委托取得药品生产许可证的生产企业配制中药制剂

C. 委托取得医疗机构制剂许可证的其他医疗机构配制中药制剂

D. 仅用传统工艺配制的品种时，中药制剂也应当取得批准文号

本题考点： 医疗机构配制中药制剂应当取得医疗机构制剂许可证，或委托取得药品生产许可证的生产企业或取得医疗机构制剂许可证的其他医疗机构配制。委托配制时，应当向委托方所在地省级的药监部门备案。医疗机构对配制的中药制剂质量负责；委托生产的，委托方与受托方分别承担相应责任。医疗机构配制的中药制剂应当取得批准文号。仅用传统工艺

配制的品种，向医疗机构所在地省级药监部门备案后即可配制，无须批准文号。医疗机构不得配制中药注射剂。

参考答案：1. C 2. D 3. C 4. B 5. D 6. B 7. C 8. C 9. A 10. ABCD
11. ABC 12. ABC

【参考文献】

[1] 国家药监局局令第 32 号. 中药材生产质量管理规范（试行）[S]. 2002.

[2] 杨世民. 药事管理学 [M]. 北京：人民卫生出版社，2016.

[3] 中华人民共和国主席令第 31 号. 中华人民共和国药品管理法（新）[S]. 2019.

[4] 中华人民共和国国务院令第 374 号. 中华人民共和国中医药条例 [S]. 2003.

[5] 中华人民共和国主席令第 59 号.《中华人民共和国中医药法》[S]. 2016.

[6] 国科发社字〔2007〕77 号. 中医药创新发展规划纲要（2006—2020 年）[S]. 2007.

[7] 国办发〔2015〕27 号. 中药材保护和发展规划（2015—2020 年）[S]. 2015.

[8] 国办发〔2015〕32 号. 国务院办公厅关于印发中医药健康服务发展规划（2015—2020 年）的通知 [S]. 2015.

[9] 国发〔2016〕15 号. 国务院关于印发中医药发展战略规划纲要（2016—2030 年）的通知 [S]. 2016.

[10] 中华人民共和国国务院令第 677 号. 农药管理条例 [S]. 2017.

[11] 中发〔2002〕13 号. 中共中央、国务院关于进一步加强农村卫生工作的决定 [S]. 2002.

[12] 国中医药发〔2006〕44 号. 关于加强乡村中医药技术人员自种自采自用中草药管理的通知 [S]. 2006.

[13] 国食药监安〔2003〕251 号. 关于印发《中药材生产质量管理规范认证管理办法（试行）》及《中药材 GAP 认证检查评定标准（试行）》的通知 [S]. 2003.

[14] 国发〔2016〕10 号. 国务院《关于取消 13 项国务院部门行政许可事项的决定》[S]. 2016.

[15] 国家食品药品监督管理总局令第 72 号. 关于取消中药材生产质量管理规范认证有关规定 [S]. 2016.

[16] 食药监〔2013〕208 号. 关于进一步加强中药材管理的通知 [S]. 2013.

[17] 国家食品药品监督管理局令第 22 号. 进口药材管理办法（试行）[S]. 2005.

[18] 野生药材资源保护管理条例 [S]. 1987.

[19] 中华人民共和国国务院令第 709 号. 中华人民共和国药品管理法实施条例 [S]. 2019.

[20] 国食药监办〔2003〕358 号. 关于加强中药饮片包装监督管理的通知 [S]. 2003.

[21] 国家食品药品监督管理总局令第 13 号. 药品经营质量管理规范 [S]. 2015.

[22] 食药监办药化管〔2013〕28 号. 国家食品药品监督管理总局办公厅关于严格中药饮片炮制规范及中药配方颗粒试点研究管理等有关事宜的通知 [S]. 2013.

[23] 国中医药发〔2007〕11 号. 国家中医药管理局卫生部关于印发《医院中药饮片管理规范》的通知 [S]. 2007.

[24] 中华人民共和国卫生部令第53号. 《处方管理办法（试行）》的通知 [S]. 2007.

[25] 中华人民共和国国务院令第23号. 医疗用毒性药品管理办法 [S]. 1988.

[26] 国中医药生 [1998] 11号. 中药饮片包装管理办法（试行）[S]. 1998.

[27] 国家食品药品监督管理总局令 [2017] 第188号. 中成药通用名称命名技术指导原则 [S]. 2017.

[28] 中华人民共和国国务院令第703号. 中药品种保护条例 [S]. 2018.

[29] 国食药监注57号. 关于印发中药品种保护指导原则的通知 [S]. 2009.

[30] 国家食品药品监督管理总局令 [2018] 第27号. 古代经典名方中药复方制剂简化注册审批管理规定 [S]. 2018.

[31] 卫医政发71号. 关于进一步加强中药注射剂生产和临床使用管理的通知 [S]. 2008.

[32] 国家食品药品监督管理局令第18号. 医疗机构制剂配制监督管理办法 [S]. 2005.

[33] 国家食品药品监督管理总局公告 [2018] 第19号. 关于做好医疗机构应用传统工艺配制中药制剂备案有关事宜的通知 [S]. 2018.

第七章　特殊管理的药品管理

一、麻醉药品、精神药品的管理

【复习指导】本部分内容属于高频考点，历年必考，应重点复习。需要熟练掌握的内容包括：麻醉药品和精神药品的界定、目录、经营和使用管理。

（一）麻醉药品、精神药品的界定和管理部门

1. 麻醉药品和精神药品的界定和专有标志

（1）麻醉药品：《麻醉药品临床应用指导原则》定义的麻醉药品，是指连续使用后易产生生理依赖性、能成瘾癖的药品。《麻醉药品和精神药品管理条例》所称麻醉药品是指列入麻醉药品目录的药品和其他物质。

（2）精神药品：《精神药品临床应用指导原则》定义的精神药品，是指直接作用于中枢神经系统，使之兴奋或抑制，连续使用可产生依赖性的药品。《麻醉药品和精神药品管理条例》所称精神药品是指列入精神药品目录的药品和其他物质。精神药品分为第一类精神药品和第二类精神药品。

（3）非药用类麻醉药品和精神药品：非药用类麻醉药品和精神药品是指未作为药品生产和使用，具有成瘾性或者成瘾潜力且易被滥用的物质。为加强对非药用类麻醉药品和精神药品的管理，防止非法生产、经营、运输、使用和进出口，2015 年 9 月公安部、国家食品药品监督管理总局、卫计委和国家禁毒委员会办公室联合制定了《非药用类麻醉药品和精神药品列管办法》。明确麻醉药品和精神药品按照药用类和非药用类分类列管。对列管的非药用类麻醉药品和精神药品，禁止任何单位和个人生产、买卖、运输、使用、储存和进出口。非药用类麻醉药品和精神药品发现医药用途，调整列入药品目录的，不再列入非药用类麻醉药品和精神药品管制品种目录。

（4）麻醉药品和精神药品的专有标志：根据《药品管理法》和《麻醉药品和精神药品管理条例》要求，麻醉药品和精神药品的标签应当印有国务院药品监督管理部门规定的标志。国务院药品监督管理部门规定的麻醉药品的专用标志见图 7 - 1（颜色：天蓝色与白色相间），精神药品的专用标志见图 7 - 1（颜色：绿色与白色相间）。

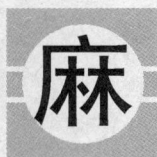

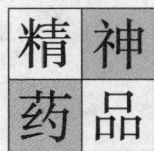

图 7 - 1　麻醉药品和精神药品专用标志

2. 麻醉药品和精神药品的管理部门、职责　根据《麻醉药品和精神药品管理条例》，对麻醉药品和精神药品的管理部门及各部门职责有明确要求。

（1）药品监督管理部门：国务院药品监督管理部门负责全国麻醉药品和精神药品的监督管理工作，国务院药品监督管理部门会同国务院农业主管部门对麻醉药品药用原植物实施监督管理。省、自治区、直辖市人民政府药品监督管理部门负责本行政区域内麻醉药品和精神药品的监督管理工作。

（2）农业主管部门：国务院农业主管部门会同国务院药品监督管理部门对麻醉药品药用原植物实施监督管理。

（3）公安部门：国务院公安部门负责对造成麻醉药品药用原植物、麻醉药品和精神药品

流入非法渠道的行为进行查处。县级以上地方公安机关负责对本行政区域内造成麻醉药品和精神药品流入非法渠道的行为进行查处。

（4）其他部门：国务院其他有关主管部门在各自的职责范围内负责与麻醉药品和精神药品有关的管理工作。县级以上地方人民政府其他有关主管部门在各自的职责范围内负责与麻醉药品和精神药品有关的管理工作。

（二）麻醉药品和精神药品目录

我国生产和使用的麻醉药品和精神药品品种：根据《麻醉药品和精神药品管理条例》，麻醉药品和精神药品目录由国务院药品监督管理部门会同国务院公安部门、国务院卫生主管部门制定、调整并公布。2013 年 11 月 11 日，国家食品药品监督管理总局、公安部、卫计委联合公布《麻醉药品品种目录（2013 年版）》和《精神药品品种目录（2013 年版）》，自 2014 年 1 月 1 日起施行。

《麻醉药品品种目录（2013 年版）》共 121 个品种，其中我国生产及使用的品种及包括的制剂、提取物、提取物粉共有 27 个品种。《精神药品品种目录（2013 年版）》共 149 个品种，其中第一类精神药品有 68 个品种，第二类精神药品有 81 个品种。2015 年 4 月 3 日，国家食品药品监督管理总局、公安部、卫计委联合发布《关于将含可待因复方口服液体制剂列入第二类精神药品管理的公告》，将含可待因复方口服液体制剂（包括口服溶液剂、糖浆剂）列入第二类精神药品管理，自 2015 年 5 月 1 日起施行。2019 年 8 月 6 日国家药监局、公安部、卫健委发布《关于将含羟考酮复方制剂等品种列入精神药品管理的公告》，口服固体制剂每剂量单位含羟考酮碱大于 5mg，且不含其他麻醉药品、精神药品或药品类易制毒化学品的复方制剂列入第一类精神药品管理；口服固体制剂每剂量单位含羟考酮碱不超过 5mg，且不含其他麻醉药品、精神药品或药品类易制毒化学品的复方制剂列入第二类精神药品管理；丁丙诺啡与纳洛酮的复方口服固体制剂列入第二类精神药品管理，自 2019 年 9 月 1 日起施行。目前我国生产及使用的第一类精神药品有 7 个品种，第二类精神药品有 33 个品种。具体品种见表 7-1。

表 7-1　麻醉药品及精神药品的品种分类

类别		品种
麻醉药品（27 个品种）		可卡因、罂粟浓缩物（包括罂粟果提取物、罂粟果提取物粉）、二氢埃托啡、地芬诺酯、芬太尼、氢可酮、氢吗啡酮、美沙酮、吗啡（包括吗啡阿托品注射液）、阿片（包括复方樟脑酊、阿桔片）、羟考酮、哌替啶、瑞芬太尼、舒芬太尼、蒂巴因、可待因、右丙氧芬、双氢可待因、乙基吗啡、福尔可定、布桂嗪、罂粟壳
精神药品	第一类（7 个品种）	哌甲酯、司可巴比妥、丁丙诺啡、γ-羟丁酸、氯胺酮、马吲哚、三唑仑
	第二类（33 个品种）	异戊巴比妥、格鲁米特、喷他佐辛、戊巴比妥、阿普唑仑、巴比妥、氯氮䓬、氯硝西泮、地西泮、艾司唑仑、氟西泮、劳拉西泮、甲丙氨酯、咪达唑仑、硝西泮、奥沙西泮、匹莫林、苯巴比妥、唑吡坦、丁丙诺啡透皮贴剂、布托啡诺及其注射剂、咖啡因、安钠咖、地佐辛及其注射剂、麦角胺咖啡因片、氨酚氢可酮片、曲马多、扎来普隆、佐匹克隆、含可待因复方口服液体制剂、氨酚羟考酮、丁丙诺啡复方口服固体制剂、纳洛酮复方口服固体制剂

备注：①上述品种包括其可能存在的盐和单方制剂（除非另有规定）。②上述品种包括其可能存在的化学异构体（除非另有规定）。③《麻醉药品和精神药品管理条例》要求，麻醉药品目录中的罂粟壳只能用于中药饮片和中成药的生产及医疗配方使用

（三）麻醉药品和精神药品生产

根据《麻醉药品和精神药品管理条例》要求，国家根据麻醉药品和精神药品的医疗、国家储备和企业生产所需原料的需要确定需求总量，对麻醉药品药用原植物的种植、麻醉药品和精神药品的生产实行总量控制。国家对麻醉药品和精神药品实行定点生产制度，定点生产企业应当依照规定，将麻醉药品和精神药品销售给具有麻醉药品和精神药品经营资格的企业或者依照规定批准的其他单位。为加强麻醉药品和精神药品生产管理，确保安全，国家食品药品监督管理局于 2005 年 10 月 31 日发布了《麻醉药品和精神药品生产管理办法（试行）》，自发布之日起施行。

1. 生产总量控制   根据《麻醉药品和精神药品管理条例》，国家对麻醉药品和精神药品实行定点生产制度，国务院药品监督管理部门根据麻醉药品和精神药品的需求总量制订年度生产计划。国务院药品监督管理部门和国务院农业主管部门根据麻醉药品年度生产计划，共同制订麻醉药品药用原植物年度种植计划。

麻醉药品药用原植物种植企业应当根据年度种植计划，种植麻醉药品药用原植物。并应当定期向国务院药品监督管理部门和国务院农业主管部门报告种植情况。

麻醉药品药用原植物种植企业由国务院药品监督管理部门和国务院农业主管部门共同确定，其他单位和个人不得种植麻醉药品药用原植物。

2. 定点生产和渠道限制

（1）定点生产制度：《麻醉药品和精神药品管理条例》要求，国务院药品监督管理部门应当根据麻醉药品和精神药品的需求总量，确定麻醉药品和精神药品定点生产企业的数量和布局，并根据年度需求总量对数量和布局进行调整、公布。

根据 2016 年 2 月《国务院关于修改部分行政法规的决定》，从事麻醉药品、精神药品生产的企业，应当经所在地省、自治区、直辖市人民政府药品监督管理部门批准。

定点生产企业生产麻醉药品和精神药品，应当依照《药品管理法》的规定取得药品批准文号。定点生产企业应当严格按照麻醉药品和精神药品年度生产计划安排生产，并依照规定向所在地省、自治区、直辖市人民政府药品监督管理部门报告生产情况。经批准定点生产的麻醉药品和精神药品不得委托加工。

（2）销售渠道限制：《麻醉药品和精神药品管理条例》要求，麻醉药品和精神药品定点生产企业应当依照规定，将麻醉药品和精神药品销售给具有麻醉药品和精神药品经营资格的企业或者依照规定批准的其他单位。《麻醉药品和精神药品生产管理办法（试行）》对销售渠道进行了明确要求，具体如下（表 7-2）。

表 7-2   麻醉药品和精神药品销售渠道的相关要求

销售方	销售药品	相关管理要求
麻醉药品药用原植物种植企业	生产的麻醉药品原料（阿片）	应当按照计划销售给国家设立的麻醉药品储存单位
国家设立的麻醉药品储存单位	麻醉药品原料	只能按照计划销售给麻醉药品生产企业及经批准购用的其他单位

续表

销售方	销售药品	相关管理要求
定点生产企业	生产的麻醉药品和第一类精神药品原料药	只能按照计划销售给制剂生产企业和经批准购用的其他单位，小包装原料药可以销售给全国性批发企业和区域性批发企业
	麻醉药品和第一类精神药品制剂	只能销售给全国性批发企业、区域性批发企业及经批准购用的其他单位
	第二类精神药品原料药	①只能销售给全国性批发企业、区域性批发企业、专门从事第二类精神药品批发业务的企业、第二类精神药品制剂生产企业及经备案的其他需用第二类精神药品原料药的企业 ②销售给制剂生产企业及经备案的其他需用第二类精神药品原料药的企业时，应当按照备案的需用计划销售
	第二类精神药品制剂	只能销售给全国性批发企业、区域性批发企业、专门从事第二类精神药品批发业务的企业、第二类精神药品零售连锁企业、医疗机构或经批准购用的其他单位

备注：区域性批发企业从定点生产企业购进麻醉药品和第一类精神药品制剂，须经所在地省、自治区、直辖市药品监督管理部门批准。麻醉药品和精神药品定点生产企业应建立购买方销售档案。麻醉药品和精神药品定点生产企业销售麻醉药品和精神药品不得使用现金交易

（四）麻醉药品和精神药品经营

根据《麻醉药品和精神药品管理条例》要求，国家对麻醉药品和精神药品实行定点经营制度。国家药品监督管理部门根据麻醉药品和第一类精神药品全国需求总量，确定定点批发企业的布局、数量，并根据年度需求总量的变化对布局、数量定期进行调整、公布。药品经营企业不得经营麻醉药品原料药和第一类精神药品原料药；但是，供医疗、科学研究、教学使用的小包装的上述药品可以由国务院药品监督管理部门规定的药品批发企业经营。为加强麻醉药品和精神药品经营管理，保证合法、安全流通，防止流入非法渠道，国家食品药品监督管理局2005年10月31日发布《麻醉药品和精神药品经营管理办法（试行）》，自发布之日起施行。

1. 定点经营企业必备条件 根据《药品管理法》第52条和《麻醉药品和精神药品管理条例》第23条要求，麻醉药品和精神药品定点批发企业应当具备下列条件（图7-2）。

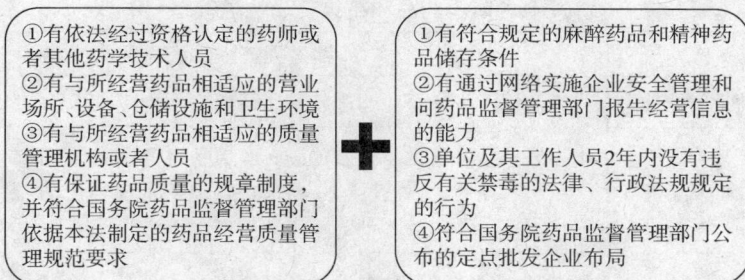

①有依法经过资格认定的药师或者其他药学技术人员
②有与所经营药品相适应的营业场所、设备、仓储设施和卫生环境
③有与所经营药品相适应的质量管理机构或者人员
④有保证药品质量的规章制度，并符合国务院药品监督管理部门依据本法制定的药品经营质量管理规范要求

➕

①有符合规定的麻醉药品和精神药品储存条件
②有通过网络实施企业安全管理和向药品监督管理部门报告经营信息的能力
③单位及其工作人员2年内没有违反有关禁毒的法律、行政法规规定的行为
④符合国务院药品监督管理部门公布的定点批发企业布局

图7-2 麻醉药品和精神药品定点批发企业应具备的条件

另外，麻醉药品和第一类精神药品的定点批发企业，还应当具有保证供应责任区域内医疗机构所需麻醉药品和第一类精神药品的能力，并具有保证麻醉药品和第一类精神药品安全

经营的管理制度。

2. **定点经营资格审批**　根据《麻醉药品和精神药品管理条例》和《麻醉药品和精神药品经营管理办法（试行）》，麻醉药品和精神药品定点经营资格审批可概括如下（表7－3）。

表7－3　麻醉药品和精神药品定点经营资格审批

审批部门	企业性质	批准经营内容及范围
国务院药品监督管理部门	全国性批发企业	跨省、自治区、直辖市从事麻醉药品和第一类精神药品批发业务
所在地省、自治区、直辖市人民政府药品监督管理部门	区域性批发企业	在本省、自治区、直辖市行政区域内从事麻醉药品和第一类精神药品批发业务
	专门从事第二类精神药品批发业务的企业	专门从事第二类精神药品批发业务
所在地设区的市级药品监督管理部门	实行统一进货、统一配送、统一管理的药品零售连锁企业	从事第二类精神药品零售业务

此外，国务院药品监督管理部门在批准全国性批发企业时，应当明确其所承担供药责任的区域。省、自治区、直辖市人民政府药品监督管理部门在批准区域性批发企业时，应当明确其所承担供药责任的区域。

从事麻醉药品和第一类精神药品批发业务的全国性批发企业、区域性批发企业可以从事第二类精神药品批发业务。如需开展此项业务，企业《药品经营许可证》必须有此项目，若无此项目，企业应当向所在地省、自治区、直辖市药品监督管理部门申请变更《药品经营许可证》经营范围，企业所在地省、自治区、直辖市药品监督管理部门应当在其《药品经营许可证》经营范围中加注（第二类精神药品原料药或第二类精神药品制剂）。

各级药品监督管理部门应当及时将批准的全国性批发企业、区域性批发企业、专门从事第二类精神药品批发的企业和从事第二类精神药品零售的连锁企业（含相应门店）的名单在网上公布。

3. **购销和零售管理**　根据《麻醉药品和精神药品管理条例》和《麻醉药品和精神药品经营管理办法（试行）》要求，麻醉药品和精神药品购销和零售管理要求包括如下。

（1）购进渠道管理：见表7－4。

表7－4　麻醉药品和精神药品购进管理

类别		购进渠道相关管理要求
麻醉药品和第一类精神药品	全国性批发企业	应当从定点生产企业购进麻醉药品和第一类精神药品
	区域性批发企业	①可以从全国性批发企业购进麻醉药品和第一类精神药品 ②经所在地省、自治区、直辖市人民政府药品监督管理部门批准，也可以从定点生产企业购进麻醉药品和第一类精神药品
第二类精神药品		从事第二类精神药品批发业务的企业可以从第二类精神药品定点生产企业、具有第二类精神药品经营资格的定点批发企业（全国性批发企业、区域性批发企业、其他专门从事第二类精神药品批发业务的企业）购进第二类精神药品

（2）销售渠道管理：见表 7 - 5。

表 7 - 5　麻醉药品和精神药品销售管理

类别		销售渠道相关管理要求
麻醉药品和第一类精神药品	全国性批发企业	①在确保责任区内区域性批发企业供药的基础上，可以在全国范围内向其他区域性批发企业销售麻醉药品和第一类精神药品 ②向取得麻醉药品和第一类精神药品执业资格的医疗机构销售麻醉药品和第一类精神药品，应当经医疗机构所在地省、自治区、直辖市药品监督管理部门批准
	区域性批发企业	①在确保责任区内医疗机构供药的基础上，可以在本省行政区域内向其他医疗机构销售麻醉药品和第一类精神药品 ②由于特殊地理位置，区域性批发企业需要就近向其他省级行政区内取得麻醉药品和第一类精神药品使用资格的医疗机构销售麻醉药品和第一类精神药品的，应当经企业所在地省、自治区、直辖市药品监督管理部门批准 ③因医疗急需、运输困难等特殊情况，区域性批发企业之间可以调剂麻醉药品和第一类精神药品，但仅限具体事件所涉及的品种和数量。企业应当在调剂后 2 日内将调剂情况分别报所在地设区的市级药品监督管理机构和省、自治区、直辖市药品监督管理部门备案
第二类精神药品		从事第二类精神药品批发业务的企业可以将第二类精神药品销售给定点生产企业、具有第二类精神药品经营资格的全国性批发企业和区域性批发企业、其他专门从事第二类精神药品批发业务的企业、医疗机构和从事第二类精神药品零售的药品零售连锁企业

（3）销售配送管理：全国性批发企业和区域性批发企业向医疗机构销售麻醉药品和第一类精神药品，应当将药品送至医疗机构。医疗机构不得自行提货。

企业销售出库的第二类精神药品不允许购货单位自提，须由供货企业将药品送达医疗机构库房或购买方注册的仓库地址。

药品零售连锁企业对其所属的经营第二类精神药品的门店，应当严格执行统一进货、统一配送和统一管理。药品零售连锁企业门店所零售的第二类精神药品，应当由本企业直接配送，不得委托配送。

（4）其他管理规定：企业、单位之间购销麻醉药品和精神药品一律禁止使用现金进行交易。

全国性批发企业、区域性批发企业向其他企业、单位销售麻醉药品和第一类精神药品时，应当核实企业或单位资质文件、采购人员身份证明，无误后方可销售。

全国性批发企业向区域性批发企业销售麻醉药品和第一类精神药品时，应当建立购买方销售档案，内容包括：省、自治区、直辖市药品监督管理部门批准其为区域性批发企业的文件；加盖单位公章的《药品经营许可证》《企业法人营业执照》《药品经营质量管理规范认证证书》复印件；企业法定代表人、主管麻醉药品和第一类精神药品负责人、采购人员及其联系方式；采购人员身份证明及法人委托书。

全国性批发企业、区域性批发企业向医疗机构销售麻醉药品和第一类精神药品时，应当建立相应医疗机构的供药档案，内容包括《麻醉药品和第一类精神药品购用印鉴卡》、"麻醉药品和第一类精神药品采购明细"等。

全国性批发企业、区域性批发企业和专门从事第二类精神药品批发业务的企业在向其他企业、单位销售第二类精神药品时，应当核实企业或单位资质文件、采购人员身份证明，无误后方可销售。

（5）零售管理要求：麻醉药品和第一类精神药品不得零售。除经批准的药品零售连锁企业外，其他药品零售企业不得从事第二类精神药品零售活动。

零售第二类精神药品时，应当凭执业医师开具的处方，并经执业药师或其他依法经过资格认定的药学技术人员复核，处方保存2年备查。不得向未成年人销售第二类精神药品。在难以确定购药者是否为未成年人的情况下，可查验购药者身份证明。

根据《罂粟壳管理暂行规定》要求，指定的中药饮片经营门市部应凭盖有乡镇卫生院以上医疗单位公章的医师处方零售罂粟壳（处方保存3年备查），不准生用，严禁单味零售。

（五）麻醉药品和精神药品使用

1. 使用审批和印鉴卡管理

（1）使用审批：根据《麻醉药品和精神药品管理条例》要求，药品生产企业需要以麻醉药品和精神药品为原料生产普通药品的，应当向所在地省、自治区、直辖市人民政府药品监督管理部门报送年度需求计划，经国务院药品监督管理部门批准后，向定点生产企业购买。麻醉药品和精神药品使用审批如下（表7-6）。

表7-6　麻醉药品和精神药品审批部门及内容

购用审批部门	审批内容
国务院药品监督管理部门	药品生产企业需要以麻醉药品和第一类精神药品为原料生产普通药品的
省、自治区、直辖市人民政府药品监督管理部门	药品生产企业需要以第二类精神药品为原料生产普通药品的； 食品、食品添加剂、化妆品、油漆等非药品生产企业需要使用咖啡因作为原料的； 科学研究、教学单位需要使用麻醉药品和精神药品开展实验、教学活动的； 需要使用麻醉药品和精神药品的标准品、对照品的
市级人民政府卫生主管部门	医疗机构需要使用麻醉药品和第一类精神药品的

（2）印鉴卡管理：根据《麻醉药品和精神药品管理条例》和《〈麻醉药品、第一类精神药品购用印鉴卡〉管理规定》，医疗机构使用麻醉药品和第一类精神药品，应取得《麻醉药品、第一类精神药品购用印鉴卡》（以下称印鉴卡）。凭印鉴卡向本省、自治区、直辖市行政区域内的定点批发企业购买（表7-7）。

表7-7　麻醉药品和精神药品印鉴卡管理

项目	相关管理要求
《印鉴卡》的审批	市级卫生行政部门接到医疗机构办理《印鉴卡》的申请后，应当于40日内做出是否批准的决定。对于首次申请《印鉴卡》的医疗机构，市级卫生行政部门在做出是否批准决定前，还应当组织现场检查，并留存现场检查记录。对经审核合格的医疗机构可发给《印鉴卡》
《印鉴卡》有效期	《印鉴卡》有效期为3年。《印鉴卡》有效期满前3个月，医疗机构应当向市级卫生行政部门重新提出申请，同时提交原《印鉴卡》有效期期间内麻醉药品、第一类精神药品使用情况

续表

项目	相关管理要求
申请《印鉴卡》的必备条件	①有与使用麻醉药品和第一类精神药品相关的诊疗科目 ②具有经过麻醉药品和第一类精神药品培训的、专职从事麻醉药品和第一类精神药品管理的药学专业技术人员 ③有获得麻醉药品和第一类精神药品处方资格的执业医师 ④有保证麻醉药品和第一类精神药品安全储存的设施和管理制度
《印鉴卡》的变更与备案	当《印鉴卡》中医疗机构名称、地址、医疗机构法人代表（负责人）、医疗管理部门负责人、药学部门负责人、采购人员等项目发生变更时，医疗机构应当在变更发生之日起3日内到市级卫生行政部门办理变更手续；市级卫生行政部门自收到医疗机构变更申请之日起5日内完成《印鉴卡》变更手续，并将变更情况抄送所在地同级药品监督管理部门、公安机关，报省级卫生行政部门备案

市级人民政府卫生主管部门应将取得印鉴卡的医疗机构情况抄送所在地设区的市级药品监督管理部门、公安机关，并报省、自治区、直辖市人民政府卫生主管部门备案。

省、自治区、直辖市人民政府卫生主管部门应当将取得印鉴卡的医疗机构名单向本行政区域内的定点批发企业通报。

2. 处方资格及处方管理［出自《麻醉药品和精神药品管理条例》和《处方管理办法》］

（1）处方资格授予：医疗机构应当按照国务院卫生主管部门的规定，对本单位执业医师进行有关麻醉药品和精神药品使用知识的培训、考核，经考核合格的，授予麻醉药品和第一类精神药品处方资格。执业医师取得麻醉药品和第一类精神药品的处方资格后，方可在本医疗机构开具麻醉药品和第一类精神药品处方，但不得为自己开具该种处方。

（2）处方资格上报：医疗机构应当将具有麻醉药品和第一类精神药品处方资格的执业医师名单及其变更情况，定期报送所在地设区的市级人民政府卫生主管部门，并抄送同级药品监督管理部门。

（3）处方管理：执业医师应当使用专用处方开具麻醉药品和精神药品，单张处方的最大用量应当符合国务院卫生主管部门的规定。麻醉药品和精神药品专用处方的格式由国务院卫生主管部门规定（表7-8）。

表7-8 麻醉药品和精神药品专用处方格式

药品类别	专用处方格式
麻醉药品和第一类精神药品	印刷用纸为淡红色，右上角标注"麻、精一"
第二类精神药品	印刷用纸为白色，右上角标注"精二"

对麻醉药品和第一类精神药品处方，处方的调配人、核对人应当仔细核对，签署姓名，并予以登记；对不符合规定的，处方的调配人、核对人应当拒绝发药。

医疗机构应当对麻醉药品和精神药品处方进行专册登记，加强管理。麻醉药品处方至少保存3年，精神药品处方至少保存2年。

3. 借用和配制规定

（1）借用规定：《麻醉药品和精神药品管理条例》第42条规定，医疗机构抢救患者急需麻醉药品和第一类精神药品而本医疗机构无法提供时，可以从其他医疗机构或者定点批发企业紧急借用；抢救工作结束后，应当及时将借用情况报所在地设区的市级药品监督管理部门和卫生主管部门备案。

（2）配制规定：《麻醉药品和精神药品管理条例》第43条规定，对临床需要而市场无供应的麻醉药品和精神药品，持有医疗机构制剂许可证和印鉴卡的医疗机构需要配制制剂的，应当经所在地省、自治区、直辖市人民政府药品监督管理部门批准。医疗机构配制的麻醉药品和精神药品制剂只能在本医疗机构使用，不得对外销售。

《罂粟壳管理暂行规定》要求，乡镇卫生院以上医疗单位要加强对购进罂粟壳的管理，严格凭医师处方使用。

（六）麻醉药品和精神药品储存与运输

1. 麻醉药品与第一类精神药品的储存

（1）专柜储存、专人负责、专用账册：根据《麻醉药品和精神药品管理条例》要求，麻醉药品和第一类精神药品的经营企业和使用单位均应设立专库或者专柜储存麻醉药品与第一类精神药品，配备专人负责管理工作，并建立麻醉药品和第一类精神药品的专用账册（表7-9）。

表7-9　麻醉药品和精神药品储存要求

储存类别	储存单位	储存要求	出入库要求
专库储存	①麻醉药品药用原植物种植企业 ②定点生产企业 ③全国性批发企业 ④区域性批发企业 ⑤国家设立的麻醉药品储存单位	①安装专用防盗门，实行双人双锁管理 ②具有相应的防火设施 ③具有监控设施和报警装置，报警装置应当与公安机关报警系统联网	药品入库双人验收，出库双人复核，做到账物相符
专库或者专柜储存	麻醉药品和第一类精神药品的使用单位	①专库应当设有防盗设施并安装报警装置 ②专柜应当使用保险柜 ③专库和专柜实行双人双锁管理	

麻醉药品定点生产企业应当将麻醉药品原料药和制剂分别存放。

专用账册的保存期限应当自药品有效期期满之日起不少于5年。

（2）不合格品处理：《麻醉药品和精神药品管理条例》要求，麻醉药品和精神药品的生产、经营企业和使用单位对过期、损坏的麻醉药品和精神药品应当登记造册，并向所在地县级药品监督管理部门申请销毁。药品监督管理部门应当自接到申请之日起5日内到场监督销毁。

医疗机构对存放在本单位的过期、损坏麻醉药品和精神药品，应当按照规定的程序向卫生主管部门提出申请，由卫生主管部门负责监督销毁。

药品销毁应有记录并由监销人员签字，存档备查，企业和使用单位不得擅自处理。

2. 第二类精神药品的储存　《麻醉药品和精神药品管理条例》第49条要求，第二类精神药品经营企业应当在药品库房中设立独立的专库或者专柜储存第二类精神药品，并建立专用账册，实行专人管理。专用账册的保存期限应当自药品有效期期满之日起不少于5年。

对过期、损坏的第二类精神药品的管理要求同麻醉药品和第一类精神药品管理要求。

3. 运输和邮寄管理　麻醉药品和精神药品的运输和邮寄应遵循《麻醉药品和精神药品

管理条例》《麻醉药品和精神药品运输管理办法》和《麻醉药品和精神药品邮寄管理办法》。要点如下。

（1）运输证明的管理：托运或自行运输麻醉药品和第一类精神药品的单位，应当申领《麻醉药品、第一类精神药品运输证明》（简称运输证明），运输第二类精神药品无须办理运输证明（表7-10）。

表7-10　麻醉药品和精神药品运输证明的管理

项目	相关管理要求
申领部门	设区的市级药品监督管理部门
有效期及其管理	1年（不跨年度），有效期满前1个月按照规定重新办理，过期后3个月内将原运输证明上缴发证机关
《运输证明》文件	正本1份，根据实际需要可发给副本若干份，必要时可增领副本
《运输证明》管理要求	专人保管，不得涂改、转让、转借

（2）麻醉药品和精神药品的运输管理：见图7-3、表7-11。

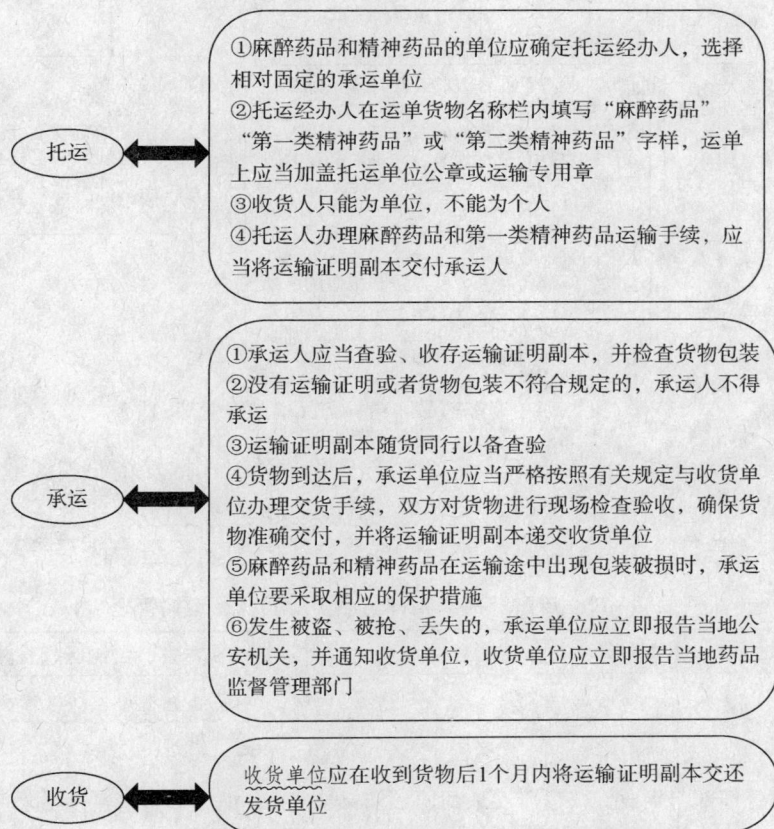

托运
①麻醉药品和精神药品的单位应确定托运经办人，选择相对固定的承运单位
②托运经办人在运单货物名称栏内填写"麻醉药品""第一类精神药品"或"第二类精神药品"字样，运单上应当加盖托运单位公章或运输专用章
③收货人只能为单位，不能为个人
④托运人办理麻醉药品和第一类精神药品运输手续，应当将运输证明副本交付承运人

承运
①承运人应当查验、收存运输证明副本，并检查货物包装
②没有运输证明或者货物包装不符合规定的，承运人不得承运
③运输证明副本随货同行以备查验
④货物到达后，承运单位应当严格按照有关规定与收货单位办理交货手续，双方对货物进行现场检查验收，确保货物准确交付，并将运输证明副本递交收货单位
⑤麻醉药品和精神药品在运输途中出现包装破损时，承运单位要采取相应的保护措施
⑥发生被盗、被抢、丢失的，承运单位应立即报告当地公安机关，并通知收货单位，收货单位应立即报告当地药品监督管理部门

收货
收货单位应在收到货物后1个月内将运输证明副本交还发货单位

图7-3　麻醉药品和精神药品运输管理

表 7 – 11　麻醉药品和精神药品运输方式及要求

运输方式	麻醉药品和精神药品运输要求
铁路运输	应采用集装箱或行李车运输，采用集装箱运输时，应确保箱体完好，施封有效
道路运输	必须采用封闭式车辆，有专人押运，中途不应停车过夜
水路运输	应有专人押运

（3）麻醉药品和精神药品的邮寄管理：麻醉药品和精神药品的寄件单位要事先向设区的市级药品监督管理部门申请办理《麻醉药品、精神药品邮寄证明》（简称邮寄证明）。邮寄证明一证一次有效，保存 1 年备查（图 7 – 4）。

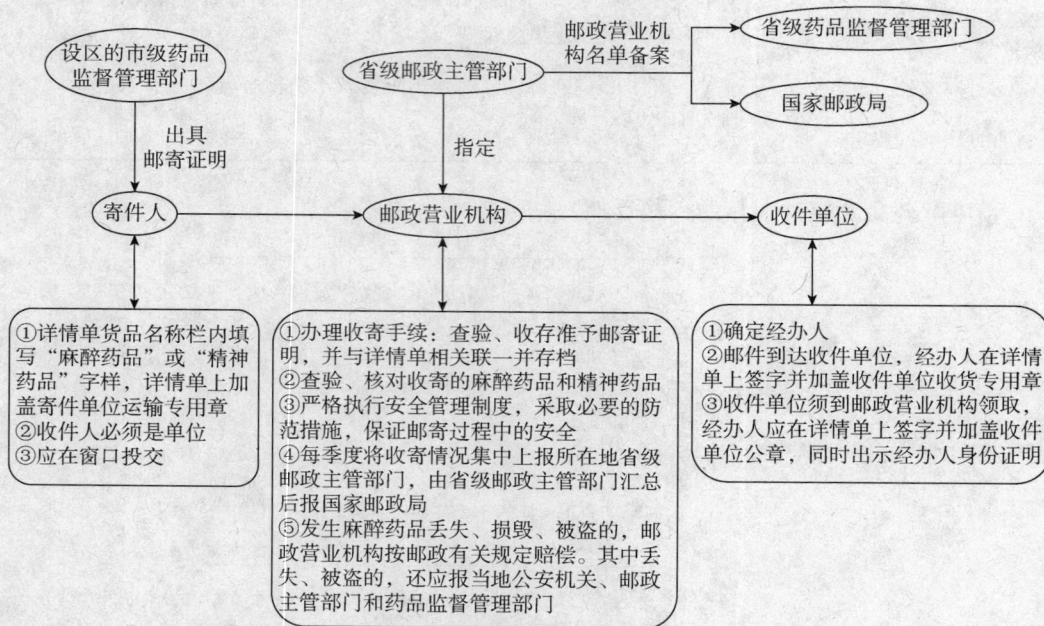

图 7 – 4　麻醉药品和精神药品的邮寄管理

4. 企业间药品运输信息管理要求　定点生产企业、全国性批发企业和区域性批发企业之间发运麻醉药品和第一类精神药品时，发货单位应事先向所在地省、自治区、直辖市药品监督管理机构及收货单位对应的药品监督管理机构报送发运货物信息（表 7 – 12）。

表 7 – 12　麻醉药品和精神药品企业间药品运输管理

项目	跨省运输	本省、自治区、直辖市内运输
发货单位报送发运货物信息	向收货单位所在地省级监督管理机构报送	向收货单位所在地设区的市级药品监督管理机构报送
发货地药品监督管理部门向收货地通报	向收货单位所在地的同级药品监督管理部门通报	向收货单位所在地设区的市级药品监督管理机构通报
货物信息内容	发货人、收货人、货物品名、数量	

【同步练习】

一、A 型题（最佳选择题）

1. 根据《麻醉药品和精神药品目录（2013 年版)》，以下属于第一类精神药品的是

A. 美沙酮
B. 哌甲酯
C. 福尔可定
D. 复方樟脑酊

本题考点：我国生产及使用的麻醉药品、精神药品的品种。

2. 根据《麻醉药品和精神药品管理条例》规定，麻醉药品和精神药品生产应

A. 由国务院药品监督管理部门批准
B. 依照规定向所在地市级人民政府药品监督管理部门报告生产情况
C. 实行定点生产制度
D. 国务院卫生行政部门根据麻醉药品和精神药品的需求总量制订年度生产计划

本题考点：麻醉药品和精神药品的生产和经营管理。

3. 根据《麻醉药品和精神药品管理条例》规定，区域性批发企业

A. 可以向本省、自治区、直辖市行政区域内取得麻醉药品和第一类精神药品使用资格的医疗机构销售麻醉药品和第一类精神药品

B. 需要就近向其他省、自治区、直辖市行政区域内取得麻醉药品和第一类精神药品使用资格的医疗机构销售的，应当经国务院药品监督管理部门批准

C. 因医疗急需、运输困难等特殊情况需要调剂麻醉药品和第一类精神药品的，应当在调剂后 5 日内将调剂情况分别报所在地省级药品监督管理部门备案

D. 应当经国务院药品监督管理部门批准

本题考点：麻醉药品和精神药品的定点经营制度。

4. 需要使用麻醉药品和精神药品的标准品、对照品的，报批部门为

A. 国家食品药品监督管理总局
B. 省级药品监督管理部门
C. 省级卫生行政部门
D. 市级药品监督管理部门

本题考点：麻醉药品和精神药品的使用审批。

5. 麻醉药品和精神药品专用账册的保存期限为

A. 2 年
B. 3 年
C. 5 年
D. 药品有效期期满之日起不少于 5 年

本题考点：麻醉药品和精神药品的储存要求。

二、B 型题（配伍选择题）

（6—10 题共用备选答案）

A. 1 年　　　　B. 2 年　　　　C. 3 年　　　　D. 1 次

6. 医疗机构麻醉药品专用处方至少保存
7. 医疗机构精神药品处方至少保存
8. 麻醉药品和第一类精神药品购用印鉴卡有效期为
9. 麻醉药品、第一类精神药品运输证明有效期为

10. 麻醉药品和精神药品邮寄证明有效期为

本题考点： 麻醉药品和精神药品处方保存年限，印鉴卡、运输证明、邮寄证明的有效期。

三、X 型题（多项选择题）

11. 根据《麻醉药品和精神药品管理条例》，麻醉药品和第一类精神药品实行

A. 专人管理   B. 专用处方

C. 专用账册、专册登记   D. 专柜加锁

本题考点： 麻醉药品和第一类精神药品的"五专"管理制度。

12. 必须设立专库储存麻醉药品与第一类精神药品的企业包括

A. 定点生产企业   B. 全国性批发企业

C. 区域性批发企业   D. 麻醉药品药用原植物种植企业

本题考点： 麻醉药品和第一类精神药品的储存要求。

13. 根据《麻醉药品和精神药品管理条例》，对第二类精神药品零售企业要求正确的是

A. 不得向未成年人销售第二类精神药品   B. 设立独立的专库或者专柜储存

C. 实行专人管理   D. 安装报警装置

本题考点： 第二类精神药品的储存及使用要求。

14. 麻醉药品和精神药品的运输要求包括

A. 取得《麻醉药品、第一类精神药品运输证明》

B. 运输证明副本随货同行

C. 注明"麻醉药品""第一类精神药品"或"第二类精神药品"字样

D. 收货人只能为单位

本题考点： 麻醉药品和精神药品的运输管理要求。

15. 关于麻醉药品和精神药品的邮寄要求，正确的是

A. 向所在地市级药品监督管理部门申请办理《麻醉药品、精神药品邮寄证明》

B. 邮寄证明一证一次有效

C. 邮政营业机构每季度将收寄情况集中上报所在地省级邮政主管部门

D. 丢失、被盗的，报当地公安机关、邮政主管部门和药品监督管理部门

本题考点： 麻醉药品和精神药品邮寄管理要求。

参考答案： 1. B   2. C   3. A   4. B   5. D   6. C   7. B   8. C   9. A   10. D   11. ABCD
             12. ABCD   13. ABC   14. ABCD   15. ABCD

二、医疗用毒性药品的管理

【复习指导】 本部分内容历年必考，应重点复习。需要熟练掌握的内容包括：医疗用毒性药品的界定、品种和使用管理及 A 型肉毒毒素及其制剂的管理。

（一）医疗用毒性药品的界定和品种

根据《药品管理法》第 112 条，国家对医疗用毒性药品实行特殊管理。为加强医疗用毒

性药品的管理，防止中毒或死亡事故的发生，1988 年 12 月国务院发布《医疗用毒性药品管理办法》，对医疗用毒性药品的定义、品种、生产、加工、收购、经营、配方使用等方面均做出规定，并明确相应的法律责任。

1. **医疗用毒性药品界定和专用标志**　根据《医疗用毒性药品管理办法》，医疗用毒性药品（以下简称毒性药品），系指毒性剧烈、治疗剂量与中毒剂量相近，使用不当会致人中毒或死亡的药品。毒性药品的包装容器上必须印有毒药标志，国务院药品监督管理部门规定的医疗用毒性药品的标志，见图 7－5（颜色：黑白相间，黑底白字）。

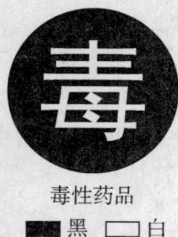

毒性药品

■ 黑　□ 白

图 7－5　医疗用毒性药品专用标志

2. **医疗用毒性药品的品种**　毒性药品的管理品种，由国务院卫生主管部门会同国务院药品监督管理部门规定。毒性药品的品种目录应以国家有关部门确定并公布的品种目录为准，现已公布的毒性药品的管理品种分为中药品种和西药品种两大类（图 7－6）。

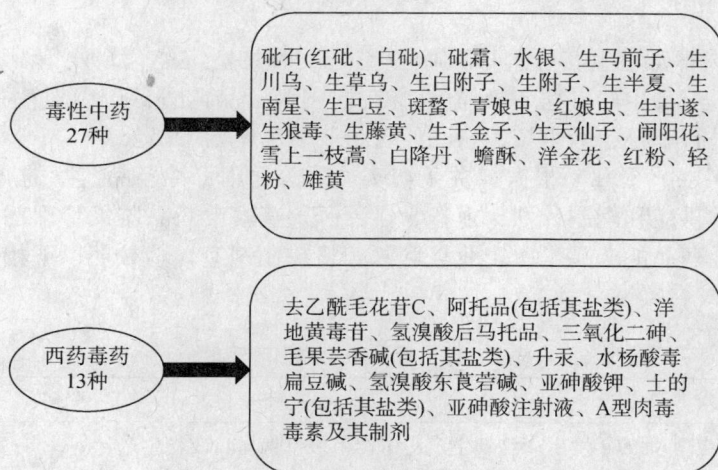

毒性中药 27种 → 砒石(红砒、白砒)、砒霜、水银、生马前子、生川乌、生草乌、生白附子、生附子、生半夏、生南星、生巴豆、斑蝥、青娘虫、红娘虫、生甘遂、生狼毒、生藤黄、生千金子、生天仙子、闹阳花、雪上一枝蒿、白降丹、蟾酥、洋金花、红粉、轻粉、雄黄

西药毒药 13种 → 去乙酰毛花苷C、阿托品(包括其盐类)、洋地黄毒苷、氢溴酸后马托品、三氧化二砷、毛果芸香碱(包括其盐类)、升汞、水杨酸毒扁豆碱、氢溴酸东莨菪碱、亚砷酸钾、士的宁(包括其盐类)、亚砷酸注射液、A型肉毒毒素及其制剂

图 7－6　医疗用毒性药品管理品种分类

备注：上述中药品种是指原药材和饮片，不含制剂；上述西药品种除亚砷酸注射液、A 型肉毒毒素及其制剂以外的品种均指原料药

（二）生产、经营管理

根据《医疗用毒性药品管理办法》，2002 年国家药品监督管理局发布《关于切实加强医疗用毒性药品监管的通知》，2008 年国家食品药品监督管理局、卫生部发布的《关于将 A 型肉毒毒素列入毒性药品管理的通知》及 2016 年国家食品药品监督管理总局办公厅发布的《关于加强注射用 A 型肉毒毒素管理的通知》，医疗用毒性药品生产、经营的管理要点包括以下内容。

1. 生产、经营资格管理（图7－7）

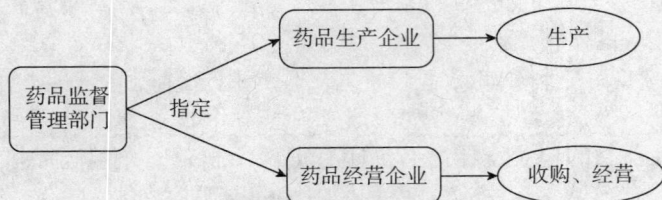

图7－7　医疗用毒性药品生产、经营资格管理

毒性药品的生产由药品监督管理部门指定的药品生产企业承担，未取得毒性药品生产许可的企业，不得生产毒性药品。

毒性药品的收购和经营，由药品监督管理部门指定的药品经营企业承担；配方用药由有关药品零售企业、医疗机构负责供应。其他任何单位或者个人均不得从事毒性药品的收购、经营和配方业务。

注射用A型肉毒毒素生产（进口）企业应当指定具有医疗用毒性药品收购经营资质的药品批发企业作为本企业注射用A型肉毒毒素的经营企业，并经指定的经营企业直接将注射用A型肉毒毒素销售至已取得《医疗机构执业许可证》的医疗机构或医疗美容机构。未经指定的药品经营企业不得购销注射用A型肉毒毒素；生产、经营企业不得向未取得《医疗机构执业许可证》的单位销售注射用A型肉毒毒素；药品零售企业不得经营注射用A型肉毒毒素。

注射用A型肉毒毒素生产（进口）企业应当及时将指定经营企业情况报所在地省级药品监管部门备案。药品生产（进口）企业所在地省级药品监管部门要对生产（进口）企业指定的经营企业进行审核，经审核确认的经营企业名单应当予以公布。

2. 毒性药品的生产管理　根据《关于切实加强医疗用毒性药品监管的通知》，毒性药品年度生产、收购、供应和配制计划，由省、自治区、直辖市药品监督管理部门根据医疗需要制订并下达。毒性药品的药品生产企业（含医疗机构制剂室）应按照以下相关管理要求执行（表7－13）。

表7－13　毒性药品的生产管理

项目	相关管理要求
生产计划	按审批的年度生产计划生产，生产单位不得擅自改变生产计划，自行销售
人员	必须由医药专业人员负责生产、配制和质量检验，并建立严格的管理制度，严防与其他药品混杂
操作	每次配料，必须经2人以上复核无误，并详细记录每次生产所用原料和成品数，经手人要签字备查
工具、容器	所有工具、容器要处理干净，以防污染其他药品。标示量要准确无误，包装容器要有毒药标志
操作规程、生产记录	生产毒性药品及其制剂，必须严格执行生产工艺操作规程，在本单位药品检验人员的监督下准确投料，并建立完整的生产记录，保存5年备查
废弃物	在生产毒性药品过程中产生的废弃物，必须妥善处理，不得污染环境

续表

项目	相关管理要求
加工炮制	凡加工炮制毒性中药，必须按照《中华人民共和国药典》或者省、自治区、直辖市卫生行政部门制定的《炮制规范》的规定进行。药材符合药用要求的，方可供应、配方和用于中成药生产

注射用 A 型肉毒毒素生产（进口）企业和指定经营企业必须严格审核购买单位资质，建立客户档案，健全各项管理制度，加强购、销、存管理，保证来源清楚，流向可核查、可追溯。要建立注射用 A 型肉毒毒素购进、销售台账，并保存至超过药品有效期 2 年备查。

医疗机构应当向经药品生产企业指定的 A 型肉毒毒素经销商采购 A 型肉毒毒素制剂。对购进的 A 型肉毒毒素制剂登记造册、专人管理，按规定储存，做到账物相符。

3. 储存与运输要求　毒性药品应专柜加锁并由专人保管，做到双人、双锁，专账记录。必须建立健全保管、验收、领发、核对等制度，严防收假、发错，严禁与其他药品混杂。

经批准生产 A 型肉毒毒素制剂的药品生产企业应严格按照《病原微生物实验室生物安全管理条例》的要求，加强对生产 A 型肉毒毒素制剂用菌种的保藏管理，未经批准，严禁向任何单位和个人提供菌种。

毒性药品的包装容器上必须印有毒药标志，在运输毒性药品的过程中，应当采取有效措施，防止发生事故。

（三）使用管理

1. 医疗机构、零售药店供应和调配规定　医师应当根据医疗、预防、保健需要，按照诊疗规范、药品说明书中的药品适应证、药理作用、用法、用量、禁忌、不良反应和注意事项等开具处方，毒性药品供应和调配相关管理要求如下（表 7 - 14）。

表 7 - 14　毒性药品供应和调配相关管理要求

项目	相关管理要求
配方资格	配方用药由有关药品零售企业、医疗机构负责供应。其他任何单位或者个人均不得从事毒性药品的配方业务
供应管理	药品零售企业供应毒性药品，须凭盖有医师所在医疗机构公章的处方 医疗机构供应和调配毒性药品，须凭医师签名的处方
调配管理	调配处方时，必须认真负责，计量准确，按医嘱注明要求，并由配方人员及具有药师以上技术职称的复核人员签名盖章后方可发出。对处方未注明"生用"的毒性中药，应当付炮制品。如发现处方有疑问时，须经原处方医师重新审定后再行调配
处方要求	每次处方剂量不得超过 2 日极量。处方一次有效，取药后处方保存 2 年备查

2. 科研和教学单位所需毒性药品的调配　科研和教学单位所需的毒性药品，必须持本单位的证明信，经所在地县级以上药品监督管理部门批准后，供应单位方能发售。

【同步练习】

A 型题（最佳选择题）

1. 毒性药品的生产是由药品监督管理部门指定的药品生产企业承担，生产毒性药品及其

制剂的生产记录，应保存

    A. 5 年   B. 2 年   C. 3 年   D. 4 年

    本题考点：毒性药品的生产管理。

2. 根据《医疗用毒性药品管理办法》，医师开具处方中含有毒性中药草乌，药师调配处方时应

    A. 按处方剂量发放不超过 2 日极量的生草乌

    B. 拒绝调配

    C. 发放生草乌

    D. 发放草乌的炮制品

    本题考点：医疗用毒性药品的调配管理。

3. 关于医疗用毒性药品的管理，以下说法正确的是

    A. 毒性药品的生产计划由国家药品监督管理部门批准

    B. 药品零售企业应向指定的药品经营单位购进注射用 A 型肉毒毒素

    C. 毒性药品生产中每次配料，必须经 2 人以上复核无误

    D. 毒性药品储存应使用保险柜

    本题考点：毒性药品生产、经营、储存和配制管理。

4. 以下不属于医疗用毒性药品的是

    A. 阿托品注射液   B. 注射用 A 型肉毒毒素

    C. 生甘遂   D. 亚砷酸注射液

    本题考点：医疗用毒性药品的品种。阿托品及其盐类化合物的原料药属于医疗用毒性药品。

5. 毒性药品专有标识的颜色是

    A. 白底黑字   B. 黑底白字   C. 绿底白字   D. 蓝底白字

    本题考点：毒性药品专有标识的颜色。

    参考答案：1. A 2. D 3. C 4. A 5. B

三、药品类易制毒化学品管理

【复习指导】本部分内容历年常考，应重点复习。其中，药品类易制毒化学品的分类、品种及其购销要求是需要重点复习的内容。

（一）药品类易制毒化学品的界定与分类

为了加强易制毒化学品管理，防止易制毒化学品被用于制造毒品，2005 年国务院公布了《易制毒化学品管理条例》；为加强药品类易制毒化学品管理，防止流入非法渠道，根据《易制毒化学品管理条例》，卫生部制定了《药品类易制毒化学品管理办法》。

1. **药品类易制毒化学品界定** 易制毒化学品分为三类。第一类是可以用于制毒的主要原料，第二类、第三类是可以用于制毒的化学配剂。

    药品类易制毒化学品，是指《易制毒化学品管理条例》中所确定的麦角酸、麻黄素等物质。

小包装麻黄素，是指国家药品监督管理部门指定生产的供教学、科研和医疗机构配制制剂使用的特定包装的麻黄素原料药。

2. 药品类易制毒化学品品种与分类（图7－8）

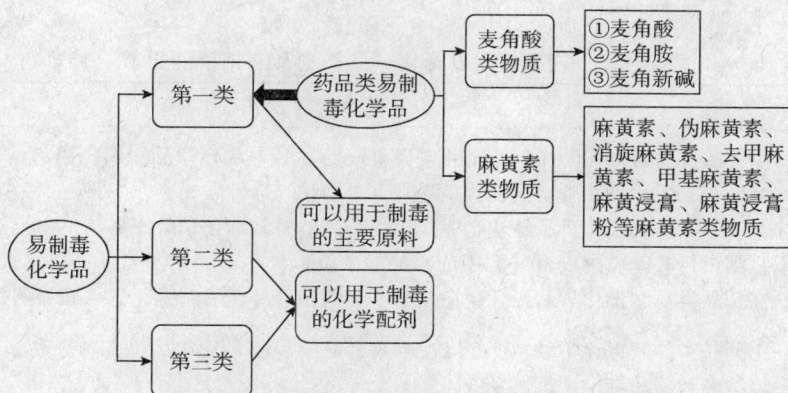

图7－8　药品类易制毒化学品品种与分类

说明：上述所列物质包括可能存在的盐类；药品类易制毒化学品包括原料药及其单方制剂

（二）药品类易制毒化学品的流通与使用管理

国家药品监督管理部门主管全国药品类易制毒化学品生产、经营、购买等方面的监督管理工作。县级以上地方药品监督管理部门负责本行政区域内的药品类易制毒化学品生产、经营、购买等方面的监督管理工作。

药品类易制毒化学品的购销要求：药品类易制毒化学品流入非法渠道可用于制造毒品，因此国家对药品类易制毒化学品实行定点生产、定点经营、购买许可制度。

1. 生产、经营许可　生产、经营药品类易制毒化学品，应当依照规定取得药品类易制毒化学品生产、经营许可。生产药品类易制毒化学品中属于药品的品种，还应当依照《药品管理法》和相关规定取得药品批准文号。

药品生产企业申请生产药品类易制毒化学品，应向所在地省级药品监督管理部门提出申请，经审查符合规定的，取得《药品类易制毒化学品生产许可批件》。药品类易制毒化学品及含有药品类易制毒化学品的制剂不得委托生产。

药品类易制毒化学品的经营许可，由药品经营企业所在地省级药品监督管理部门审批。药品类易制毒化学品单方制剂和小包装麻黄素，纳入麻醉药品销售渠道经营，仅能由麻醉药品全国性批发企业和区域性批发企业经销，不得零售。未实行药品批准文号管理的品种，纳入药品类易制毒化学品原料药渠道经营。

药品经营企业申请经营药品类易制毒化学品原料药时，应提供具有麻醉药品和第一类精神药品定点经营资格或者第二类精神药品定点经营资格的《药品经营许可证》《药品经营质量管理规范》认证证书和企业营业执照复印件。

2. 购买许可　国家对药品类易制毒化学品实行购买许可制度。购买药品类易制毒化学品的，应当办理《药品类易制毒化学品购用证明》（以下简称《购用证明》），符合豁免办理《购用证明》的情形除外。购买药品类易制毒化学品应向所在地省、自治区、直辖市药品监督管理部门或者省、自治区药品监督管理部门确定并公布的设区的市级药品监督管理部门提出申请，经审查，符合规定的，由省、自治区药品监督管理部门发给《购用证明》。

《购用证明》由国家药品监督管理部门统一印制，有效期为 3 个月。《购用证明》只能在有效期内一次使用。《购用证明》不得转借、转让。购买药品类易制毒化学品时必须使用《购用证明》原件，不得使用复印件、传真件。

3. 购销管理　见表 7 – 15。

表 7 – 15　药品类易制毒化学品类别及购销管理要求

类别	购销管理要求
药品类易制毒化学品原料药	①药品类易制毒化学品生产企业应当将药品类易制毒化学品原料药销售给取得《购用证明》的药品生产企业、药品经营企业和外贸出口企业 ②药品类易制毒化学品经营企业应当将药品类易制毒化学品原料药销售给本省、自治区、直辖市行政区域内取得《购用证明》的单位 ③药品类易制毒化学品经营企业之间不得购销药品类易制毒化学品原料药
药品类易制毒化学品单方制剂和小包装麻黄素	①药品类易制毒化学品生产企业应当将药品类易制毒化学品单方制剂和小包装麻黄素销售给麻醉药品全国性批发企业 ②麻醉药品全国性批发企业、区域性批发企业应当按照《麻醉药品和精神药品管理条例》第三章规定的渠道销售药品类易制毒化学品单方制剂和小包装麻黄素 ③麻醉药品区域性批发企业之间不得购销药品类易制毒化学品单方制剂和小包装麻黄素 ④麻醉药品区域性批发企业之间因医疗急需等特殊情况需要调剂药品类易制毒化学品单方制剂的，应当在调剂后 2 日内将调剂情况分别报所在地省、自治区、直辖市药品监督管理部门备案

教学科研单位只能凭《购用证明》从麻醉药品全国性批发企业、区域性批发企业和药品类易制毒化学品经营企业购买药品类易制毒化学品。

药品类易制毒化学品禁止使用现金或者实物进行交易。

药品类易制毒化学品生产企业、经营企业销售药品类易制毒化学品，应当逐一建立购买方档案。购买方为医疗机构的，档案还应当包括医疗机构麻醉药品、第一类精神药品购用印鉴卡复印件和销售记录。

除药品类易制毒化学品经营企业外，购用单位应当按照《购用证明》载明的用途使用药品类易制毒化学品，不得转售；外贸出口企业购买的药品类易制毒化学品不得内销。

药品类易制毒化学品生产企业、经营企业销售药品类易制毒化学品时，应当核查采购人员身份证明和相关购买许可证明，无误后方可销售，并保存核查记录。发货应当严格执行出库复核制度，认真核对实物与药品销售出库单是否相符，并确保将药品类易制毒化学品送达购买方《药品生产许可证》或者《药品经营许可证》所载明的地址，或者医疗机构的药库。在核查、发货、送货过程中发现可疑情况的，应当立即停止销售，并向所在地药品监督管理部门和公安机关报告。

4. 安全管理　药品类易制毒化学品生产企业、经营企业、使用药品类易制毒化学品的药品生产企业和教学科研单位，应当配备保障药品类易制毒化学品安全管理的设施，建立层层落实责任制的药品类易制毒化学品管理制度。药品类易制毒化学品生产企业、经营企业和使用药品类易制毒化学品的药品生产企业，应当建立药品类易制毒化学品专用账册。专用账册保存期限应当自药品类易制毒化学品有效期期满之日起不少于 2 年。

药品类易制毒化学品生产企业、经营企业和使用药品类易制毒化学品的药品生产企业，应当设置专库或者在药品仓库中设立独立的专库（柜）储存药品类易制毒化学品。专库应当设有防盗设施，专柜应当使用保险柜；专库和专柜应当实行双人双锁管理。药品类易制毒化学品入库应当双人验收，出库应当双人复核，做到账物相符。

【同步练习】

一、A 型题（最佳选择题）

1. 根据《易制毒化学品管理条例》，第一类易制毒化学品指

A. 可以用于制毒的主要辅料　　　　　　B. 可以用于制毒的主要原料

C. 可以用于制毒的辅助原料　　　　　　D. 可以用于制毒的化学配剂

本题考点： 易制毒化学品的分类。

2. 《药品类易制毒化学品购用证明》有效期为

A. 1 个月　　　　　B. 2 个月　　　　　C. 3 个月　　　　　D. 6 个月

本题考点：《药品类易制毒化学品购用证明》有效期限。

3. 麻醉药品区域性批发企业之间因医疗急需等特殊情况需要调剂药品类易制毒化学品单方制剂的，应当在调剂后 2 日内将调剂情况报

A. 所在地省级药品监督管理部门　　　　B. 所在地县级药品监督管理部门

C. 所在地省级卫生行政部门　　　　　　D. 所在地县级卫生行政部门

本题考点： 特殊情况药品类易制毒化学品单方制剂的调剂备案。

4. 药品类易制毒化学品禁止使用

A. 银行转账进行交易　　　　　　　　　B. 个人银行卡进行交易

C. 信用卡进行交易　　　　　　　　　　D. 现金或者实物进行交易

本题考点： 药品类易制毒化学品的购销要求。

二、X 型题（多项选择题）

5. 以下属于药品类易制毒化学品的有

A. 麦角新碱　　　　B. 麦角胺　　　　C. 哌啶　　　　D. 麻黄浸膏

本题考点： 药品类易制毒化学品的品种。

6. 药品类易制毒化学品的管理要求包括

A. 专用账册　　　　B. 专库（柜）储存　　C. 双人双锁　　　　D. 双人验收

本题考点： 药品类易制毒化学品的安全管理要求。

参考答案： 1. B　2. C　3. A　4. D　5. ABD　6. ABCD

四、含特殊药品的复方制剂管理

【复习指导】本部分内容历年常考，应重点复习。其中，含特殊药品复方制剂的品种范围及经营管理是需要重点复习的内容。

（一）含麻醉药品、精神药品复方制剂的管理

1. 含特殊药品复方制剂的品种范围　根据 2004 年 3 月国家食品药品监督管理局发布的

《关于含麻醉药品复方制剂管理的通知》，2009 年 8 月国家食品药品监督管理局发布的《关于切实加强部分含特殊药品复方制剂销售管理的通知》，2014 年 6 月，国家食品药品监督管理总局办公厅发布《关于进一步加强含麻醉药品和曲马多口服复方制剂购销管理的通知》，含特殊药品复方制剂的品种如下。

（1）口服固体制剂。根据《关于含麻醉药品复方制剂管理的通知》，含麻醉药品复方制剂（口服固体制剂）指每剂量单位：含可待因≤15mg 的复方制剂；含双氢可待因≤10mg 的复方制剂；含羟考酮≤5mg 的复方制剂；含右丙氧芬≤50mg 的复方制剂。2011 年 1 月国家食品药品监督管理局决定将含右丙氧芬的药品制剂撤出我国市场。2019 年 8 月 6 日国家药监局、公安部、卫健委发布《关于将含羟考酮复方制剂等品种列入精神药品管理的公告》，自 2019 年 9 月 1 日起施行。要求口服固体制剂每剂量单位含羟考酮碱大于 5mg，且不含其他麻醉药品、精神药品或药品类易制毒化学品的复方制剂列入第一类精神药品管理；口服固体制剂每剂量单位含羟考酮碱不超过 5mg，且不含其他麻醉药品、精神药品或药品类易制毒化学品的复方制剂列入第二类精神药品管理。目前我国市场上每剂量单位含羟考酮碱≤5mg 的口服固体制剂有 1 种：氨酚羟考酮片（列入第二类精神药品管理）。目前我国市场上还有 13 个品种，包括：阿司待因片、阿司可咖胶囊、阿司匹林可待因片、氨酚待因片、氨酚待因片（Ⅱ）、氨酚双氢可待因片、复方磷酸可待因片、可待因桔梗片、氯酚待因片、洛芬待因缓释片、洛芬待因片、萘普待因片、愈创喔粟待因片。

（2）含可待因复方口服液体制剂（列入第二类精神药品管理）。2015 年 4 月 3 日，国家食品药品监督管理总局、公安部和卫计委联合发布了《关于将含可待因复方口服液体制剂列入第二类精神药品管理的公告》，自 2015 年 5 月 1 日施行。目前我国市场上含可待因的复方口服液体制剂（包括口服溶液剂和糖浆剂）有 8 个品种，包括：复方磷酸可待因溶液、复方磷酸可待因溶液（Ⅱ）、复方磷酸可待因口服溶液、复方磷酸可待因口服溶液（Ⅲ）、复方磷酸可待因糖浆、可愈糖浆、愈酚待因口服溶液、愈酚伪麻待因口服溶液。

（3）复方地芬诺酯片。

（4）复方甘草片、复方甘草口服液。

（5）含麻黄碱类复方制剂（不包括含麻黄的中成药）。

（6）其他含麻醉药品口服复方制剂。根据《关于进一步加强含麻醉药品和曲马多口服复方制剂购销管理的通知》，含麻醉药品的复方制剂除以上品种外，还包括：复方福尔可定口服溶液、复方福尔可定糖浆、复方枇杷喷托维林颗粒、尿通卡克乃其片。

（7）含曲马多口服复方制剂。根据《关于进一步加强含麻醉药品和曲马多口服复方制剂购销管理的通知》，含曲马多口服复方制剂包括：复方曲马多片、氨酚曲马多片、氨酚曲马多胶囊。

2. 含特殊药品复方制剂的经营管理　根据《关于切实加强部分含特殊药品复方制剂销售管理的通知》，具有《药品经营许可证》的企业均可经营含特殊药品复方制剂。药品生产企业和药品批发企业可以将含特殊药品复方制剂销售给药品批发企业、药品零售企业和医疗机构（另有规定的除外）。

（1）合法资质审核：根据《关于切实加强部分含特殊药品复方制剂销售管理的通知》要求，药品生产、批发企业经营含特殊药品复方制剂时，应当按照药品 GMP、药品 GSP 的要求建立客户档案，核实并留存购销方资质证明复印件、采购人员（销售人员）法人委托书和身份证明复印件、核实记录等；指定专人负责采购（销售）、出（入）库验收、签订买卖合同等。销售含特殊药品复方制剂时，如发现购买方资质可疑的，应立即报请所在地设区的市级药品监管部门协助核实；发现采购人员身份可疑的，应立即报请所在地县级以上（含县级）公安机关协助核实。

（2）药品购销管理：根据国家食品药品监督管理总局办公厅《关于进一步加强含可待因复方口服溶液、复方甘草片和复方地芬诺酯片购销管理的通知》要求，从生产企业直接购进的含特殊药品复方制剂的批发企业，可以将药品销售给其他批发企业、零售企业和医疗机构；从批发企业购进的，只能销售给本省（区、市）的零售企业和医疗机构。

《关于切实加强部分含特殊药品复方制剂销售管理的通知》指出，药品生产、批发企业经营含特殊药品复方制剂时必须严格按照《关于规范药品购销中票据管理有关问题的通知》规定开具、索要销售票据。药品生产和经营企业应按要求，核实购买付款的单位、金额与销售票据载明的单位、金额相一致，如发现异常应暂停向对方销售含特殊药品复方制剂并立即向所在地设区的市级药品监管部门报告。药品监管部门核查发现可疑的，应立即通报同级公安机关。

根据《关于对部分含特殊药品复方制剂实施电子监管工作的通知》要求，对含特殊药品复方制剂实施电子监管。凡生产含麻黄碱类复方制剂、含可待因复方口服溶液、含地芬诺酯复方制剂等含特殊药品复方制剂的企业应在 2011 年 12 月 31 日前加入药品电子监管网，药品出厂前，须按规定在上市产品最小销售包装上加印（贴）统一标识的药品电子监管码，药品生产企业应按要求做好入网、赋码和核注核销工作。凡经营含特殊药品复方制剂的批发企业，须按规定进行核注核销，以确保数据完整、可靠。自 2012 年 1 月 1 日起生产的含麻黄碱类复方制剂（不包括含麻黄的中成药）、含可待因复方口服溶液和含地芬诺酯复方制剂等含特殊药品复方制剂，必须赋码并核注核销，未赋码的一律不得销售。

根据国家食品药品监督管理总局、卫计委《关于加强含可待因复方口服液体制剂管理的通知》要求，自 2015 年 5 月 1 日起，不具备第二类精神药品经营资质的企业不得再购进含可待因复方口服液体制剂，原有库存产品登记造册报所在地设区的市级食品药品监管部门备案后，按规定售完为止。自 2016 年 1 月 1 日起，生产和进口的含可待因复方口服液体制剂必须在其包装和说明书上印有规定的标识。之前生产和进口的，在有效期内可继续流通使用。

根据国家药监局、卫健委发布《关于加强氨酚羟考酮片管理的通知》要求，自 2019 年 9 月 1 日起，不具备第二类精神药品经营资质的企业不得再购进氨酚羟考酮片，原有库存产品登记造册报所在地设区的市级人民政府承担药品监督管理职责的部门备案后，按规定售完为止。自 2020 年 1 月 1 日起，生产和进口的氨酚羟考酮片必须在其包装和说明书上印有规定的标识。之前生产和进口的在有效期内可继续流通使用。

（3）药品出库复核与配送管理：《关于切实加强部分含特殊药品复方制剂销售管理的通知》要求，药品生产、批发企业销售含特殊药品复方制剂时，应当严格执行出库复核制度，认真核对实物与销售出库单是否相符，并确保药品送达购买方《药品经营许可证》所载明的仓库地址、药品零售企业注册地址，或者医疗机构的药库。药品送达后，购买方应查验货物，无误后由入库员在随货同行单上签字。随货同行单原件留存，复印件加盖公章后及时返回销售方。销售方应查验返回的随货同行单复印件记载内容有无异常，发现问题应立即暂停向对方销售含特殊药品复方制剂，并立即向所在地设区的市级药品监管部门报告。药品监管部门核查发现可疑的，应立即通报同级公安机关。

（4）药品零售管理：《关于切实加强部分含特殊药品复方制剂销售管理的通知》要求，药品零售企业销售含特殊药品复方制剂时，处方药应当严格执行处方药与非处方药分类管理有关规定，非处方药一次销售不得超过5个最小包装（含麻黄碱复方制剂另有规定除外）。根据《进一步加强含麻醉药品和曲马多口服复方制剂购销管理的通知》要求，在药品零售环节，以上含麻醉药品和曲马多口服复方制剂一律列入必须凭处方销售的药品范围，无医师处方严禁销售。

根据《关于将含可待因复方口服液体制剂列入第二类精神药品管理的公告》，自2015年1月1日起，含可待因复方口服液体制剂（包括口服溶液剂、糖浆剂）列入第二类精神药品管理，应由经批准具有第二类精神药品经营资质的企业经营，使用精神药品专用处方开具含可待因复方口服液体制剂，单方处方量不得超过7日常用量。

根据国家药监局、卫健委发布《关于加强氨酚羟考酮片管理的通知》要求，自2019年9月1日起，医疗机构应当按照《麻醉药品和精神药品管理条例》等相关规定，加强对氨酚羟考酮片的管理，使用精神药品专用处方开具氨酚羟考酮片，单方处方量不得超过7日常用量。

根据《关于进一步加强含麻醉药品和曲马多口服复方制剂购销管理的通知》和《关于进一步加强含可待因复方口服溶液、复方甘草片和复方地芬诺酯片购销管理的通知》的要求，含麻醉药品和曲马多口服复方制剂应同含麻黄碱类复方制剂一并设置专柜由专人管理、专册登记，登记内容包括：药品名称、规格、销售数量、生产企业、生产批号。如发现超过正常医疗需求、大量、多次购买上述药品的，应当立即向当地药品监督管理部门报告。一律不得通过互联网销售。

（5）禁止事项：《关于切实加强部分含特殊药品复方制剂销售管理的通知》要求，药品生产企业和药品批发企业禁止使用现金进行含特殊药品复方制剂交易。

《关于进一步加强含麻黄碱类复方制剂管理的通知》要求，含麻黄碱类复方制剂不得委托生产。境内企业不得接受境外厂商委托生产含麻黄碱类复方制剂。

（二）含麻黄碱类复方制剂的管理

1. 经营行为管理　2008年10月国家食品药品监督管理局发布《关于进一步加强含麻黄碱类复方制剂管理的通知》，要求进一步加强含麻黄碱类复方制剂（不包括含麻黄的中成药）的管理，有效遏制流弊势头，保障公众用药需求。含麻黄碱类复方制剂（不包括含麻黄的中成药）的经营行为应遵守以下几点。

（1）具有蛋白同化制剂、肽类激素定点批发资质的药品经营企业，方可从事含麻黄碱类复方制剂的批发业务。

（2）药品生产企业和药品批发企业销售含麻黄碱类复方制剂时，应当核实购买方资质证明材料、采购人员身份证明等情况，无误后方可销售，并跟踪核实药品到货情况，核实记录保存至药品有效期后1年备查。

（3）除个人合法购买外，禁止使用现金进行含麻黄碱类复方制剂交易。

（4）发现含麻黄碱类复方制剂购买方存在异常情况时，应当立即停止销售，并向当地县级以上公安机关和药品监管部门报告。

2. 销售管理　2012 年 9 月，国家食品药品监督管理局、公安部、卫生部发布《关于加强含麻黄碱类复方制剂管理有关事宜的通知》，将单位剂量麻黄碱类药物含量大于 30mg（不含 30mg）的含麻黄碱类复方制剂，列入必须凭处方销售的处方药管理。并遵守以下要求。

（1）销售含量大于 30mg（不含 30mg）的含麻黄碱类复方制剂：医疗机构应当严格按照《处方管理办法》开具处方，药品零售企业必须凭执业医师开具的处方销售。

（2）含麻黄碱类复方制剂每个最小包装规格：麻黄碱类药物含量口服固体制剂不得超过 720mg，口服液体制剂不得超过 800mg。

（3）药品零售企业销售含麻黄碱类复方制剂，应当查验购买者的身份证，并对其姓名和身份证号码予以登记。除处方药按处方剂量销售外，一次销售不得超过 2 个最小包装。

（4）药品零售企业不得开架销售含麻黄碱类复方制剂，应当设置专柜由专人管理、专册登记，登记内容包括药品名称、规格、销售数量、生产企业、生产批号、购买人姓名、身份证号码。

（5）药品零售企业发现超过正常医疗需求，大量、多次购买含麻黄碱类复方制剂的，应当立即向当地药品监管部门和公安机关报告。

（6）含麻黄碱类复方制剂生产企业应当切实加强销售管理，严格管控产品销售渠道，确保所生产的药品在药用渠道流通。

【同步练习】

一、A 型题（最佳选择题）

1. 从批发企业购进的含特殊药品复方制剂，可销售给

A. 全国性批发企业

B. 区域性批发企业

C. 取得具有《药品经营许可证》的全国零售企业

D. 取得具有《药品经营许可证》的本省（区、市）的零售企业

本题考点：含特殊药品复方制剂的购销管理。

2. 含可待因复方口服液体制剂，单方处方量不得超过

A. 30 日常用量　　　　　　　　　　　　B. 3 日常用量

C. 7 日常用量　　　　　　　　　　　　 D. 15 日常用量

本题考点：含可待因复方口服液体制剂的零售管理。

3. 应按处方药管理的含麻黄碱类复方制剂，是指单位剂量麻黄碱类药物含量

A. ＞30mg　　　　B. ≥15mg　　　　C. ＞15mg　　　　D. ≥30mg

本题考点：含麻黄碱类复方制剂的管理。

4. 开具复方曲马多片处方应使用

A. 白色普通处方　　　　　　　　　　　B. 白色，右上角标注"精二"的处方

C. 淡黄色处方　　　　　　　　　　　　 D. 淡绿色处方

本题考点：含曲马多口服复方制剂的管理。

二、B 型题（配伍选择题）

（5—8 题共用备选答案）

A. 2 个最小包装

B. 5 个最小包装

C. 含可待因复方口服液体制剂

D. 阿司匹林可待因片

5. 零售药店销售含麻黄碱类复方制剂时，一次销售不得超过

6. 零售药店销售含特殊药品复方制剂非处方药时，一次销售不得超过

7. 含可待因≤15mg 的复方制剂是

8. 列入第二类精神药品管理的是

本题考点：含特殊药品复方制剂的经营和销售管理。

参考答案： 1. D 2. C 3. A 4. A 5. A 6. B 7. D 8. C

五、兴奋剂的管理

【复习指导】本部分内容历年常考，应重点复习。兴奋剂的目录和分类及销售使用管理需要熟练掌握。

（一）兴奋剂的界定和分类

1. 兴奋剂的界定　体育运动中的兴奋剂是指国际体育组织规定的禁用物质和禁用方法的统称。《反兴奋剂条例》所称兴奋剂，是指兴奋剂目录所列的禁用物质等。

2. 兴奋剂目录和分类　根据《反兴奋剂条例》，兴奋剂目录由国务院体育主管部门会同国务院食品药品监督管理部门、国务院卫生主管部门、国务院商务主管部门和海关总署制定、调整并公布。《2020 年兴奋剂目录公告》中公布的《2020 年兴奋剂目录》为现行目录，自 2020 年 1 月 1 日起执行。《2020 年兴奋剂目录》分为两个部分，见图 7 - 9。

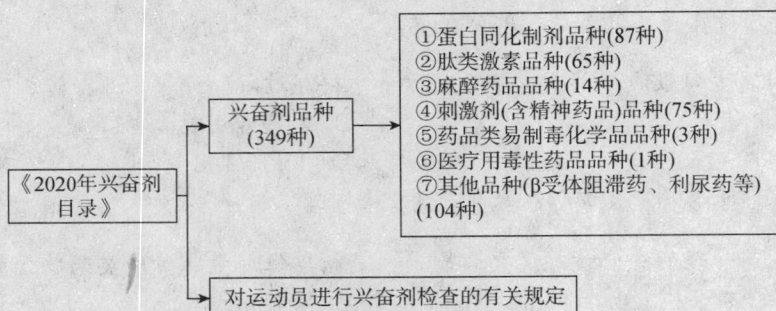

图 7 - 9　《2020 年兴奋剂目录》的内容

备注：①目录所列物质包括其可能存在的盐及光学异构体。②目录所列物质中属于药品的，还包括其原料药及单方制剂。③目录所列蛋白同化制剂品种包括其可能存在的盐、酯、醚及光学异构体

（二）兴奋剂销售使用管理

《反兴奋剂条例》要求，国家对兴奋剂目录所列禁用物质实行严格管理，任何单位和个人不得非法生产、销售、进出口。兴奋剂目录所列禁用物质属于麻醉药品、精神药品、医疗

用毒性药品和易制毒化学品的，其生产、销售、进口、运输和使用，依照药品管理法和有关行政法规的规定实行特殊管理。蛋白同化制剂、肽类激素和实行特殊管理以外的兴奋剂目录所列的其他禁用物质，实行处方药管理。

1. 含兴奋剂药品标签和说明书管理　根据《反兴奋剂条例》要求，药品、食品中含有兴奋剂目录所列禁用物质的，生产企业应当在包装标识或者产品说明书上用中文注明"运动员慎用"字样。

药品经营企业验收含有兴奋剂的药品时，应检查药品标签或说明书上是否标注"运动员慎用"字样。

根据国家食品药品监督管理总局《关于兴奋剂目录调整后有关药品管理的通告》规定，兴奋剂目录发布执行后的第9个月首日起，药品生产企业所生产的含兴奋剂目录新列入物质的药品，必须在包装标识或产品说明书上标注"运动员慎用"字样。之前生产的，在有效期内可继续流通使用。

2. 蛋白同化制剂、肽类激素的销售及使用管理

（1）经营管理：根据《反兴奋剂条例》，依照药品管理法的规定取得《药品经营许可证》的药品批发企业，具备一定条件并经省、自治区、直辖市人民政府药品监督管理部门批准，方可经营蛋白同化制剂、肽类激素。

经营蛋白同化制剂、肽类激素时，应严格审核蛋白同化制剂、肽类激素供货单位和购货单位的合法资质证明材料，建立客户档案。对进口蛋白同化制剂、肽类激素品种的审核，除查验《进口药品注册证》或《医药产品注册证》复印件外，还应当查验药品《进口准许证》复印件和《进口药品检验报告书》复印件。上述复印件应盖有供货单位公章。

蛋白同化制剂、肽类激素应有专门的管理人员；有专储仓库或者专储药柜，有专门的验收、检查、保管、销售和出入库登记制度。蛋白同化制剂、肽类激素的验收、检查、保管、销售和出入库登记记录应当保存至超过蛋白同化制剂、肽类激素有效期2年。

除胰岛素外，药品零售企业不得经营蛋白同化制剂或者其他肽类激素。

境内企业接受境外企业委托生产的蛋白同化制剂、肽类激素不得在境内销售。

（2）销售管理：《反兴奋剂条例》要求，蛋白同化制剂、肽类激素只能供应给符合要求的医疗机构或企业，详细要求如下（表7-16）。

表7-16　蛋白同化制剂、肽类激素的销售管理

药品销售企业	相关管理要求
生产企业	只能向医疗机构、符合经营资格的药品批发企业和其他同类生产企业供应蛋白同化制剂、肽类激素
批发企业	只能向医疗机构，蛋白同化制剂、肽类激素的生产企业和其他同类批发企业供应蛋白同化制剂、肽类激素
进口单位	只能向蛋白同化制剂、肽类激素的生产企业、医疗机构和符合经营资格的药品批发企业供应蛋白同化制剂、肽类激素

备注：肽类激素中的胰岛素除依照以上的规定供应外，还可以向药品零售企业供应

（3）进出口管理：根据 2014 年 8 月国家食品药品监督管理总局《蛋白同化制剂和肽类激素进出口管理办法》及 2017 年 11 月国家食品药品监督管理总局《关于修改部分规章的决定》的要求，进口蛋白同化制剂、肽类激素，应依照药品管理法及其实施条例的规定取得《进口药品注册证》和《进口准许证》。

进口蛋白同化制剂、肽类激素，供医疗、教学、科研使用，进口单位应当向所在地省、自治区、直辖市药品监督管理部门提出申请，符合相关要求的发给药品《进口准许证》。进口单位持省、自治区、直辖市药品监督管理部门核发的药品《进口准许证》向海关办理报关手续。进口蛋白同化制剂、肽类激素无须办理《进口药品通关单》。

出口蛋白同化制剂、肽类激素，出口单位应当向所在地省、自治区、直辖市药品监督管理部门提出申请，符合相关要求的发给药品《出口准许证》。出口单位持省、自治区、直辖市药品监督管理部门核发的药品《出口准许证》向海关办理报关手续。个人因医疗需要携带或者邮寄进出境自用合理数量范围内的蛋白同化制剂、肽类激素的，海关按照有关处方的管理规定凭医疗机构处方予以验放。

药品《进口准许证》有效期 1 年。药品《出口准许证》有效期不超过 3 个月（有效期时限不跨年度）。药品《进口准许证》《出口准许证》实行"一证一关"，只能在有效期内一次性使用，证面内容不得更改。因故延期进出口的，可以持原进出口准许证办理一次延期换证手续。

（4）使用管理［出自《反兴奋剂条例》］：医疗机构只能凭依法享有处方权的执业医师开具的处方向患者提供蛋白同化制剂、肽类激素。处方应当保存 2 年。

药品零售企业不得经营除胰岛素外的其他蛋白同化制剂或者肽类激素。药品零售企业应凭处方销售可以销售的含兴奋剂的药品，药店的执业药师应对购买含兴奋剂药品的患者或消费者提供用药指导。

根据国家食品药品监督管理总局《关于兴奋剂目录调整后有关药品管理的通告》，兴奋剂目录发布执行之日起，不具备蛋白同化制剂和肽类激素经营资格的药品经营企业不得购进目录所列蛋白同化制剂和肽类激素，之前购进的新列入兴奋剂目录的蛋白同化制剂和肽类激素，应当按照《反兴奋剂条例》规定销售至医疗机构，蛋白同化制剂、肽类激素的生产企业或批发企业。药品零售企业已购进的新列入兴奋剂目录的蛋白同化制剂和肽类激素可以继续销售，但应当严格按照处方药管理，处方保存 2 年。

【同步练习】

一、A 型题（最佳选择题）

1. 经营蛋白同化制剂、肽类激素的药品批发企业的审批部门是

A. 国家食品药品监督管理总局　　　　B. 省级药品监督管理部门

C. 省级卫生行政部门　　　　　　　　D. 市级药品监督管理部门

本题考点：蛋白同化制剂、肽类激素的经营管理。

2. 经营蛋白同化制剂、肽类激素的药品批发企业，出入库记录应保存至超过蛋白同化制剂、肽类激素有效期

A. 1 年　　　　　　　B. 2 年　　　　　　　C. 3 年　　　　　　　D. 5 年

本题考点：蛋白同化制剂、肽类激素的经营管理。

3. 医疗机构销售蛋白同化制剂、肽类激素的处方应当保存

A. 1 年　　　　　　　B. 2 年　　　　　　　C. 3 年　　　　　　　D. 5 年

本题考点：蛋白同化制剂、肽类激素的使用管理。

4. 以下可在零售药店销售的药品是

A. 胰岛素　　　　　　　　　　　　　　　B. 克仑特罗

C. 乙雌烯醇　　　　　　　　　　　　　　D. 生长激素

本题考点：蛋白同化制剂、肽类激素的销售管理。

二、X 型题（多项选择题）

5. 根据《2020 年兴奋剂目录》，以下属于兴奋剂目录所列禁用物质的是

A. 蛋白同化制剂　　　　　　　　　　　　B. 肽类激素

C. β 受体阻滞药　　　　　　　　　　　　D. 利尿药

本题考点：兴奋剂品种。

参考答案：1. B　2. B　3. B　4. A　5. ABCD

六、疫苗的管理

【复习指导】本部分内容历年常考，应重点复习。其中疫苗的分类、流通方式改革、供应及配送要求需要熟练掌握。

（一）疫苗的流通管理

1. 界定和分类　根据《疫苗流通和预防接种管理条例》（2016 版），疫苗是指为了预防、控制传染病的发生、流行，用于人体预防接种的疫苗类预防性生物制品。疫苗分为两类。

第一类疫苗，是指政府免费向公民提供，公民应当依照政府的规定受种的疫苗，接种费用由政府承担。包括以下三种。

（1）国家免疫规划确定的疫苗。

（2）省、自治区、直辖市人民政府在执行国家免疫规划时增加的疫苗。

（3）县级以上人民政府或者其卫生主管部门组织的应急接种或者群体性预防接种所使用的疫苗。

第二类疫苗，是指由公民自费并且自愿受种的其他疫苗。接种费用由受种者或者其监护人承担。

国家免疫规划，是指按照国家或者省、自治区、直辖市确定的疫苗品种、免疫程序或者接种方案，在人群中有计划地进行预防接种，以预防和控制特定传染病的发生和流行。根据《关于纳入国家免疫规划疫苗包装标注特殊标识的通知》，凡纳入国家免疫规划的疫苗制品的最小外包装上，须标明"免费"字样及"免疫规划"专用标识。"免费"字样应当标注在疫

苗最小外包装的显著位置，字样颜色为红色，宋体字，大小可与疫苗通用名称相同；"免疫规划"专用标识应当印在疫苗最小外包装的顶面的正中处，标识样式见所附图样（颜色为宝石蓝色）（图7-10）。

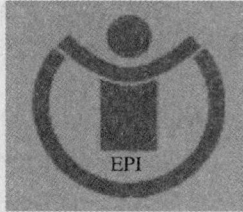

图7-10 "免疫规划"专用标识

根据《关于纳入国家免疫规划疫苗包装标注特殊标识的通知》，目前国家免疫规划的疫苗包括：麻疹疫苗、脊髓灰质炎疫苗、百白破联合疫苗、卡介苗、乙型肝炎疫苗（不包括成年人预防用乙型肝炎疫苗），以及各省、自治区、直辖市人民政府增加的免费向公民提供的疫苗。

2. 疫苗流通方式改革和采购、供应、配送要求

（1）疫苗流通方式改革：2016年4月23日国务院公布了《国务院关于修改〈疫苗流通和预防接种管理条例〉的决定》，修改了《疫苗流通和预防接种管理条例》（2005版）中第二类疫苗的销售渠道、冷链储存、运输等流通环节法律制度，并加大处罚及问责力度。具体改革包括内容如下（表7-17）。

表7-17 疫苗流通方式改革

解决问题	改革内容
第二类疫苗流通链条长、牟利空间大等问题	删除《疫苗流通和预防接种管理条例》关于药品批发企业经批准可以经营疫苗的条款，不再允许药品批发企业经营疫苗。同时明确规定，疫苗的采购全部纳入省级公共资源交易平台
疫苗在储存、运输过程中因脱离冷链而影响疫苗有效性的问题	强化疫苗全程冷链储存、运输等相关管理制度。一是明确配送责任。第二类疫苗应由生产企业直接配送给县级疾病预防控制机构或者由其委托具备冷链储存、运输条件的企业配送。二是强化储存、运输的冷链要求。疫苗储存、运输的全过程应当始终处于规定的温度环境，不得脱离冷链，并定时监测、记录温度，按要求加贴温度控制标签。三是增设接收环节索要温度监测记录的义务
疫苗全程追溯制度不完善、接种记录制度落实不到位的问题	完善疫苗全程追溯管理制度，在《疫苗流通和预防接种管理条例》现有疫苗购销、接种记录制度的基础上进一步规定，国家建立疫苗全程追溯制度

（2）第一类疫苗的采购、供应、配送要求［出自《疫苗流通和预防接种管理条例》（2016年修改版）］：省级疾病预防控制机构应当根据国家免疫规划和本地区预防、控制传染病的发生、流行的需要，制订本地区第一类疫苗的使用计划（以下简称使用计划），并

向依照国家有关规定负责采购第一类疫苗的部门报告，同时报同级人民政府卫生主管部门备案。使用计划应当包括疫苗的品种、数量、供应渠道与供应方式等内容。依照国家有关规定负责采购第一类疫苗的部门应当依法与疫苗生产企业签订政府采购合同，约定疫苗的品种、数量、价格等内容。疫苗生产企业应当按照政府采购合同的约定，向省级疾病预防控制机构或者其指定的其他疾病预防控制机构供应第一类疫苗，不得向其他单位或者个人供应。

第一类疫苗分发至接种单位采取逐级分发形式，详情如下（表7-18）。

表7-18　第一类疫苗的分发形式

疾病预防控制机构	职责
省级疾病预防控制机构	①负责分发第一类疫苗的组织工作 ②按照使用计划将第一类疫苗组织分发到设区的市级疾病预防控制机构或者县级疾病预防控制机构
县级疾病预防控制机构	按照使用计划将第一类疫苗分发到接种单位和乡级医疗卫生机构
乡级医疗卫生机构	将第一类疫苗分发到承担预防接种工作的村医疗卫生机构

医疗卫生机构不得向其他单位或者个人分发第一类疫苗；分发第一类疫苗，不得收取任何费用。

传染病暴发、流行时，县级以上地方人民政府或者其卫生主管部门需要采取应急接种措施的，设区的市级以上疾病预防控制机构可以直接向接种单位分发第一类疫苗。

（3）第二类疫苗的采购、供应、配送要求［出自《疫苗流通和预防接种管理条例》（2016年修改版）］：第二类疫苗由省级疾病预防控制机构组织在省级公共资源交易平台集中采购，由县级疾病预防控制机构向疫苗生产企业采购后供应给本行政区域的接种单位。

疫苗生产企业应当直接向县级疾病预防控制机构配送第二类疫苗，或者委托具备冷链储存、运输条件的企业配送。接受委托配送第二类疫苗的企业不得委托配送。

根据国家食品药品监督管理总局、卫健委《关于进一步加强疫苗流通监管促进疫苗供应工作的通知》，疫苗配送可采取干线运输+区域仓储+区域配送的分段接力方式。干线运输是指疫苗从疫苗生产企业运输至区域仓储或直接运输至县级疾病预防控制机构的运输过程；区域仓储是指疫苗从疫苗生产企业配送至县级疾病预防控制机构的过程中，发生的冷链储存活动；区域配送是指疫苗从区域仓储直接配送至县级疾病预防控制机构的过程。

疫苗不得与非药品同车混合运输；与其他药品同车混合运输的，应当在运输车内分区放置，防止混淆和交叉污染，确保不因同车混合运输影响疫苗质量。疫苗生产企业、配送企业采用航空方式运输疫苗的，运输过程必须采用符合疫苗温度控制要求的冷藏措施，全程记录运输温度数据，并在配送至县级疾病预防控制机构前完成航空运输温度数据的上传。

县级疾病预防控制机构向接种单位供应第二类疫苗可以收取疫苗费用及储存、运输费用。疫苗费用按照采购价格收取，储存、运输费用按照省、自治区、直辖市的规定收取。收费情况应当向社会公开。

3. 疫苗全程追溯制度和全程冷链储运管理制度［出自《疫苗储存和运输管理规范》《关于进一步加强疫苗流通监管促进疫苗供应工作的通知》］　疾病预防控制机构、接种单位的疫苗储存、运输管理应当遵守《预防接种工作规范》和《疫苗储存和运输管理规范》的要求；疫苗生产企业、疫苗配送企业、疫苗仓储企业的疫苗储存、运输管理应当遵守《药品经营质量管理规范》和《疫苗储存和运输管理规范》的要求。

（1）疫苗全程追溯制度：《疫苗流通和预防接种管理条例》（2016年修改版）要求，国家建立疫苗全程追溯制度。国务院药品监督管理部门会同国务院卫生主管部门制定统一的疫苗追溯体系技术规范。疫苗生产企业、疾病预防控制机构、接种单位应当依照药品管理法、疫苗流通和预防接种管理条例和国务院药品监督管理部门、卫生主管部门的规定建立疫苗追溯体系，如实记录疫苗的流通、使用信息，实现疫苗最小包装单位的生产、储存、运输、使用全过程可追溯。国务院药品监督管理部门会同国务院卫生主管部门建立疫苗全程追溯协作机制。

国家食品药品监督管理总局、卫健委《关于进一步加强疫苗流通监管促进疫苗供应工作的通知》要求，疫苗生产企业、疫苗配送企业、疫苗仓储企业、疾病预防控制机构、接种单位应当建立疫苗生产、储存、运输、使用全过程疫苗追溯体系，逐步实现疫苗最小包装单位生产、储存、运输、使用全过程可追溯。主要措施包括：疫苗生产企业、配送企业、区域仓储企业、疾病预防控制机构、接种单位在交接疫苗过程中，双方均应登记疫苗的名称、规格、生产批号、数量、有效期、生产企业、配送企业、运输车牌号、起运和到达时间、运输温度记录等信息，送货人员和收货验收人员应当签字确认。接种单位在提供预防接种时，应当及时在预防接种证、卡（簿）上记录接种疫苗品种、规格、疫苗批号、接种时间、接种单位、接种人员等信息。

（2）疫苗全程冷链储运管理制度：《疫苗储存和运输管理规范》要求，疾病预防控制机构、接种单位、疫苗生产企业、疫苗配送企业、疫苗仓储企业应当建立疫苗储存、运输管理制度，做好疫苗的储存、运输工作。有条件的地区或单位应当建立自动温度监测系统。自动温度监测系统的测量范围、精度、误差等技术参数能够满足疫苗储存、运输管理需要，具有不间断监测、连续记录、数据存储、显示及报警功能。冷链设施设备品种如下（表7-19）。

表7-19 冷链设施设备品种

储存、运输单位	冷链设施设备
省级疾病预防控制机构、疫苗生产企业、疫苗配送企业、疫苗仓储企业	应当配备普通冷库、低温冷库、冷藏车和自动温度监测器材或设备等
市级、县级疾病预防控制机构	应当配备普通冷库、冷藏车或疫苗运输车、低温冰箱、普通冰箱、冷藏箱（包）、冰排和温度监测器材或设备等
接种单位	应当配备普通冰箱、冷藏箱（包）、冰排和温度监测器材或设备等

以上各种冷链设施设备要求包括：自动温度监测设备，温度测量精度要求在 $\pm 0.5\,^{\circ}\mathrm{C}$ 范围内；冰箱监测用温度计，温度测量精度要求在 $\pm 1\,^{\circ}\mathrm{C}$ 范围内（表7-20）。

表 7-20　冷链设施设备要求

冷链设施设备	要求
冷库	容积应当与储存需求相适应，应当配有自动监测、调控、显示、记录温度状况及报警的设备，备用制冷机组、备用发电机组或安装双路电路
冷藏车	能自动调控、显示和记录温度状况；储存、运输疫苗前应当达到相应的温度要求
冰箱	应当选用具备医疗器械注册证的医用冰箱；储存、运输疫苗前应当达到相应的温度要求
冷藏箱（包）	储存、运输疫苗前应当达到相应的温度要求

　　疾病预防控制机构、接种单位、疫苗生产企业、疫苗配送企业、疫苗仓储企业必须按照疫苗使用说明书、《预防接种工作规范》等有关疫苗储存、运输的温度要求储存和运输疫苗，疾病预防控制机构、接种单位、疫苗生产企业、疫苗配送企业、疫苗仓储企业应当建立健全冷链设备档案，并对疫苗储存、运输设施设备运行状况进行记录。

　　疾病预防控制机构、接种单位应当按以下要求对疫苗的储存温度进行监测和记录（表7-21）。

表 7-21　疫苗储存温度的监测和记录

冷链设备	监测方式	记录要求
冷库	采用自动温度监测器材或设备进行温度监测	每天上午和下午至少各进行一次人工温度记录（间隔不少于6小时），填写"冷链设备温度记录表"
冰箱（包括普通冰箱、低温冰箱）	采用温度计进行温度监测	每天上午和下午各进行一次温度记录（间隔不少于6小时），填写"冷链设备温度记录表"
冷藏箱（包）	采用温度计进行温度监测，有条件的地区或单位可以使用具有外部显示温度功能的冷藏箱（包）	

　　温度计应当分别放置在普通冰箱、冷藏室及冷冻室的中间位置，低温冰箱的中间位置。每次应当测量冰箱内存放疫苗的各室温度，冰箱冷藏室温度应当控制在 $2 \sim 8^{\circ}C$，冷冻室温度应当控制在 $\leqslant -15^{\circ}C$。有条件的地区或单位可以应用自动温度监测器材或设备对冰箱进行温度监测记录。

　　疫苗配送企业、疾病预防控制机构、接种单位应当对疫苗运输过程进行温度监测，并填写"疫苗运输温度记录表"。记录内容包括：疫苗运输工具、疫苗冷藏方式、疫苗名称、生产企业、规格、批号、有效期、数量、用途、启运和到达时间、启运和到达时的疫苗储存温度和环境温度、启运至到达行驶里程、送/收疫苗单位、送/收疫苗人签名。运输时间超过6小时，须记录途中温度。途中温度记录时间间隔不超过6小时。对于冷链运输时间长、需要配送至偏远地区的疫苗，省级疾病预防控制机构应当对疫苗生产企业提出加贴温度控制标签的要求并在招标文件中提出。疫苗生产企业应当根据疫苗的稳定性选用合适规格的温度控制标签。

疫苗储存、运输过程中的温度记录可以为纸质或可识读的电子格式，温度记录要求保存至超过疫苗有效期2年备查。

疫苗生产企业、疫苗配送企业、疾病预防控制机构在供应或分发疫苗时，应当向收货方提供疫苗运输的设备类型、起运和到达时间、本次运输过程的疫苗运输温度记录、发货单和签收单等资料。

疾病预防控制机构、接种单位在接收或者购进疫苗时，应当索取和检查疫苗生产企业或疫苗配送企业提供的《生物制品批签发合格证》复印件，进口疫苗还应当提供《进口药品通关单》复印件。收货时应当核实疫苗运输的设备类型、本次运输过程的疫苗运输温度记录，对疫苗运输工具、疫苗冷藏方式、疫苗名称、生产企业、规格、批号、有效期、数量、用途、启运和到达时间、启运和到达时的疫苗储存温度和环境温度等内容进行核实并做好记录。对于资料齐全、符合冷链运输温度要求的疫苗，方可接收；对资料不全、符合冷链运输温度要求的疫苗，接收单位可暂存该疫苗，待补充资料，符合第一款要求后办理接收入库手续；对不能提供本次运输过程的疫苗运输温度记录或不符合冷链运输温度要求的疫苗，不得接收或购进。

疫苗的收货、验收、在库检查等记录应当保存至超过疫苗有效期2年备查。

疫苗应当在批准的温度范围（控制温度）内储存、运输。疫苗生产企业应当评估疫苗储存、运输过程中出入库、装卸等常规操作产生的温度偏差对疫苗质量的影响及可接收的条件。符合接收条件的，疫苗配送企业、疾病预防控制机构、接种单位应当接收疫苗。在特殊情况下，如停电、储存运输设备发生故障，造成温度异常的，须填写"疫苗储存和运输温度异常情况记录表"。疫苗生产企业应当及时启动重大偏差或次要偏差处理流程，评估其对产品质量的潜在影响，并将评估报告提交给相应单位。经评估对产品质量没有影响的，可继续使用。经评估对产品质量产生不良影响的，应当在当地卫生健康行政部门和药品监督管理部门的监督下销毁。

疫苗生产企业、疫苗配送企业、疫苗仓储企业应当定期对储存的疫苗进行检查并记录。对超过有效期或储存温度不符合要求的疫苗，应当采取隔离存放、暂停发货等措施。

疾病预防控制机构、接种单位应当定期对储存的疫苗进行检查并记录，对包装无法识别、超过有效期、不符合储存温度要求的疫苗，应当定期逐级上报，其中第一类疫苗上报至省级疾病预防控制机构，第二类疫苗上报至县级疾病预防控制机构。

对于需报废的疫苗，应当在当地食品药品监督管理部门和卫生计生行政部门的监督下，按照相关规定统一销毁。接种单位需报废的疫苗，应当统一回收至县级疾病预防控制机构统一销毁。疾病预防控制机构、接种单位应当如实记录销毁、回收情况，销毁记录保存5年以上。

（二）疫苗的监督管理 ［出自《疫苗流通和预防接种管理条例》（2016年修改版）］

药品监督管理部门依照药品管理法及其实施条例的有关规定，对疫苗在储存、运输、供应、销售、分发和使用等环节中的质量进行监督检查，并将检查结果及时向同级卫生主管部门通报。药品监督管理部门根据监督检查需要对疫苗进行抽查检验的，有关单位和个人应当予以配合，不得拒绝。

药品监督管理部门在监督检查中，对有证据证明可能危害人体健康的疫苗及其有关材料可以采取查封、扣押的措施，并在 7 日内做出处理决定；疫苗需要检验的，应当自检验报告书发出之日起 15 日内做出处理决定。

疾病预防控制机构、接种单位、疫苗生产企业发现假劣或者质量可疑的疫苗，应当立即停止接种、分发、供应、销售，并立即向所在地的县级人民政府卫生主管部门和药品监督管理部门报告，不得自行处理。接到报告的卫生主管部门应当立即组织疾病预防控制机构和接种单位采取必要的应急处置措施，同时向上级卫生主管部门报告；接到报告的药品监督管理部门应当对假劣或者质量可疑的疫苗依法采取查封、扣押等措施。

疾病预防控制机构、接种单位对包装无法识别、超过有效期、脱离冷链、经检验不符合标准、来源不明的疫苗，应当如实登记，向所在地县级人民政府药品监督管理部门报告，由县级人民政府药品监督管理部门会同同级卫生主管部门按照规定监督销毁。疾病预防控制机构、接种单位应当如实记录销毁情况，销毁记录保存时间不得少于 5 年。

【同步练习】

一、A 型题（最佳选择题）

1. 为改善第二类疫苗流通链条长、牟利空间大等问题，第二类疫苗流通方式改革内容为
A. 强化疫苗全程冷链储存、运输等相关管理制度
B. 疫苗的采购全部纳入省级公共资源交易平台
C. 增设接收环节索要温度监测记录的义务
D. 建立疫苗全程追溯制度
本题考点： 疫苗流通方式改革内容。

2. 根据国家免疫规划和本地区预防、控制传染病的发生、流行的需要，制定本地区第一类疫苗的使用计划的是
A. 省级疾病预防控制机构　　　　B. 县级疾病预防控制机构
C. 医疗卫生机构　　　　　　　　D. 疫苗生产企业
本题考点： 第一类疫苗的采购管理。

3. 负责分发第一类疫苗组织工作的是
A. 省级疾病预防控制机构　　　　B. 县级疾病预防控制机构
C. 医疗卫生机构　　　　　　　　D. 疫苗生产企业
本题考点： 第一类疫苗的分发管理。

4. 对超过有效期的第一类疫苗，接种单位应上报省级疾病预防控制机构，回收销毁的部门是
A. 省级疾病预防控制机构　　　　B. 县级疾病预防控制机构
C. 医疗卫生机构　　　　　　　　D. 疫苗生产企业
本题考点： 报废疫苗的销毁。

5. 报废疫苗的销毁记录应保存

A. 5 年   B. 2 年   C. 3 年   D. 4 年

本题考点：报废疫苗的销毁。

二、X 型题（多项选择题）

6. 目前国家免疫规划的疫苗包括

A. 麻疹疫苗   B. 脊髓灰质炎疫苗

C. 百白破联合疫苗   D. 卡介苗

本题考点：国家免疫规划疫苗的品种。

7. 疫苗全程追溯制度要求疫苗生产企业、疾病预防控制机构、接种单位如实记录疫苗的流通、使用信息，实现疫苗最小包装单位可全过程可追溯的步骤有

A. 使用   B. 生产   C. 储存   D. 运输

本题考点：疫苗全程追溯制度。

参考答案：1. B 2. A 3. A 4. B 5. A 6. ABCD 7. ABCD

【参考文献】

[1] 国务院令第 442 号. 麻醉药品和精神药品管理条例 [S]. 2005.

[2] 卫医发第 38 号. 麻醉药品临床应用指导原则 [S]. 2007.

[3] 卫医发第 39 号. 精神药品临床应用指导原则 [S]. 2007.

[4] 公通字第 27 号. 公安部、国家卫生计生委、食品药品监管总局、国家禁毒办《非药用类麻醉药品和精神药品列管办法》[S]. 2015.

[5] 国务院令第 666 号. 国务院关于修改部分行政法规的决定 [S]. 2016.

[6] 食品药品监管总局、公安部、国家卫生和计划生育委员会第 10 号. 食品药品监管总局、公安部、国家卫生计生委《关于将含可待因复方口服液体制剂列入第二类精神药品管理的公告》[S]. 2015.

[7] 国家药监局、公安部、国家卫生健康委第 63 号. 国家药监局、公安部、国家卫生健康委《关于将含羟考酮复方制剂等品种列入精神药品管理的公告》[S]. 2019.

[8] 食药监药化监第 230 号. 国家食品药品监督管理总局、中华人民共和国公安部、中华人民共和国国家卫生和计划生育委员会《关于公布麻醉药品和精神药品品种目录的通知》[S]. 2013.

[9] 国食药监安第 528 号. 国家食品药品监督管理局《麻醉药品和精神药品生产管理办法（试行）》[S]. 2005.

[10] 国食药监安第 527 号. 国家食品药品监督管理局《麻醉药品和精神药品经营管理办法（试行）》[S]. 2005.

[11] 国药管安第 127 号. 国家药品监督管理局《罂粟壳管理暂行规定》[S]. 1998.

[12] 卫医发第 421 号.《麻醉药品、第一类精神药品购用印鉴卡》管理规定 [S]. 2005.

［13］国食药监安第 660 号.国家食品药品监督管理局、中华人民共和国铁道部、中华人民共和国交通部、中国民航总局《麻醉药品和精神药品运输管理办法》［S］.2005.

［14］国食药监安第 498 号.国家食品药品监督管理局、国家邮政局《麻醉药品和精神药品邮寄管理办法》［S］.2005.

［15］国务院令第 23 号.医疗用毒性药品管理办法［S］.1988.

［16］国药监安第 368 号.国家药品监督管理局《关于切实加强医疗用毒性药品监管的通知》［S］.2002.

［17］国食药监办第 405 号.国家食品药品监督管理局、中华人民共和国卫生部《关于将 A 型肉毒毒素列入毒性药品管理的通知》［S］.2008.

［18］食药监办药化监第 88 号.食品药品监管总局办公厅《总局办公厅关于加强注射用 A 型肉毒毒素管理的通知》［S］.2016.

［19］卫生部令第 53 号.处方管理办法［S］.2006.

［20］国药监安第 368 号.国家药品监督管理局《关于切实加强医疗用毒性药品监管的通知》［S］.2002.

［21］国务院令第 445 号.易制毒化学品管理条例［S］.2005.

［22］卫生部令第 72 号.药品类易制毒化学品管理办法［S］.2010.

［23］国食药监安第 71 号.国家食品药品监督管理局《关于含麻醉药品复方制剂管理的通知》［S］.2004.

［24］食药监办药化监第 111 号.国家食品药品监督管理总局办公厅《关于进一步加强含麻醉药品和曲马多口服复方制剂购销管理的通知》［S］.2014.

［25］食药监药化监第 46 号.食品药品监管总局、国家卫生计生委《关于加强含可待因复方口服液体制剂管理的通知》［S］.2015.

［26］食药监办药化监第 111 号.国家食品药品监督管理总局办公厅《进一步加强含麻醉药品和曲马多口服复方制剂购销管理的通知》［S］.2014.

［27］国药监药管第 38 号.国家药监局、国家卫生健康委《关于加强氨酚羟考酮片管理的通知》［S］.2019.

［28］国食药监办第 613 号.国家食品药品监督管理局《关于进一步加强含麻黄碱类复方制剂管理的通知》［S］.2008.

［29］国食药监安第 503 号.国家食品药品监督管理局《关于切实加强部分含特殊药品复方制剂销售管理的通知》［S］.2009.

［30］食药监办药化监第 33 号.国家食品药品监督管理总局办公厅《关于进一步加强含可待因复方口服溶液、复方甘草片和复方地芬诺酯片购销管理的通知》［S］.2013.

［31］国食药监办第 484 号.国家食品药品监督管理局《关于对部分含特殊药品复方制剂实施电子监管工作的通知》［S］.2010.

［32］食药监药化监第 46 号.食品药品监管总局、国家卫生计生委《关于加强含可待因复方口服液体制剂管理的通知》［S］.2015.

［33］国务院令第 398 号.反兴奋剂条例［S］.2004.

［34］国家体育总局、中华人民共和国商务部、中华人民共和国国家卫生健康委员会、

中华人民共和国海关总署、国家药品监督管理局.2020 年兴奋剂目录公告［S］.2019.

［35］国家食品药品监督管理总局.蛋白同化制剂和肽类激素进出口管理办法［S］.2017.

［36］国家食品药品监督管理总局令第 37 号.国家食品药品监督管理总局关于修改部分规章的决定［S］.2017.

［37］国家食品药品监督管理总局第 54 号.食品药品监管总局《关于兴奋剂目录调整后有关药品管理的通告》［S］.2015.

［38］疫苗流通和预防接种管理条例（2016 版）［S］.2016.

［39］国食药监注第 257 号.国家食品药品监督管理局、中华人民共和国卫生部《关于纳入国家免疫规划疫苗包装标注特殊标识的通知》［S］.2005.

［40］国务院令第 668 号.国务院关于修改《疫苗流通和预防接种管理条例》的决定（草案）［S］.2016.

［41］食药监药化监第 76 号.食品药品监管总局、国家卫生计生委《关于进一步加强疫苗流通监管促进疫苗供应工作的通知》［S］.2017.

［42］国卫疾控发第 60 号.国家卫生计生委、食品药品监管总局《关于印发〈疫苗储存和运输管理规范〉（2017 年版）的通知》［S］.2017.

第八章 药品标准与药品质量监督检验

一、药品标准管理

【复习指导】本部分应掌握药品标准的分类和各标准的效力，国家药品标准的界定和类别及药品标准的制定原则。

（一）药品标准概述

1. 药品标准的定义　药品标准是指对药品的质量指标、生产工艺和检测方法等所作的技术要求和规范。药品标准包含药品的质量规格及对药品的各检查项目、指标、限度、范围、方法和设备条件等所作的规定，这些技术文件体现药品质量特性的各种技术参数和指标。药品标准是药品的生产、流通、使用及检验、监督管理部门共同遵循的法定依据。

药品标准分为**法定标准**和**非法定标准**。

（1）**法定标准**是**国家药品标准**，法定标准是药品质量的<u>最低标准</u>，属于<u>强制性标准</u>，任何药品都必须达到这个标准才能上市销售，《中华人民共和国药典》（简称《中国药典》）即为我国药品法定标准之一。国家药品标准由政府或政府授权的权威机构组织编撰，政府统一发布。

2001 年颁布实施的《药品管理法》明确规定取消地方药品标准，原地方药品标准经过批准后可上升并纳入国家药品标准。特殊情况下，考虑到中药饮片和医疗机构制剂的特殊性，其相关标准作为省级地方标准仍可保留，作为有法律效力的药品标准。**中药饮片**炮制必须符合国家药品标准，若国家药品标准无相关规定，必须符合经国家药品监督管理部门批准备案的省级药品监督管理部制定的规范。

（2）**非法定标准**包括行业标准、企业标准等，企业标准只能用于企业的内部质量控制，各项指标<u>不得低于</u>包括《中国药典》在内的国家药品标准。

2. 国家药品标准的定义　国家药品标准是国家对药品质量要求和检验方法所作的技术规定，是药品生产、供应、使用、检验和管理共同遵循的法定依据。其内容包括药品质量标准、生产工艺和检验方法等相关的技术指导原则和规范。

（二）国家药品标准的类别

国家药品标准共有 3 大类，均具有法律约束力，均为检验药品质量的法定依据，包括**《中国药典》、国家药品监督管理部门颁布的其他药品标准（简称"局颁药品标准"或"局颁标准"）和药品注册标准**。

1. 《中国药典》是国家药品标准的**核心**，是具有**最高权威**的药品标准。《中国药典》由国家药典委员会编撰并由国家药品监督管理部门批准后颁布。1953 年出版了第一部《中国药典》，1963 年和 1977 年分别修订 2 次。自 1985 年后每 5 年修订 1 次，目前执行的是 2015 年修订的版本。《中国药典》一共分为四部，其内容分别是：药材和饮片、植物油脂和提取物、成方制剂和单味制剂；化学药品、抗生素、生化药品及放射性药品等；生物制品；通则。

2. **"局颁药品标准"** 中收载了国内已有生产、疗效较好、需要统一标准但尚未载入《中国药典》的品种，与《中国药典》相似，均具有法律约束力，同样是检验药品质量的法定依据。

3. **药品注册标准**是由申请人申请的由国家药品监督管理部门批准的特定药品标准，其药品标准不低于《中国药典》。进口药品必须执行进口药品的注册标准。

（三）药品标准的制定原则

一方面，药品标准的制定不能过高，超出企业能力，增加额外成本与负担；另一方面，标准也不可降得太低，致使药品质量良莠不齐，给用药者带来伤害。药品标准的制定原则包括以下内容。

1. **坚持质量第一** 药品标准可优先参考国外先进的药典标准，充分发挥促进药品质量提高，择优发展的作用，务必体现"安全有效、技术先进、经济合理"的原则。

2. **检测项目针对性强** 为控制药品内在质量，检测项目的制定应针对影响药物品质的各个环节，包括生产、流通和使用。

3. **检测方法因地制宜** 选择检测方法的原则是"准确、灵敏、简便、快速"，考虑实际操作条件的同时，也要体现新技术的应用和发展。

4. **限度标准应保证质量** 各标准的限度为保证药品在生产、储存、销售和使用过程中质量的关键，应结合实际，以保证药品质量。

【同步练习】

一、A 型题（最佳选择题）

1. 下列关于药品标准的制定原则及其制定要求的叙述，错误的是

A. 药品标准可优先参考国外先进的药典标准，充分发挥促进药品质量提高，择优发展的作用，务必体现"安全有效、技术先进、经济合理"的原则

B. 为控制药品内在质量，检测项目的制定应针对影响药物品质的各个环节，包括生产、流通和贮存

C. 选择检测方法的原则是"准确、灵敏、简便、快速"，考虑实际操作条件的同时，也要体现新技术的应用和发展

D. 标准的限度为保证药品在生产、储存、销售和使用过程中质量的关键，应结合实际，以保证药品质量

本题考点：检测项目针对性强，为控制药品内在质量，检测项目的制定应针对影响药物品质的各个环节，包括生产、流通和使用。

2. 一般每 5 年修订一次的国家药品标准是

A.《中国药典》　　B. 企业标准　　　C. 药品注册标准　　D. 炮制规范

本题考点：《中国药典》自 1985 年起每 5 年修订颁布新版药典，现行版本为 2015 年版。

3. 国家药品标准的核心是

A.《中国药典》　　B. 企业标准　　　C. 药品注册标准　　D. 炮制规范

本题考点：《中国药典》是国家药品标准的核心，是具有最高权威的药品标准。

4. 下列关于药品标准的说法，错误的是

A. 中药饮片省级炮制标准具有法律效力

B. 生产企业执行的药品注册标准一般不得高于《中国药典》的规定

C.《中国药典》具有法律地位，拥有最高的权威性

D. 局颁药品标准具有法律约束力，是检验药品质量的法定依据

本题考点：《中国药典》是国家药品标准的核心，具有法律地位，拥有最高的权威性；药品注册标准不得低于《中国药典》的规定，生产该药品的生产企业必须执行该注册标准；中药饮片和医疗机构制剂标准作为省级地方标准仍允许保留，可以作为有法律效力的药品标准；国家药品监督管理部门颁布的其他药品标准收载了国内已有生产、疗效较好、需要统一标准但尚未载入药典的品种，具有法律约束力，是检验药品质量的法定依据；进口药品获得进口注册许可后，必须执行进口药品的注册标准。

二、B 型题（配伍选择题）

（5—6 题共用备选答案）

A. 1953 年　　　　B. 1963 年　　　　C. 1955 年　　　　D. 2015 年

5. 第一版《中国药典》编撰出版的时间为

6. 目前执行的《中国药典》的版本为

本题考点：第一版《中国药典》于 1953 年编撰出版，于 1963 年和 1977 年分别修订 2 次。从 1985 年后每 5 年修订 1 次。目前执行的是 2015 年修订的版本。

（7—9 题共用备选答案）

A.《中国药典》　　B. 行业标准　　　C. 企业标准　　　D. 局颁标准

7. 只能用于企业的内部质量控制的标准是

8. 尚未载入药典的，但收载了国内已有生产、疗效较好的药品，同样具有法律约束力及检验药品质量的标准是

9. 国家药品标准的核心是

本题考点：《中国药典》、局颁标准和药品注册标准均为国家药品标准。其中《中国药典》是国家药品标准的核心，具有最高的权威。局颁标准收载了国内已有生产、疗效较好、需要统一标准但尚未载入药典的品种，同样具有法律约束力，是检验药品质量的法定依据。企业标准为非法定标准，只能用于企业的内部质量控制，各项指标不得低于包括《中国药典》在内的国家药品标准。

三、X 型题（多项选择题）

10. 国家药品标准包括

A.《中国药典》

B. 局颁标准

C. 省级药品监督管理部门制定的中药饮片炮制规范

D.《中国药典》增补本

本题考点：《中国药典》、局颁标准和药品注册标准均为国家药品标准。

参考答案：1. B　2. A　3. A　4. B　5. A　6. D　7. C　8. D　9. A　10. ABD

二、药品说明书和标签管理

【复习指导】本部分需掌握药品说明书和标签的基本要求、药品说明书管理规定及药品标签管理规定。

（一）药品说明书和标签的概述

1. 药品说明书和标签的定义、内容与作用　药品说明书和标签是药品外在的质量体现，

主要作用是**传递药品信息**：①介绍药品特性，包括药理机制和药代动力学特征等；②指导合理用药和普及医药知识，告知正确贮存、保管和运输药品的条件；③指导医师用药和消费者购买使用药品；④是药师开展合理用药咨询的主要依据之一。

药品包装必须按照规定印有或者贴有标签并附有说明书。其内容应包括：通用名称、成分、规格、适应证或者功能主治、用法用量、禁忌、不良反应、注意事项、生产企业、批准文号、产品批号、生产日期、有效期。

2. 药品说明书和标签的管理要求

（1）药品说明书和标签的界定：**药品说明书**由制药企业印制并提供，说明书必须包括药理、毒理、药效等药品安全有效性的重要数据和结论，起到指导临床正确使用药品的作用，属于技术性资料，上市销售的最小包装必须附有说明书；**标签**是印在药品包装上或贴有的内容，是对说明书重要信息的提取。

（2）说明书、标签印制和文字表述要求

①核准内容：药品说明书和标签均需由国家药品监督管理部门予以核准，其内容一旦经过核准，**不得擅自更改或增加内容**。标签内容应全部来自说明书，不得添加说明书以外的内容。不得印有误导、暗示使用者的文字、图片及标识等，不得夹带不当宣传产品的资料。

②规范文字：药品说明书和标签应使用国家语言文字工作委员会公布的规范化汉字表述。

③科学表述：药品说明书和标签文字应科学、规范和准确的表述，并跟踪上市后的安全性和有效性情况，根据国家药品监督管理局要求或上市后追踪结果及时修改说明书。非处方药说明书应使用容易理解的文字表述，避免消费者自行购买时误解。

④明晰标识：说明书和标签的标识应醒目，易于辨别，文字应当清晰、准确。不得出现标识或文字模糊脱落，标签粘贴不牢的情况；不得擅自修改或补充。特殊药品应在说明书或标签中印有**专用标识**，包括外用药品、麻醉药品、精神药品、非处方药品、放射性药品及医疗用毒性药品等。

⑤加注警示：药品生产企业必须按照国家药品监督管理部门要求或主动在药品说明书或者标签上加注**警示语**。例如，药品中含有兴奋剂目录禁用药品，说明书或标签应印有"运动员慎用"的警示语。

说明书或标签应遵循"**科学、规范、准确**"的原则。跟踪药品上市后安全性和有效性信息，及时更新说明书，药物使用时则遵循最新版本说明书内容。

（3）说明书和标签中药品名称的使用

①通用名称：**位置**应显著、突出。字体、字号和颜色必须一致，横版标签，在上 1/3 位置标识，竖版标签，在右上 1/3 标识，除包装尺寸限制，不得分行书写。**字体**不应使用草书、篆书等不易识别的字体，避免斜体、中空、阴影等修饰。**颜色**应与背景反差强烈，首选褐色或白色。

②商品名称：**商品名称**不得与通用名称同行。**字体及颜色**不得比通用名称更显著。字体**大小**以单字面积不得大于通用名称所用字体的 **1/2**。

③注册商标：注册商标必须经注册后使用，禁用未注册的商标。注册商标应印在**药品标签角落**，且字体**大小**以单字面积不得大于通用名称所用字体的**1/4**。

3. 药品说明书和标签的标识管理

（1）麻醉药品等特殊管理药品标识与非处方药品标识详见相关章节。

（2）外用药品的标识：外用药品须特别标识"外"字，以避免患者口服，标识为红色方框底色内标注白色"外"字，即"**红底白字**"，说明书中外用药标识可以单一色印刷，标签中应使用彩色印刷（图8-1）。

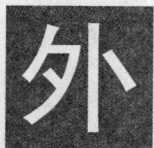

图8-1　外用药品标识

（二）药品说明书管理规定

1. 药品说明书的概念和编写、修改要求

（1）国家药品监督管理部门对药品说明书的格式和内容均有相应规定，药品生产企业在编写药品说明书时应严格遵守，为使用者包括医师、药师和患者选择和使用药品提供依据。说明书具备三个方面的意义：科学、医学和法律。内容不能使用不规范的表述方式，要有专业性体现，也要便于非专业人士阅读理解。在医疗过程中产生纠纷，说明书也是最重要的法律依据之一。

说明书编写应突出规范性和专业性：对药品名称、疾病名称、临床检验名称和结果及其他药学专业名词的表述应采用**国家统一颁布或规范的专用词汇**。例如，疾病名称"慢性阻塞性肺疾病"不能以简称"慢阻肺"或使用缩写"**COPD**"代替；说明书中药品名称也不能以其特定商品名表述。而说明书中描述药理作用或其他专业内容时，可不将药品剂型及相应成盐或成酯的部分罗列，如"注射用克林霉素磷酸酯"除强调通用名称外，在注意事项、药理作用等内容中，可以只使用"克林霉素"。

（2）药品说明书的编写要点：国家食品药品监督管理总局药品评审中心分别于2006年至2008年颁布了中药、天然药物、化学药品、生物制品及体外诊断试剂说明书指导原则。说明书由药品生产企业提供，为保证药品安全性和有效性的法律文书。药品生产企业有责任和义务对药品说明书的正确性和准确性负责，药品上市后，跟踪上市后安全性和有效性情况，及时修改药品说明书。

（3）药品说明书修改的规定：药品上市后，生产企业必须主动跟踪药品调查药品安全性和有效性，根据药品上市后不良反应监测、药品再评价结果等信息，及时主动提出修改申请。国家药品监督管理部门也可要求药品生产企业修改说明书，如2017年7月5日国家食品药品监督管理总局《关于修订全身用氟喹诺酮类药品说明书的公告》（2017年第79号）中要求对全身用氟喹诺酮类药品说明书增加黑框警告，并对适应证、不良反应、注意事项等进行修订。

药品说明书应充分包含药品不良信息，若企业未及时根据药品上市后情况或国家药品监督管理部门的要求修改说明书，由此产生的不良后果由企业承担。例如，2003年美国7岁女童因服用某儿童制剂后发生严重的过敏反应，全身90%的皮肤灼伤，最终双目失明。该女童父母以生产厂家没有明确告知药品不良反应为由将其告上法院。2013年2月14日美国法院判决，生产厂家应对女童及其父母赔偿6300万美元。因此，药品说明书修改也是药品生产企业承担的责任。

2. 药品说明书的编写要点

（1）**药品名称**：药品名称包括通用名称、商品名称、英文名称和汉语拼音。两个组分的，原则上将两个药品名称并列，如阿莫西林克拉维酸钾片分别以主药阿莫西林和克拉维酸钾构成；多个组分的，可采用缩写法命名，将每个组分选取 1～2 个字构成通用名称。若组分相同处方量不同，使用（量/量）或使用数字Ⅰ、Ⅱ和Ⅲ等，如注射用脂溶性维生素（Ⅰ）和注射用脂溶性维生素（Ⅱ）。

（2）**批准文号和生产批号**：批准文号是鉴别假药、劣药的重要依据。正规药品可根据批准文号在国家食品药品监督管理总局查询到相关信息，目前药品批准文号为"国药准字"＋"字母"＋"八位数字"（如国药准字 H20060001），同一药品不同规格，其批准文号不相同。生产批号标识药品生产日期和生产批次。

（3）**药品成分**：注射剂和非处方药除药品成分外，还必须列出全部辅料；若是复方制剂，则标明主要成分；含有化学药品（维生素除外）的中药复方制剂，应标明本品含××（化学药品通用名称）。药品处方中含有可能引起严重不良反应的成分或辅料，应当予以说明，如××××注射液含有23.7%（v/v）乙醇，在"注意事项"中提示按照日推荐剂量（滴注 250ml）使用本品时，通过本品摄入的乙醇日剂量最高相当于50%。对酒精中毒或乙醇代谢受损的患者、孕妇或哺乳期妇女、儿童和高危人群（如肝病或癫痫患者），应慎用本品。乙醇配伍禁忌药物与本品同时使用可增加或降低配伍药物的药效。使用本品可能会降低驾驶或操作机器的能力。

（4）**适应证或功能主治**：化学药品标"适应证"，中药标"功能主治"。除免除临床研究的药品以外，药品适应证应有在我国进行的、充分的、严格对照的临床试验的数据支持。

（5）**用法用量**：如果没有特殊说明，一般标明的剂量为成年人常用剂量，并标明给药途径和给药间隔，必要时标明给药疗程。特殊人群如儿童或老年人可按规定以药品含量为单位折算使用。

（6）**药品不良反应**：说明书应列出药品所有不良反应，并根据类型分类，分类和每类不良反应均按发生率的降序列出。

（7）**注意事项或禁忌**：安全剂量范围小的药品必标此项，还包括特殊生理状态的患者应注意的内容，如孕妇、哺乳期妇女、其他慢性疾病等特殊患者或合用已知与本药品有相互作用的其他药品的患者等。

（8）**贮存**：需特殊贮藏条件的药品，应在此项标注贮存所需温度、湿度和光照强度等。

（9）**规格**：包括药品最小计算单位的含量及每个包装所含药品的数量。

3. **药品说明书的格式和书写要求** 说明书应根据相应指导原则对内容进行排序，其格式与书写要求综述如下。

（1）**核准日期和修改日期**：核准日期和修改日期均在说明书首页左上角，核准日期在修改日期之上。核准日期为国家药品监督管理部门批准该药品的注册时间，一份说明书里只有一个核准日期；修改日期为核准后说明书历次修改的时间，一份说明书可出现多个修改日期，以最新修改日期的说明书内容为准。

（2）**特殊药品、非处方药、外用药品标识**：特殊药品包括麻醉药品、精神药品、医疗用毒性药品、放射性药品，简称为"麻、精、毒、放"。这类药品应在说明书右上角标识特殊药品标识。此外，非处方药品和外用药品也应标明相应标识。若药品需多重标记，应同时标明两种或两种以上标识，如××××透皮贴剂，需标注麻醉药品和外用药品两项标识。药品具体标识分别如下（图 8-2、图 8-3、图 8-4、图 8-5）。

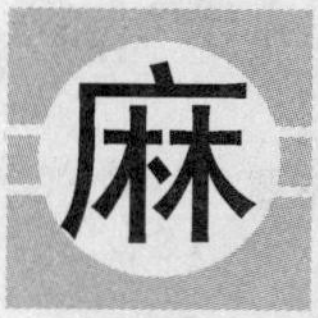

麻醉药品
图8-2　麻醉药品标识

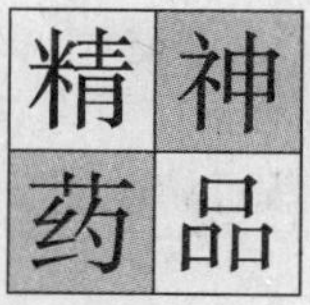

精神药品
图8-3　精神药品标识

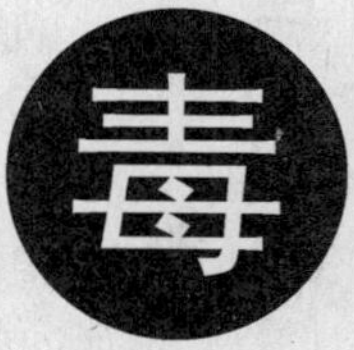

医疗用毒性药品
图8-4　医疗用毒性药品标识

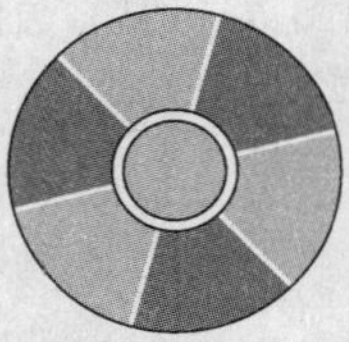

放射性药品
图8-5　放射性药品标识

外用药品均需标注外用药品标识，此类药品包括不可口服、注射、滴入或吸入，仅用于体表或某些特定黏膜部位的液体、半固体或固体中药、天然药物。可内服又可外用的中药、天然药物，可不标注外用药品标识。

非处方药：非处方药（over the counter，**OTC**）是消费者无须医师处方可自行判断、购买和使用的药品。非处方药物品种由监督管理部门公布，主要用于消费者针对轻微症状及疾病自我治疗的药物，如发热、头痛等。非处方药分为甲类和乙类，药品说明书中应对非处方药进行标识（图8-6、图8-7）。

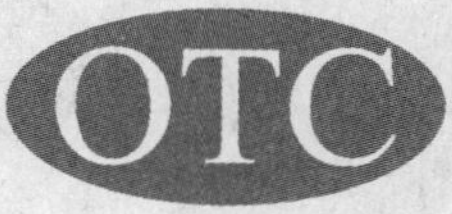

甲类
图8-6　甲类非处方药标识（红底白字）

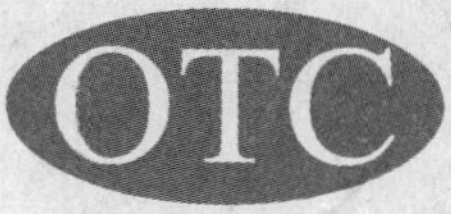

乙类
图8-7　乙类非处方药标识（绿底白字）

（3）**说明书标题**：××××说明书中的"××××"是指该药品的通用名称。处方药必须在说明书标题下方标注"请仔细阅读说明书并在医师指导下使用"；非处方药必须在说明书标题下标注"请仔细阅读说明书并按说明书使用或在药师指导下购买和使用"（粗体印刷）。

（4）**警示语**：为警告项内容的概要，可包括药品禁忌、注意事项及剂量过量等需提示用药人群特别注意的事项，提示药品存在的严重不良反应和潜在安全性问题。警示语通常以醒目的黑体字注明，并以黑框圈示。无该方面内容的，不列该项。例如2017年7月5日国家食品药品监督管理总局《关于修订全身用氟喹诺酮类药品说明书的公告》（2017年第79号）中要求对全身用氟喹诺酮类药品说明书增加黑框警告，警告内容中的"喹诺酮严重不良反应，包括肌腱炎和肌腱断裂，周围神经病变，中枢神经系统的影响和重症肌无力加剧等"既往已是喹诺酮类药物的不良反应，并见于说明书内容，根据药品不良反应评估结果，为进一步保障公众用药安全，将其加以黑框警告。

（5）**药品名称**：按照通用名称、商品名称、英文名称和汉语拼音的顺序罗列。

通用名称系指列入国家药品标准的中文名称。药典收载的品种，其通用名称须与药典一致；非药典收载的品种名称须采用《中国药品通用名称》所规定的名称；如拟采用的通用名称属于我国首次使用，需经国家药典委员会核定。

商品名称是指经国家药品监督管理部门批准的特定企业使用的药品名称，该名称仅允许所批准的特定企业使用。

英文名称为非必须项，无英文名称的药品可不列该项。

汉语拼音：例如"氨酚羟考酮片"拼音名称为"Anfen Qiangkaotong Pian"。

（6）**成分**：应列出处方中所有的药味或有效部位、有效成分等，成分排序应与国家批准的该品种标准一致。注射剂应列出全部辅料名称。

①**化学药品和治疗用生物制品**：单一成分的制剂须列出化学名称、化学结构式、分子式及分子量。注射液应列出包括辅料在内的所有成分名称。例如："盐酸艾司洛尔注射液"主要成分为盐酸艾司洛尔，化学名称 4-(3-异丙氨基-2-羟基丙氧基）苯丙酸甲酯盐酸盐。由于该药品为注射剂，因此成分中根据不同规格罗列全部辅料"2ml：0.2g：三水醋酸钠；95%乙醇；1，2-丙二醇；冰醋酸；注射用水""10ml：0.1g：三水醋酸钠；冰醋酸；注射用水"。**复方制剂**可不罗列每个活性成分化学名称、化学结构式和分子量，表达为"本品为复方制剂，其组分为：……（各组分的通用名称）"。每个组分单位应列出所有活性成分名称及其含量，多组分、化学结构尚不明确的化学药品或者治疗用生物药品则需列出主要成分名称及活性成分来源。

②**预防用生物制品**：应罗列该制品主要成分和辅料、生产用细胞、制备工艺、成品剂型和外观等。冻干制品还应增加冻干保护剂的主要成分。例如，"破伤风抗毒素"说明书主要组成成分：经胃酶消化后的马破伤风免疫球蛋白；本品系由破伤风类毒素免疫马所得的血浆，经胃酶消化后纯化制成的液体抗毒素球蛋白制剂；辅料：氯化钠、间苯酚。

③**中药、天然药物处方药**：说明书应列出处方所有的药味、有效部位或有效成分等。已列入国家秘密技术项目的品种及获得中药一级保护的品种除外。

④**化学药品非处方药**：成分和含量与该药品注册批准文件一致。

⑤**中成药非处方药**：除《中药品种保护条例》规定外，必须列出全部组成和辅料，处方所含成分及药味排序应与药品标准一致。例如"××××注射液"成分中包含黄芩、熊胆粉、山羊角、金银花、连翘，辅料为丙二醇。中药饮片若为国家药品标准收载，只需写出该饮片名称。

（7）**性状**：按国家药品标准性状项内容书写，依次规范描述药品的外观、嗅、味、溶解度及物理常数等。例如"××××透皮贴剂"性状描述为圆角长方形半透明的薄膜贴剂，背面印有品名及释放速释字样。

（8）**作用类别**：仅**化学药品非处方药**说明书有此项。按照国家药品监督管理部门公布的该药品非处方药类别书写，如"多酶片"为助消化药类非处方药药品。

（9）**适应证**（化学药）或**功能主治**（中成药）：除免除临床研究的药品以外，拟撰写的药品适应证应有在我国进行的、充分的、严格对照的临床试验的数据支持。

当药品安全性和有效性证据来源于特定疾病、特定综合征或特定人群时，适应证项下应对上述情况使用药品的进行描述，并对药品应用范围的限定进行说明，采用正确的表达方式，明确药品是用于诊断、预防、治疗、缓解或辅助治疗。**对特定疾病的限定**，例如，××××片适应证明确本药物用于治疗帕金森病、症状性帕金森综合征（脑炎后、动脉硬化性或中毒性），同时适应证亦限定了×××片不用于药物引起的帕金森综合征。**对特定症状的限定**，药品适应证内容也可为某种特殊状态，例如，×××片适应证包括"改善下列疾病的肌紧张状态"，并对"肌紧张状态"具体解释为"颈肩臂综合征、肩周炎、腰痛症"。**对特定使用人群的限定**，例如，×××胶囊说明书适应证为"本品用于成年人及 2～16 岁儿童部分性癫痫发作的加用治疗"，限定了使用人群年龄、癫痫类型及药物治疗在治疗中的地位。

①**处方药**必须与国家批准的该品种药品标准中的功能主治或适应证一致。

②**非处方药**应以国家药品监督管理部门公布的适应证或功能主治书写，不得超出规定范围。

③**预防用生物制品**说明书则应明确用药目标人群，必须标明适宜接种的人群、年龄及接种时间，并明确用于×××疾病的预防。例如，破伤风抗毒素说明书中"接种对象"明确接种对象为"开放性外伤（特别是创口深、污染严重）有感染破伤风危险者"，"作用与用途"明确"本品含特异性抗体，具有中和破伤风毒素的作用，可用于破伤风梭菌感染的预防"。

（10）**规格**

①**化学药品和治疗用生物制品**指每支、每片或其他每单位制剂中含有主药（或效价）的重量或含量或装量。生物制品应标明每支（瓶）有效成分的效价（或含量及效价）。有 2 种以上规格的应分别列出，2 种规格可在同一说明书中罗列。

②**中药、天然药物处方药**规格应与国家批准的该品种药品标准中规格一致。不同规格或包装规格不能出现在同一说明书中。

③**化学药品非处方药**和**中成药非处方药**指每支、每片或其他每一单位制剂中含有主药的重量、含量或装量。剂量单位必须以中文标示，如体积单位可为"毫升"，而非英文缩写"ml"。每一份说明书只能有一种规格。

④**预防用生物制品**应明确每 1 次人用剂量及有效成分的含量或效价单位，例如结核菌素纯蛋白衍生物规格"每人用剂量为 0.1ml，含 5U TB-PPD。每支 1ml"。

（11）**用法用量**：说明书应明确药品使用方法，如口服、静脉注射、静脉滴注、肌内注射、皮下注射、外用等。当针对不同适应证或不同用量时，应明确具体给药方法，避免混淆使用。例如×××注射液中，肌内或静脉注射项下用量为每次 40～80mg，每日 40～120mg；静脉滴注项下用量可达 200mg，稀释于 5% 或 10% 葡萄糖注射液中静脉滴注。对于需要稀释或特殊配制的药品，应明确具体稀释溶媒，以及药品配制后的稳定性、储存条件及配伍禁忌。临用前需配制的溶液，必须列出所用溶剂的名称和用量及给药速度。

用法用量中应对推荐的常用剂量、常用的剂量范围及剂量上限进行说明。必要时，对各个适应证用药剂量分别描述。如×××片中针对不同适应证，包括抗惊厥、镇痛、尿崩症、抗躁狂或抗精神病，分别明确了起始剂量、加用剂量及加量间期和最大剂量。对比×××片用于镇痛和抗躁狂或抗精神病，镇痛起始剂量为 0.1g，1 日 2 次，抗躁狂或抗精神病起始剂量更高，为 0.2～0.4g；×××片用于镇痛的加用剂量为 0.1～0.2g，加量周期为第 2 日后每隔 1 日，直到疼痛缓解，抗躁狂或抗精神病则为每周逐渐增加，加量周期间隔较镇痛更长；×××片用于镇痛的最高剂量每日不超过 1.2g，用于抗躁狂或抗精神病最大剂量为 1.6g。

本项也应对推荐的用药间隔、剂量调整方案、用药周期以及特殊人群（如儿童、老年人、肾病患者、肝病患者等）的用药剂量调整等进行说明。例如针对不同人群，××××片用于抗躁狂或抗精神病治疗中，12～15岁患者每日限量不超过1g，15岁以上患者每日限量不超过1.2g，少数人用至1.6g。针对生理状态不同，包括特殊脏器功能情况，也应明确不同给药剂量，例如注射用××××对轻度肝功能不全（Child-Pugh评分5～6分）的成年人患者无须调整剂量；对中度肝功能不全（Child-Pugh评分7～9分）的成年人患者，推荐在给予首次70mg负荷剂量之后，治疗维持剂量调整为35mg每日1次；严重肝功能不全（Child-Pugh评分＞9分）无相关临床用药经验。肾功能不全患者使用注射用××××无须调整剂量，且在血液透析后不需要补充量。

根据药品分类不同，各类药品说明书重点不同，以下根据各分类详细阐述。

①**化学药品和治疗用生物制品**：除上述规定必须列出相应药品的用药方法、剂量、疗程外，还应当注明与规格的关系。例如，吸入××××溶液说明书中，药品规格为3ml∶0.3g，用法用量规定每次1安瓿，并且明确指出1安瓿为3ml治疗药物。

②**中药、天然药物处方药**：应与国家批准的该药品标准中的用法用量一致。

③**化学药品非处方药**：由于该类药品非专业人士自主购买选择性高，用法用量必须避免错误的提示。用量按照国家药品监督管理部门公布的该药品非处方用量书写。数字以阿拉伯数字标明，所有重量或容量单位必须以汉字表示，例如，××××片为乙类非处方药，规格单位每片为中文"毫克"，用法用量中以中文"片"标识，避免英文缩写造成消费者的误读。老年人或儿童等特殊人群的用法用量不得使用"儿童酌减"或"老年人酌减"等表述方法，可在注意事项中注明"儿童用量（或老年人用量）应咨询医师或药师"。

④**中成药非处方药**：数字以阿拉伯数字标明，所有重量或容量单位必须以汉字表示。

⑤**预防用生物制品**：须标注接种部位、接种途径（如肌内注射、皮下注射、划痕接种等）、接种剂量及接种针次等。特殊接种途径应描述接种方法、全程免疫程序、免疫针次、接种剂量、时间间隔等。冻干制品应规定复溶量及复溶所用的溶媒。例如，破伤风抗毒素中免疫程序和剂量中明确描述，接种部位为皮下或肌内；接种途径为皮下注射应为上臂三角肌附近着处，肌内注射应在上臂三角肌中部或臀大肌外上部。1次皮下或肌内注射1500～3000U，儿童与成年人量相同；伤势严重者可增加用量1～2倍，经5～6日，如破伤风感染危险未消除，应重复注射。

（12）**不良反应**

①**处方药**说明书应列出应用本药已知的所有不良反应，如不良反应数据由充分的临床研究结果支持，应按照分类发生率和严重程度分别罗列。亦可根据器官系统、机制或各综合因素进行分类，同种类不良反应，较严重的不良反应排列在前面。无法用频度表示的，可以采用个案报道的形式。例如，注射用××××说明书中对不良反应进行归类并根据发生率进行统计，皮肤和皮下组织类疾病包括皮疹（常见）、瘙痒（不常见）、荨麻疹（罕见），并对在不同时间经不同输液管滴注××××和含钙注射液的新生儿的一例死亡报道进行了详细描述。

②**预防用生物制品**使用后可能出现偶然或其他一过性反应，应对这些反应进行症状描述，以及对其是否需要特殊处理进行建议。例如，××××造成的过敏性休克可在注射过程中或注射后数分钟之内发生。患者表现为烦躁或抑郁、气喘或胸闷、出冷汗、面色潮红或苍白、恶心、腹痛、脉搏细速、血压下降、重者神志昏迷虚脱，抢救不及时可造成死亡。轻者

注射肾上腺素即可缓解，重者需输液输氧，及时使用肾上腺素、血管活性药物及抗过敏药等。

③**非处方药**说明书不得删减国家药品监督管理部门公布的该药品不良反应内容。

（13）**禁忌**：包括已知对本药过敏者；由于特殊因素，包括年龄、性别、病情及其他药物治疗等，使用本药可能出现严重不良后果。

①**处方药**尚不清楚有无禁忌的，该项下表述"尚不明确"。

②**预防用生物制品**列出禁止使用或暂缓使用本品的各种情况。

③**非处方药**说明书不得删减国家药品监督管理部门公布的该药品禁忌内容。

（14）**注意事项**：包括一般注意事项，患者使用须知，使用过程中为保证疗效或监测不良反应的实验室检查，或是该药物对其他实验室检查项目的干扰。

①**一般注意事项**：包括所有与药品安全性和有效性有关的注意事项。

②**过敏试验**：需在用药前行过敏试验的药物，应在其说明书罗列具体过敏试验方法，试验用药配制方法，阳性结果判定标准及判定结果对用药的指导。

③**实验室检查**：有助于判断疗效的或发现不良反应的实验室检查项目及正常值和异常值的范围，还包括检查频度（在治疗前后或治疗期间）。例如，××××片具有肝毒性，在注意事项中提示在治疗开始前及治疗开始后的前 6 个月内定期对肝功能进行检测。

④**药物对实验室检查的干扰**：若已知药品对某项实验室检查造成干扰，应简要说明干扰内容，包括干扰项目名称、干扰程度，以及在使用该药物时，患者若需进行相关项目检查，需简要说明具体处置方法。

⑤**药物滥用和药物依赖**：属于国家药品管制范围的品种，应在该项下描述管制范围，对药品滥用情况和依赖情况进行描述，提供详细的治疗突然停药引起戒断症状时，药物依赖性的诊断程序和治疗原则。例如，××××片注意事项中描述本品为国家特殊管理的麻醉药品，务必严格遵守国家对麻醉药品的管理条例，医院和病室的贮药处均须加锁，实行双人双锁和专人专账管理，处方颜色应与其他药处方分别开具。此外还应描述对药物滥用和依赖的情况。

⑥**患者须知**：提供给患者用药的安全性和有效性信息，如患者驾驶或高空作业需要注意的事项，或合并其他治疗方式或用药时可能出现不良反应叠加的相关信息。

⑦**非处方药**：说明书必须罗列国家药品监督管理部门公布的该药品的注意事项。非处方药中注明使用疗程："如在××日症状未缓解或未消除，请咨询医师"。非处方药必须注明"对本品过敏者禁用，过敏体质者慎用""本品性状发生改变时禁止使用""如正在使用其他药品，使用本品请咨询医师或药师""请将本品放在儿童不能接触的地方"。对于儿童的药品必须注明"儿童必须在成年人监护下使用"。处方中含有兴奋剂的品种应注明"运动员在医师指导下使用"。对于是否用于孕妇、哺乳期妇女、儿童等特殊人群尚不明确的，必须注明相应人群应在医师指导下使用。如有与中医理论有关的证候、配伍、饮食等注意事项，应在该项下列出。

⑧**预防用生物制品**：明确接种途径，以及禁止使用的途径，如"严禁皮下或肌内注射"。使用前检查标签、包装、外观是否完整。冻干制品溶解时间及温度，药物开启后是否可振摇，以及规定时间内使用。减毒活疫苗须注明"本品为减毒活疫苗"及其避免使用的特定情况。

（15）**孕妇及哺乳期妇女用药**（仅处方药有此项）：着重明确药品对妊娠、分娩及哺乳期母婴的影响，主要包括致畸作用和非致畸作用等，内容应说明是否可用本品及注意事项。例如，×××片说明书提示妊娠前 3 个月使用××× 可能与唇腭裂、心脏畸形危险性升高有关。在妊娠最后 3 个月，服用高剂量×××片可能导致孕期延长，子宫的收缩受抑制和胎儿心肺毒性，母婴出血风险增加。仅当药品无法全身吸收且没有资料说明药品对胎儿具有潜在危害时，说明书该部分内容可以省略。

本项应包括药品是否从人乳汁中分泌及药品对哺乳期婴儿影响的有关信息，例如，××××片说明书提示：×××及降解产物能少量进入母乳，目前尚未发现偶然服用×××对婴儿产生的不良反应，一般情况不需停止哺乳。但常规服用或高剂量摄入×××时，应尽早停止哺乳。

中成药未进行该项目相关研究，可不列此项。如需说明，应在"注意事项"下予以列出。

（16）**儿童用药**（仅处方药有此项）：针对儿童适应证，应建立在以儿童人群为研究对象的临床证据之上，且在各项目下分别罗列儿童使用的内容，如适应证、用法用量等。本项可包括对儿童使用的限制，特定监护，不同年龄阶段的危险性及儿童与成年人之间的差异。例如，吸入用×××溶液说明书提示不必区分成年人和儿童使用剂量；×××片说明书提示12 岁以上儿童遵医嘱服用，12 岁以下儿童不宜服用。未进行该项实验且无可靠参考文献的，应在该项下予以说明，例如，×××注射液说明书"儿童用药"项下标明未进行该项实验且无可靠参考文献。中成药可不列此项，如有儿童患者相关用药信息，应在"注意事项"下予以说明。

（17）**老年人用药**（仅处方药有此项）：由于老年人各脏器功能减退，对药品的药理、毒理或药代动力学与青壮年有显著差异，更容易出现药物蓄积、药物过量、药物不良反应等。本项下需对于老年人特定的适应证、用药限制条件、特殊监护及老年患者用药相关风险等进行说明。如未进行该实验且无可靠参考文献，应当予以说明。中成药如有老年人相关用药信息应在"注意事项"下予以说明，若无相关信息可不列此项。

（18）**药物相互作用**：药物与药物或药物与食物之间发生相互作用，可能造成药效改变，不良反应增加，本项下应对其机制及相互影响结果进行简单描述。体外药物混合发生相互作用的体外配伍禁忌应列入用法用量项下说明。

①**处方药品**必须列出该项，按照与之产生相互作用的药品或药品分类，说明相互作用的结果及合并用药的注意事项。如未进行该实验且无可靠参考文献，应当予以说明。

②**中成药处方药**若无相关研究，可不列此项，但注射剂必须列出"尚无本品与其他药物相互作用的信息"。

③**非处方药**尚需注明：如正在服用其他处方药，使用本品前请咨询医师。

（19）**药物过量**（仅化学药品和治疗用生物制品有此项）：本项应描述急性药物过量的症状、体征和实验室检查阳性结果，同时应提供药物过量处理原则。

（20）**临床试验**（仅处方药有此项）：应当准确、客观地描述临床试验结果，包括试验对象、方法、指标和结果。没有进行临床研究的药品不书写该项内容。中药和天然药物在2016 年 7 月 1 日前进行过临床试验的，应描述为"本品于×××年经××× 批准进行过×××例临床试验"，2016 年 7 月 1 日之后则应按规定描述试验对象、方法、指标和结果。

（21）**药理毒理**（仅处方药有此项）：包括药理作用和毒理有关的信息。药理作用为临床药理中药物对人体相互作用的相关数据；复方制剂可单独罗列每个组分的药理作用。未进行该项实验且无可靠参考文献的，应当在该项下予以说明。

（22）**药代动力学**（仅处方药有此项）：应当包括体内吸收、分布、代谢和排泄的全过程及药代动力学参数，包括达峰时间、峰浓度、表观分布容积、生物利用度、代谢途径、代谢产物、消除途径、消除时间等。

（23）**贮藏**：应与国家批准的该品种药品标准"贮藏"一致，内容包括温度、光照强度，必要时标明湿度。例如，置阴凉处（不超过 20℃）。药品库房根据贮藏温度可分为：冷库（2～10℃）、阴凉库（20℃以下）或常温库（0～30℃）。生物制品应同时注明保存和运输的环境条件。

（24）**包装**：列出接触药品的包装材料和容器及包装规格，其中包装规格为上市销售的最小包装规格。例如，注射用×××包装描述为：低硼硅玻璃管制注射剂瓶，10 瓶/盒或 20 瓶/盒。

（25）**有效期**：以月为单位，格式为"××个月"（××为阿拉伯数字），例如：24 个月。

（26）**执行标准**：列出目前执行的国家药品标准名称、版本和编号中至少 2 项，2 项中必须包含标准名称。例如，《中国药典》2015 年第二部；进口药品注册标准 JX20030334。

（27）**批准文号**：包括药品批准文号、进口药品注册证号或者医药产品注册证号。麻醉药品、精神药品、蛋白同化制剂和肽类激素还须注册药品准许证号。**同一厂家同一药品，不同规格批准文号不同**，如某药品具有 0.25g 和 0.5g 两种规格，其批准文号分别为"国药准字 H20030023"和"国药准字 H20030024"。此外，某进口鼻喷雾剂批准文号有 3 项，包括：进口药品大包装注册证号 H20040094；进口药品小包装注册证号 H20041123；分包装批准文号国药准字 J20140089。

（28）**生产企业**：必须与《药品生产许可证》内容一致。

（三）药品标签管理规定

1. 药品标签的定义与种类

（1）药品标签是指药品包装上印有或贴有的内容。

（2）药品标签的种类和要求

药品标签的分类和标示的内容：药品标签分为**内标签**和**外标签**。**内标签**是直接接触药品本体的包装和标签；**外标签**是指内标签以外的包装标签，各标签内容及要求见表 8－1。

表 8－1　药品标签的内容及要求

内容	内标签	外标签	用于运输、储藏的标签	原料药	中成药品
药品通用名称	√*	√	√*	√*	√*
规格	√*	√	√*		√*
成分、形状		√			
适应证或者功能主治	√	√*			
用法用量	√	√*			
不良反应		√*			

续表

内容	内标签	外标签	用于运输、储藏的标签	原料药	中成药品
禁忌		√*			
注意事项		√*			
生产日期		√	√*	√*	√*
贮藏		√	√*	√*	
产品批号	√*	√	√*	√*	√*
批准文号		√	√*	√*	实施批号管理的中药饮片
有效期	√*	√			
生产企业	√	√	√*	√*	√*
产地					√*
执行标准				√*	
包装数量			√		
运输注意事项			√	√*	
包装数量				√*	

备注：√（可包含内容）；＊（必不可少）；外标签上必不可少内容可标出主要内容，并注明"详见说明书"

2. 同品种药品标签的规定

（1）同一生产企业同一药品规格和包装规格相同：标签内容、格式和颜色必须保持一致。

（2）同一生产企业同一药品分别按照处方药与非处方药管理：包装颜色不同。

（3）不同规格或包装规格：标签或规格项不同。

3. 药品标签上药品有效期的规定　药品标签中的有效期应按照年、月、日的顺序标注。具体格式为"有效期至××××年××月××日""有效期至××××年××月""有效期至××××／××／××"或"有效期至××××.××."。如标注的有效期为实际期限，"有效期为 24 个月"。例如，生产日期为"2018 年 10 月 01 日"，有效期为 24 个月，实际上可使用的最后 1 天为"2020 年 9 月 30 日"。

【同步练习】

一、A 型题（最佳选择题）

1. 某片剂的有效期为 2 年，其生产日期为 2016 年 10 月 30 日，有效期可标注为

A. 有效期至 10 月／2018 年

B. 有效期至 2018 年 9 月

C. 有效期至 2018 年 10 月 30 日

D. 有效期至 2018 年 10 月 29 日

本题考点：标签中的有效期表述形式。其具体标注格式可以为"有效期至××××年××月××日""有效期至××××年××月""有效期至××××／××／××"或"有效期至××××.××."。除生物制品其他药品有效期的标注自生产日期计算。有效期若标注到日，应当为起算日期的前 1 天，若标注到月，应当为起算日期的前 1 个月。

2. 仅化学药品非处方药说明书有此项，如"助消化药类"应列入非处方药说明书中的

A. 作用类别　　　B. 注意事项　　　C. 不良反应　　　D. 药理毒理

本题考点："助消化药类"应列入非处方药说明书中的"作用类别"。

3. 说明书中剂量单位必须以中文标示的药品是

A. 治疗用生物制品　　　　　　B. 天然药物处方药

C. 化学药品非处方药　　　　　D. 预防用生物制品

本题考点：化学药品非处方药和中成药非处方药指每支、每片或其他每一单位制剂中含有主药的重量、含量或装量。剂量单位必须以中文标示。

4. 药品商品名称单字面积不得大于通用名称单字面积的

A. 1/6　　　B. 1/5　　　C. 1/4　　　D. 1/2

本题考点：本题考查药品商品名称。药品商品名称字体和颜色不得比通用名称更突出和显著；字体以单字面积计不得大于通用名称所用字体的1/2。

二、B型题（配伍选择题）

（5—7题共用备选答案）

A. 注意事项　　　　　　　　　B. 药物相互作用

C. 禁忌　　　　　　　　　　　D. 成分

5. 欲查询过敏试验的方法、试验用制剂的配制方法及过敏试验阳性结果的判定方法，可查询说明书项目中的

6. 欲查询注射剂的辅料组成成分，可查询说明书项目中的

7. "非甾体抗炎药与华法林合用，出血风险增加"，该内容可在说明书中出现的项目是

本题考点：说明书各项目内容。

三、C型题（综合分析选择题）

（8—10题共用题干）

张先生因感冒发热到药店咨询，店员为其推荐使用对乙酰氨基酚片。张先生买下后发现与家中另一由医师开具的氨酚羟考酮片类似，但药店购买的对乙酰氨基酚片注明是OTC，医师开具的却不是。更关键的是，两种药品说明书也不大相同。

8. 张先生在药店购买的非处方药的包装中，说明书标题下应该印有

A. 凭医师处方销售、购买和使用

B. 凭药师处方销售、购买和使用

C. 请仔细阅读说明书并在医师指导下使用

D. 请仔细阅读说明书并按说明书使用或在药师指导下购买和使用

9. 由医师开具的氨酚羟考酮片的包装中，说明书标题下应该印有

A. 凭医师处方销售、购买和使用

B. 凭药师处方销售、购买和使用

C. 请仔细阅读说明书并在医师指导下使用

D. 请仔细阅读说明书并按说明书使用或在药师指导下购买和使用

10. 张先生所买的对乙酰氨基酚片是

A. 处方药   B. 非处方药

C. 既不是处方药也不是非处方药   D. 既是处方药也是非处方药

本题考点: 张先生所购买的对乙酰氨基酚片为 OTC(非处方药品)。处方药必须在说明书标题下方标注"请仔细阅读说明书并在医师指导下使用";非处方药必须在说明书标题下标注"请仔细阅读说明书并按说明书使用或在药师指导下购买和使用"。

参考答案: 1. D 2. A 3. C 4. D 5. A 6. D 7. B 8. D 9. C 10. B

三、药品质量监督检验和药品质量公告

【复习指导】本部分需掌握药品质量公告的概念、发布机构、发布权限、发布内容及药品质量监督检验的类型。

(一)药品质量监督检验和检验机构

1. 药品质量监督检验的界定与性质

(1)药品质量监督检验的定义:药品质量监督检验是指国家依法设置的药品检验机构按照国家药品标准对需要进行质量监督的药品进行抽样、检查和验证,根据检查结果,发出相关质量结果报告的药品技术监督过程。药品质量监督检验是保证药品安全性和有效性的重要手段,可为药品质量监督管理提供重要依据。质量监督应采取科学可靠的检验手段,数据务必真实可靠,避免造成监督工作的失误和不公正。

(2)药品监督检验的性质:由法定检验机构的专业技术人员使用专业检验仪器,依据国家的法律规定,以国家药品标准为依据,对研制、生产、经营、使用及进出口药品、医疗单位自制的制剂质量依法进行检验,并得出客观公正的检验结果。药品质量监督检验具备权威性、仲裁性和公正性,该监督检验由第三方检验机构进行,无盈利性,不涉及各方经济利益,有别于药品生产企业和药品经营企业的产品检验,具有公平公正及权威性更高的特点。

例如,对某中药饮片进行质量监督检查,根据国家药品标准《中国药典》2015 年版第一部,发现某批次该中药饮片中浸出物含量测定不合格,相关食品药品监督管理部门已采取查封、扣押等控制措施,要求企业暂停销售使用产品,并进行整改。

2. 药品质量监督检验机构 国家依法设置的药品检验所分为四级:①中国食品药品检定研究院;②省级药品检验所;③市级药品检验所;④县级药品检验所。

各级药品检验所的业务技术受上一级药品检验所指导,享受同级药品监督管理主管部门所属直属事业单位的待遇,受同级药品监督管理主管部门领导。

(二)药品质量监督检验的类型

根据目的和处理方法,药品质量监督检验分为:抽查检验、注册检验、制定检验和复验等类型。

1. 抽查检验 抽查检验亦称为"抽验",是国家按照相关法律对生产、经营和使用的药品进行有目的的调查和检查的过程,目的是检验药品质量是否符合相关药品标准。

抽查检验分为"评价抽验"和"监督抽验"。"评价抽验"是药品监督管理部门以统计学的手段对药品质量评价抽验的方式,准确地评价一类或一种药品的质量问题,以掌握和了解辖区内该药品的总体质量水平和状态。评价抽验工作多为国家药品抽验,抽样由药品检

机构承担，抽样样本量大，多来自多个厂家多个批次，评估结果是对该药品总体质量状况的评价。"**监督抽验**"则是针对质量可疑药品进行的针对性的抽验，可是某厂家特定批次，或多个批次的抽验。监督抽验多为省（自治区、直辖市）级药品抽验，抽样工作可由药品监督管理部门承担，然后送至所属辖区的药品检验机构。

药品抽查检验分为国家和省级（自治区、直辖市）两级检验。国家药品监督管理部门以评价抽验为主，对药品的评价抽验，应给出质量分析报告，定期在药品质量公告上予以公布；省级以监督抽验为主。抽查检验结果以药品质量公告的形式分别由两级监督管理部门发布，对安全性差、质量差、有效性不合格或可能严重影响公众用药安全的药品的评价结果应及时向公众发布，并通报整改措施。

2. 注册检验　药品注册检验包括"样品检验"和"药品标准复核"。"样品检验"是指药品检验所按照国家药品监督管理部门核定的或申报人申报的药品标准对样品进行的检验。"**药品标准复核**"是针对**检验方法合理性**的检验，是指药品标准由起草单位制定后，再由有资质的药品检验机构复核其可行性、准确性和科学性，检验质量标准项目设置是否完整，方法的可操作性和限度的合理性。

3. 指定检验　对于某些存在安全性隐患，高风险需要加强管理的药物，即使厂家已经取得了药品生产批准证明文件，药品经企业检验合格，但在销售或进口前，仍然需要由药品检验机构对其实施强制性的检验。主要包括：①国家药品监督管理部门规定的生物制品；②首次在中国销售的药品；③国务院规定的其他药品。这也是我国对这些药品进行"批签发"管理的组成部分。

2017 年 12 月 29 日，国家食品药品监督管理总局修订后的《生物制品批签发管理办法》（总局令第 39 号）（自 2018 年 2 月 1 日起实施），强化生物制品批签发管理工作。疫苗类制品、血液制品、用于血缘筛查的体外诊断试剂及国家食品药品监督管理总局规定的其他生物制品，其每批产品上市销售或进口前，都应通过批签发审核检验。

4. 复验　当事人对有异议的药品检验结果，可自收到之日 7 日内提出复验申请，逾期不再受理复验。复验样品不得使用其他同品种或同批次产品作为复验样品，必须是原药品检验机构的同一样品的留样。

复验申请由申请人向原药品检验所或其上一级药品检验所，抑或是向中国食品药品检定研究院提出，并由申请人自行向复验机构预支检验费。

（三）药品质量公告

1. 药品质量公告的概念与作用

（1）药品质量公告的定义：药品质量公告是由国务院和省级药品监督管理部门在其官方网站向公众发布的有关药品抽查检验结果的通告。

（2）药品质量公告的作用：①指导药品监督管理部门查处不合格药品，控制不合格药品，避免已经出现质量问题或尚未处理的药品流入市场，对药品实施跟踪管理；②向公众公布药品质量状况信息，引起公众的关注，增强公众的自我保护意识，保障公众的利益；③使各级各地药品监督管理部门之间实现信息互通，各地区通过国家和各省的药品质量公告加强并更具针对性地监督本辖区内的药品质量；④警示药品生产企业，促进企业改进药品生产工艺，提高药品质量。

2. 发布权限和发布内容

（1）质量公告发布权限：根据药品质量状况严重影响程度，国家药品质量公告分为**及时发布**和**定期发布**。药品评价抽验分析报告定期在药品质量公告上发布。省级药品质量公告通过国家药品监督管理部门网站向社会发布，并在发布后5个工作日内报国家药品监督管理部门备案。

（2）质量公告的发布内容：药品质量公告应包括抽验药品的药品名称、规格、检验来源、生产企业、生产批号、检验机构、检验依据、检验结果、不合格项目等内容。

国家药品质量公告发布前，省级药品监督管理部门组织省级药品检验机构核实涉及的内容，包括查证购销记录、生产记录等原始文件。核实结果由省级药品监督管理部门加盖印章并确认后报中国食品药品检定研究院汇总。药品质量公告涉及外省不合格药品的，应当及时通知相关的省级药品监督管理部门协助核实。公告不正当，必须在原公告范围内予以更正。

【同步练习】

一、A型题（最佳选择题）

1. 销售前应当按规定在指定药品检验机构进行检验的是

A. 非处方药　　　　　　　　　　　　　B. 中药饮片

C. 医院制剂　　　　　　　　　　　　　D. 首次在中国销售的药品

本题考点：国务院药品监督管理部门对下列药品在销售前或者进口时，指定药品检验机构进行检验；检验不合格的，不得销售或者进口。①国务院药品监督管理部门规定的生物制品；②首次在中国销售的药品；③国务院规定的其他药品。

2. 结果由药品监督管理部门以药品质量公告形式发布的检验属于

A. 药品检验　　　B. 注册检验　　　C. 复验　　　D. 抽查检验

本题考点：抽查检验是国家的药品检验机构依法对生产、经营和使用的药品质量进行抽查检验，分为评价抽验和监督抽验，抽查检验结果由国家和省级药品监督管理部门发布药品质量公告。

二、B型题（配伍选择题）

（3—4题共用备选答案）

A. 3个工作日　　　B. 4个工作日　　　C. 5个工作日　　　D. 7个工作日

3. 国家药品质量公告根据药品质量状况严重影响程度分为及时发布和定期发布。对药品评价抽验的药品质量分析报告定期发布在药品质量公告上。省级药品质量公告应通过国家药品监督管理部门网站向社会发布，并在发布后报国家药品监督管理部门备案的期限为

4. 药品质量监督检验中，如果当事人对药品检验所的检验结果有异议的，可自收到药品检验结果提出复验申请的期限为

本题考点：药品质量监督检验中，当事人对有异议的药品检验结果，可自收到之日起7日内提出复验申请，逾期不再受理复验。省级药品质量公告应通过国家药品监督管理部门网站向社会发布，并在发布后5个工作日内报国家药品监督管理部门备案。

参考答案：1. D　2. D　3. C　4. D

【参考文献】

［1］国家食品药品监督管理局．中药、天然药物处方药说明书撰写指导原则（2006 年 6 月 22 日）．http：//samr. cfda. gov. cn/WS01/CL1616/83436. html

［2］国家食品药品监督管理局关于印发《化学药品和生物制品说明书规范细则》（国食药监注〔2006〕202 号）（2006 年 5 月 10 日）的通知．http：//samr. cfda. gov. cn/WS01/CL0844/10528. html

［3］药品审评中心《化学药品、生物制品说明书指导原则（第二稿）》（2008 年 9 月 4 日）．http：//www. cde. org. cn/zdyz. do? method = largePage&id = 44

［4］药品审评中心《抗菌药物说明书撰写技术指导原则》（2018 年 5 月 31 日）．http：//www. cde. org. cn/zdyz. do? method = largePage&id = 278

［5］药品审评中心《体外诊断试剂说明书编写指导原则》（2008 年 9 月 4 日）．http：//www. cde. org. cn/zdyz. do? method = largePage&id = 67

［6］国家食品药品监督管理总局发布《生物制品批签发管理办法》（2017 年 12 月 29 日）．http：//samr. cfda. gov. cn/WS01/CL0050/220854. html

［7］国家食品药品监督管理总局《关于修订全身用氟喹诺酮类药品说明书的公告》（2017 年第 79 号）（2017 年 07 月 05 日）．http：//samr. cfda. gov. cn/WS01/CL1706/174528. html

［8］破伤风抗毒素说明书（2015 年 12 月 01 日版）．

［9］芬太尼透皮贴剂说明书（2013 年 12 月 09 日版）．

［10］多酶片说明书（2016 年 3 月 17 日版）．

［11］结核菌素纯蛋白衍生物（TB-PPD）说明书（2015 年 12 月 1 日版）．

［12］注射用青霉素钠说明书（2012 年 10 月 11 日版）．

［13］阿司匹林肠溶片说明书（2013 年 6 月 25 日版）．

［14］尼莫同注射液说明书（2017 年 2 月 10 日版）．

［15］盐酸艾司洛尔注射液说明书（2007 年 12 月 27 日版）．

［16］吸入用乙酰半胱氨酸溶液说明书（2014 年 8 月 21 日版）．

第九章 药品广告管理与消费者权益保护

一、药品广告管理

【复习指导】本部分内容历年均有考查。其中，药品广告的审批、内容及检查需要熟练掌握。

（一）概述

药品广告：药品生产经营者通过媒介和形式，直接或间接推销药品的信息。

（二）药品广告的审批

省级食品药品监督管理部门是药品广告的审查机关，负责本区域药品广告的审查工作。药品广告须经企业所在地省级食品药品监督管理部门批准，并发给药品广告批准文号。未取得药品广告批准文号的，不得发布。

对违反《药品管理法》和《广告法》规定的药品广告，各级食品药品监督管理部门可依法撤销其广告批准文号，并向广告监管机构通报。

1. 药品广告的申请

（1）药品广告批准文号的申请者必须是具有合法资质的药品生产或经营企业。

（2）必须征得药品生产企业的同意后，药品经营企业才可作为申请者。

（3）应当向药品生产企业所在地的广告审查机构，提出药品广告批准文号的申请。

（4）申请进口药品广告批准文号，应向代理机构所在地的药品广告审查机构提出。

2. 药品广告的审查 以任何形式或媒体发布的含有药品名称、适应证或其他药品相关内容的广告均为药品广告，应依法进行审查。

非处方药仅宣传药品名称（包括通用名称和商品名称）的，或者处方药在指定医药学专业刊物上仅宣传药品名称（包括通用名称和商品名称）的，无须审查。

符合《广告法》《药品管理法》《药品管理法实施条例》《药品广告审查发布标准》和其他国家相关广告规定的药品广告，方可通过审查。

药品广告批准文号为"×药广审（视）第0000000000号""×药广审（声）第0000000000号""×药广审（文）第0000000000号"。×为各省、自治区、直辖市的简称。0由10位数字组成，前六位为审查年月，后4位为广告批准序号。"视""声""文"为广告媒介形式。

3. 药品广告的发布

（1）不得发布广告的药品种类包括：①麻醉药品、精神药品、医疗用毒性药品及放射性药品等特殊药品；②药品类易制毒化学品；③戒毒治疗药品；④医疗机构配制的制剂；⑤军队特需药品；⑥国家食品药品监督管理总局依法禁止或停止生产、销售和使用的药品；⑦批准试生产的药品。

（2）药品广告发布媒体的限制见表9-1。

表9-1 药品广告发布媒体的限制

处方药	非处方药
可以在卫健委和国家食品药品监督管理总局共同指定的医学、药学专业刊物上发布广告	可以在大众传播媒介发布广告或者以其他方式进行以公众为对象的广告宣传

续表

处方药	非处方药
不得在大众传播媒介发布广告或者以其他方式进行以公众为对象的广告宣传 不得以赠送医学、药学专业刊物等形式向公众发布 不得在未成年人出版物和广播电视节目、栏目和频道上发布 禁止利用互联网发布处方药广告	非处方药广告发布的媒体没有限制

（3）异地发布药品广告的管理：在药品生产地和进口代理机构所在地以外的省份发布药品广告时，发布前应到发布地广告审查机关备案。

（三）药品广告的内容

1. 药品广告内容的原则性规定

（1）内容必须真实、合法，以国家食药监部门批准的说明书为准，显著标明药品的禁忌和不良反应。广告不得存在虚假内容，不得进行扩大或恶意隐瞒的宣传，不得含有说明书以外的理论和观点等内容。

（2）必须标明通用名称、忠告语、广告批准文号及生产批准文号；以非处方药商品名冠名各种活动时，只可发布药品商品名称。

必须标明生产或经营企业名称，不得单独出现"咨询热线"等类似内容。

非处方药必须标明非处方药专用标识（OTC）。

不得以产品注册商标代替药品名称进行宣传，经批准作为药品商品名称使用的文字型注册商标除外。

在广播电台发布时，可不播出广告批准文号。

（3）广告忠告语：处方药，"本广告仅供医学药学专业人士阅读"；非处方药，"请按药品说明书或在药师指导下购买和使用"。

2. 药品广告的科学性要求 药品广告中有关功能疗效的宣传应科学准确，不得出现以下情形。

（1）表示功效、安全性的断言或保证；利用患者、专家、学者、医师、学术机构、医药科研单位或国家机关的名义和形象作证明。

（2）说明治愈率或有效率。

（3）与其他药品功效和安全性比较。

（4）违反科学规律，明示和暗示包治百病或适应所有症状。

（5）有"安全无毒副作用""毒副作用小"等内容；包含明示或暗示中成药为"天然"药品，安全性有保证等内容。

（6）包含明示或暗示该药品为正常生活和治疗疾病必备等内容。

（7）包含明示或暗示该药为应对升学、考试和紧张生活等需要，能帮助提高成绩、使精力旺盛、增强竞争力、益智和增高等内容。

（8）不科学用语，如"最新技术""最先进制法""最高科学"等。

（9）非处方药广告使用公众难以理解和容易引起混淆的医药学术语，造成公众对功效和安全性的误解。

（10）利用广告代言人推荐和证明。

3．其他要求

（1）处方药名称与商标、生产企业字号相同，不得使用该商标或企业字号在医学或药学专业刊物外的媒介变相发布广告；不得以处方药名称或以处方药名称注册的商标及企业字号冠名各种活动。

（2）涉及改善和增强性功能的广告内容必须与说明书中适应证完全一致，电视台和广播电台不能在 7：00～22：00 发布。

（3）宣传和引导合理用药，不得直接或间接怂恿任意或过量地购买和使用药品，不得包含以下内容。

①不科学的表述或不恰当的表现形式，引发公众对疾病的必要的恐慌和担忧，或误解不使用该药会患病或加重病情。

②促销药品内容，如免费赠送、有奖销售、以药品作为礼品赠送等。

③"家庭必备"及类似内容。

④保证内容，如"无效退款""公司保证"。

⑤综合性评价内容，如评比、排序、指定、选用、推荐、获奖等。

（4）不得含有军队单位及其人员的名义或形象；不得利用军队装备设施进行宣传。

（5）不得涉及公共信息、公共事件或其他与公共利益相关联的内容，如疾病信息、医药科学和社会经济发展成果以外的科技成果。

（6）不得含有医疗机构名称、地址、医疗项目和方法、医疗热线、开设特约门诊等医疗服务内容。

（7）不得在针对未成年人的大众传媒上发布药品广告；不得利用 10 周岁以下的未成年人作为代言人；不得在中小学及幼儿园开展活动；不得以儿童作为诉求对象或以儿童名义介绍药品；药品广告不得在未成年人出版物和广播电视频道、栏目、节目播出。

（8）不得出现"驰名商标"和"获得国家非物质遗产"等内容；涉及专利产品或方法的应标明专利号和种类。

（9）药品广告管理规定适用于特殊医学用途配方食品；特定全营养配方食品广告按照处方药广告审评管理，其他类别的按照非处方药审评管理。

（10）互联网广告具有可识别性，显著标明"广告"，使消费者能够辨明。

（四）药品广告的检查

1．药品广告审查机关应注销药品广告批准文号的情况包括以下几种。

（1）《药品生产许可证》《药品经营许可证》被吊销。

（2）药品批准证明文件被撤销或注销。

（3）国家食品药品监督管理总局或省级食药监部门责令停止生产、销售和使用的药品。

2．篡改经批准的药品广告内容进行虚假宣传的，由药品监督管理部门做出以下处罚。

（1）责令立即停止该药品广告发布。

（2）撤销该药品广告批准文号。

（3）1 年内不受理该品种的广告审批申请。

3. 任意夸大产品适应证范围、绝对化夸大疗效、严重欺骗和误导消费者的广告采取以下措施。

（1）省级以上药监部门采取行政强制措施，暂停该药品在辖区内的销售，同时责令药品广告发布企业在相应媒体发布更正启事。

（2）省级以上药监部门应在更正发布后的 15 个工作日内做出解除行政强制措施的决定。

（3）需要进行药品检验的，药监部门应自检验报告发布之日起 15 日内，做出是否解除行政强制措施的决定。

4. 提供虚假材料申请药品广告审批的处理见表 9 - 2。

表 9 - 2　提供虚假材料申请药品广告审批的处理

提供虚假材料申请药品广告审批	处理
受理审查中被发现	1 年内不受理该企业该品种的广告审批申请
取得广告批准文号后被审查机关发现	撤销广告批准文号，3 年内不受理该企业该品种的广告审批申请

5. 依法被收回、注销或撤销广告批准文号的药品广告采取以下措施。

（1）必须立即停止发布。

（2）异地审查机关停止受理广告备案。

6. 异地发布药品广告未向发布地审查机关备案，一经发现采取以下措施。

（1）责令限期办理备案手续。

（2）逾期不改，则停止该品种在发布地的广告发布活动。

（五）法律责任

违反《药品管理办法》中关于药品广告管理规定的，按照《广告法》进行处罚，由药监部门撤销广告批准文号，1 年内不受理该企业该品种的广告审批申请。

食药监局对药品广告不依法履行职责，批准发布的广告存在虚假或其他违法违规内容的，对直接负责人员予以行政处分，构成犯罪时依法追究刑事责任。

【同步练习】

一、A 型题（最佳选择题）

1. 下列违反药品广告申请和发布规定的违法行为，其法律责任属于 3 年内不受理该企业该品种广告审批申请的是

A. 甲企业篡改经批准的琥乙红霉素片广告内容，进行虚假宣传的

B. 丙企业提供虚假材料申请刺五加片药瓶广告审批，并取得广告批准文号，事后被药品广告审查机关发现的

C. 乙企业异地发布被注销药品广告批准文号的诺氟沙星胶囊广告的

D. 丁企业提供虚假材料申请左氧氟沙星注射液广告审批，在受理审查中被药品广告审查机关发现的

本题考点： 提供虚假材料申请药品广告审批，被药品广告审查机关在受理审查中发现的，1 年内不受理该企业该品种的广告审批申请。对提供虚假材料申请药品广告审批，取得

药品广告批准文号的，药品广告审查机关在发现后应当撤销该药品广告批准文号，并且3年内不受理该企业该品种的广告审批申请。

2. 下列药品广告发布行为，符合规定的是

A. 甲药厂生产的"气血双补丸"，通过广播健康咨询方式宣传"服用3个疗程，心脏病治愈率达90%"

B. 乙药厂以其生产的非处方药"西瓜霜润喉片"的商品名称为某省歌手大奖赛冠名

C. 丙药厂生产的"冠脉通片"，发布报纸媒介广告宣传"服用后胸闷、胸痛等症状逐渐消失"

D. 丁药厂生产的"小儿感冒颗粒"，在某电视台儿童频道发布药品广告

本题考点： A：药品广告中有关功能疗效的宣传应科学准确，不得出现说明治愈率或有效率。B：非处方药可以在大众传播媒介发布广告或者以其他方式进行以公众为对象的广告宣传。C：不得出现表示功效、安全性的断言或保证。D：不得在针对未成年人的大众传媒上发布药品广告。

3. 下列药品广告发布行为，符合规定的是

A. 甲药厂生产的某处方药在医药学专业刊物上仅宣传药品名称，无须审查

B. 乙药厂生产的"××心脑通"广告提示，该药有提高成绩、使精力旺盛的内容

C. 丙药厂生产改善性功能的药品，药品广告每晚20：00在某电视台发布

D. 丁药厂生产的"×牌感冒颗粒"广告提示，该药为换季时节家庭必备

本题考点： A：处方药在指定医药学专业刊物上仅宣传药品名称（包括通用名称和商品名称）的，无须审查。B：药品广告不得包含明示或暗示该药为应对升学、考试和紧张生活等需要，能帮助提高成绩、使精力旺盛、增强竞争力、益智和增高等内容。C：药品广告不得涉及改善和增强性功能的内容，内容必须与说明书中适应证完全一致，电视台和广播电台不能在7：00～22：00发布。D：药品广告不得包含明示或暗示该药品为正常生活和治疗疾病必备等内容。

4. 下列药品不得发布广告的是

A. 哌替啶   B. 人血白蛋白

C. 西地那非   D. 甘精胰岛素

本题考点： 不得发布广告的药品有麻醉药品、精神药品、医疗用毒性药品及放射性药品等特殊药品；药品类易制毒化学品；戒毒治疗药品；医疗机构配制的制剂；军队特需药品；国家食品药品监督管理总局依法禁止或停止生产、销售和使用的药品；批准试生产的药品。

5. 甲药品生产企业拟开展广告宣传，下列宣传方式中符合规定的是

A. 广告中介绍该药品与国外某大学药物研发中心合作开发

B. 通过健康栏目并在电视上播放广告

C. 邀请患者介绍服药后效果

D. 在广告中介绍药物适应证与药理作用

本题考点：药品广告中，不得利用患者、专家、学者、医师、学术机构、医药科研单位或国家机关的名义和形象作证明。

6. 甲省药品生产企业生产第二类精神药品，为扩大销售在乙省某报刊上发布广告，对该报社处以罚款的部门是

　A. 甲省药品监督管理部门　　　　　　　B. 乙省工商行政管理部门

　C. 甲省工商行政管理部门　　　　　　　D. 乙省药品监督管理部门

本题考点：乙省的工商行政管理部门为药品广告监督部门。

二、B 型题（配伍选择题）

（7—10 题共用备选答案）

　A. 放射性药品　　　　　　　　　　　　B. 处方药

　C. 非处方药　　　　　　　　　　　　　D. 特定全营养配方食品

7. 不得以赠送医学、药学专业刊物等形式向公众发布广告的是

8. 必须标明 OTC 专用标识的是

9. 不得发布广告的是

10. 广告按照处方药广告审评管理的是

本题考点：处方药不得以赠送医学、药学专业刊物等形式向公众发布。非处方药必须标明非处方药专用标识（OTC）。不得发布广告的药品有：麻醉药品、精神药品、医疗用毒性药品及放射性药品等特殊药品；药品类易制毒化学品；戒毒治疗药品；医疗机构配制的制剂；军队特需药品；国家食品药品监督管理总局依法禁止或停止生产、销售和使用的药品；批准试生产的药品。药品广告管理规定适用于特殊医学用途配方食品；特定全营养配方食品广告按照处方药广告审评管理，其他类别的按照非处方药审评管理。

（11—12 题共用备选答案）

　A. 省级以上药监部门　　　　　　　　　B. 省级以上工商行政部门

　C. 省级以上技术监督部门　　　　　　　D. 广告经营者上级主管部门

11. 药品广告监督部门为

12. 药品广告的审查机关为

本题考点：药品广告监督部门为省级以上工商行政部门；药品广告的审查机关为省级以上药监部门。

三、X 型题（多项选择题）

13. 篡改经批准的药品广告内容进行虚假宣传的，由药品监督管理部门

　A. 责令立即停止该药品广告发布

　B. 撤销该药品广告批准文号

　C. 1 年内不受理该品种的广告审批申请

　D. 吊销《药品生产许可证》《药品经营许可证》

本题考点：篡改经批准的药品广告内容进行虚假宣传的，由药品监督管理部门责令立即停止该药品广告发布；撤销该药品广告批准文号；1 年内不受理该品种的广告审批申请。

14. 有关药品广告审查，下列说法正确的有

A. 申请药品广告批准文号，应向药品生产企业所在地省级药品广告审查机关提出

B. 非处方药仅宣传药品名称，无须审查

C. 药品广告批准文号有效期为 3 年，过期作废

D. 取得药品广告批准文号，省外发布药品广告的，应在发布前到发布地省级药品广告审查机关审查备案

本题考点： 药品广告批准文号有效期为 1 年，到期作废。申请药品广告批准文号，应当向药品生产企业所在地省级药品监督管理部门提出。在药品生产企业所在地和进口药品代理机构所在地以外的省、自治区、直辖市发布药品广告的，在发布前应当到发布地药品广告审查机关办理备案。非处方药仅宣传药品名称（含药品通用名称和商品名称）的，无须审查。

参考答案： 1. B　2. B　3. A　4. A　5. D　6. B　7. B　8. C　9. A　10. D　11. B　12. A　13. ABC　14. ABD

二、反不正当竞争法

【复习指导】 本部分内容历年均有考查。其中，反不正当竞争行为分类及内容需要熟练掌握。

（一）概述

反不正当竞争法，广义：调整市场竞争过程中，因规制不正当竞争行为而产生的社会关系的法律规范的总称。

不正当竞争行为：经营者在生产经营活动中，违反反不正当竞争法规定，扰乱市场竞争秩序，损害其他经营者或消费者合法权益的行为。

经营者：从事商品生产、经营或提供服务的自然人、法人和非法人组织。

（二）不正当竞争行为

不正当竞争行为包括混淆行为、商业贿赂行为、虚假宣传和虚假交易行为、侵犯商业秘密、不正当有奖销售、诋毁商誉行为及互联网不正当竞争行为。

1. 混淆行为　指经营者在生产经营活动中采取不正当手段对自己的商品或服务做虚假表示、说明或承诺，或不正当利用不同类别的商业标识创造市场混淆，使误认为是他人商品或与他人存在特定联系。

经营者不得采用下列不正当手段从事市场交易，损害竞争对手。

（1）擅自使用与他人的商品名称、包装、装潢等相同或类似的标识。

（2）擅自使用他人的企业名称、社会组织名称、姓名。

（3）擅自使用他人的域名主体部分、网站名称、网页等。

（4）其他足以引人误会是他人商品或与他人存在特定联系的混淆行为。

2. 商业贿赂行为　经营者不得采用财物或者其他手段贿赂下列单位或个人，以销售或者购买商品。

（1）交易相对方工作人员。

（2）受交易相对方的委托单位或个人。

（3）利用职权或影响力，影响交易的单位或个人。

以任何名义在账外暗中给予对方单位或个人回扣，如礼物、出国学习或考察等，以行贿论处；对方单位或个人以任何名义在账外暗中收受回扣，以受贿论处。经营者在交易中，可以明示方式给对方折扣，可予以中间人佣金，且必须如实入账。接受折扣、佣金的经营者必须如实入账。

3. **虚假宣传和虚假交易行为**　经营者不得对其商品的功能、性能、质量、销售情况、用户评价及获奖荣誉等做虚假或引人误解的宣传；亦不能通过任何方式协助其他经营者进行虚假商业宣传。

通过虚假交易生成不真实数据和用户好评的"刷单炒信"均被认定为虚假商业宣传。

4. **侵犯商业秘密**　商业秘密是不为公众所知晓，具有商业价值并经权利人采取相应保密措施的技术信息和经营信息。不得实施以下侵犯商业秘密的行为。

（1）通过盗窃、贿赂、胁迫或欺诈等不正当手段获取商业秘密。

（2）披露、使用或允许他人使用以前项手段获取商业秘密。

（3）违反约定或权利人保守商业秘密的要求，披露、使用或允许他人使用其所掌握的商业秘密。

（4）第三人在明知或应知权利人的员工、前员工、其他单位或个人实施前款上述违法行为的情况下，仍然获取、披露、使用或允许他人使用该商业秘密。

5. **不正当有奖销售**　经营者不得实施存在以下情形的有奖销售。

（1）奖项种类、兑换条件、金额或奖评等有奖销售信息不明确，影响兑奖。

（2）谎称有奖或故意让内定人员中奖等欺骗方式。

（3）抽奖类有奖销售的最高金额超过5万元。

6. **诋毁商誉行为**　经营者不得编造、传播虚假信息或误导性信息，损害竞争对手信誉或声誉。

7. **互联网不正当竞争行为**　经营者不得利用任何技术手段，影响用户选择，妨碍或破坏其他经营者合法提供网络产品或正常服务的行为。

（1）未经其他经营者同意，在其合法的网络产品或服务中，插入链接，强行跳转。

（2）欺骗、强迫、误导用户关闭、修改或卸载其他经营者的合法网络产品或服务。

（3）恶意对其他经营者提供的产品或服务实施不兼容。

（4）其他妨碍和破坏其他经营者提供合法产品或服务的行为。

8. **低价倾销行为**　以排挤竞争对手为目的，以低于成本的价格销售商品。以下情形除外。

（1）销售鲜活商品。

（2）处理有效期限即将到期的商品或者其他积压的商品。

（3）季节性降价。

（4）因清偿债务、转产、歇业降价销售商品。

（三）法律责任

1. 一般规定

（1）因不正当竞争受到损害的经营者，所获赔偿应按照实际损失确定；实际损失难以计算的，则按照侵权人因侵权所获利益来确定。经营者因制止侵权行为所支付的合理开支应包含在赔偿数额内。

（2）经营者实施混淆和侵犯商业秘密的不正当竞争行为，权利人所受损失、侵权人所获利益难以确定，由人民法院根据侵权行为判决处以 300 万元以下的赔偿。

（3）从事不正当竞争有主动消除和减轻违法行为危害的，依法从轻或减轻行政处罚；违法行为轻微并及时纠正，且未造成严重后果的，不予以行政处罚。

（4）从事不正当竞争且受到行政处罚的经营者，由监督调查部门计入信用记录，并依照相关法律法规予以公示。

2. 具体责任（表9-3）

表9-3　不正当竞争行为的法律责任

不正当竞争行为	法律责任
混淆行为	①监督检查部门责令停止违法行为，没收违法商品 ②违法经营金额 5 万元以上的，并处以违法金额 5 倍以下的罚款 ③没有违法金额或金额不足 5 万元的，并处以 25 万元以下的罚款 ④情节严重者吊销营业执照 ⑤企业名称违反规定的应及时办理更名登记，更名前由原企业登记机关以统一社会信用代码代替名称
商业贿赂	①没收所得，并处以 10 万元以上 300 万元以下的罚款 ②情节严重者，吊销营业执照
虚假宣传和虚假交易	①停止违法行为，并处以 20 万元以上 100 万元以下的罚款 ②情节严重者处以 100 万元以上 200 万元以下罚款，可吊销营业执照
侵犯商业秘密	①停止违法行为，并处以 10 万元以上 50 万元以下的罚款 ②情节严重者处以 50 万元以上 300 万元以下的罚款
不正当有奖销售	停止违法行为，并处以 5 万元以上 50 万元以下的罚款
诋毁商誉	①停止违法行为、消除影响，处以 10 万元以上 50 万元以下的罚款 ②情节严重者，处以 50 万元以上 300 万元以下的罚款
互联网不正当竞争	①停止违法行为，处以 10 万元以上 50 万元以下的罚款 ②情节严重者，处以 50 万元以上 300 万元以下的罚款

【同步练习】

一、A 型题（最佳选择题）

1. 下列属于不正当竞争行为的是

A. 以折扣价销售药品　　　　　　　B. 公开竞争对手药品经营信息

C. 因负债降价销售鱼腥草　　　　　D. 宣传中药材产地

本题考点： B 选项属于不正当竞争行为中的侵犯商业秘密行为。低价倾销是以排挤竞争对手为目的，以低于成本的价格销售商品，以下情形除外：销售鲜活商品；处理有效期限即将到期的商品或者其他积压的商品；季节性降价；因清偿债务、转产、歇业降价销售商品。销售中药材应当注明产地。因此 A 和 C 选项不属于低价倾销行为。D 选项为合理宣传。

2. 甲药厂生产的非处方药 A 药品，因价格公道疗效好故市场销量好，乙药厂为获得利润，将同类药 B 药品的外包装设计的和 A 药品类似。在不正当竞争行为中，乙药厂的行为被定义为

    A. 虚假宣传行为   B. 侵犯商业秘密
    C. 混淆行为   D. 限制竞争行为

本题考点： 混淆行为包括擅自使用与他人的商品名称、包装、装潢等相同或类似的标识；擅自使用他人的企业名称、社会组织名称、姓名；擅自使用他人的域名主体部分、网站名称、网页等；其他足以引人误会是他人商品或与他人存在特定联系的混淆行为。

3. 根据《关于禁止商业贿赂的暂行规定》，下列不属于商业贿赂行为的是
    A. 经营者在账外暗中给予对方单位或个人回扣
    B. 经营者以科研经费的名义给对方单位或个人报销费用
    C. 经营者以中秋送月饼的名义，夹带现金赠予对方单位或个人
    D. 经营者销售商品时予以对方折扣

本题考点： 在账外暗中给予对方单位或个人回扣，以行贿论处；对方单位或个人在账外暗中收受回扣，以受贿论处。经营者销售或者购买商品，可以明示方式给对方折扣，可予以中间人佣金，且必须如实入账。接受折扣、佣金的经营者必须如实入账。

4. 下列不属于不正当竞争行为的是
    A. 招标者与投标者互相串通抬高标价
    B. 以歧视性语言进行商品宣传
    C. 地方政府限制外地商品进入本地
    D. 因季节性因素低价处理商品

本题考点： 考查不正当竞争行为分类。其中低价倾销行为是以排挤竞争对手为目的，以低于成本的价格销售商品。除外情形：销售鲜活商品；处理有效期限即将到期的商品或者其他积压的商品；季节性降价；因清偿债务、转产、歇业降价销售商品。

二、B 型题（配伍选择题）
（5—8 题共用备选答案）
    A. 没收违法商品，违法经营金额 5 万元以上的，并处以违法金额 5 倍以下的罚款
    B. 停止违法行为，并处以 5 万元以上 50 万元以下的罚款
    C. 没收所得，并处以 10 万元以上 300 万元以下的罚款
    D. 停止违法行为、消除影响，并处以 50 万元以上 300 万元以下的罚款
法律责任与下列不正当竞争行为相符合的是
5. 混淆行为

6. 商业贿赂

7. 不正当有奖销售

8. 诋毁商誉

本题考点： 各类不正当竞争行为与其法律责任。

三、X 型题（多项选择题）

9. 下列属于网络不正当竞争行为的有

A. 未经其他经营者同意，在其合法的网络产品或服务中，插入链接，强行跳转

B. 欺骗、强迫、误导用户关闭、修改或卸载其他经营者的合法网络产品或服务

C. 恶意对其他经营者提供的产品或服务实施不兼容

D. 妨碍和破坏其他经营者提供合法产品或服务

本题考点： 互联网不正当竞争行为内容。

参考答案： 1. B　2. C　3. D　4. D　5. A　6. C　7. B　8. D　9. ABCD

三、消费者权益保护

【复习指导】本部分内容历年均有考查。其中争议的解决需要熟练掌握。

（一）概述

消费者权益保护法，广义：调整在保护公民消费权益中所形成的法律关系的法律法规总称。

消费者：为个人目的购买、使用商品或接受服务的个体社会成员。

消费者权益保护法适用对象：①消费者为生活消费需要购买、使用商品或接受服务；②农民购买或使用直接用于农业生产的生产资料；③经营者为消费者提供其生产、销售的商品或服务。

（二）消费者的权利（表 9 - 4）

表 9 - 4　消费者的权利

消费者权利	
安全保障权	①购买、使用商品或接受服务时，人身财产安全不受损害 ②消费者有要求经营者所提供的商品和服务符合保障人身财产安全要求的权利
真情知晓权	①知晓其购买、使用的商品或接受的服务的**真实情况** ②消费者有权要求经营者提供商品的价格、用途、性能、规格、产地、生产者、主要成分、有效期限、说明书、售后服务等情况
自主选择权	①有权自主选择提供商品或服务的经营者 ②自主选购买或不购买某种商品，接受或不接受某种服务 ③自主选择商品或服务时，有权进行挑选、比较和鉴别
公平交易权	①经营者应遵循自愿、公平、平等、诚信的原则 ②消费者购买商品或接受服务时，有权获得质量保障、价格合理、计量正确等交易公平条件，有权拒绝强制交易行为

续表

消费者权利	
获取赔偿权	因购买、使用的商品或服务受到人身、财产伤害的，依法获得赔偿
结社权	依法成立维护自身合法权益的社会组织
知识获取权	①享有获得有关消费和消费者权益保护方面知识的权利 ②消费者应努力掌握相关知识和使用技能，提高自我保护意识
受尊重权	购买、使用商品或接受服务时，人格尊严、民族风俗习惯得到尊重，个人信息得到依法保护
监督批评权	①享有对商品和服务及消费者权益保护工作进行监督的权利 ②有权控告和检举侵害消费者合法权益的行为或国家机关及工作人员的失职行为 ③有权对消费者权益保护工作提出意见和建议

消费者协会应履行以下公益职责。
1. 提供消费信息和咨询服务。
2. 参与制定有关消费者权益的法律、法规、章程及强制性标准。
3. 参与有关行政部门对商品和服务的监督和检查。
4. 向有关部门反应和查询消费者合法权益问题并提出建议。
5. 受理消费者投诉，并组织进行调查和调解。
6. 投诉事项涉及质量问题的，可委托具备资格的鉴定人鉴定，鉴定人应告知鉴定意见。
7. 支持受损害的消费者提起诉讼或依照法律提起诉讼。
8. 通过大众媒体对损害消费者合法权益的行为予以揭露和批评。

（三）经营者的义务（表9-5）

表9-5　经营者的义务

经营者义务	
履行义务	①应当依照消费者权益保护法和其他相关法律、法规的规定或双方的约定履行义务 ②双方有约定的，经营者应按照约定履行义务，该约定不得违背法律法规 ③经营者提供商品和服务时应遵守社会公德，诚实守信，保障消费者合法权益 ④不得设定不公平或不合理的交易条件，不得强制交易
接受监督	听取消费者对商品或服务的意见，并接受监督
保证安全	①保证商品和服务符合人身财产安全的要求 ②对可能存在的安全隐患，做出真实说明和明确警示，并告知使用和防止危害的方法 ③经营者发现所提供的商品或服务存在缺陷，有危及人身财产安全的危险时，应立即向有关部门报告并告知消费者，同时采取停售、警示、召回等措施 ④召回时应支付消费者因商品召回所承担的费用
提供信息	①应当真实和全面地提供商品或服务的质量、性质或用途等信息 ②宣传应当真实、全面，不得做虚假或令人误解的宣传 ③经营者应当就消费者提出的合理问题予以真实、明确的解答 ④经营者应明码标价

续表

经营者义务

真实标记	标明真实名称和标记
出具凭证	①出具发票等购货凭证或服务单据 ②消费者索要消费凭据时，经营者必须出具
保证质量	①保证在正常使用商品或接受服务时，该商品或服务应当具有质量、性质、用途和有效期限（除外消费者在购买前已知其存在瑕疵，且瑕疵不违反法律法规） ②保证其实际质量与广告、产品说明等表明的质量状况相符
履行"三包"或其他责任	①经营者提供的服务或商品不符合质量要求的，消费者有权要求退货、更换或维修；没有国家规定和约定的，消费者可自收到商品之日起7日内退货；7日之后，符合法定解除合同条件的，可及时退货，不符合的可要求更换或修理；依照前款规定进行退货、更换、修理的，经营者应当承担运输等必要费用 ②采用网络、电话或电视等方式消费的，消费者有权自收到商品之日起7日内退货，无须说明理由；收到退回商品之日7日内经营者应返还商品价款；由消费者承担退回商品的运费
不得单方做出对消费者的不利规定	①以显著方式提请消费者注意与其有重大利害关系的内容，并按照消费者要求予以说明，如商品或服务的数量和质量、价格、履行期限和方式、注意事项、安全须知、售后服务、民事责任等 ②不得以任何形式，如条款、通知、申明的方式，做出排除或限制消费者权利、加重消费者责任或减轻和免除自身责任等不公平、不合理的规定，不得强制交易
不得侵犯消费者人身自由权利	不得辱骂、诽谤、搜查消费者身体或物品，不得侵犯消费者人身自由
为消费者提供相关服务信息	采用电视、网络或电话等方式提供商品或服务和提供金融服务的经营者，应提供经营地址、联系方式、产品数量和质量、注意事项及售后服务等信息
依法收集、使用消费者个人信息	①遵循合法、正当和必要的原则，并经消费者同意 ②公开收集和使用规则，不得违反法律法规及双方约定 ③严格保密消费者个人信息，不得泄露、出售或非法向他人提供 ④采取技术措施，确保信息安全，防止个人信息泄露或丢失 ⑤发生泄露或丢失时应立即采取补救措施 ⑥未经消费者允许不得向其发送商业信息

（四）消费者权益的保护

国家采取以下措施，保障消费者各项权利的实施。

1. 听取消费者对规则制定的意见　国家制定相关法律和法规时，应听取消费者及其相关协会组织的意见。

2. 政府及其部门落实消费者权益保护的责任

（1）各级人民政府应当做好保护消费者合法权益的工作，落实保护责任；加强监督，预防并及时制止危害消费者人身财产安全行为。

（2）各级人民政府工商行政监管部门应采取相关措施，保护消费者合法权益。

（3）相关部门应听取消费者和消费者协会的意见和建议，并及时展开调查处理。

3. 抽查检验与控制缺陷产品

（1）有关行政部门应当定期或不定期对经营者提供的商品或服务进行抽查检验，并及时向社会公布结果。

（2）发现并认定存在缺陷，有危及消费者人身财产安全的危险时，应当立即采取干预措施，如责令停售、警示、召回等，以保护消费者合法权益。

4. 惩处违法犯罪行为　国家机关应依法惩处侵害消费者合法权利的违法犯罪行为。

5. 及时审理相关诉讼　人民法院应当采取相应措施，方便消费者提起诉讼；对符合起诉条件的权益争议，必须及时审理。

（五）争议的解决

1. 争议解决的途径　消费者与经营者发生权益争议时，可通过以下途径解决。

（1）与经营者协商和解

①协商和解是解决争议的首选方式。

②协商和解必须建立在双方平等自愿的基础上。

（2）请求消费者协会或依法成立其他调解组织：不能协商和解时，消费者可请消费者协会或其他组织调解。

（3）向有关行政部门投诉

①不能协商和解时，消费者可按照商品和服务的性质向有关行政部门提出申诉。

②经营者仅承担民事责任的，可在自愿合法的前提下组织调解。

③经营者存在违法违规行为，应承担行政责任时，应依法对其予以行政处罚。

④经营者存在犯罪嫌疑时，应交由司法机关处理。

（4）提请仲裁

①仲裁：消费者和经营者在发生争议之前或之后达成的协议，自愿将消费者权益争议交由第三方做出裁决以解决争议的方式。

②根据与经营者达成的仲裁协议提请仲裁机构仲裁。

③仲裁庭在做出裁决前，可以先行调解；调解不成的，应当及时依法裁决。

④调解达成协议的，仲裁庭应当制作调解书或者根据协议的结果制作裁决书；调解书与裁决书具有同等法律效力。

⑤若一方或双方不履行义务，债权人可向人民法院申请强制执行。

（5）向人民法院提起诉讼：诉讼具有高效、快捷、力度强的特点，能够使案件得到彻底地解决且具有强制执行力。司法审判是解决各种争议的最后手段。

2. 解决争议的特别规则

（1）销售者的先行赔付义务

①消费者合法权益受到损害时可以向销售者要求赔偿。

②属于生产者或者提供商品的其他销售者的责任时，销售者在进行赔偿后有权向生产者或者其他销售者追偿。

（2）生产者与销售者的追偿责任

①消费者合法权益受到损害时可向销售者和生产者要求赔偿。

②属生产者责任时，销售者赔偿后有权向生产者追偿。

③属销售者责任时，生产者赔偿后有权向销售者追偿。

（3）企业变更后的责任承担：因原企业分立、合并的，消费者可向变更后承担其权利义务的企业要求赔偿。

（4）经营执照持有人与租借人的赔偿责任：消费者合法权益受到损害时，可向使用他人经营执照的违法经营者和执照持有人要求赔偿。

（5）展销会举办者、柜台出租者的特殊责任

①消费者在展销会、租赁柜台购买商品或者接受服务合法权益受到损害时，可向销售者要求赔偿。

②展销会结束或者柜台租赁期满后，可向展销会举办者或柜台出租者要求赔偿。

③展销会举办者或柜台出租者赔偿后，有权向销售者追偿。

（6）网络交易平台提供者的责任

①消费者合法权益受到损害时，可向销售者要求赔偿。

②网络交易平台提供者不能提供销售者或者服务者的真实名称、地址和有效联系方式的，消费者可向网络交易平台提供者要求赔偿。

③网络交易平台提供者赔偿后有权向销售者追偿。

④网络交易平台提供者明知或应知其消费者合法权益受到侵犯但未采取必要措施的，依法与销售者承担连带责任。

（7）虚假广告经营者、发布者的责任

①广告经营者和发布者不能提供经营者真实名称、地址和有效联系方式，应当承担赔偿责任。

②广告经营者和发布者设计、制作、发布关系消费者生命健康商品或者服务的虚假广告并造成消费者损害，应承担连带责任。

③社会团体或者其他组织、个人在关系消费者生命健康商品或者服务的虚假广告或宣传中推荐商品或者服务，造成消费者损害，应承担连带责任。

（8）消费者投诉处理：有关行政部门应自收到投诉之日起7个工作日内予以处理并告知消费者。

（9）提起公益诉讼：侵害众多消费者合法权益的行为，中国消费者协会及在省、自治区、直辖市设立的消费者协会，可向人民法院提起诉讼。

【同步练习】

一、A型题（最佳选择题）

1. 下列不属于消费者权益保护法适用对象的是

A. 某农民为自办的蛋糕店购买鸡蛋

B. 某个体老板为家庭消费需要购买大米

C. 某学生为自学需要购买书籍

D. 某农民为种植而购买蔬菜种子

本题考点：消费者权益保护法适用对象包括消费者为生活消费需要购买、使用商品或接

受服务；农民购买或使用直接用于农业生产的生产资料；经营者为消费者提供其生产、销售的商品或提供服务。

2. 消费者有权向经营者要求提供商品的产地、规格和等级等信息，说明消费者具有
A. 安全保障权
B. 自主选择权
C. 真情知晓权
D. 监督批评权

本题考点： 安全保障权指购买、使用商品或接受服务时，人身财产安全不受损害。真情知晓权指知晓其购买、使用的商品或接受的服务的真实情况，消费者有权要求经营者提供商品的价格、产地、生产者、用途等情况。自主选择权指自主选择商品或服务。监督批评权指对商品和服务及消费者权益保护工作进行监督。

3. 甲药在某药店销售时，售价明显较其他药店高，该药店损害了消费者的
A. 结社权
B. 公平交易权
C. 获取赔偿权
D. 受尊重权

本题考点： 公平交易权指消费者在购买商品或者接受服务时，有权获得质量保障、价格合理、计量正确等公平交易条件，有权拒绝经营者的强制交易行为。

4. 根据《中华人民共和国消费者权益保护法》，下列不属于消费者的权利的是
A. 知晓购买商品真实情况
B. 因购买商品受到人身财产损害时依法获得赔偿
C. 依法成立维护自身合法权益的社会组织
D. 无理由退货

本题考点：《中华人民共和国消费者权益保护法》规定，消费者购买、使用商品或接受服务时，依法享有安全保障权、真情知晓权、自主选择权、公平交易权、获取赔偿权、结社权、知识获取权、受尊重权、监督批评权。没有无理由退货的权利。

5. 李某在某药店购买一种感冒冲剂，说明书提示该药味甘甜，回家服用后发现该药味酸，且出现严重腹泻。经药品监督部门鉴定，该药为假冒伪劣药品。关于药店和李某对此事责任的说法正确的是
A. 该药品未经检验部门检验，药店不应承担责任
B. 药店违反保证商品或者服务安全的义务，应当承担责任
C. 药店不是该药品生产者，不应承担责任
D. 药店对该药品是否属于假药并不知情，不应承担责任

本题考点： 经营者具有保证安全义务，应保证其提供的商品或者服务符合保障人身、财产安全的要求。

6. 消费者权益争议的首选解决方式是
A. 与经营者协商
B. 申请仲裁
C. 向有关部门投诉
D. 向人民法院上诉

本题考点： 争议解决的途径包括与经营者协商和解，是解决争议的首选方式；请求消费

者协会或者依法成立的其他调解组织调解；向有关行政部门投诉；提请仲裁；向人民法院提起诉讼；司法审判具有权威性、强制性，是解决各种争议的最后手段。

7. 消费者与经营者发生消费权益争议时，具有强制执行力的最后解决手段是

A. 向人民法院上诉　　　　　　　　B. 申请仲裁

C. 向有关部门投诉　　　　　　　　D. 向公安部门举报

本题考点：争议解决的途径包括与经营者协商和解，是解决争议的首选方式；请求消费者协会或者依法成立的其他调解组织调解；向有关行政部门投诉；提请仲裁；向人民法院提起诉讼。司法审判具有权威性、强制性，是解决各种争议的最后手段。

二、B 型题（配伍选择题）

（8—11 题共用备选答案）

A. 安全保障权　　　　　　　　　　B. 自主选择权

C. 监督批评权　　　　　　　　　　D. 获取赔偿权

8. 张某发现甲药厂生产的药品存在不符合生产质量规定的情况，遂上报给有关部门

9. 李某因购买到乙药厂生产的假冒伪劣药品出现癫痫，遂要求该药厂赔偿损失

10. 王某在购买某药品时，以可帮助药品吸收为由，被要求必须同时购买另一种药品

11. 丙药厂生产销售不符合国家规定的维生素 C 片，侵犯了消费者的

本题考点：《中华人民共和国消费者权益保护法》规定，消费者购买、使用商品或接受服务时，依法享有安全保障权、真情知晓权、自主选择权、公平交易权、获取赔偿权、结社权、知识获取权、受尊重权、监督批评权。

三、X 型题（多项选择题）

12. 消费者在消费过程中，有权向经营者要求提供商品的

A. 进货价格　　　　　　　　　　　B. 规格

C. 用途、性能　　　　　　　　　　D. 产地和生产者

本题考点：消费者享有知悉其购买使用的商品或者接受的服务的真实情况的权利。消费者有权根据商品或者服务的不同情况，要求经营者提供商品的价格、产地、生产者、用途、性能、规格、等级、主要成分、生产日期、有效期限、检验合格证明、使用方法说明书、售后服务，或者服务的内容、规格、费用等有关情况。不包括进货价格。

参考答案：1. A　2. C　3. B　4. D　5. B　6. A　7. A　8. C　9. D　10. B　11. A　12. BCD

【参考文献】

［1］国家市场监督管理总局令第 4 号．药品广告审查办法（局令第 27 号）［S］．2018.

［2］国家工商行政管理总局、国家食品药品监督管理局令第 27 号．药品广告审查发布标准［S］．2007.

［3］中华人民共和国主席令第 29 号．中华人民共和国反不正当竞争法（2019 年修正）［S］．2019.

［4］国家工商行政管理局令第 33 号．关于禁止仿冒知名商品特有的名称、包装、装潢的不正当竞争行为的若干规定 ［S］.1995.

［5］国家工商行政管理局令第 60 号．关于禁止商业贿赂行为的暂行规定 ［S］.1996.

［6］工商行政管理局令第 41 号．关于禁止侵犯商业秘密行为的若干规定 ［S］.1995.

［7］国家工商行政管理总局令第 87 号．互联网广告管理暂行办法 ［S］.2016.

［8］中华人民共和国主席令第 7 号．中华人民共和国消费者权益保护法 ［S］.2013.

［9］中华人民共和国主席令第 76 号．中华人民共和国仲裁法 ［S］.1997.

第十章 药品安全法律责任

为加强药品监督管理和保证药品质量安全，维护人民用药的合法权益，包括中华人民共和国《刑法》《药品管理法》《药品管理法实施条例》等法律法规对违反药品管理法规的行为设定了相应的法律责任。

一、药品安全法律责任与特征

【复习指导】本部分内容较简单，历年偶考。药品安全法律责任的构成要素和包含的种类需要熟练掌握。

1. **药品安全法律责任的界定和特点** 广义上的法律责任与法律义务同义；狭义上的法律责任是指由特定事实（违法、违约行为或法律直接规定的应当承担责任的行为）所引起的，对损害予以赔偿、补偿或接受惩罚的特殊义务。

法律责任构成要素和特点：有存在违法行为的行为人，才承担相应的法律责任；在法律上有明文规定；由国家强制力保证其执行；由国家相应机关依法追究法律责任，其他组织和个人无权行使此项权力。

药品安全法律责任是指违反了药品管理法律法规的应承担的责任。

2. **药品安全法律责任的种类** 根据行为人违反药品法律法规的性质和社会危害程度的不同，法律责任分为：刑事责任、民事责任和行政责任。

（1）刑事责任：《中华人民共和国刑法》第32～35条规定：刑罚分为主刑和附加刑，主刑包括管制、拘役、有期徒刑、无期徒刑和死刑；附加刑包括罚金、剥夺政治权利、没收财产，附加刑可附加适用也可独立适用。《刑法》对违反药品法律法规的刑事责任也制定了相应的刑罚，如："生产销售假药罪""生产销售劣药罪"，并明确了刑罚。

（2）民事责任：《中华人民共和国民法总则》第179条规定"承担民事责任的方式包括：停止侵害、返还财产、赔偿损失、赔礼道歉"等11种。根据《侵权责任法》的相关规定：因产品缺陷危及他人人身、财产安全的，被侵权人有权请求生产者、销售者承担排除妨碍、消除危险等侵权责任；因产品存在缺陷造成损害的，被侵权人可以向产品的生产者请求赔偿，也可以向产品的销售者请求赔偿；因药品的缺陷造成患者损害的，患者可以向生产者或者血液提供机构请求赔偿，也可以向医疗机构请求赔偿。

（3）行政责任：《中华人民共和国行政处罚法》第8条指出"行政处罚包括警告、罚款、没收违法所得、没收非法财物、责令停产停业、暂扣或吊销许可证、暂扣或者吊销执照、行政拘留及行政法规规定的其他行政处罚"；"行政处分包括警告、记过、记大过、降级、撤职、开除"。

【同步练习】

一、A型题（最佳选择题）

1. 下列属于行政处罚的是

A. 责令停产停业　　　　B. 降级　　　　　　C. 管制　　　　　D. 开除

本题考点：行政处罚的主要类别。

二、B 型题（配伍选择题）

（2—4 题共用备选答案）

A. 行政处罚   B. 刑事责任   C. 民事责任   D. 行政处分

2. 暂扣或者吊销营业执照属

3. 责令停产整顿属

4. 药品生产企业因未履行合同生产销售药品，应承担的违约责任属

本题考点：法律责任的分类。责令停产整顿、暂扣或者吊销执照属于行政处罚；药品生产企业因未履行合同，应承担排除妨碍、消除危险、赔偿损失的侵权民事责任。

三、X 型题（多项选择题）

5. 药品安全法律责任构成要素

A. 有犯罪的主体，存在违法行为   B. 有法律法规的明文规定

C. 由国家强制力保证执行   D. 由国家专门的机关依法追究

本题考点：药品安全法律责任构成要素。

参考答案：1. A   2. A   3. A   4. C   5. ABCD

二、生产、销售假药、劣药的法律责任

【复习指导】本部分内容属于高频考点，历年必考，应重点复习。生产、销售假、劣药的认定和应承担的法律责任都是重点掌握的内容。

中华人民共和国《刑法》《药品管理法》《药品管理法实施条例》等法律法规对生产、销售假、劣药品应承担的法律责任有明确规定：禁止生产（包括配制）、销售、使用假药、劣药；禁止未取得药品批准证明文件生产、进口药品；禁止使用未按照规定审评、审批的原料药、包装材料和容器生产药品。

（一）生产销售假药的法律责任

1. 假药的认定   根据《药品管理法》第 98 条的规定："有下列情形之一的，为假药：①药品所含成分与国家药品标准规定的成分不符；②以非药品冒充药品或者以他种药品冒充此种药品；③变质的药品；④药品所标明的适应证或者功能主治超出规定范围"。

2. 生产、销售假药的行政责任   《药品管理法》第 116 条规定："生产、销售假药的，没收违法生产、销售的药品和违法所得，责令停产停业整顿，吊销药品批准证明文件，并处违法生产、销售的药品货值金额 15 倍以上 30 倍以下的罚款；货值金额不足 10 万元的，按 10 万元计算；情节严重的，吊销药品生产许可证、药品经营许可证或者医疗机构制剂许可证，10 年内不受理其相应申请；药品上市许可持有人为境外企业的，10 年内禁止其药品进口"。

《药品管理法》第 118 条规定："生产、销售假药，或者生产、销售劣药且情节严重的，对法定代表人、主要负责人、直接负责的主管人员和其他责任人员，没收违法行为发生期间自本单位所获收入，并处所获收入 30% 以上 3 倍以下的罚款，终身禁止从事药品生产经营活动，并可以由公安机关处 5 日以上 15 日以下的拘留"。

3. 生产、销售假药的刑事责任（表 10-1）   根据最高人民法院、最高人民检察院《关于办理危害药品安全刑事案件适用法律若干问题的解释》（法释〔2014〕14 号）第 6 条规定："以生产、销售假药为目的，实施下列行为之一的，应当认定为**生产假药**：①合成、精

制、提取、储存、加工炮制药品原料的行为；②将药品原料、辅料、包装材料制成成品过程中，进行配料、混合、制剂、储存、包装的行为；③印制包装材料、标签、说明书的行为。<u>医疗机构、医疗机构工作人员明知是假药、劣药而有偿提供给他人使用，或者为出售而购买、储存的行为，应当认定为**销售假药**</u>"。

表 10 - 1　生产、销售假药的刑事责任

生产、销售假药的 刑事责任	细则	参考法律法规
处 3 年以下有期徒刑或者拘役并处罚金	生产、销售假药的	《刑法》第 141 条规定
处 3 年以上 10 年以下有期徒刑，并处罚金	生产、销售假药的，对人体健康造成严重危害： ①造成轻伤或者重伤的 ②造成轻度残疾或者中度残疾的 ③造成器官组织损伤导致一般功能障碍或者严重功能障碍的 ④其他对人体健康造成严重危害的情形 其他严重情节的： ①造成较大突发公共卫生事件的 ②生产、销售金额 20 万元以上不满 50 万元的 ③生产、销售金额 10 万元以上不满 20 万元，并具有从重处罚情形之一的 ④根据生产、销售的时间、数量、假药种类等，应当认定为情节严重	最高人民法院、最高人民检察院《关于办理危害药品安全刑事案件适用法律若干问题的解释》第 2 条，第 3 条
处 10 年以上有期徒刑、无期徒刑或者死刑，并处罚金或者没收财产	其他特别严重情节： ①致人重度残疾的 ②造成 3 人以上重伤、中度残疾或者器官组织损伤导致严重功能障碍的 ③造成 5 人以上轻度残疾或者器官组织损伤导致一般功能障碍的 ④造成 10 人以上轻伤的 ⑤造成重大、特别重大突发公共卫生事件的 ⑥生产、销售金额 50 万元以上的 ⑦生产、销售金额 20 万元以上不满 50 万元，并具有从重处罚情形之一的 ⑧根据生产、销售的时间、数量、假药种类等，应当认定为情节特别严重的	最高人民法院、最高人民检察院《关于办理危害药品安全刑事案件适用法律若干问题的解释》第 4 条
刑事从重处罚的情节	①生产、销售的假药以孕产妇、婴幼儿、儿童或者危重患者为主要使用对象的 ②生产、销售的假药属于麻醉药品、精神药品、医疗用毒性药品、放射性药品、避孕药品、血液制品、疫苗的 ③生产、销售的假药属于注射剂药品、急救药品的 ④医疗机构、医疗机构工作人员生产、销售假药的 ⑤在自然灾害、事故灾难、公共卫生事件、社会安全事件等突发事件期间，生产、销售用于应对突发事件的假药的 ⑥2 年内曾因危害药品安全违法犯罪活动受过行政处罚或者刑事处罚的 ⑦其他应当酌情从重处罚的情形	最高人民法院、最高人民检察院《关于办理危害药品安全刑事案件适用法律若干问题的解释》第 1 条

根据最高人民法院、最高人民检察院《关于办理药品、医疗器械注册申请材料造假刑事案件适用法律若干问题的解释》（法释〔2017〕15号）第1条和第3条的规定："药物非临床研究机构、药物临床试验机构、合同研究组织的工作人员，故意提供虚假的药物非临床研究报告、药物临床试验报告及相关材料的，应当认定为提供虚假证明文件罪。具有下列情形之一的，应当认定为情节严重：①在药物非临床研究或者药物临床试验过程中故意使用虚假试验用药品的；②瞒报与药物临床试验用药品相关的严重不良事件的；③故意损毁原始药物非临床研究数据或者药物临床试验数据的；④编造受试动物信息、受试者信息、主要试验过程记录、研究数据、检测数据等药物非临床研究数据或者药物临床试验数据，影响药品安全性、有效性评价结果的；⑤曾因在申请药品、医疗器械注册过程中提供虚假证明材料受过刑事处罚或者2年内受过行政处罚，又提供虚假证明材料的；⑥其他情节严重的情形。药品注册申请单位的工作人员，故意使用上述情节严重情形之一的虚假材料骗取药品批准证明文件，生产、销售药品的，按照刑法141条规定，以生产销售假药罪处罚"。

（二）生产、销售劣药的法律责任

1. 劣药的认定　根据《药品管理法》第98条规定："有下列情形之一的，为劣药：①药品成分的含量不符合国家药品标准；②被污染的药品；③未标明或者更改有效期的药品；④未注明或者更改产品批号的药品；⑤超过有效期的药品；⑥擅自添加防腐剂、辅料的药品；⑦其他不符合药品标准的药品"。

根据《药品管理法实施条例》第66条规定，生产劣药的情形还包括："生产没有国家药品标准的中药饮片，不符合省、自治区、直辖市人民政府药品监督管理部门制定的炮制规范的；医疗机构不按照省、自治区、直辖市人民政府药品监督管理部门批准的标准配制制剂的情况"。

2. 生产、销售劣药的行政责任　《药品管理法》第117条规定："生产、销售劣药的，没收违法生产、销售的药品和违法所得，并处违法生产、销售的药品货值金额10倍以上20倍以下的罚款；违法生产、批发的药品货值金额不足10万元的，按10万元计算，违法零售的药品货值金额不足1万元的，按1万元计算；情节严重的，责令停产停业整顿直至吊销药品批准证明文件、药品生产许可证、药品经营许可证或者医疗机构制剂许可证。生产、销售的中药饮片不符合药品标准，尚不影响安全性、有效性的，责令限期改正，给予警告；可以处10万元以上50万元以下的罚款"。

《药品管理法》第119条规定："药品使用单位使用假药、劣药的，按照销售假药、零售劣药的规定处罚；情节严重的，法定代表人、主要负责人、直接负责的主管人员和其他责任人员有医疗卫生人员执业证书的，还应当吊销执业证书"。

3. 生产、销售劣药的刑事责任（表10-2）

（1）刑事责任认定及刑罚：根据最高人民法院、最高人民检察院《关于办理危害药品安全刑事案件适用法律若干问题的解释》（法释〔2014〕14号）第6条的规定："以生产、销售劣药为目的，实施下列行为之一的，应当认定为**生产劣药**：①合成、精制、提取、储存、加工炮制药品原料的行为；②将药品原料、辅料、包装材料制成成品过程中，进行配料、混合、制剂、储存、包装的行为；③印制包装材料、标签、说明书的行为。医疗机构、医疗机构工作人员明知是劣药而有偿提供给他人使用，或者为出售而购买、储存的行为，应当认定为**销售劣药**"。

表 10 – 2 生产、销售劣药的刑事责任

生产、销售劣药的刑事处罚	情节认定细则
处 3 年以上 10 年以下有期徒刑，并处销售金额 50% 以上 2 倍以下罚金	生产、销售劣药，对人体健康造成严重危害的： ①造成轻伤或者重伤的 ②造成轻度残疾或者中度残疾的 ③造成器官组织损伤导致一般功能障碍或者严重功能障碍的 ④其他对人体健康造成严重危害的情形
处 10 年以上有期徒刑、无期徒刑，并处销售金额 50% 以上 2 倍以下罚金或者没收财产	特别严重后果： ①致人死亡 ②致人重度残疾的 ③造成 3 人以上重伤、中度残疾或者器官组织损伤导致严重功能障碍的 ④造成 5 人以上轻度残疾或者器官组织损伤导致一般功能障碍的 ⑤造成 10 人以上轻伤的 ⑥造成重大、特别重大突发公共卫生事件的
刑事从重处罚的情节	①生产、销售的劣药以孕产妇、婴幼儿、儿童或者危重患者为主要使用对象的 ②生产、销售的劣药属于麻醉药品、精神药品、医疗用毒性药品、放射性药品、避孕药品、血液制品、疫苗的 ③生产、销售的劣药属于注射剂药品、急救药品的 ④医疗机构、医疗机构工作人员生产、销售劣药的 ⑤在自然灾害、事故灾难、公共卫生事件、社会安全事件等突发事件期间，生产、销售用于应对突发事件的劣药的 ⑥2 年内曾因危害药品安全违法犯罪活动受过行政处罚或者刑事处罚的 ⑦其他应当酌情从重处罚的情形

参考法律法规：《刑法》第 142 条规定；最高人民法院、最高人民检察院《关于办理危害药品安全刑事案件适用法律若干问题的解释》第 5 条

（2）生产、销售伪劣产品罪：生产、销售劣药可能涉及生产、销售伪劣产品罪。根据最高人民检察院公安部《关于公安机关管辖的刑事案件立案追诉标准的规定》的通知（公通字〔2008〕36 号）第 16 条规定："生产者、销售者在产品中掺杂、掺假，以假充真，以次充好或者以不合格产品冒充合格产品，涉嫌下列情形之一的，应予立案追诉：①伪劣产品销售金额 5 万元以上的；②伪劣产品尚未销售，货值金额 15 万元以上的；③伪劣产品销售金额不满 5 万元，但将已销售金额乘以 3 倍后，与尚未销售的伪劣产品货值金额合计 15 万元以上的"。

中华人民共和国《刑法》第 140 条关于生产、销售伪劣产品罪的规定："生产者、销售者在产品中掺杂、掺假，以假充真，以次充好或者以不合格产品冒充合格产品，销售金额 5 万元以上不满 20 万元的，处 2 年以下有期徒刑或者拘役，并处或者单处销售金额 50% 以上 2 倍以下罚金；销售金额 20 万元以上不满 50 万元的，处 2 年以上 7 年以下有期徒刑，并处销售金额 50% 以上 2 倍以下罚金；销售金额 50 万元以上不满 200 万元的，处 7 年以上有期徒刑，并处销售金额 50% 以上 2 倍以下罚金；销售金额 200 万元以上的，处 15 年有期徒刑或者无期徒刑，并处销售金额 50% 以上 2 倍以下罚金或者没收财产"。

（三）为生产、销售假药、劣药提供运输、保管、仓储等便利条件的人员的法律责任

根据《药品管理法》第 120 条规定："知道或者应当知道属于假药、劣药而为其提供储存、运输等便利条件的，没收全部储存、运输收入，并处违法收入 1 倍以上 5 倍以下的罚款；情节严重的，并处违法收入 5 倍以上 15 倍以下的罚款；违法收入不足 5 万元的，按 5 万元计算"。

根据最高人民法院、最高人民检察院《关于办理危害药品安全刑事案件适用法律若干问题的解释》第 8 条规定："明知他人生产、销售假药、劣药，而有下列情形之一的以共同犯罪论处：①提供资金、贷款、账号、发票、证明、许可证件的；②提供生产、经营场所、设备或者运输、储存、保管、邮寄、网络销售渠道等便利条件的；③提供生产技术或者原料、辅料、包装材料、标签、说明书的；④提供广告宣传等帮助行为的"。

【同步练习】

一、A 型题（最佳选择题）

1. 下列按劣药论处的是
A. 未取得批准文号的原料药生产的
B. 变质的
C. 被污染的
D. 更改有效期的
本题考点：劣药的认定，注意与假药区别记忆。

2. 下列为假药的是
A. 药品所含成分与国家规定的药品标准成分不符的
B. 擅自添加着色剂的
C. 不注明或者更改生产批号的
D. 超过有效期的
本题考点：假药的认定，注意与劣药区别记忆。

3. 甲医药公司明知乙药厂生产的药品为假药，还为其提供仓库，对甲医药公司的处罚除没收全部违法收入外，应并处
A. 违法收入 50% 以上 1 倍以下的罚款
B. 违法收入 50% 以上 2 倍以下的罚款
C. 违法收入 1 倍以上 5 倍以下的罚款
D. 违法收入 50% 以上 5 倍以下的罚款
本题考点：为生产、销售假药提供保管、仓储等便利条件的人员应承担的法律责任。

4. 生产、销售假药的单位，没收违法生产、销售的药品和违法所得，并处
A. 违法生产、销售药品货值金额 3 倍以上 5 倍以下的罚款
B. 违法生产、销售药品货值金额 1 倍以上 5 倍以下的罚款
C. 违法生产、销售药品货值金额 1 倍以上 3 倍以下的罚款
D. 并处所获收入 30% 以上 3 倍以下的罚款
本题考点：生产、销售假药的单位应承担的法律责任，注意与生产、销售劣药的单位应承担的法律责任区别。

5. 下列生产、销售劣药的情形，应当认定"对人体健康造成严重危害"的是

A. 致人死亡

B. 造成 1 人中度残疾的

C. 造成 10 人以上轻伤

D. 造成 5 人以上轻伤

本题考点：生产、销售劣药从重处罚的情形。注意与生产、销售假药从重处罚的情形和生产、销售劣药"特别严重后果""其他特别严重情节"区别。

二、B 型题（配伍选择题）

（6—8 题共用备选答案）

A. 3 年以下

B. 3 年以上 10 年以下有期徒刑

C. 10 年以上有期徒刑、无期徒刑或死刑

D. 15 年以上有期徒刑、无期徒刑或死刑

6. 根据《刑法》第 141 条规定，生产、销售假药的，处以有期徒刑或者拘役的时间为

7. 根据《刑法》第 141 条规定，生产、销售假药的对人体健康造成严重危害或者有其他严重情节，处以有期徒刑或者拘役的时间为

8. 根据《刑法》第 141 条规定，生产、销售假药致人死亡或者有其他特别严重情节的，并处罚金或者没收财产，其处以

本题考点：生产、销售假药和劣药应受到的刑事处罚。

（9—10 题共用备选答案）

A. 3 年以上 10 年以下有期徒刑

B. 5 年以上 10 年以下有期徒刑

C. 10 年以上有期徒刑、无期徒刑或死刑

D. 3 年以下有期徒刑

9. 生产、销售劣药，对人体健康造成严重危害的，处销售金额 50% 以上 2 倍以下罚金并处以

10. 后果特别严重的，处销售金额 50% 以上 2 倍以下罚金或者没收财产并处以

本题考点：生产、销售假药和劣药的刑事处罚原则。

三、X 型题（多项选择题）

11. 根据最高人民法院、最高人民检察院《关于办理危害药品安全刑事案件适用法律若干问题的解释》的规定，以生产、销售假药为目的，实施下列行为之一的，应当认定为"生产"假药的包括

A. 加工炮制药品原料的行为

B. 将药品原料、辅料制成成品过程中，进行配料、混合、制剂、储存、包装的行为

C. 印制标签、说明书的行为

D. 印制包装材料的行为

本题考点：生产假药的认定。医疗机构工作人员明知是假药而有偿提供给他人使用应当认定为"销售"假药。

12. 最高人民法院、最高人民检察院《关于办理危害药品安全刑事案件适用法律若干问题的解释》规定生产、销售假药，具有下列情形之一的，应当酌情从重处罚的包括

A. 生产或销售的假药以儿童为主要使用对象的

B. 生产或销售的假药为血液制品

C. 医疗机构工作人员生产或销售假药

D. 生产或销售用于应对突发事件的假药

本题考点： 生产、销售假药从重处罚的情形。

参考答案： 1. D　2. A　3. C　4. D　5. B　6. A　7. B　8. C　9. A　10. C　11. ABCD
12. ABCD

三、违反药品监督管理规定的法律责任

【复习指导】本部分内容属于高频考点，历年常考，应重点复习。

（一）无证生产经营的法律责任

1. 无证生产经营药品的法律责任和从无证企业购入药品的法律责任　根据《药品管理法》第 115 条规定："未取得《药品生产许可证》《药品经营许可证》或者《医疗机构制剂许可证》生产、销售药品的，责令关闭，没收违法生产、销售的药品和违法所得，并处违法生产、销售的药品（包括已售出和未售出的药品，下同）货值金额 15 倍以上 30 倍以下的罚款；货值金额不足 10 万元的，按 10 万元计算"。

2. 其他按无证生产、经营处罚的情形　有下列情形的：①未经批准，擅自在城乡集市贸易市场设点销售药品或者在城乡集市贸易市场设点销售的药品超出批准经营的药品范围的。②个人设置的门诊部、诊所等医疗机构向患者提供的药品超出规定的范围和品种的。③药品生产企业、经营企业和医疗机构变更药品生产经营许可事项，应当办理变更登记手续而未办理的，由原发证部门给予警告，责令限期补办变更登记手续；逾期不补办的，宣布其《药品生产许可证》《药品经营许可证》和《医疗机构制剂许可证》无效。

（二）违反药品质量管理规范的法律责任

为加强药品生产、经营等过程中的质量管理，规范药品生产、经营等过程中的行为，国务院食品药品监督管理部门，制定了一系列质量控制基本准则，包括《药品生产质量管理规范》《药品经营质量管理规范》《药物非临床研究质量管理规范》《药物临床试验质量管理规范》等。凡开展药品生产、经营、非临床研究、临床试验等活动的从业者都应严格遵守这些质量管理规范的要求。违反则会构成违法。

根据《药品管理法》第 126 条规定："药品的生产企业、经营企业、药物非临床安全性评价研究机构、药物临床试验机构未按照规定实施《药品生产质量管理规范》《药品经营质量管理规范》《药物非临床研究质量管理规范》《药物临床试验质量管理规范》的，给予警告，责令限期改正；逾期不改正的，责令停产、停业整顿，处 10 万元以上 50 万元以下的罚款；情节严重的，处 50 万元以上 200 万元以下的罚款，责令停产停业整顿直至吊销药品批准证明文件、药品生产许可证、药品经营许可证等，药物非临床安全性评价研究机构、药物临床试验机构等 5 年内不得开展药物非临床安全性评价研究、药物临床试验，对法定代表人、主要负责人、直接负责的主管人员和其他责任人员，没收违法行为发生期间自本单位所

获收入，并处所获收入 10% 以上 50% 以下的罚款，10 年直至终身禁止从事药品生产经营等活动"。

根据《药品管理法》第 129 条规定："药品上市许可持有人、药品生产企业、药品经营企业或者医疗机构未从药品上市许可持有人或者具有药品生产、经营资格的企业购进药品的，责令改正，没收违法购进的药品和违法所得，并处违法购进药品货值金额 2 倍以上 10 倍以下的罚款；情节严重的，并处货值金额 10 倍以上 30 倍以下的罚款，吊销药品批准证明文件、药品生产许可证、药品经营许可证或者医疗机构执业许可证；货值金额不足 5 万元的，按 5 万元计算"。

（三）许可证、批准证明文件相关的法律责任

行政许可，是指行政机关根据公民、法人或者其他组织的申请，经依法审查，准予其从事特定活动的行为。依法取得的行政许可，除法律、法规规定依照法定条件和程序可以转让的以外，不得转让。公民、法人或者其他组织未经行政许可，擅自从事依法应当取得行政许可的活动的，行政机关应当依法采取措施予以制止，并依法给予行政处罚；构成犯罪的，依法追究刑事责任。

1. 《药品管理法》第 122 条规定："伪造、变造、出租、出借、非法买卖许可证或者药品批准证明文件的，没收违法所得，并处违法所得 1 倍以上 5 倍以下的罚款；情节严重的，并处违法所得 5 倍以上 15 倍以下的罚款，吊销药品生产许可证、药品经营许可证、医疗机构制剂许可证或者药品批准证明文件，对法定代表人、主要负责人、直接负责的主管人员和其他责任人员，处 2 万元以上 20 万元以下的罚款，10 年内禁止从事药品生产经营活动，并可以由公安机关处 5 日以上 15 日以下的拘留；违法所得不足 10 万元的，按 10 万元计算"。

2. 《药品管理法》第 123 条规定："提供虚假的证明、数据、资料、样品或者采取其他手段骗取临床试验许可、药品生产许可、药品经营许可、医疗机构制剂许可或者药品注册等许可的，撤销相关许可，10 年内不受理其相应申请，并处 50 万元以上 500 万元以下的罚款；情节严重的，对法定代表人、主要负责人、直接负责的主管人员和其他责任人员，处 2 万元以上 20 万元以下的罚款，10 年内禁止从事药品生产经营活动，并可以由公安机关处 5 日以上 15 日以下的拘留"。

（四）药品商业贿赂行为的法律责任

国家工作人员利用职务上的便利，索取他人财物的，或者非法收受他人财物，为他人谋取利益的，是受贿罪。国家工作人员在经济往来中，违反国家规定，收受各种名义的回扣、手续费，归个人所有的，以受贿论处。

1. 《药品管理法》第 88 条规定："禁止药品的生产企业、经营企业和医疗机构在药品购销中账外暗中给予、收受回扣或者其他利益。禁止药品的生产企业、经营企业或者其代理人以任何名义给予使用其药品的医疗机构的负责人、药品采购人员、医师等有关人员财物或者其他利益。禁止医疗机构的负责人、药品采购人员、医师等有关人员以任何名义收受药品的生产企业、经营企业或者其代理人给予的财物或者其他利益"。

2. 《药品管理法》第 141 条规定："药品上市许可持有人、药品生产企业、药品经营企业或者医疗机构在药品购销中给予、收受回扣或者其他不正当利益的，药品上市许可持有人、药品生产企业、药品经营企业或者代理人给予使用其药品的医疗机构的负责人、药品采

购人员、医师、药师等有关人员财物或者其他不正当利益的，由市场监督管理部门没收违法所得，并处 30 万元以上 300 万元以下的罚款；情节严重的，吊销药品上市许可持有人、药品生产企业、药品经营企业营业执照，并由药品监督管理部门吊销药品批准证明文件、药品生产许可证、药品经营许可证"。

3. 《药品管理法》第 142 条规定："药品上市许可持有人、药品生产企业、药品经营企业的负责人、采购人员等有关人员在药品购销中收受其他药品上市许可持有人、药品生产企业、药品经营企业或者代理人给予的财物或者其他不正当利益的，没收违法所得，依法给予处罚；情节严重的，5 年内禁止从事药品生产经营活动。医疗机构的负责人、药品采购人员、医师、药师等有关人员收受药品上市许可持有人、药品生产企业、药品经营企业或者代理人给予的财物或者其他不正当利益的，由卫生健康主管部门或者本单位给予处分，没收违法所得；情节严重的，还应当吊销其执业证书"。

4. 最高人民法院、最高人民检察院《关于办理商业贿赂刑事案件适用法律若干问题的意见》第 4 条规定：医疗机构中的国家工作人员，在药品、医疗器械、医用卫生材料等医药产品采购活动中，利用职务上的便利，索取销售方财物，或者非法收受销售方财物，为销售方谋取利益，构成犯罪的，依照刑法第 385 条的规定，以受贿罪定罪处罚。

（五）违反药品不良反应报告和监测的法律责任

《药品不良反应报告和监测管理办法》第 3 条规定："我国实行药品不良反应报告制度。药品生产企业（包括进口药品的境外制药厂商）、药品经营企业、医疗机构应当按照规定报告所发现的药品不良反应"。第 4 条规定："国家食品药品监督管理局主管全国药品不良反应报告和监测工作，地方各级药品监督管理部门主管本行政区域内的药品不良反应报告和监测工作。各级卫生行政部门负责本行政区域内医疗机构与实施药品不良反应报告制度有关的管理工作"。第 13 条规定："药品生产、经营企业和医疗机构应当建立药品不良反应报告和监测管理制度。药品生产企业应当设立专门机构并配备专职人员，药品经营企业和医疗机构应当设立或者指定机构并配备专（兼）职人员，承担本单位的药品不良反应报告和监测工作"。

1. 药品生产企业的法律责任 《药品不良反应报告和监测管理办法》第 58 条规定："药品生产企业有下列情形之一的，由所在地药品监督管理部门给予警告，责令限期改正，可以并处 5000 元以上 3 万元以下的罚款。①未按照规定建立药品不良反应报告和监测管理制度，或者无专门机构、专职人员负责本单位药品不良反应报告和监测工作的；②未建立和保存药品不良反应监测档案的；③未按照要求开展药品不良反应或者群体不良事件报告、调查、评价和处理的；④未按照要求提交定期安全性更新报告的；⑤未按照要求开展重点监测的；⑥不配合严重药品不良反应或者群体不良事件相关调查工作的；⑦其他违反本办法规定的。药品生产企业未按要求定期提交安全性更新报告，或未按照要求开展重点监测的，按照《药品注册管理办法》的规定对相应药品不予再注册"。

2. 药品经营企业的法律责任 《药品不良反应报告和监测管理办法》第 59 条规定："药品经营企业有下列情形之一的，由所在地药品监督管理部门给予警告，责令限期改正；逾期不改的，处 3 万元以下的罚款。①无专职或者兼职人员负责本单位药品不良反应监测工作的；②未按照要求开展药品不良反应或者群体不良事件报告、调查、评价和处理的；③不配合严重药品不良反应或者群体不良事件相关调查工作的"。

3. 医疗机构的法律责任　《药品不良反应报告和监测管理办法》第60条规定："医疗机构有下列情形之一的，由所在地卫生行政部门给予警告，责令限期改正；逾期不改的，处3万元以下的罚款；情节严重并造成严重后果的，由所在地卫生行政部门对相关责任人给予行政处分。①无专职或者兼职人员负责本单位药品不良反应监测工作的；②未按照要求开展药品不良反应或者群体不良事件报告、调查、评价和处理的；③不配合严重药品不良反应和群体不良事件相关调查工作的。药品监督管理部门发现医疗机构有前款规定行为之一的，应当移交同级卫生行政部门处理。卫生行政部门对医疗机构做出行政处罚决定的，应当及时通报同级药品监督管理部门"。

（六）违反药品召回管理规定的法律责任

药品召回，是指药品生产企业（包括进口药品的境外制药厂商）按照规定的程序收回已上市销售的存在安全隐患的药品。

根据药品安全隐患的严重程度，药品召回分为三级。一级召回：使用该药品可能引起严重健康危害的；二级召回：使用该药品可能引起暂时的或者可逆的健康危害的；三级召回：使用该药品一般不会引起健康危害，但出于其他原因需要收回的。

药品生产企业应当按照本办法的规定建立和完善药品召回制度，收集药品安全的相关信息，对可能具有安全隐患的药品进行调查、评估，召回存在安全隐患的药品。药品经营企业、使用单位应当协助药品生产企业履行召回义务，按照召回计划的要求及时传达、反馈药品召回信息，控制和收回存在安全隐患的药品。

药品生产企业在做出药品召回决定后，应当制订召回计划并组织实施，一级召回在24小时内，二级召回在48小时内，三级召回在72小时内，通知到有关药品经营企业、使用单位停止销售和使用，同时向所在地省、自治区、直辖市药品监督管理部门报告。

药品生产企业在启动药品召回后，一级召回在1日内，二级召回在3日内，三级召回在7日内，应当将调查评估报告和召回计划提交给所在地省、自治区、直辖市药品监督管理部门备案。省、自治区、直辖市药品监督管理部门应当将收到一级药品召回的调查评估报告和召回计划报告国家食品药品监督管理总局。

1. 药品生产企业不履行召回义务的法律责任

（1）药品生产企业发现药品存在安全隐患而不主动召回药品的，药品生产企业拒绝召回药品的，按照《药品召回管理办法》第30条、第31条规定："责令召回药品，并处应召回药品货值金额3倍的罚款；造成严重后果的，由原发证部门撤销药品批准证明文件，直至吊销《药品生产许可证》进行处罚"。

（2）按照《药品召回管理办法》第32～34条规定："药品生产企业有下列情形之一的，由所在地药品监督管理部门予以警告，责令限期改正；并处3万元以下罚款：药品生产企业未在规定时间内通知药品经营企业、使用单位停止销售和使用需召回药品的；药品生产企业未按照药品监督管理部门要求采取改正措施或者召回药品的；药品生产企业未对召回药品的处理进行详细记录，或未向药品生产企业所在地省、自治区、直辖市药品监督管理部门报告的；必须销毁的药品，未在药品监督管理部门监督下销毁的"。

（3）按照《药品召回管理办法》第35条规定："药品生产企业有下列情形之一的，予以警告，责令限期改正；逾期未改正的，处2万元以下罚款。①药品生产企业未按本办法规定建立药品召回制度、药品质量保证体系与药品不良反应监测系统的；②拒绝协助药品监督管理部门开展调查的；③未按照本办法规定提交药品召回的调查评估报告和召回计划、药品召回进展情况和总结报告的；④变更召回计划，未报药品监督管理部门备案的"。

2. 药品经营企业和使用单位不履行召回义务的法律责任

（1）按照《药品召回管理办法》第6条、第36条的规定："药品经营企业和使用单位发现其经营、使用的药品存在安全隐患的，未立即停止销售或者使用该药品的：①责令停止销售和使用；②并处1000元以上5万元以下罚款；③造成严重后果的，由原发证部门吊销《药品经营许可证》或者其他许可证"。

（2）按照《药品召回管理办法》第37条的规定："药品经营企业和使用单位拒绝配合药品生产企业或药品监督管理部门开展有关药品安全隐患调查，拒绝协助药品生产企业召回药品的：①予以警告，责令限期改正；②逾期未改正的，可并处2万元以下罚款"。

（七）其他违反药品监督管理规定行为的法律责任

1. 违反进口药品登记备案管理制度的法律责任　药品必须从允许药品进口的口岸进口，并由进口药品的企业向口岸所在地药品监督管理部门登记备案。进口已获得药品进口注册证书的药品，未按照本法规定向允许药品进口的口岸所在地的药品监督管理部门登记备案的，给予警告，责令限期改正；逾期不改正的，撤销进口药品注册证书。

2. 医疗机构向市场销售制剂的法律责任　《药品管理法》第76条规定："医疗机构的制剂不得在市场上销售。违反本法规定，医疗机构将其配制的制剂在市场上销售的，责令改正，没收违法销售的制剂和违法所得，并处违法销售制剂货值金额2倍以上5倍以下的罚款；情节严重的，并处货值金额5倍以上15倍以下的罚款；货值金额不足5万元的，按5万元计算"。

3. 药品经营企业违反购销记录要求、药品销售行为规定的法律责任　《药品管理法》第130条规定指出："药品经营企业不符合下列情形之一的，责令改正，给予警告；情节严重的，吊销《药品经营许可证》：药品经营企业购销药品，必须有真实完整的购销记录；药品经营企业销售药品必须准确无误，并正确说明用法、用量和注意事项；调配处方必须经过核对，对处方所列药品不得擅自更改或者代用；对有配伍禁忌或者超剂量的处方，应当拒绝调配；必要时，经处方医师更正或者重新签字，方可调配"。

4. 违反药品标识管理规定的法律责任　《药品管理法》第128条规定："药品包装必须按照规定印有或者贴有标签并附有说明书。标签或者说明书上必须注明药品的通用名称、成分、规格、生产企业、批准文号、产品批号、生产日期、有效期、适应证或者功能主治、用法、用量、禁忌、不良反应和注意事项。麻醉药品、精神药品、医疗用毒性药品、放射性药品、外用药品和非处方药的标签，必须印有规定的标志。违反此项规定药品标识不符合本法规定的，除依法应当按照假药、劣药论处的以外，责令改正，给予警告；情节严重的，吊销药品证明证书"。

【同步练习】

一、A 型题（最佳选择题）

1. 未取得《药品经营许可证》而经营药品的，没收违法所得，并处

A. 已售出药品货值金额 3 倍以上 5 倍以下的罚款

B. 未售出药品货值金额 3 倍以上 5 倍以下的罚款

C. 已售出和未售出药品货值金额 15 倍以上 30 倍以下的罚款

D. 已售出和未售出药品货值金额 1 倍以上 3 倍以下的罚款

本题考点： 无证经营的法律责任。

2. 药品生产企业变更药品生产经营许可事项，未办理变更登记手续的，给予警告的部门是

A. 省级卫生行政部门   B. 原发证部门

C. 国家食品药品监督管理总局   D. 工商行政管理部门

本题考点： 药品生产企业变更药品生产经营许可的要求。

3. 药品经营企业从无《药品生产许可证》的企业购进药品的，责令改正，没收违法购进的药品，并处

A. 违法购进药品货值金额 2 倍以上 10 倍以下的罚款

B. 违法收入货值金额 2 倍以上 5 倍以下的罚款

C. 违法购进药品货值金额 1 倍以上 3 倍以下的罚款

D. 违法收入货值金额 1 倍以上 3 倍以下的罚款

本题考点： 从无证的企业购进药品的法律责任。

4. 伪造药品批准证明文件的，没收违法所得，并处

A. 违法所得 1 倍以上 3 倍以下的罚款

B. 违法所得 2 倍以上 5 倍以下的罚款

C. 违法所得 1 倍以上 5 倍以下的罚款

D. 3 万元以上 10 万元以下的罚款

本题考点： 伪造、变造、买卖、出租、出借许可证或者药品批准证明文件的法律责任。

5. 根据《药品召回管理办法》第 30 条规定：药品生产企业发现药品有安全隐患而不主动召回药品的，责令其召回药品，处以的罚款为召回药品货值金额的倍数为

A. 1 倍   B. 2 倍   C. 3 倍   D. 4 倍

本题考点： 药品生产企业违反药品召回管理办法的法律责任。

6. 根据《药品管理法》的相关规定，医疗机构向市场销售制剂的法律责任，下列叙述错误的是

A. 医疗机构生产的制剂，不得在市场销售

B. 医疗机构将其生产的制剂在市场销售的，责令改正

C. 没收违法销售的制剂，并处违法销售货值金额 1 倍以上 3 倍以下的罚款

D. 没收违法所得

本题考点： 医疗机构向市场销售制剂的法律责任。

二、B 型题（配伍选择题）

(7—8 题共用备选答案)

A. 市场监督管理部门

B. 所在地省、自治区、直辖市食品药品监督管理部门

C. 30 万元以上 300 万元以下

D. 1 万元以上 10 万元以下

7. 药品的经营企业、医疗机构在药品购销中暗中给予、收受回扣或者其他利益的，进行罚款的部门是

8. 上题所述的罚款金额为

本题考点：药品商业贿赂行为的法律责任。

(9—10 题共用备选答案)

A. 工商行政管理部门 　　　　　　　　　　B. 所在地药品监督管理部门

C. 5000 元以上 3 万元以下 　　　　　　　D. 3 万元以下

9. 《药品不良反应报告和监测管理办法》规定，药品经营企业无专职人员负责本单位药品不良反应监测工作的，给予警告并责令限期改正，给予警告的部门是

10. 上题所述逾期不改的，罚款金额为

本题考点：违反《药品不良反应报告和监测管理办法》规定的法律责任。

三、X 型题（多项选择题）

11. 未取得《药品经营许可证》而经营药品的，应承担相应的处罚，下列叙述错误的是

A. 没收违法所得

B. 处违法销售药品货值金额 2 倍以上 5 倍以下的罚款

C. 警告

D. 构成犯罪的，依法追究刑事责任

本题考点：无证生产、经营药品的法律责任。未取得《药品经营许可证》经营药品的依法予以取缔；没收违法生产、销售的药品和违法所得；并处违法生产、销售的药品（包括已售出的和未售出的药品）货值金额 15 倍以上 30 倍以下的罚款，货值金额不足 10 万元的，按 10 万元计算。构成犯罪的，依法追究刑事责任。

12. 药品生产企业应当按照规定的要求履行药品召回的义务，应当协助药品生产企业履行召回义务的有

A. 连锁药店 　　　　B. 医药公司 　　　　C. 门诊药房 　　　　D. 诊所

本题考点：违反药品召回管理办法的法律责任。《药品召回管理办法》中明确指出：药品经营企业、使用单位应当协助药品生产企业履行召回义务，按照召回计划的要求及时传达、反馈药品召回信息，控制和收回存在安全隐患的药品。

13. 根据《药品不良反应报告和监测管理办法》，医疗机构有下列情形之一的，由所在地卫生行政部门给予警告，责令限期改正；情节严重的，由所在地卫生行政部门对相关责任人给予行政处分。包括

A. 无专职人员负责本单位药品不良反应监测工作的

B. 未按照要求开展药品不良反应事件报告的

C. 不配合严重药品不良反应调查工作的

D. 不配合群体不良事件相关的调查工作的

本题考点：《药品不良反应报告和监测管理办法》第 60 条规定："医疗机构有下列情形之一的：①无专职或者兼职人员负责本单位药品不良反应监测工作的；②未按照要求开展药品不良反应或者群体不良事件报告、调查、评价和处理的；③不配合严重药品不良反应和群体不良事件相关调查工作的。由所在地卫生行政部门给予警告，责令限期改正；逾期不改的，处 3 万元以下的罚款；情节严重并造成严重后果的，由所在地卫生行政部门对相关责任人给予行政处分"。

14. 关于《药品召回管理办法》，下列叙述正确的是

A. 药品生产企业未建立药品召回制度的，予以警告

B. 药品生产企业未提交药品召回的调查评估报告的，责令限期改正；逾期未改正的，处 2 万元以下罚款

C. 药品生产企业变更召回计划，未报药品监督管理部门备案的，予以警告，责令限期改正；逾期未改正的，处 3 万元以下罚款

D. 药品使用单位发现其经营、使用的药品存在安全隐患的，应当立即停止销售或者使用该药品

本题考点：违反药品召回管理办法的法律责任。《药品召回管理办法》第 35 条规定："药品生产企业未按本办法规定，变更召回计划，未报药品监督管理部门备案的，予以警告，责令限期改正；逾期未改正的，处 2 万元以下罚款"。

15. 根据《中华人民共和国行政许可法》，下列关于许可证的说法正确的是

A. 依法取得的许可证，除法律、法规规定依照法定条件和程序可以转让的以外，不得转让

B. 出租、出借许可证或者药品批准证明文件的，没收违法所得，并处违法所得 1 倍以上 3 倍以下的罚款

C. 情节严重的，吊销卖方、出租方、出借方的《药品生产许可证》《药品经营许可证》

D. 伪造许可证的，没收违法所得，并处违法所得 2 倍以上 5 倍以下的罚款

本题考点：伪造、变造、买卖、出租、出借许可证、批准文件的法律责任。

参考答案：1. C 2. B 3. A 4. C 5. C 6. C 7. A 8. C 9. B 10. C 11. BC
12. ABCD 13. ABCD 14. ABD 15. AC

四、违反特殊管理药品的法律责任

【复习指导】本部分内容属于高频考点，历年必考，应重点复习。其中，不同情况下违反特殊药品管理规定的法律责任和处罚要熟练掌握。

（一）违反麻醉药品和精神药品管理规定的法律责任

《麻醉药品和精神药品管理条例》指出：麻醉药品和精神药品，是指列入麻醉药品目录、精神药品目录的药品和其他物质。精神药品分为第一类精神药品和第二类精神药品。目录由国务院药品监督管理部门会同国务院公安部门、国务院卫生主管部门制定、调整并公布。国

家对麻醉药品药用原植物及麻醉药品和精神药品实行管制。除本条例另有规定的以外，任何单位、个人不得进行麻醉药品药用原植物的种植及麻醉药品和精神药品的实验研究、生产、经营、使用、储存、运输等活动。

国家对麻醉药品和精神药品实行定点生产和定点经营制度。全国性批发企业应当从定点生产企业购进麻醉药品和第一类精神药品。医疗机构需要使用麻醉药品和第一类精神药品的，应当经所在地设区的市级人民政府卫生主管部门批准，取得麻醉药品、第一类精神药品购用印鉴卡。医疗机构应当凭印鉴卡向本省、自治区、直辖市行政区域内的定点批发企业购买麻醉药品和第一类精神药品。经所在地设区的市级药品监督管理部门批准，实行统一进货、统一配送、统一管理的药品零售连锁企业可以从事第二类精神药品零售业务。麻醉药品和第一类精神药品不得零售。禁止使用现金进行麻醉药品和精神药品交易，但是个人合法购买麻醉药品和精神药品的除外。

具有麻醉药品和第一类精神药品处方资格的执业医师，根据临床应用指导原则，对确需使用麻醉药品或者第一类精神药品的患者，应当满足其合理用药需求。对麻醉药品和第一类精神药品处方，处方的调配人、核对人应当仔细核对，签署姓名，并予以登记；对不符合本条例规定的，处方的调配人、核对人应当拒绝发药。

违反《麻醉药品和精神药品管理条例》规定的药品生产企业、经营企业、医疗机构、执业医师、药师及相关监管部门，应承担相应的法律责任。

1. **定点生产企业的法律责任**　根据《麻醉药品和精神药品管理条例》第67条规定："定点生产企业有下列情形之一的，由药品监督管理部门责令限期改正，给予警告，并没收违法所得和违法销售的药品；逾期不改正的，责令停产，并处5万元以上10万元以下的罚款；情节严重的，取消其定点生产资格。①未按照麻醉药品和精神药品年度生产计划安排生产的；②未依照规定向药品监督管理部门报告生产情况的；③未依照规定储存麻醉药品和精神药品，或者未依照规定建立、保存专用账册的；④未依照规定销售麻醉药品和精神药品的；⑤未依照规定销毁麻醉药品和精神药品的"。

2. **经营企业的法律责任**

（1）定点批发企业。根据《麻醉药品和精神药品管理条例》第68条的规定，违规销售麻醉药品和精神药品，或违规经营麻醉药品原料药和第一类精神药品原料药的：①由药品监督管理部门责令限期改正，给予警告，并没收违法所得和违法销售的药品；②逾期不改正的，责令停业，并处违法销售药品货值金额2倍以上5倍以下的罚款；③情节严重的，取消其定点批发资格。

根据《麻醉药品和精神药品管理条例》第69条规定，定点批发企业有下列严重情节的，取消其定点批发资格：①未依照规定购进麻醉药品和第一类精神药品的；②未保证供药责任区域内的麻醉药品和第一类精神药品的供应的；③未对医疗机构履行送货义务的；④未依照规定报告麻醉药品和精神药品的进货、销售、库存数量及流向的；⑤未依照规定储存麻醉药品和精神药品，或者未依照规定建立、保存专用账册的；⑥未依照规定销毁麻醉药品和精神药品的；⑦区域性批发企业之间违反本条例的规定调剂麻醉药品和第一类精神药品，或者因特殊情况调剂麻醉药品和第一类精神药品后未依照规定备案的。

（2）第二类精神药品零售企业。第二类精神药品零售企业违规储存、销售或者销毁第二类精神药品的，根据《麻醉药品和精神药品管理条例》第70条的规定：①由药品监督管理部门责令限期改正，给予警告，并没收违法所得和违法销售的药品；②逾期不改正的，责令停业，并处 5000 元以上 2 万元以下的罚款；③情节严重的，取消其第二类精神药品零售资格。

（3）医疗机构的法律责任。取得印鉴卡的医疗机构有下列情形之一的：①未依照规定购买、储存麻醉药品和第一类精神药品的；②未依照规定保存麻醉药品和精神药品专用处方，或者未依照规定进行处方专册登记的；③未依照规定报告麻醉药品和精神药品的进货、库存、使用数量的；④紧急借用麻醉药品和第一类精神药品后未备案的；⑤未依照规定销毁麻醉药品和精神药品的。根据《麻醉药品和精神药品管理条例》第 72 条规定：①由设区的市级人民政府卫生主管部门责令限期改正，给予警告；②逾期不改正的，处 5000 元以上 1 万元以下的罚款；③情节严重的，吊销其印鉴卡；④对直接负责的主管人员和其他直接责任人员，依法给予降级、撤职、开除的处分。

（4）执业医师的法律责任。《麻醉药品和精神药品管理条例》第 73 条，对执业医师违规开具使用麻醉药品的法律责任有明确规定：①执业医师违规开具麻醉药品和第一类精神药品处方，或者未按照临床应用指导原则的要求使用麻醉药品和第一类精神药品的，由所在医疗机构取消其麻醉药品和第一类精神药品处方资格，造成严重后果的，由原发证部门吊销其执业证书。②执业医师未按临床应用指导原则的要求使用第二类精神药品或者未使用专用处方开具第二类精神药品，造成严重后果的，由原发证部门吊销其执业证书。③未取得麻醉药品和第一类精神药品处方资格的执业医师擅自开具麻醉药品和第一类精神药品处方的，由县级以上人民政府卫生主管部门给予警告，暂停其执业活动；造成严重后果的，吊销其执业证书；构成犯罪的，依法追究刑事责任。

（5）处方调配人、核对人的法律责任。处方调配人、核对人未对麻醉药品和第一类精神药品处方进行核对，造成严重后果的，根据《麻醉药品和精神药品管理条例》第 73 条规定，由原发证部门吊销其执业证书。

（6）药品监督管理部门和卫生主管部门的法律责任。药品监督管理部门和卫生主管部门有下列情形之一的：①对不符合条件的申请人准予行政许可或者超越法定职权做出准予行政许可决定的；②未到场监督销毁过期、损坏的麻醉药品和精神药品的；③未依法履行监督检查职责，应当发现而未发现违法行为、发现违法行为不及时查处，或者未依照本条例规定的程序实施监督检查的；④其他失职、渎职行为。根据《麻醉药品和精神药品管理条例》第 65 条规定：由其上级行政机关或者监察机关责令改正；情节严重的，对直接负责的主管人员和其他直接责任人员依法给予行政处分；构成犯罪的，依法追究刑事责任。

（二）违反药品类易制毒化学品管理规定的法律责任

《易制毒化学品管理条例》第 2 条规定指出：易制毒化学品分为三类。第一类是可以用于制毒的主要原料，第二类、第三类是可以用于制毒的化学配剂。国家对易制毒化学品的生产、经营、购买、运输和进口、出口实行分类管理和许可制度。禁止走私或者非法生产、经营、购买、转让、运输易制毒化学品。

1. 走私、非法买卖麻黄碱复方制剂等行为的法律责任 《刑法》及最高人民法院、最高人民检察院、公安部印发的《关于办理走私、非法买卖麻黄碱类复方制剂等刑事案件适用法律若干问题的意见》（法发〔2012〕12 号），明确指出走私、非法买卖麻黄碱类复方制剂等行为应负的法律责任。

（1）关于走私、非法买卖麻黄碱类复方制剂等行为的定性：以加工、提炼制毒物品制造毒品为目的，购买麻黄碱类复方制剂，或者运输、携带、寄递麻黄碱类复方制剂进出境的，依照刑法第 347 条的规定，以制造毒品罪定罪处罚。

以加工、提炼制毒物品为目的，购买麻黄碱类复方制剂，或者运输、携带、寄递麻黄碱类复方制剂进出境的，依照刑法第 350 条第 1 款、第 3 款的规定，分别以非法买卖制毒物品罪、走私制毒物品罪定罪处罚。

将麻黄碱类复方制剂拆除包装、改变形态后进行走私或者非法买卖，或者明知是已拆除包装、改变形态的麻黄碱类复方制剂而进行走私或者非法买卖的，依照刑法第 350 条第 1 款、第 3 款的规定，分别以走私制毒物品罪、非法买卖制毒物品罪定罪处罚。

非法买卖麻黄碱类复方制剂或者运输、携带、寄递麻黄碱类复方制剂进出境，没有证据证明系用于制造毒品或者走私、非法买卖制毒物品，或者未达到走私制毒物品罪、非法买卖制毒物品罪的定罪数量标准，构成非法经营罪、走私普通货物、物品罪等其他犯罪的，依法定罪处罚。

（2）关于利用麻黄碱类复方制剂加工、提炼制毒物品行为的定性：以制造毒品为目的，利用麻黄碱类复方制剂加工、提炼制毒物品的，依照刑法第 347 条的规定，以制造毒品罪定罪处罚。

以走私或者非法买卖为目的，利用麻黄碱类复方制剂加工、提炼制毒物品的，依照刑法第 350 条第 1 款、第 3 款的规定，分别以走私制毒物品罪、非法买卖制毒物品罪定罪处罚。

（3）关于共同犯罪的认定：明知他人利用麻黄碱类制毒物品制造毒品，向其提供麻黄碱类复方制剂，为其利用麻黄碱类复方制剂加工、提炼制毒物品，或者为其获取、利用麻黄碱类复方制剂提供其他帮助的，以制造毒品罪的共犯论处。

明知他人走私或者非法买卖麻黄碱类制毒物品，向其提供麻黄碱类复方制剂，为其利用麻黄碱类复方制剂加工、提炼制毒物品，或者为其获取、利用麻黄碱类复方制剂提供其他帮助的，分别以走私制毒物品罪、非法买卖制毒物品罪的共犯论处。

2. **违反易制毒化学品管理规定的法律责任**　根据《易制毒化学品管理条例》第 38 条规定："未经许可或者备案擅自生产、经营、购买、运输易制毒化学品，伪造申请材料骗取易制毒化学品生产、经营、购买或者运输许可证，使用他人的或者伪造、变造、失效的许可证生产、经营、购买、运输易制毒化学品的：①由公安机关没收非法生产、经营、购买或者运输的易制毒化学品、化学品的原料及非法生产、经营、购买或者运输的设备、工具。②易制毒化学品货值金额 10 倍以上 20 倍以下的罚款，货值金额的 20 倍不足 1 万元的，按 1 万元罚款；有违法所得的，没收违法所得；有营业执照的，由工商行政管理部门吊销营业执照；构成犯罪的，依法追究刑事责任。③对有前款规定违法行为的单位或者个人，有关行政主管部门可以自做出行政处罚决定之日起 3 年内，停止受理其易制毒化学品生产、经营、购买、运输或者进口、出口许可申请"。

根据《易制毒化学品管理条例》第 40 条规定："存在下列情形之一的，由负有监督管理职责的行政主管部门给予警告，责令限期改正，处 1 万元以上 5 万元以下的罚款；对违反规定生产、经营、购买的易制毒化学品可以予以没收；逾期不改正的，责令限期停产停业整顿；逾期整顿不合格的，吊销相应的许可证。①易制毒化学品生产、经营、购买、运输或者进口、出口单位未按规定建立安全管理制度的；②将许可证或者备案证明转借他人使用的；

③超出许可的品种、数量生产、经营、购买易制毒化学品的；④生产、经营、购买单位不记录或者不如实记录交易情况、不按规定保存交易记录或者不如实、不及时向公安机关和有关行政主管部门备案销售情况的；⑤易制毒化学品丢失、被盗、被抢后未及时报告，造成严重后果的；⑥除个人合法购买第一类中的药品类易制毒化学品药品制剂及第三类易制毒化学品以外，使用现金或者实物进行易制毒化学品交易的；⑦易制毒化学品的产品包装和使用说明书不符合本条例规定要求的；⑧生产、经营易制毒化学品的单位不如实或者不按时向有关行政主管部门和公安机关报告年度生产、经销和库存等情况的"。

根据《易制毒化学品管理条例》第42条规定："生产、经营、购买、运输或者进口、出口易制毒化学品的单位或者个人拒不接受有关行政主管部门监督检查的：①由负有监督管理职责的行政主管部门责令改正，对直接负责的主管人员及其他直接责任人员给予警告。②情节严重的，对单位处1万元以上5万元以下的罚款，对直接负责的主管人员及其他直接责任人员处1000元以上5000元以下的罚款。③有违反治安管理行为的，依法给予治安管理处罚；构成犯罪的，依法追究刑事责任"。

根据《药品类易制毒化学品管理办法》第43条规定："有下列情形之一的，由县级以上食品药品监督管理部门给予警告，责令限期改正，可以并处1万元以上3万元以下的罚款。①药品类易制毒化学品生产企业连续停产1年以上未按规定报告的，或者未经所在地省、自治区、直辖市食品药品监督管理部门现场检查即恢复生产的；②药品类易制毒化学品生产企业、经营企业未按规定渠道购销药品类易制毒化学品的；③麻醉药品区域性批发企业因特殊情况调剂药品类易制毒化学品后未按规定备案的；④药品类易制毒化学品发生退货，购用单位、供货单位未按规定备案、报告的"。

根据《药品类易制毒化学品管理办法》第46条规定："食品药品监督管理部门工作人员在药品类易制毒化学品管理工作中有应当许可而不许可、不应当许可而滥许可，以及其他滥用职权、玩忽职守、徇私舞弊行为的，依法给予行政处分；构成犯罪的，依法追究刑事责任"。

（三）违反毒性药品管理规定的法律责任

医疗用毒性药品，系指毒性剧烈、治疗剂量与中毒剂量相近，使用不当会致人中毒或死亡的药品。

毒性药品年度生产、收购、供应和配制计划，由省、自治区、直辖市医药管理部门根据医疗需要制订，经省、自治区、直辖市卫生行政部门审核后，由医药管理部门下达给指定的毒性药品生产、收购、供应单位，并抄报卫健委、国家医药管理局和国家中医药管理局。生产单位不得擅自改变生产计划，自行销售。

毒性药品的收购、经营，由各级医药管理部门指定的药品经营单位负责，配方用药由国营药店、医疗单位负责，其他任何单位或者个人均不得从事毒性药品的收购、经营和配方业务。

《医疗用毒性药品管理办法》第6条规定：收购、经营、加工、使用毒性药品的单位必须建立健全保管、验收、领发、核对等制度；严防收假、发错，严禁与其他药品混杂，做到划定仓间或仓位，专柜加锁并由专人保管。毒性药品的包装容器上必须印有毒药标志，在运输毒性药品的过程中，应当采取有效措施，防止发生事故"。

擅自生产、收购、经营毒性药品的单位或者个人，由县级以上卫生行政部门没收其全部毒性药品，并处以警告或按非法所得的 5～10 倍罚款。情节严重、致人伤残或死亡，构成犯罪的，由司法机关依法追究其刑事责任。

【同步练习】

一、A 型题（最佳选择题）

1. 擅自经营毒性药品的单位或者个人，没收其全部毒性药品的部门是

A. 县级以上卫生行政部门　　　　B. 市级以上卫生行政部门

C. 所在地食品药品监督管理部门　　D. 公安部门

本题考点：违反毒性药品管理规定的法律责任。《医疗用毒性药品管理办法》第 11 条规定：擅自生产、收购、经营毒性药品的单位或者个人，由县级以上卫生行政部门没收其全部毒性药品。

2. 根据《麻醉药品和精神药品管理条例》，下列关于麻醉药品的说法，错误的是

A. 国家对麻醉药品实行管制

B. 麻醉药品可以零售

C. 国家对麻醉药品实行定点经营制度

D. 医疗机构应当凭印鉴卡向本省、自治区、直辖市行政区域内的定点批发企业购买麻醉药品

本题考点：麻醉药品和第一类精神药品不得零售。

3. 根据《麻醉药品和精神药品管理条例》第 68 条的规定：定点批发企业违规经营第一类精神药品原料药的，应承担相应的法律责任。下列叙述错误的是

A. 由药品监督管理部门责令限期改正

B. 逾期不改正的，并处违法收入货值金额 2 倍以上 5 倍以下的罚款

C. 没收违法所得

D. 逾期不改正的，并处违法收入货值金额 1 倍以上 3 倍以下的罚款

本题考点：定点批发企业违规销售麻醉药品和精神药品，或违规经营麻醉药品原料药和第一类精神药品原料药的，根据《麻醉药品和精神药品管理条例》第 68 条的规定：由药品监督管理部门责令限期改正，给予警告，并没收违法所得和违法销售的药品；逾期不改正的，责令停业，并处违法销售药品货值金额 2 倍以上 5 倍以下的罚款。

4. 伪造申请材料骗取易制毒化学品生产许可证的，根据《易制毒化学品管理条例》第 38 条规定，应承担相应的法律责任。下列叙述错误的是

A. 由公安机关没收非法生产的易制毒化学品

B. 有营业执照的，由工商行政管理部门暂扣营业执照

C. 违法生产易制毒化学品货值金额的 20 倍不足 1 万元的，按 1 万元罚款

D. 没收违法所得

本题考点：根据《易制毒化学品管理条例》第 38 条规定：伪造申请材料骗取易制毒化学品生产、经营、购买或者运输许可证的，有营业执照的，由工商行政管理部门吊销营业执照。

5. 未取得麻醉药品和第一类精神药品处方资格的执业医师李某，违规向吸毒人员开具盐酸哌替啶注射液，应接受相应的处罚。下列说法正确的是
   A. 由县级以上人民政府卫生主管部门给予警告
   B. 暂停其执业活动
   C. 造成严重后果的，吊销其执业证书
   D. 构成犯罪的，依法追究刑事责任

   本题考点： 根据《麻醉药品和精神药品管理条例》，未取得麻醉药品和第一类精神药品处方资格的执业医师擅自开具麻醉药品和第一类精神药品处方的，由县级以上人民政府卫生主管部门给予警告，暂停其执业活动。

6. 某县药品监督管理部门未到场监督销毁过期的麻醉药品和精神药品，应承担相应的法律责任。下列说法错误的是
   A. 由其上级行政机关或者监察机关责令改正
   B. 情节严重的，对直接负责的主管人员依法给予行政处分
   C. 情节严重的，对其他直接责任人员依法给予行政处分
   D. 并处 1 万～3 万元罚款

   本题考点： 药品监督管理部门和卫生主管部门的法律责任，违反《麻醉药品和精神药品管理条例》的规定应受到的处罚。

二、B 型题（配伍选择题）
(7—10 题共用备选答案)
   A. 以制造毒品罪定罪
   B. 非法买卖制毒物品罪
   C. 走私制毒物品罪
   D. 以走私、非法买卖制毒物品罪的共犯论处
7. 以制造毒品为目的，加工麻黄碱复方制剂的
8. 明知他人走私、非法买卖麻黄碱类制毒物品，向其提供麻黄碱类复方制剂
9. 将麻黄碱类复方制剂拆除包装、改变形态后进行走私
10. 以加工、提炼制毒物品为目的，购买麻黄碱类复方制剂

   本题考点： 违反《刑法》《关于办理走私、非法买卖麻黄碱类复方制剂等刑事案件适用法律若干问题的意见》等法律法规，走私、非法买卖、加工制造毒品应承担的法律责任。

三、X 型题（多项选择题）

11. 根据《关于办理走私、非法买卖麻黄碱类复方制剂等刑事案件适用法律若干问题的意见》等法律法规，分别以非法买卖制毒物品罪、走私制毒物品罪定罪的情形有
   A. 以制造毒品为目的，购买麻黄碱类复方制剂
   B. 将麻黄碱类复方制剂拆除包装、改变形态后进行走私
   C. 明知他人利用麻黄碱制造毒品，向其提供麻黄碱类复方制剂
   D. 明知是已改变形态的麻黄碱类复方制剂而进行非法买卖的

   本题考点： 根据《刑法》《关于办理走私、非法买卖麻黄碱类复方制剂等刑事案件适用

法律若干问题的意见》等法律法规，以制造毒品为目的，购买麻黄碱类复方制剂的行为，以制造毒品罪处罚；明知他人利用麻黄碱制造毒品，向其提供麻黄碱类复方制剂的，以制造毒品罪的共犯论处。

12. 根据《麻醉药品和精神药品管理条例》第 70 条的规定，零售药店销售超出了批准经营范围的艾司唑仑（舒乐安定），应给予的处罚包括

A. 没收违法所得

B. 处违法销售药品货值金额 2 倍以上 5 倍以下的罚款

C. 药品监督管理部门责令限期改正

D. 逾期不改正的，责令停业

本题考点： 第二类精神药品零售企业，违规储存、销售或者销毁第二类精神药品的，根据《麻醉药品和精神药品管理条例》第 70 条的规定，由药品监督管理部门责令限期改正，逾期不改正的，责令停业，并处 5000 元以上 2 万元以下的罚款。

13. 药品监督管理部门有下列情形之一的，根据《麻醉药品和精神药品管理条例》第 65 规定：由其上级行政机关或者监察机关责令改正；情节严重的，对直接负责的主管人员和其他直接责任人员依法给予行政处分。包括

A. 对不符合条件的申请人准予行政许可

B. 未到场监督销毁过期的麻醉药品

C. 未依法履行监督检查职责，发现违法行为不及时查处

D. 依照规定的程序实施监督检查的

本题考点： 药品监督管理部门和卫生主管部门违反《麻醉药品和精神药品管理条例》的法律责任。

14. 定点生产企业未按照麻醉药品和精神药品年度生产计划安排生产的，应承担的法律责任，下列说法正确的是

A. 由药品监督管理部门责令限期改正

B. 没收违法销售的药品

C. 逾期不改正的，责令停产

D. 并处 2 万元以上 5 万元以下的罚款

本题考点： 定点生产企业的法律责任。定点生产企业未按照麻醉药品和精神药品年度生产计划安排生产的，根据《麻醉药品和精神药品管理条例》第 67 条规定：由药品监督管理部门责令限期改正，逾期不改正的，责令停产，并处 5 万元以上 10 万元以下的罚款。

15. 根据《医疗用毒性药品管理办法》，下列关于医用毒性药品叙述正确的是

A. 毒性药品，系指毒性剧烈、治疗剂量与中毒剂量相近，使用不当会致人中毒或死亡的药品

B. 毒性药品年度生产配制计划，由省、自治区、直辖市医药管理部门根据医疗需要制订

C. 毒性药品生产单位可自行调整生产计划

D. 毒性药品生产单位可以自行销售

本题考点： 毒性药品管理制度。《医疗用毒性药品管理办法》指出：生产单位不得擅自改变生产计划，不得自行销售毒性药品。

参考答案： 1. A 2. B 3. D 4. B 5. A 6. D 7. A 8. D 9. C 10. B 11. BD
12. ACD 13. ABC 14. ABC 15. AB

五、违反中医药法相关规定的法律责任

【复习指导】本部分内容较简单，历年偶考。其中，违规开办中医诊所、炮制中药饮片、委托配制中药制剂未备案、中药材种植过程中使用剧毒和高毒农药等行为应承担的法律责任需要熟练掌握。

《中华人民共和国中医药法》于2016年12月25日由中华人民共和国第十二届全国人民代表大会常务委员会第二十五次会议审议通过，自2017年7月1日起施行。《中医药法》在加大对中医药事业扶持力度的同时，也加大了对中医药生产、经营、管理、使用中违法行为的处罚力度。

中医诊所超出备案范围开展医疗活动的，由所在地县级人民政府中医药主管部门责令改正，没收违法所得，并处1万元以上3万元以下罚款；情节严重的，责令停止执业活动。中医诊所被责令停止执业活动的，其直接负责的主管人员自处罚决定做出之日起5年内不得在医疗机构内从事管理工作。医疗机构聘用上述不得从事管理工作的人员从事管理工作的，由原发证部门吊销执业许可证或者由原备案部门责令停止执业活动。

经考核取得医师资格的中医医师超出注册的执业范围从事医疗活动的，由县级以上人民政府中医药主管部门责令暂停6个月以上1年以下执业活动，并处1万元以上3万元以下罚款；情节严重的，吊销执业证书。

开办中医诊所、炮制中药饮片、委托配制中药制剂应当备案而未备案，或者备案时提供虚假材料的，由中医药主管部门和药品监督管理部门按照各自职责分工责令改正，没收违法所得，并处3万元以下罚款，向社会公告相关信息；拒不改正的，责令停止执业活动或者责令停止炮制中药饮片、委托配制中药制剂活动，其直接责任人员5年内不得从事中医药相关活动。医疗机构应用传统工艺配制中药制剂未依照本法规定备案，或者未按照备案材料载明的要求配制中药制剂的，按生产假药给予处罚。

在中药材种植过程中使用剧毒、高毒农药的，依照有关法律、法规规定给予处罚；情节严重的，可以由公安机关对其直接负责的主管人员和其他直接责任人员处5日以上15日以下拘留。

【同步练习】

X型题（多项选择题）

1. 某市中医诊所，超出备案范围向患者售卖人血白蛋白，应接受相应的处罚，下列说法正确的是

A. 由所在地县级人民政府中医药主管部门责令改正

B. 被责令停止执业活动的，直接负责的主管人员5年内不得在医疗机构从事管理工作

C. 情节严重的，责令停止执业活动

D. 被责令停止执业活动的，其直接负责的主管人员10年内不得在医疗机构从事管理工作

本题考点：中医诊所违反《中医药法》的法律责任。

2. 在中药材种植过程中使用剧毒、高毒农药的，下列叙述正确的是

A. 依照有关法律、法规规定给予处罚

B. 情节严重的，由公安机关对其直接负责的主管人员处5日以上15日以下拘留

C. 情节严重的，由公安机关对其直接负责的主管人员处7日以上15日以下拘留

D. 情节严重的，由食品药品监督管理局并处2万元以上5万元以下罚款

本题考点：违反《中医药法》的法律责任。

参考答案： 1. ABC 2. AB

【参考文献】

［1］共和国主席令第21号．全国人民代表大会常务委员会《中华人民共和国侵权责任法》［S］.2009.

［2］国务院令第360号．中华人民共和国国务院《中华人民共和国药品管理法实施条例》［S］.2019.

［3］全国人民代表大会常务委员会《中华人民共和国行政许可法》［S］.2004.

［4］主席令2第30号．全国人民代表大会常务委员会《中华人民共和国刑法》［S］.2017.

［5］最高人民法院、最高人民检察院《关于办理商业贿赂刑事案件适用法律若干问题意见》.2008.

［6］国家食品药品监督管理局令第29号．国家食品药品监督管理局《药品召回管理办法》［S］.2007.

［7］全国人民代表大会常务委员会《中华人民共和国药品管理法》［S］.2019.

［8］国务院令第445号．中华人民共和国国务院《易制毒化学品管理条例》［S］.2005.

［9］国务院令第23号．中华人民共和国国务院《医疗用毒性药品管理办法》［S］.1988.

［10］主席令第59号．全国人民代表大会常务委员会《中华人民共和国中医药法》［S］.2016.

第十一章 医疗器械、保健食品和化妆品的管理

一、医疗器械管理

【复习指导】本部分内容较简单,历年常考。其中,医疗器械的分类及举例、实行注册和备案管理的区别、经营质量管理规范和使用管理的基本要求、不良事件的处理、问题产品的召回的相关内容需要熟练掌握。

(一)医疗器械管理的基本要求

1. 医疗器械的界定 《医疗器械监督管理条例》(中华人民共和国国务院令第276号)第76条规定:"医疗器械,是指直接或者间接用于人体的仪器、设备、器具、体外诊断试剂及校准物、材料及其他类似或者相关的物品,包括所需要的计算机软件;其效用主要通过物理等方式获得,不是通过药理学、免疫学或者代谢的方式获得,或者虽然有这些方式参与但是只起辅助作用。其目的是:①疾病的诊断、预防、监护、治疗或者缓解;②损伤的诊断、监护、治疗、缓解或者功能补偿;③生理结构或者生理过程的检验、替代、调节或者支持;④生命的支持或者维持;⑤妊娠控制;⑥通过对来自人体的样本进行检查,为医疗或者诊断目的提供信息"。

2. 医疗器械的分类 国家对医疗器械按照风险程度实行分类管理(表11-1)。

表11-1 医疗器械的分类

类别	分类原则
第一类	风险程度低,实行常规管理可以保证其安全、有效的医疗器械
第二类	具有中度风险,需要严格控制管理以保证其安全、有效的医疗器械
第三类	具有较高风险,需要采取特别措施严格控制管理以保证其安全、有效的医疗器械

3. 产品注册与备案管理 《医疗器械监督管理条例》第8条规定:"第一类医疗器械实行产品备案管理,第二类、第三类医疗器械实行产品注册管理"。在中华人民共和国境内销售、使用的体外诊断试剂,应当按照医疗器械进行管理,其中用于血源筛查的体外诊断试剂和采用放射性核素标记的体外诊断试剂,按照药品管理。

《医疗器械注册管理办法》第5条规定了第一、二、三类医疗器械的管理细则,见表11-2。

表11-2 医疗器械的管理细则

分类	境内医疗器械	进口医疗器械	港、澳、台医疗器械
第一类医疗器械备案	向所在地市级药品监督管理部门提交备案资料	向国家药品监督管理部门提交备案资料	参照进口医疗器械办理
第二类医疗器械注册	由省级药品监督管理部门审批后发给医疗器械注册证	由国家药品监督管理部门审批后发给医疗器械注册证	参照进口医疗器械办理
第三类医疗器械注册	由国家药品监督管理部门审查,批准后发给医疗器械注册证	由国家药品监督管理部门审查,批准后发给医疗器械注册证	参照进口医疗器械办理

4. 医疗器械注册证格式与备案凭证格式　《医疗器械注册管理办法》第 76 条规定："医疗器械注册证格式由国家食品药品监督管理总局统一制定"，具体格式见表 11 - 3。

表 11 - 3　医疗器械注册证格式与备案凭证格式

名称	类别	编号	备注
第一类医疗器械备案凭证	标准格式	×1 械备×××2××××3 号	其中： ①×1 为备案部门所在地的简称 ②进口第一类医疗器械为"国"字 ③境内第一类医疗器械备案部门为所在地省、自治区、直辖市简称 ④××××2 为备案年份；××××3 为备案流水号 ⑤延续注册的，××××数字不变。产品管理类别调整的，应当重新编号
	境内第一类	所在地省、市、区械备 + 年号（4位）+ 流水号（4位）	
	境外第一类	国械备 + 年号（4位）+ 流水号（4位）	
	港、澳、台第一类	国械备 + 年号（4位）+ 流水号（4位）	
医疗器械注册证	标准格式	×1 械注 ×2×××3×4××5××××6	其中： ①×1 为注册审批部门所在地的简称 ②境内第三类医疗器械、进口第二类、进口第三类医疗器械为"国"字 ③境内第二类医疗器械注册审批部门为所在地省、自治区、直辖市简称 ④×2 为注册形式 ⑤"准"字适用于境内医疗器械；"进"字适用于进口医疗器械；"许"字适用于香港、澳门、台湾地区的医疗器械 ⑥××××3 为首次注册年份；×4 为产品管理类别 ××5 为产品分类编码；××××6 为首次注册流水号 ⑦延续注册的，××××6 数字不变。产品管理类别调整的，应当重新编号
	境内第二类	所在地省、市、区械注准 + 年号（4位）+ 产品管理类别 + 产品分类编码 + 流水号（4位）	
	境内第三类	国械注准 + 年号（4位）+ 产品管理类别 + 产品分类编码 + 流水号（4位）	
	境外第二、三类	国械注进 + 年号（4位）+ 产品管理类别 + 产品分类编码 + 流水号（4位）	
	港、澳、台第二、三类	国械注许 + 年号（4位）+ 产品管理类别 + 产品分类编码 + 流水号（4位）	

5. 医疗器械说明书和标签内容规定　《医疗器械说明书和标签管理规定》（国家食品药品监督管理总局令第 6 号）对医疗器械说明书和标签内容做出了详细的要求。指出：医疗器械说明书是指由医疗器械注册人或者备案人制作，随产品提供给用户，涵盖该产品安全有效的基本信息，用以指导正确安装、调试、操作、使用、维护、保养的技术文件。医疗器械标签是指在医疗器械或者其包装上附有的用于识别产品特征和标明安全警示等信息的文字说明及图形、符号。

中华人民共和国境内销售、使用的医疗器械，应当要求附有说明书和标签。凡在医疗器械最小销售单元应当附有说明书。说明书和标签的内容应当科学、真实、完整、准确，并与产品特性相一致。医疗器械说明书和标签的内容应当与经注册或者备案的相关内容一致。医疗器械标签的内容应当与说明书有关内容相符合。

医疗器械的产品名称应当使用通用名称，第二类、第三类医疗器械的产品名称应当与医疗器械注册证中的产品名称一致。

医疗器械说明书和标签文字内容应当使用中文，医疗器械说明书和标签可以附加其他文种，但应当以中文表述为准。医疗器械说明书和标签中的文字、符号、表格、数字、图形等应当准确、清晰、规范。

《医疗器械说明书和标签管理规定》第 10 条规定："医疗器械说明书一般应当包括以下内容：①产品名称、型号、规格；②注册人或者备案人的名称、住所、联系方式及售后服务单位；③生产企业的名称、住所、生产地址、联系方式及生产许可证编号或者生产备案凭证编号，委托生产的还应当标注受托企业相关信息；④医疗器械注册证编号或者备案凭证编号；⑤产品技术要求的编号；⑥产品性能、主要结构组成或者成分、适用范围；⑦禁忌证、注意事项、警示及提示的内容；⑧安装和使用说明或者图示，由消费者个人自行使用的医疗器械还应当具有安全使用的特别说明；⑨产品维护和保养方法，特殊储存、运输条件、方法；⑩生产日期、使用期限或者失效日期和产品技术要求规定应当标注的其他内容"。

《医疗器械说明书和标签管理规定》第 11 条规定："医疗器械说明书中有关注意事项、警示及提示性内容主要包括：产品使用的对象；潜在的安全危害及使用限制；产品在正确使用过程中出现意外时，对操作者、使用者的保护措施及应当采取的应急和纠正措施；必要的监测、评估、控制手段；一次性使用产品应当注明'一次性使用'字样或者符号，已灭菌产品应当注明灭菌方式及灭菌包装损坏后的处理方法，使用前需要消毒或者灭菌的应当说明消毒或者灭菌的方法；产品需要同其他医疗器械一起安装或者联合使用时，应当注明联合使用器械的要求、使用方法、注意事项；在使用过程中，与其他产品可能产生的相互干扰及其可能出现的危害；产品使用中可能带来的不良事件或者产品成分中含有的可能引起不良反应的成分或者辅料；医疗器械废弃处理时应当注意的事项，产品使用后需要处理的，应当注明相应的处理方法；根据产品特性，应当提示操作者、使用者注意的其他事项"。

重复使用的医疗器械应当在说明书中明确重复使用的处理过程，包括清洁、消毒、包装及灭菌的方法和重复使用的次数或者其他限制。

医疗器械标签因位置或者大小受限而无法全部标明上述内容的，至少应当标注产品名称、型号、规格、生产日期和使用期限或者失效日期，并在标签中明确"其他内容详见说明书"。

根据《医疗器械说明书和标签管理规定》第 14 条规定，医疗器械说明书和标签不得有下列内容：①含有"疗效最佳""保证治愈""包治""根治""即刻见效""完全无毒副作用"等表示功效的断言或者保证的；②含有"最高技术""最科学""最先进""最佳"等绝对化语言和表示的；③说明治愈率或者有效率的；④与其他企业产品的功效和安全性相比较的；⑤含有"保险公司保险""无效退款"等承诺性语言的；⑥利用任何单位或者个人的名义、形象作证明或者推荐的；⑦含有误导性说明，使人感到已经患某种疾病，或者使人误解不使用该医疗器械会患某种疾病或者加重病情的表述，以及其他虚假、夸大、误导性的内容；⑧法律、法规规定禁止的其他内容。

（二）医疗器械经营与使用管理

1. 医疗器械经营分类管理要求　按照医疗器械风险程度，医疗器械经营实施分类管理。《医疗器械经营监督管理办法》（国家食品药品监督管理总局令第 8 号）第 4、5、7 条分别对医疗器械经营管理做了如下规定（表 11-4）。

表 11－4　医疗器械经营分类管理要求

分类	备案、许可部门	经营应具备的条件
第一类医疗器械	不需许可和备案	①具有与经营范围和经营规模相适应的质量管理机构或者质量管理人员，质量管理人员应当具有国家认可的相关专业学历或者职称 ②具有与经营范围和经营规模相适应的经营、贮存场所
第二类医疗器械	实行备案管理：向所在地设区的市级食品药品监督管理部门备案	
第三类医疗器械	实行许可管理：向所在地设区的市级食品药品监督管理部门提出申请经营许可，食品药品监督管理部门应当自受理之日起 30 个工作日内对申请资料进行审核，必要时组织核查。符合规定条件的，发给《医疗器械经营许可证》；不符合规定条件的，做出不予许可的书面决定，并说明理由	③具有与经营范围和经营规模相适应的贮存条件，全部委托其他医疗器械经营企业贮存的可以不设立库房 ④具有与经营的医疗器械相适应的质量管理制度 ⑤具备与经营的医疗器械相适应的专业指导、技术培训和售后服务的能力，或者约定由相关机构提供技术支持 ⑥从事第三类医疗器械经营的企业还应当具有符合医疗器械经营质量管理要求的计算机信息管理系统，保证经营的产品可追溯

2. 医疗器械经营许可证管理要求　根据《医疗器械经营监督管理办法》第 64 条规定："《医疗器械经营许可证》和医疗器械经营备案凭证的格式由国家食品药品监督管理总局统一制定，由设区的市级食品药品监督管理部门印制。《医疗器械经营许可证》编号的编排方式为：××食药监械经营许××××××××号。其中：①第 1 位×代表许可部门所在地省、自治区、直辖市的简称；②第 2 位×代表所在地设区的市级行政区域的简称；③第 3 到 6 位×代表 4 位数许可年份；④第 7 到 10 位×代表 4 位数许可流水号。**第二类医疗器械经营备案凭证编号的编排方式为**：××食药监械经营备××××××××号。其中：①第 1 位×代表备案部门所在地省、自治区、直辖市的简称；②第 2 位×代表所在地设区的市级行政区域的简称；③第 3 到 6 位×代表 4 位数备案年份；④第 7 到 10 位×代表 4 位数备案流水号"。

《医疗器械经营许可证》有效期为 5 年，《医疗器械经营许可证》需载明许可证编号、企业名称、法定代表人、企业负责人、住所、经营场所、经营方式、经营范围、库房地址、发证部门、发证日期和有效期限等事项。医疗器械经营备案凭证应当载明编号、企业名称、法定代表人、企业负责人、住所、经营场所、经营方式、经营范围、库房地址、备案部门、备案日期等事项。有效期届满需要延续的，医疗器械经营企业应当在有效期届满前 6 个月，向原发证部门提出延续申请。

3. 经营质量管理规范的基本要求　为加强医疗器械经营质量管理，规范医疗器械经营管理行为，国家食品药品监督管理总局制定了《医疗器械经营质量管理规范》。所有从事医疗器械经营活动的经营者都应严格按照该规范的规定从事医疗器械的经营活动。

《医疗器械经营质量管理规范》第 8 条规定："企业应当依据本规范的内容建立覆盖医疗器械经营全过程的质量管理制度。包括：质量管理机构或者质量管理人员的职责；质量管理的规定；采购、收货、验收的规定；供货者资格审核的规定；库房贮存、出入库管理的规定；销售和售后服务的规定；不合格医疗器械管理的规定；医疗器械退、换货的规定；医疗器械不良事件监测和报告的规定；医疗器械召回的规定；设施设备维护及验证和校准的规定；卫生和人员健康状况的规定；质量管理培训及考核的规定；医疗器械质量投诉、事故调查和处理报告的规定等。从事第二类、第三类医疗器械批发业务和第三类医疗器械零售业务的企业还应当制定购货者资格审核、医疗器械追踪溯源、质量管理制度执行情况考核的规定。第三类医疗器械经营企业应当建立质量管理自查制度，于每年年底前向所在地设区的市级食品药品监督管理部门提交年度自查报告"。

《医疗器械经营质量管理规范》第 9 条规定："企业应当根据经营范围和经营规模建立相应的质量管理记录制度。企业应当建立并执行进货查验记录制度。从事第二类、第三类医疗器械批发业务及第三类医疗器械零售业务的经营企业应当建立销售记录制度。进货查验记录和销售记录信息应当真实、准确、完整。从事医疗器械批发业务的企业，其购进、贮存、销售等记录应当符合可追溯要求。鼓励企业采用信息化等先进技术手段进行记录。进货查验记录和销售记录应当保存至医疗器械有效期后 2 年；无有效期的，不得少于 5 年。植入类医疗器械进货查验记录和销售记录应当永久保存"。

《医疗器械经营质量管理规范》第 5 条规定："企业法定代表人或者负责人是医疗器械经营质量的主要责任人。质量管理机构或者质量管理人员应有效履行职责，组织制定质量管理制度，指导、监督制度的执行，并对质量管理制度的执行情况进行检查、纠正和持续改进，确保企业按照本规范要求经营医疗器械"。

4. 医疗器械使用管理　《医疗器械使用质量监督管理办法》于 2015 年 9 月 29 日由国家食品药品监督管理总局局务会议审议通过，自 2016 年 2 月 1 日起施行。

（1）医疗器械采购、验收与贮存：医疗器械使用单位应当对医疗器械采购实行统一管理，由其指定的部门或者人员统一采购医疗器械，其他部门或者人员不得自行采购。

医疗器械使用单位应当从具有资质的医疗器械生产经营企业购进医疗器械。对购进的医疗器械应当验明产品合格证明文件，并按规定进行验收。对有特殊储运要求的医疗器械还应当核实储运条件是否符合产品说明书和标签标示的要求。不得购进和使用未依法注册或者备案、无合格证明文件及过期、失效、淘汰的医疗器械。

医疗器械使用单位应当真实、完整、准确地记录进货查验情况。进货查验记录应当保存至医疗器械规定使用期限届满后 2 年或者使用终止后 2 年。大型医疗器械进货查验记录应当保存至医疗器械规定使用期限届满后 5 年或者使用终止后 5 年；植入性医疗器械进货查验记录应当永久保存。医疗器械使用单位应当妥善保存购入第三类医疗器械的原始资料，确保信息具有可追溯性。

医疗器械使用单位贮存医疗器械的场所、设施及条件应当与医疗器械品种、数量相适应，符合产品说明书、标签标示的要求及使用安全、有效的需要；对温度、湿度等环境条件有特殊要求的，还应当监测和记录贮存区域的温度、湿度等数据。

（2）医疗器械使用和维护：《医疗器械使用质量监督管理办法》第 13 ～ 16 条规定指出了以下几方面。

①医疗器械使用单位应当建立医疗器械使用前质量检查制度。在使用医疗器械前，应当按照产品说明书的有关要求进行检查。使用无菌医疗器械前，应当检查直接接触医疗器械的包装及其有效期限。包装破损、标识不清、超过有效期限或者可能影响使用安全、有效的，不得使用。

②医疗器械使用单位对植入和介入类医疗器械应当建立使用记录，植入性医疗器械使用记录永久保存，相关资料应当纳入信息化管理系统，确保信息可追溯。

③医疗器械使用单位应当按照产品说明书等要求使用医疗器械。一次性使用的医疗器械不得重复使用，对使用过的应当按照国家有关规定销毁并记录。

④医疗器械使用单位应当建立医疗器械维护维修管理制度。对需要定期检查、检验、校准、保养、维护的医疗器械，应当按照产品说明书的要求进行检查、检验、校准、保养、维护并记录，及时进行分析、评估，确保医疗器械处于良好状态。对使用期限长的大型医疗器械，应当逐台建立使用档案，记录其使用、维护等情况。记录保存期限不得少于医疗器械规定使用期限届满后5年或者使用终止后5年。

《医疗器械使用质量监督管理办法》第19条规定：医疗器械使用单位发现使用的医疗器械存在安全隐患的，应当立即停止使用，通知检修；经检修仍不能达到使用安全标准的，不得继续使用，并按照有关规定处置。

《医疗器械使用质量监督管理办法》第20条规定：不得转让未依法注册或者备案、无合格证明文件或者检验不合格，以及过期、失效、淘汰的医疗器械。

（三）不良事件的处理与医疗器械的召回

《医疗器械不良事件监测和再评价管理办法》（国家市场监督管理总局令第1号），自2019年1月1日起施行。该管理办法和《医疗器械召回管理办法》规定了医疗器械不良事件监测和医疗器械召回管理的具体要求。

1. 医疗器械不良事件监测 《医疗器械不良事件监测和再评价管理办法》第4条规定："医疗器械不良事件，是指已上市的医疗器械，在正常使用情况下发生的，导致或者可能导致人体伤害的各种有害事件。报告医疗器械不良事件应当遵循可疑即报的原则。报告内容应当真实、完整、准确。其中严重伤害，是指有下列情况之一者：①危及生命；②导致机体功能的永久性伤害或者机体结构的永久性损伤；③必须采取医疗措施才能避免上述永久性伤害或者损伤"。

第18条规定："导致或者可能导致严重伤害或者死亡的可疑医疗器械不良事件应当报告；创新医疗器械在首个注册周期内，应当报告该产品的所有医疗器械不良事件"。

第22条规定："持有人、经营企业、使用单位应当建立并保存医疗器械不良事件监测记录。记录应当保存至医疗器械有效期后2年；无有效期的，保存期限不得少于5年。植入性医疗器械的监测记录应当永久保存，医疗机构应当按照病例相关规定保存"。

第25条规定："持有人发现或者获知可疑医疗器械不良事件的，应当立即调查原因，导致死亡的应当在7日内报告；导致严重伤害、可能导致严重伤害或者死亡的应当在20日内报告。医疗器械经营企业、使用单位发现或者获知可疑医疗器械不良事件的，应当及时告知持有人。其中，导致死亡的还应当在7日内，导致严重伤害、可能导致严重伤害或者死亡的在20日内，通过国家医疗器械不良事件监测信息系统报告"。

第26条规定："除持有人、经营企业、使用单位以外的其他单位和个人发现导致或者可能导致严重伤害或者死亡的医疗器械不良事件的，可以向监测机构报告，也可以向持有人、经营企业或者经治的医疗机构报告，必要时提供相关的病历资料"。

2. 医疗器械再评价和结果处理 医疗器械再评价，是指对已注册或者备案、上市销售的医疗器械的安全性、有效性进行重新评价，并采取相应措施的过程。

第55条规定：有下列情形之一的，持有人应当主动开展再评价，并依据再评价结论，采取相应措施。①根据科学研究的发展，对医疗器械的安全、有效在认识上有改变的；②医疗器械不良事件监测、评估结果表明医疗器械可能存在缺陷的；③国家药品监督管理局规定应当开展再评价的其他情形。

第 62 条规定：再评价结果表明已注册或者备案的医疗器械存在危及人身安全的缺陷，持有人应当主动申请注销医疗器械注册证或者取消产品备案；持有人未申请注销医疗器械注册证或者取消备案的，由原发证部门注销医疗器械注册证或者取消备案。药品监督管理部门应当将注销医疗器械注册证或者取消备案的相关信息及时向社会公布。国家药品监督管理局根据再评价结论，可以对医疗器械品种做出淘汰的决定。被淘汰的产品，其医疗器械注册证或者产品备案由原发证部门予以注销或者取消。被注销医疗器械注册证或者被取消备案的医疗器械不得生产、进口、经营和使用。

3. 医疗器械召回管理　《医疗器械召回管理办法》（国家食品药品监督管理总局第 29 号）对中华人民共和国境内已上市医疗器械的召回及其监督管理做出了明确的规定。

医疗器械召回，是指医疗器械生产企业按照规定的程序对其已上市销售的某一类别、型号或者批次的存在缺陷的医疗器械产品，采取警示、检查、修理、重新标签、修改并完善说明书、软件更新、替换、收回、销毁等方式进行处理的行为。

存在缺陷的医疗器械产品包括：①正常使用情况下存在可能危及人体健康和生命安全的不合理风险的产品；②不符合强制性标准、经注册或者备案的产品技术要求的产品；③不符合医疗器械生产、经营质量管理有关规定导致可能存在不合理风险的产品；④其他需要召回的产品。

医疗器械生产企业是控制与消除产品缺陷的责任主体，应当主动对缺陷产品实施召回。

医疗器械经营企业、使用单位发现其经营、使用的医疗器械可能为缺陷产品的，应当立即暂停销售或者使用该医疗器械，及时通知医疗器械生产企业或者供货商，并向所在地省、自治区、直辖市食品药品监督管理部门报告；使用单位为医疗机构的，还应当同时向所在地省、自治区、直辖市卫生行政部门报告。

根据医疗器械缺陷的严重程度，医疗器械召回分为三级。①一级召回：使用该医疗器械可能或者已经引起严重健康危害的；②二级召回：使用该医疗器械可能或者已经引起暂时的或者可逆的健康危害的；③三级召回：使用该医疗器械引起危害的可能性较小但仍需要召回的。

医疗器械生产企业确定医疗器械产品存在缺陷的，应当立即决定并实施召回，同时向社会发布产品召回信息。实施一级召回的，医疗器械召回公告应当在国家食品药品监督管理总局网站和中央主要媒体上发布；实施二级、三级召回的，医疗器械召回公告应当在省、自治区、直辖市食品药品监督管理部门网站发布，省、自治区、直辖市食品药品监督管理部门网站发布的召回公告应当与国家食品药品监督管理总局网站链接。

医疗器械生产企业做出医疗器械召回决定的，一级召回应当在 1 日内，二级召回应当在 3 日内，三级召回应当在 7 日内，通知到有关医疗器械经营企业、使用单位或者告知使用者。

《医疗器械召回管理办法》第 24 条规定："食品药品监督管理部门经过调查评估，认为医疗器械生产企业应当召回存在缺陷的医疗器械产品而未主动召回的，应当责令医疗器械生产企业召回医疗器械。责令召回的决定可以由医疗器械生产企业所在地省、自治区、直辖市食品药品监督管理部门做出，也可以由批准该医疗器械注册或者办理备案的食品药品监督管理部门做出。做出该决定的食品药品监督管理部门，应当在其网站向社会公布责令召回信息。必要时，食品药品监督管理部门可以要求医疗器械生产企业、经营企业和使用单位立即暂停生产、销售和使用，并告知使用者立即暂停使用该缺陷产品"。

【同步练习】

一、A 型题（最佳选择题）

1. 经营不需要许可和备案的医疗器械是

A. 血压计 　　　　　B. 手术衣 　　　　　C. 心电图机 　　　　　D. 助听器

本题考点： 手术衣为第一类医疗器械，其经营不需许可和备案；血压计、心电图机、助听器属于第二类医疗器械，经营实行备案管理。

2. 产品实行备案管理的医疗器械是

A. 血源筛查的体外诊断试剂

B. 采用放射性核素标记的体外诊断试剂

C. 境内第一类医疗器械

D. 境内第二类医疗器械

本题考点： 境内第一类医疗器械，实行备案管理；境内第二类、第三类医疗器械，实行许可管理。其中用于血源筛查的体外诊断试剂和采用放射性核素标记的体外诊断试剂，按照药品管理。注意与经营医疗器械的管理区别。

3. 境内第一类医疗器械备案凭证编号的编排方式为

A. 国械备 + 年号（4 位）+ 流水号（4 位）

B. 国械注 + 年号（4 位）+ 流水号（4 位）

C. 所在地省、市、区械备 + 年号（4 位）+ 流水号（4 位）

D. 所在地省、市、区械注准 + 年号（4 位）+ 流水号（4 位）

本题考点： 第一类医疗器械实行产品备案管理。第一类医疗器械备案凭证编号的编排方式为：×1 械备×××2××××3 号。其中 ×1 为备案部门所在地的简称。

4.《医疗器械经营许可证》有效期为

A. 2 年 　　　　　B. 3 年 　　　　　C. 4 年 　　　　　D. 5 年

本题考点：《医疗器械经营许可证》有效期为 5 年。

5. 医疗器械使用单位对植入性医疗器械使用记录应保存

A. 5 年 　　　　　B. 3 年 　　　　　C. 10 年 　　　　　D. 永久保存

本题考点： 医疗器械使用管理的相关规定。植入性医疗器械使用记录永久保存，相关资料应当纳入信息化管理系统，确保信息可追溯。

二、B 型题（配伍选择题）

(6—8 题共用备选答案)

A. 体外反搏装置 　　　　　　　　　　B. 心电图机

C. 外科用手术器械 　　　　　　　　　D. 碘 131

6. 向所在地市级药品监督管理部门提交备案资料的是

7. 由省级药品监督管理部门审查，批准后发给医疗器械注册证的是

8. 由国家药品监督管理部门审查，批准后发给医疗器械注册证的是

本题考点： 国家对医疗器械实行分类注册管理。第一类医疗器械，向所在地市级药品监

督管理部门提交备案资料；第二类医疗器械，由省级药品监督管理部门审查，批准后发给医疗器械注册证；第三类医疗器械，由国家药品监督管理部门审查，批准后发给医疗器械注册证。心电图机为第二类医疗器械，体外反搏装置为第三类医疗器械。

三、X 型题（多项选择题）

9. 医疗器械使用单位应当建立医疗器械使用前质量检查制度，下列说法正确的是

A. 使用无菌医疗器械前，应当检查直接接触医疗器械的包装

B. 标示不清或者可能影响使用安全、有效的，不得使用

C. 植入性医疗器械使用记录保存 5 年

D. 对使用期限长的大型医疗器械，记录保存期限不得少于医疗器械规定使用期限届满后 5 年或者使用终止后 5 年

本题考点：医疗器械使用单位关于医疗器械使用前质量检查制度。医疗器械使用单位对植入和介入类医疗器械的使用记录永久保存。

10. 关于医疗器械召回管理，下列说法正确的是

A. 实施一级召回的，医疗器械召回公告应当在国家食品药品监督管理总局网站和中央主要媒体上发布

B. 一级召回，是指使用该医疗器械可能或者已经引起严重健康危害的

C. 实施三级召回的，医疗器械召回公告应当在省、自治区、直辖市食品药品监督管理部门网站发布

D. 省、自治区、直辖市食品药品监督管理部门网站发布的召回公告应当与国家食品药品监督管理总局网站链接

本题考点：医疗器械召回管理的相关规定。三级召回指使用该医疗器械引起危害的可能性较小但仍需要召回的。

参考答案： 1. B 2. C 3. C 4. D 5. D 6. C 7. B 8. A 9. ABD 10. ABCD

二、保健食品、特殊医学配方食品和婴幼儿配方食品管理

【复习指导】本部分内容较简单，历年偶考。其中，保健食品的注册与备案管理需要熟练掌握。

1. 保健食品的界定和管理 中华人民共和国《食品安全法》《保健食品管理办法》（中华人民共和国卫生部令第 46 号）和《保健食品注册与备案管理办法》（国家食品药品监督管理总局令第 22 号）等法律法规制定了保健食品的生产、销售和使用中的具体要求。

保健食品系指表明具有特定保健功能的食品。即适宜特定人群食用，具有调节机体功能，不以治疗疾病为目的的食品。

保健食品必须符合下列要求：①经必要的动物和（或）人群功能试验，证明其具有明确、稳定的保健作用；②各种原料及其产品必须符合食品卫生要求，对人体不产生任何急性、亚急性或慢性危害；③配方的组成及用量必须具有科学依据，具有明确的功效成分。④标签、说明书及广告不得宣传疗效作用。

《食品安全法》第 75 条规定：保健食品声称保健功能，应当具有科学依据，不得对人

体产生急性、亚急性或者慢性危害。保健食品原料目录和允许保健食品声称的保健功能目录，由国务院食品药品监督管理部门会同国务院卫生行政部门、国家中医药管理部门制定、调整并公布。列入保健食品原料目录的原料只能用于保健食品生产，不得用于其他食品生产。

根据国家《保健食品注册与备案管理办法》的规定，保健食品实行注册与备案相结合的管理制度。第 5 条规定指出：国家食品药品监督管理总局负责保健食品注册管理，以及首次进口的属于补充维生素、矿物质等营养物质的保健食品备案管理；省、自治区、直辖市食品药品监督管理部门负责本行政区域内保健食品备案管理；市、县级食品药品监督管理部门负责本行政区域内注册和备案保健食品的监督管理。

《食品安全法》第 76 条规定：使用保健食品原料目录以外原料的保健食品和首次进口的保健食品应当经国务院食品药品监督管理部门注册。但是，首次进口的保健食品中属于补充维生素、矿物质等营养物质的，应当报国务院食品药品监督管理部门备案。其他保健食品应当报省、自治区、直辖市人民政府食品药品监督管理部门备案。进口的保健食品应当是出口国（地区）主管部门准许上市销售的产品。

保健食品注册证书有效期为 5 年。变更注册的保健食品注册证书有效期与原保健食品注册证书有效期相同。

生产和进口下列产品应当申请保健食品注册：①使用保健食品原料目录以外原料（以下简称目录外原料）的保健食品；②首次进口的保健食品（属于补充维生素、矿物质等营养物质的保健食品除外）。首次进口的保健食品，是指非同一国家、同一企业、同一配方申请中国境内上市销售的保健食品。

其注册证格式有 2 种。①国产保健食品：国食健注 G + 4 位年代号 + 4 位顺序号；②进口保健食品：国食健注 J + 4 位年代号 + 4 位顺序号。

生产和进口下列保健食品应当依法备案：①使用的原料已经列入保健食品原料目录的保健食品；②首次进口的属于补充维生素、矿物质等营养物质的保健食品。首次进口的属于补充维生素、矿物质等营养物质的保健食品，其营养物质应当是列入保健食品原料目录的物质。国产保健食品备案号格式为：食健备 G + 4 位年代号 + 2 位省级行政区域代码 + 6 位顺序编号；进口保健食品备案号格式为：食健备 J + 4 位年代号 + 00 + 6 位顺序编号。

《食品安全法》第 78 条规定：保健食品的标签、说明书不得涉及疾病预防、治疗功能，内容应当真实，与注册或者备案的内容相一致，载明适宜人群、不适宜人群、功效成分或者标志性成分及其含量等，并声明"本品不能代替药物"。保健食品的功能和成分应当与标签、说明书相一致。

2. 特殊医学用途配方食品和婴幼儿配方食品的管理　中华人民共和国《食品安全法》《特殊医学用途配方食品注册管理办法》《婴幼儿配方乳粉产品配方注册管理办法》等法律法规，规范了特殊医学用途配方食品和婴幼儿配方食品的管理。

（1）特殊医学用途配方食品：是指为满足进食受限、消化吸收障碍、代谢紊乱或者特定疾病状态人群对营养素或者膳食的特殊需要，专门加工配制而成的配方食品，包括适用于 0 月龄至 12 月龄的特殊医学用途婴儿配方食品和适用于 1 岁以上人群的特殊医学用途配方食品。该类食品应当经国务院食品药品监督管理部门注册。注册时，应当提交产品配方、生产工艺、标签、说明书及表明产品安全性、营养充足性和特殊医学用途临床效果的材料。特殊医学用途配方食品注册号的格式为：国食注字 TY + 4 位年代号 + 4 位顺序号，其中 TY 代表特殊医学用途配方食品。特殊医学用途配方食品注册证书有效期限为 5 年。

特殊医学用途配方食品的标签，应当依照法律、法规、规章和食品安全国家标准的规定进行标注。食品标签、说明书应当按照食品安全国家标准的规定在醒目位置标示下列内容：①请在医师或者临床营养师指导下使用；②不适用于非目标人群使用；③本品禁止用于肠外营养支持和静脉注射。

（2）婴幼儿配方食品：《食品安全法》第 81 条规定：婴幼儿配方食品生产企业应当实施从原料进厂到成品出厂的全过程质量控制，对出厂的婴幼儿配方食品实施逐批检验，保证食品安全。生产婴幼儿配方食品使用的生鲜乳、辅料等食品原料、食品添加剂等，应当符合法律、行政法规的规定和食品安全国家标准，保证婴幼儿生长发育所需的营养成分。婴幼儿配方食品生产企业应当将食品原料、食品添加剂、产品配方及标签等事项向省、自治区、直辖市人民政府食品药品监督管理部门备案。婴幼儿配方乳粉的产品配方应当经国务院食品药品监督管理部门注册。注册时，应当提交配方研发报告和其他表明配方科学性、安全性的材料。不得以分装方式生产婴幼儿配方乳粉，同一企业不得用同一配方生产不同品牌的婴幼儿配方乳粉。

《婴幼儿配方乳粉产品配方注册管理办法》第 23 条规定：婴幼儿配方乳粉产品配方注册号格式为：国食注字 YP + 4 位年代号 + 4 位顺序号，其中 YP 代表婴幼儿配方乳粉产品配方。婴幼儿配方乳粉产品配方注册证书有效期为 5 年。

【同步练习】

一、A 型题（最佳选择题）

1. 关于保健食品，下列说法错误的是
A. 保健食品必须具有明确、稳定的保健作用
B. 保健食品配方的组成及用量必须具有科学依据
C. 保健食品的广告不得宣传疗效作用
D. 以治疗疾病为目的的食品

本题考点： 保健食品的界定。保健食品系指表明具有特定保健功能的食品，不以治疗疾病为目的。

二、B 型题（配伍选择题）

（2—4 题共用备选答案）
A. 国务院食品药品监督管理部门注册
B. 国务院食品药品监督管理部门备案
C. 省、自治区、直辖市人民政府食品药品监督管理部门备案
D. 县级人民政府食品药品监督管理部门备案
保健食品实行注册与备案相结合的管理制度
2. 首次进口补充维生素 E 的保健食品应
3. 使用保健食品原料目录以外原料的保健食品应
4. 首次进口的保健食品应

本题考点：《食品安全法》明确指出：使用保健食品原料目录以外原料的保健食品和首次进口的保健食品应当经国务院食品药品监督管理部门注册。但是，首次进口的保健食品中属于补充维生素、矿物质等营养物质的，应当报国务院食品药品监督管理部门备案。其他保健食品应当报省、自治区、直辖市人民政府食品药品监督管理部门备案。

三、X型题（多项选择题）

5. 关于特殊医学用途配方食品，下列说法正确的是
A. 特殊医学用途配方食品应经国务院食品药品监督管理部门注册
B. 特殊医学用途配方食品应当经省、自治区、直辖市食品药品监督管理部门注册
C. 特殊医学用途配方食品注册号的格式为：国食注字YP＋4位年代号＋4位顺序号，其中YP代表特殊医学用途配方食品
D. 特殊医学用途配方食品注册证书有效期限为5年

本题考点： 特殊医学用途配方食品的管理办法。该类食品应当经国务院食品药品监督管理部门注册。特殊医学用途配方食品注册号的格式为：国食注字TY＋4位年代号＋4位顺序号，其中TY代表特殊医学用途配方食品。

参考答案： 1. D　2. B　3. A　4. A　5. AD

三、化妆品管理

【复习指导】本部分内容较简单，历年偶考。其中，化妆品的分类与批准文号管理内容需要熟练掌握。

中华人民共和国《化妆品卫生监督条例》（卫生部令第3号）、《化妆品卫生监督条例实施细则》（卫生部令第13号）对化妆品的分类、管理制定了具体要求。

1. 化妆品的界定和分类　化妆品是指以涂擦、喷洒或者其他类似的方法，散布于人体表面任何部位（皮肤、毛发、指甲、口唇等），以达到清洁、消除不良气味、护肤、美容和修饰目的的日用化学工业产品。化妆品分为非特殊用途化妆品和特殊用途化妆品。

特殊用途化妆品是指用于育发、染发、烫发、脱毛、美乳、健美、除臭、祛斑、防晒的化妆品。生产特殊用途的化妆品，必须经国务院卫生行政部门批准，取得批准文号后方可生产。

2. 化妆品生产许可证和批准文号管理

（1）化妆品生产许可证管理：根据《国家食品药品监督管理总局关于化妆品生产许可有关事项的公告》（2015年第265号）第1条规定：对化妆品生产企业实行生产许可制度，从事化妆品生产应当取得食品药品监管部门核发的《化妆品生产许可证》，《化妆品生产许可证》有效期为5年，其式样由国家食品药品监督管理总局统一制定。

（2）化妆品批准文号的管理：特殊用途化妆品批准文号为该产品的生产凭证；特殊用途化妆品批准文号不得涂改、转让，严禁伪造、倒卖。进口化妆品卫生许可批件和批准文号不得涂改、转让，严禁伪造、倒卖。

【同步练习】

一、A 型题（最佳选择题）

1. 下列属于非特殊用途化妆品的是

A. 防晒类　　　　　　B. 染发类　　　　　　C. 除臭类　　　　　　D. 美甲类

本题考点：特殊用途化妆品包含染发、健美、除臭、祛斑、防晒类化妆品，美甲类不属于特殊用途化妆品。

二、X 型题（多项选择题）

2. 关于化妆品，下列说法正确的是

A. 生产特殊用途的化妆品，必须经国务院卫生行政部门批准，取得批准文号后方可生产

B. 祛斑类化妆品为非特殊用途化妆品

C. 《化妆品生产许可证》有效期为 5 年

D. 非特殊用途国产化妆品由省、自治区、直辖市药品监督管理部门备案

本题考点：化妆品管理的相关规定。祛斑类化妆品为特殊用途化妆品。

参考答案：1. D　2. ACD

【参考文献】

[1] 国务院令第 680 号. 国务院常务委员会《医疗器械监督管理条例》[S]. 2017.

[2] 国家食品药品监督管理总局令第 8 号. 国家食品药品监督管理总局《医疗器械经营监督管理办法》[S]. 2014.

[3] 国家食品药品监督管理总局令第 18 号. 国家食品药品监督管理总局《医疗器械使用质量监督管理办法》[S]. 2015.

[4] 国家市场监督管理总局令第 1 号. 国家市场监督管理总局和国家卫生健康委员会《医疗器械不良事件监测和再评价管理办法》[S]. 2019.

[5] 国家食品药品监督管理总局令第 29 号. 国家食品药品监督管理总局《医疗器械召回管理办法》[S]. 2017.

[6] 卫生部第 46 号令. 国务院卫生行政部门《保健食品管理办法》[S]. 1996.

[7] 国家食品药品监督管理总局令第 22 号. 国家食品药品监督管理总局《保健食品注册与备案管理办法》[S]. 2016.

[8] 国家食品药品监督管理总局令第 24 号. 国家食品药品监督管理总局《特殊医学用途配方食品注册管理办法》[S]. 2016.

[9] 卫生部令第 3 号. 卫生部《化妆品卫生监督条例》[S]. 2019.